Der Gesichtsausdruck
des Kranken

Der Gesichtsausdruck des Kranken

Aussagen zur Diagnose und zum Befinden

Michael Hertl

228 Abbildungen, 4 Tabellen

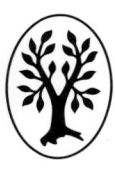

Georg Thieme Verlag Stuttgart · New York 1993

Prof. Dr. Michael Hertl
apl. Professor für Kinderheilkunde an der Universität Heidelberg
ehem. Chefarzt der Kinderklinik Neuwerk, Mönchengladbach
D-4050 Mönchengladbach 1, Schwogenstr. 101

Die Deutsche Bibliothek – CIP-Einheitsaufnahme

Hertl, Michael:
Der Gesichtsausdruck des Kranken : mit 4 Tabellen / Michael Hertl. – Stuttgart ; New York : Thieme, 1993

© 1993 Georg Thieme Verlag,
Rüdigerstraße 14, D-7000 Stuttgart 30
Printed in Germany

Satz: Mitterweger Werksatz GmbH
6831 Plankstadt bei Heidelberg

Druck: Grammlich, 7401 Pliezhausen

Geschützte Warennamen (Warenzeichen) werden *nicht* besonders kenntlich gemacht. Aus dem Fehlen eines solchen Hinweises kann also nicht geschlossen werden, daß es sich um einen freien Warennamen handele.

Das Werk, einschließlich aller seiner Teile, ist urheberrechtlich geschützt. Jede Verwertung außerhalb der engen Grenzen des Urheberrechtsgesetzes ist ohne Zustimmung des Verlages unzulässig und strafbar. Das gilt insbesondere für Vervielfältigungen, Übersetzungen, Mikroverfilmungen und die Einspeicherung und Verarbeitung in elektronischen Systemen.

ISBN 3-13-793601-2   1 2 3 4 5 6

Für Sebastian
Stefan
Michael
Martin

Vorwort

In der Medizin sind Therapeuten – Ärzte, Krankenschwestern und -pfleger, Psychologen –, Mitarbeiter im Labor und in der Medizintechnik, gemeinsam auf dem Wege zum Patienten, zum leidenden Menschen, um zu erfassen, was die Krankheit in ihm bewirkt: der einzelne Kranke als Subjekt der mitmenschlichen Begegnung und konkreten Bemühung. Dies klingt so einfach wie selbstverständlich, daß man gar nicht mehr Überlegungen und Worte nötig zu haben glaubt.

Aber die Medizingeschichte registriert und macht deutlich, wie sehr es immer wieder neuer Ansätze bedurfte, sich auf dieses Ziel hin fortzubewegen, und wie wenig es eigentlich bis heute in einem befriedigenden Umfang gelungen ist, dieses Ziel zu erreichen. Gerade heute wird ja sehr deutlich gesagt, wie wenig in so vielen Fällen die Träger der Heilkunde den Kranken im Kern seiner Betroffenheit erleben und erfassen, um ihn in dieser Nähe heilkräftig unterstützen zu können.

Immerhin ist dies heute mehr als früher allgemein bewußt. Es ist auch ein schmerzliches Bewußtsein, weil Ärzte und Pflegepersonal in der Zeitenge ihrer vielfältigen Tätigkeit trotz guten Willens oft einfach nicht mehr Zuwendung geben können, als sie es tun. Dieses Bewußtwerden enthält aber auch eine Hoffnung.

Aus einem besseren Wissen um Zusammenhänge, mit einer weitergehenden Einfühlung in die psychologische Denkweise gelänge es schon heute, mehr zu erreichen – obwohl gerade auch in diesem Zusammenhang bemerkt sei, daß wahre Humanität auch durch psychologisches Wissen nicht erreicht werden kann, wenn sie nicht aus der Persönlichkeit des Handelnden hinzugegeben wird.

Das vorliegende Buch über den Gesichtsausdruck des Kranken will dazu einen Beitrag leisten. Es hat drei Ausgangspunkte. Diese führen zunächst zu einem ausdruckspsychologischen Fundament, dann zu einem daran orientierten diagnostischen und therapeutischen Engagement. Schließlich soll unter Einbezug der historischen Literatur sichtbar werden, wie sehr sich der Arzt in allen Jahrhunderten auch wissenschaftlich mit dem auseinandergesetzt hat, was er im Gesicht seiner Patienten erkennen kann, und wie dies dann auch in Lehrbüchern, in oft sehr anschauliche und menschlich bewegende Texte und in zum Teil künstlerisch bedeutsame Krankenporträts umgesetzt wurde.

Neben dem Text kommt den Bildern eine unmittelbare Darstellungsaufgabe zu. Wer über Aussagen von Krankenporträts Erfahrungen hat, weiß, daß die Schwarzweißfotografie der Farbfotografie dann überlegen ist, wenn es um die Vermittlung des seelischen Ausdrucks geht. Es haben zwar unter bestimmten Krankheitsbedingungen Farbänderungen der Gesichtshaut große diagnostische Bedeutung, der seelische Ausdruck eines Gesichts ist aber weniger an die Fläche, schon gar nicht an die Farbe gebunden, sondern mehr an Konturen und Linien. Das „Zeichnerische" des Schwarzweißfotos ist also dann dem „Malerischen" des Farbfotos überlegen. Die Farbe kann, weil man sie im Betrachten der Bilder unwillkürlich vordergründig erwägt, vom seelischen Ausdruck ablenken.

Das Buch baut auf dem 1962 erschienenen Buch „Das Gesicht des kranken Kindes" auf. Es ist nicht nur um den wissenschaftlichen Zuwuchs der Zwischenzeit bereichert, sondern nun allgemein auf Kranke jeder Altersgruppe und auf alle Krankheitsformen einschließlich Geisteskrankheiten erweitert.

Besonderen Dank schulde ich den Patienten jeder Altersgruppe, wenn es Kinder sind auch ihren Eltern, daß sie sich mit der Publikation ihres Gesichtsbildes einverstanden erklärten.

Die Drucklegung eines Buches, dessen Aussagen wesentlich aus den Abbildungen kommen, stellt besonders hohe Anforderungen an Verlag und Herstellung. Wie weit das Ziel erreicht ist, mag der Leser entscheiden. Der Autor denkt mit Freude an die unproblematische, konsensuelle Zusammenarbeit.

Mönchengladbach, Februar 1993

Michael Hertl

Inhaltsverzeichnis

Vorwort VII

**Zitate aus 2000 Jahren Geschichte einer Ausdrucksphänomenologie
am Kranken** 1

Die Betroffenheit des Kranken erkennen 5

Zur Geschichte der medizinischen Ausdruckskunde 8

Ausdrucksphänomenologie am Gesunden und Anfälligkeit in der Krankheit . 16

Aufbau des Gesichts	16	Anteil des vegetativen Systems	
Gerüst aus Knochen und Knorpel. .	19	am Ausdruck	33
Mimisch wirksame Muskeln	21	Ausdruckskomplexe	36
Mimik – der dynamische Ausdruck . . .	24	Aussage aus statischen Strukturen:	
Die mimische Einzelerscheinung		Physiognomie	36
in ihrem Umfeld	25	Aussage in der Bewegung: Mimik . .	41
Physiognomie – der statische			
Gesichtsausdruck	26		

Zusammenwirken und zentrale Steuerung: Ausdrucksorganisation 55

Methoden und Ergebnisse der		Was innen verknüpft:	
medizinischen Ausdrucksforschung . .	55	das limbische System	62
Ort des Geschehens:		Quantitative Beziehungen zwischen	
Ausdrucksgelände	58	seelischen Inhalten und	
Verknüpfungen von Innen und Außen:		Ausdrucksgelände	64
Ausdrucksbahnen	59	Affekt und Ausdruck – Affekttheorien	66
Vorbereitete Gußformen:		Noch einmal im Schema dargestellt:	
Ausdrucksmotoren	61	Ausdrucksorganisation	73
Was die Seele bewegt:			
Ausdrucksinitiatoren	61		

Das Intuitive am Ausdruckerkennen und im Arzt-Patient-Verhältnis 75

Gesicht als Merkmalkombination . . .	75	Einfühlende Betrachtung	
Gestalt und Gestaltqualitäten	76	als wissenschaftliche Methode	82
Gesichterkennen und		Intuition beim Arzt und bei	
seine Störungen	80	anderen Therapeuten	85

Krankheitszeichen und Krankheitswirkungen im Gesicht 92

**Allgemeine Pathologie
des Gesichtsausdrucks** 92
   Vom Ausdruckswert aller
   Gesichtsveränderungen. 92
   Differenzierung der Krankheits-
   zeichen im Gesicht 92

**Behindern den Ausdruck:
Werkzeugstörungen** 96
   Objektive Wirkung
   von Werkzeugstörungen 97
   Subjektive Wirkungen
   der Werkzeugstörungen 97
   Spezielle Erscheinungsbilder:
   ihre Gestalt und Ausdruckswirkung 115
   Einseitige Lähmung und
   Hyperkinesie der mimischen
   Muskulatur 127
   Folgerungen für den Therapeuten .. 135

**Wirkt wie Ausdruck: seelisch
unfundierte, pseudoexpressive
Erscheinungen** 142
   Symmetrische Werkzeugstörungen
   mit Ausdruckseffekt 143
   Gesichtsausdruck bei Erblindung .. 150
   Hyperkinesien 150
   Zerebrale Krampfanfälle mit
   pseudoexpressiven Wirkungen 155
   Seelisch Unfundiertes bei
   Zwischenhirnprozessen. 156

**Sowohl als auch:
Konjugierte Störung des seelischen
Inhaltes und des Ausdrucks** 163
   Zum Beispiel: Enzephalitis und
   Hirntumor 165
   Vigilanzstörungen 167
   In Anfallsbildern. 170
   Im Delir 174
   In einer „anderen Welt" 174

**Ausdrucksphänomene als Äquivalent
seelischer Inhalte und Vorgänge** 181
   Kranksein – Befinden und
   Ausdruck. 182
   Verlust der Unbekümmertheit und
   Fröhlichkeit bis Depression 184
   Schmerz 192
   Facies hippokratica 199
   Angst 200
   Atemnot 203
   Änderungen der
   Ausdrucksgeneigtheit. 213
   Schwachsinn. 218
   Der irre Blick. 219

Literaturverzeichnis 225

Namen- und Sachverzeichnis 231

Zitate aus 2000 Jahren Geschichte einer Ausdrucksphänomenologie am Kranken

Os homini sublime dedit, coelumque tueri
Jussit et erectos ad sidera tollere vultus.
Herrlich schuf er dem Menschen das Antlitz und hieß ihn, das Auge
Aufwärts zu heben, zu schauen den Himmel und seine Gestirne.
Ovid (43 vor – etwa 17 nach Chr.)

'Εισὶ δὲ ὄψεις πολλαὶ τῶν καμνόντων, διὸ προσεκτέον τῷ ἰωμένῳ, ὅκως μὴ διαλήσεταί τις τῶν προφασίων.

Der Ausdruck im Gesicht des Kranken ist recht verschieden; der Arzt muß deshalb seine Aufmerksamkeit darauf richten, damit ihm keine der Krankheitsursachen verborgen bleibt.
Hippokrates (um 460–377 v. Chr.)

Orandum est, ut sit mens sana in corpore sano.
Juvenal (etwa 58–140 n. Chr.)

Il n'y a pas de maladies mais des malades.
Krankheiten als solche gibt es nicht, wir kennen nur kranke Menschen.
Ambroise Paré (1510–1590) 1563
Ludolf v. Krehl (1861–1937) 1911

... und ist kein Ding in der Natur, das geschaffen oder geboren ist, es offenbart denn seine innere Gestalt auch äußerlich.
Jakob Boehme (1575–1624) 1621

Die Ärzte glauben, ihrem Patienten sehr viel genutzt zu haben, wenn sie seiner Krankheit einen Namen geben.
Immanuel Kant (1724–1804) 1764

Körperliche Phänomene verraten die Bewegungen des Geistes ... Dies ist die wunderbare und merkwürdige Sympathie, die die heterogenen Prinzipien des Menschen gleichsam zu *einem* Wesen macht, der Mensch ist nicht Seele und Körper, der Mensch ist die innigste Verbindung dieser beiden Substanzen.
Friedrich Schiller (1759–1806) 1780

Im weitesten Verstand ist mir menschliche Physiognomie das Äußere, die Oberfläche des Menschen in Ruhe oder Bewegung, Physiognomik das Wissen ... dessen, was sichtbar und wahrnehmlich belebt wird, mit dem, was unsichtbar und unwahrnehmlich belebt; der sichtbaren Wirkung zu der unsichtbaren Kraft. Im engeren Verstand ist Physiognomie die Gesichtsbildung und Physiognomik Kenntnis der Gesichtszüge und ihrer Bedeutung ... Da nun der Mensch so verschiedene Seiten hat, deren jede sich besonders beobachten und beurteilen läßt, so entstehen daher so viele Physiognomien – so mancherlei Physiognomik ... Medizinische Physiognomik diejenige, die sich mit Erforschung der Gesundheit und Krankheit des menschlichen Körpers beschäftigt.
Johann Caspar Lavater (1741–1801) 1776

Eins der gewissesten Kennzeichen des guten und zugleich gewissenhaften Arztes ist das ausführliche und lange Examinieren des Kranken. Man hüte sich vor einem Arzt, der nach zwei Augenblicken ein Rezept verschreibt.
Christoph Wilhelm Hufeland (1762–1836) 1796

Benutzen wir die Physiognomik für das praktische Wirken, so müssen wir einen sicheren Boden zu gewinnen und uns vor dem Unsichern und Unwissenschaftlichen gänzlich entfernt zu halten suchen, so sehr wir auch einigen Pflegern dieser Kunst, namentlich Lavater und Gall, auch für das we-

niger mit sicheren Gründen Unterstützte unseren Dank zollen müssen. Wir müssen suchen, eine auf die Physiologie gestützte Physiognomik uns eigen zu machen, das heißt eine solche, in welcher wir den Zusammenhang zwischen Erscheinung und Ursache klar einsehen, damit dieselbe uns am Krankenbette als eine Führerin dienen kann, die wenigstens in der Regel uns sogleich den Schacht der Wahrheit öffnen wird.
Karl Heinrich Baumgärtner (1798–1886) 1842

Seelentätigkeit ist Gehirnfunktion. Die Psychologie sollte deshalb ein Teil der Physiologie sein.
Theodor Piderit (1826–1912) 1858

Im eigentlichen Sinne gibt es weder Krankheiten noch kranke Menschen als solche. Nur die einzelne, bestimmte Persönlichkeit des Kranken gibt es. Nur der kann ihr helfen, der sich als Arzt ganz auf diese einstellt (1911).
    Die Fortentwicklung unseres medizinischen Weltbildes liegt begründet in dem Eintritt der Persönlichkeit des Kranken als Forschungs- und Wertobjekt ... Daraus folgt die Notwendigkeit, die Geisteswissenschaften als zweite, den Naturwissenschaften gleichberechtigte tragende Säule der wissenschaftlichen Medizin ...
    Die Persönlichkeit erhielt nur zögernd Bürgerrecht in der Medizin als Wissenschaft (Tagebuch 1929).
Ludolf von Krehl (1861–1937)

Aber mehr und mehr bricht sich heute die Erkenntnis Bahn, daß wir seit Virchow in unserem ärztlichen Denken die lokale Organerkrankung zu sehr in den Vordergrund gestellt haben. Der wahre Kern in den Vorstellungen der alten Ärzte von der konstitutionellen oder humoralpathologischen Bedingtheit der Krankheiten liegt zum Teil darin, daß eine bestimmte individuelle Körperverfassung Voraussetzung jeder Erkrankung ist, zum Teil aber auch darin, daß es fast keine Krankheit gibt, die nicht mit Veränderungen des gesamten Organismus einhergeht. In diesem Sinne könnte man ein berühmtes Wort Virchows, das dadurch nicht an Bedeutung verliert, fast mit demselben Recht umkehren und sagen: es gibt keine Lokalkrankheiten, es gibt nur Allgemeinkrankheiten.
Johannes Schürer (1885–1968) 1920

Es ist eine erstaunliche aber nicht zu leugnende Tatsache, daß die gegenwärtige Medizin eine eigene Lehre vom kranken Menschen nicht besitzt. Sie lehrt Erscheinungen des Krankseins, Unterscheidung von Ursachen, Folgen, Heilmitteln der Krankheiten – aber sie lehrt nicht den kranken Menschen. Der Arzt am Krankenbett freilich spricht zum kranken Menschen. Aber dann ist er ja aus der Sphäre der Wissenschaft in die der Praxis herauf oder hinab (?) gestiegen und dort ist wieder alles ganz anders.
Viktor von Weizsäcker (1866–1957) 1926

Jeder Kranke „hat" nicht nur „seine Krankheit" – er und seine Geschichte „machen" sie.
    Die Beurteilung enthält auch die Diagnose, die Anwendung eines bestimmten, einfachen oder zusammengesetzten Krankheitsbegriffes, aber diese Diagnose ist nur der erste Schritt, die Beurteilung greift viel weiter. Wenn die Diagnose gestellt ist, fängt das besondere Problem der Beurteilung eigentlich erst an: Was ist mit der Diagnose hier gesagt, was bedeutet der allgemeine Begriff in diesem besonderen Falle?
Richard Siebeck (1882–1965) 1930

Die großen Fortschritte der Medizin haben in den letzten Jahrzehnten der einfachen Beobachtung durch Auge, Ohr und Finger Eintrag getan, so daß viele Ärzte auf sie von vornherein verzichten, wo feinere Hilfsmittel zur Verfügung stehen. Liegt ein Verdacht auf Lues vor, so bemüht man sich nicht weiter, sondern schickt etwas Blut zur Wassermann'schen Probe. Man verzichtet auf eine genaue und wiederholte Untersuchung der Lungen, wenn sich leicht eine Röntgenuntersuchung machen läßt ... Ein solches Vorgehen ist nicht gut und verleitet zur Vernachlässigung einer sorgfältigen Beobachtung. Es kann nicht genug empfohlen werden, den Kranken erst gründlich mit den einfachen klinischen Hilfsmitteln zu untersuchen ... und wir dürfen sagen, daß

die einfache klinische Diagnosestellung dem tüchtigen, aufmerksamen Arzt meist genügen wird und ihn mehr befriedigt als die Diagnose, die er durch fremde Mithilfe stellen läßt.
Emil Feer (1864–1955) 1947

Von noch breiterer Folge für ärztliches Handeln aber ist, daß der Formgehalt der Ausdrucksphänomene und sein Verstehen auf das hinweist, was einer rein objektiven, naturwissenschaftlichen Medizin fehlt, das Persönlichkeitsverhältnis zwischen Krankem und Arzt als Vermittler und Träger rein interindividueller und manchmal nur einmaliger Einsichten und Wahrheiten, wie sie sich nur in der persönlichen Kommunikation mit Hilfe von Aus- und Eindruck offenbaren. Eindringende Beschäftigung mit Ein- und Ausdruck in allen Formen und Richtungen ... gestaltet das Verhältnis des Arztes zum Menschen überhaupt und bereichert damit auch ihn.
Curt Oehme (1883–1963) 1950

Jede Krankheit hat zwei Seiten, an denen der, der nicht kranke Organe, auch nicht Krankheiten, sondern den kranken Menschen in seiner leibseelischen Ganzheit erfassen und behandeln will, nicht vorübergehen kann. Wie die Behandlung auszusehen hat, richtet sich nach dem Einzelfall, deren jeder ein einzigartiger ist, kein Beispiel hat und sich in dieser Form nicht wiederholt.
Wolfgang Thiele (1906–1973) 1962

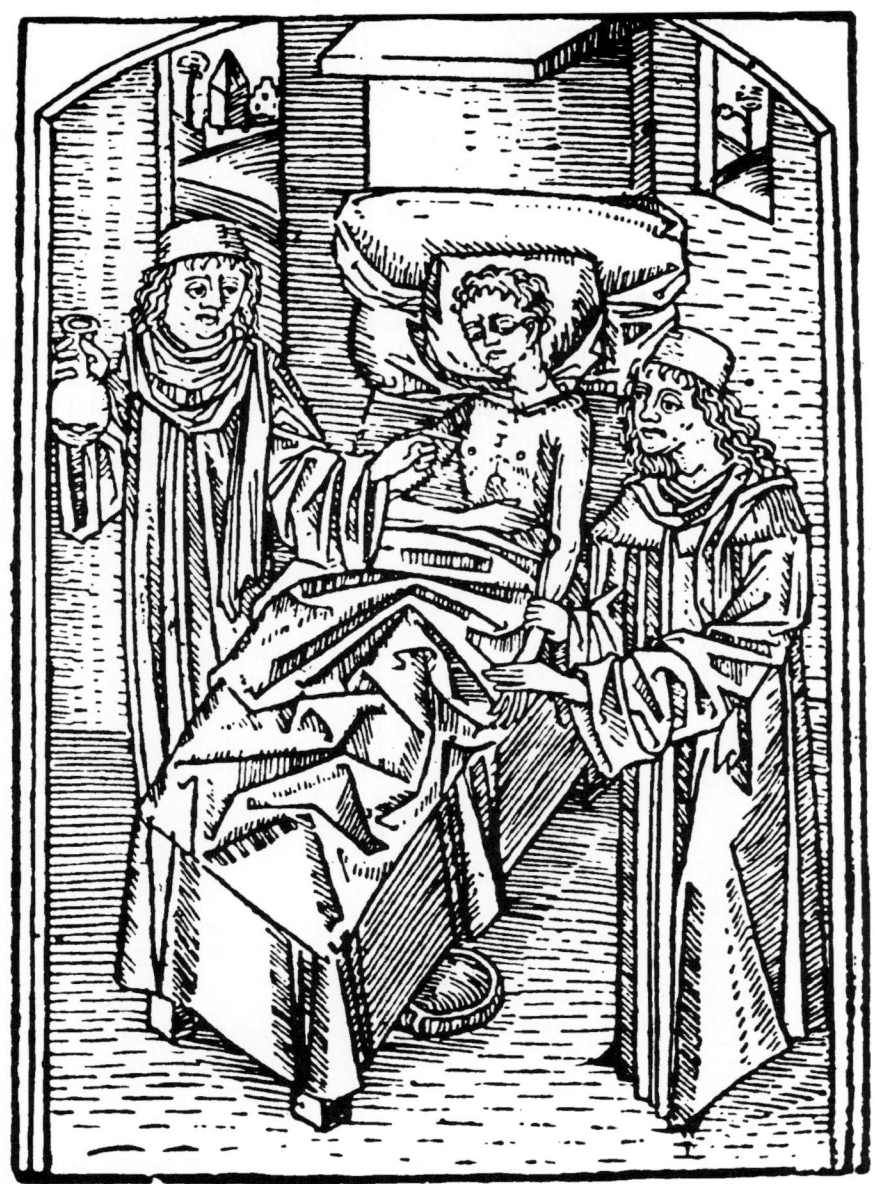

Abb. **1 Chemische Methoden der Diagnostik (Harnschau) und physikalische Methoden (Pulsbeurteilung) können den direkten Kontakt zum Kranken (Krankenphysiognomik) nicht ersetzen.** Schwer leidender und geschwächter, auf seinen Bauchschmerz konzentrierter Mann. Titelholzschnitt eines Arzneibuches, 1483

Die Betroffenheit des Kranken erkennen

In den periodisch wechselnden Schwerpunkten von Forschung, Diagnostik und Therapie, die die Medizingeschichte verzeichnet, hat es immer zeitabhängig besondere **Zentrierung auf die körperlichen Krankheitserscheinungen** gegeben, über die Zeichenlehre bis zur Zellularpathologie, weil man sich vordergründig von der Interpretation der Körpergestalt den medizinischen Fortschritt versprechen konnte. Viele Erwartungen haben sich so bis zu unserer modernen Medizin erfüllt.

Die wissenschaftliche Beschäftigung mit den seelischen Auswirkungen des Krankseins und den seelischen Merkmalen des Krankheitsprozesses stellte man dahinter zurück. Im 18. Jahrhundert sagte es einer für viele, Julien Offray de la Mettrie, einer der aufklärerischen Extremisten der Voltaire-Zeit in seinem Buch „L'homme machine" (der Mensch als Maschinerie) in „glücklicher Gemütsverfassung": „... von zwei Ärzten ist meiner Ansicht nach immer derjenige der bessere und vertrauenswürdigere, der in der Physik oder Mechanik des menschlichen Körpers bewandert ist und die Seele und alle die Besorgnisse, die dieses Hirngespinst den Narren und Nichtwissern einflößt, beiseite liegen läßt und sich nur um die reinen Naturwissenschaften bekümmert". Gewiß eine übersteigerte Aussage, aber diese Haltung bewegt durchs 19. und 20. Jahrhundert den Triumphwagen einer Medizin, die vordergründig nur in Maß und Zahl die Lebensäußerungen am kranken Menschen verfolgt.

Kein Wunder, daß zur gleichen Zeit andere Wissenschaftler sich gegenregulierend mehr den **seelischen Auswirkungen des Krankheitsprozesses und der Krankheitsbelastung** zuwenden, diese zu fassen und zu formulieren suchen und daß eben dann in dieser gleichen Zeit mit der Psychoanalyse Freuds und dem methodischen Denken der Psychosomatik ein neues, nicht weniger tiefschürfendes und imponierendes Wissenschaftswerk entsteht wie das der naturwissenschaftlichen und technischen Medizin. Selbstverständlich, daß gerade Ärzten am Krankenbett die Schlagseitigkeit einer vordergründig naturwissenschaftlichen Betrachtungsweise mehr und mehr Unbehagen macht und sie eine neue Mitte und ein Gleichgewicht suchen, um dem kranken Menschen wirklich in jeder Hinsicht gerecht zu werden.

„Weg vom Organ und zurück zum Menschen" gilt für den Arzt und Philosophen der Goethezeit Carl Gustav Carus, und Ludolf von Krehl sagt in seiner Eröffnungsrede zum Internistenkongreß 1911: „Krankheiten als solche gibt es nicht, wir kennen nur kranke Menschen".

So hat sich die Entwicklung bis heute fortgesetzt. Inzwischen gilt die alte Weisheit um die leibseelische Einheit des Menschen, als die er erschaffen ist, wie ein neues Wissen. Nirgendwo zeigt sich dies deutlicher als in der Krankheit mit ihren Auswirkungen. Dementsprechend muß die Therapie am kranken Menschen aus dieser Synthese des auf Körper und Seele bezogenen Wissens kommen – in gleicher Weise mit den Maßstäben einer objektivierenden Wissenschaft wie in einer subjektivierenden mitmenschlichen Partnerschaft zum einzelnen Patienten.

Viel muß die *Interaktion zwischen dem Kranken und dem Therapeuten* – wobei wir nicht nur an den Arzt denken – auf beiden Seiten einbringen, will sie heilwirksam sein. Der Kranke sucht Hilfe und Heilung. Je nach Ausmaß der Beschwerden ist er auch mit Angst und Spannung auf dem Wege zum Arzt. Mit der ersten Kontaktaufnahme, die ärztlich gesehen formal zunächst der Diagnosefindung dienen muß, wird ein besonderes Verhältnis begonnen, das die Basis der Therapie werden kann. Es geht in diesem Aufbau nicht nur um eine intellektuelle Beziehung, sondern auf beiden Seiten genauso um ein emotional gesteuertes Miteinanderbekannt- und -vertrautwerden, das genaugenommen schon im Vorzimmer des Arztes beziehungsweise an der Krankenhauspforte beginnt. Somit wird deutlich, wieviel jeder einzelne einer therapeutischen Arbeitsgemeinschaft förderlich oder hinderlich am Erfolg werden kann.

Auf jeden, Arzt, Schwester und Pfleger, Psychologen, jeden Therapeuten kommt der Kranke im *Erscheinungsbild seiner Individualität* zu. Sensibilität und Aufmerksamkeit vorausgesetzt, wird ihm dieser Kranke vom ersten Augenblick an auch ein erlebbares Individuum sein, das neben den eigen ausgeprägten somatischen Krankheitszeichen ein eigenes Befinden und Verhalten als seine Antwort auf die Krankheitswirkung mitbringt. In dieser persönlichen Aussage zeigt sich dann nicht nur Art und Schweregrad eines Krankheitsprozesses, fließt nicht nur zusätzlich die Reaktion auf das Praxis- oder Krankenhausmilieu ein, sondern es wird im Gesamtbild dieses Menschen auch viel von seiner bisherigen Erlebnis- und Erfahrungswelt, von seiner Persönlichkeitsprägung, *seiner „inneren Wirklichkeit"* (Jores 1962) generell sichtbar.

Arzt, Schwester und Pfleger, Psychologe kommen nun in ihrer Aufgabe für diesen Patienten in den Konflikt, das *Individuelle würdigen und das wissenschaftlich Krankheitstypische suchen und behandeln* zu wollen. Was grundsätzlich Vorrang hat in dieser Interaktion, ist von Fall zu Fall verschieden in Abhängigkeit vom Kranken und noch mehr vom Therapeuten. Vom Kranken abhängig, weil z. B. akute Lebensbedrohung vordergründig entschiedene somatologische Intensivmedizin verlangt und individuell eingehende Zuwendungsweisen zurückstehen müssen, abhängig in jeder anderen Situation von seiner Kommunikationswilligkeit und -fähigkeit. Vom Therapeuten abhängig heißt, abhängig von seiner Sensibilität für persönliche Kontakte und seiner momentanen Zuwendungsbereitschaft, die leider nicht selten von einer Zeitenge, weil andere Aufgaben drängen, trotz guten Willens beschnitten wird.

Im Idealfall wird am Kranken – die Krankheitszeichen nosologisch richtig eingeordnet, die daraufbezogen persönliche Reaktion miterfaßt – ein aktueller Abschnitt seines persönlichen Schicksals mit den Augen der Medizin erfaßt und darauf der Heilungsprozeß eingestellt. Dieser Orientierungsbezug ist in jedem ernsteren Krankheitsfall für den Heilerfolg entscheidend. Die wissenschaftliche Identifizierung gegebener Krankheitssymptome mit einer typischen Symptomatologie im medizinischen Lehrbuch hat daneben nur eine dienende Funktion.

Vieles in der medizinischen Diagnostik und Therapie ist nicht exakt naturwissenschaftlich – durch Maß und Zahl –, sondern nur einfühlsam und intuitiv zu erfassen. Es lohnt sich nicht, dies zu bedauern, es ist aus der Realität der menschlichen Wesensart als selbstverständlich zu erklären. Heute wird man sich dieses Irrationalen in der Medizin wieder mehr bewußt. Der *„ärztliche Blick"* hat erneut einen wenn auch unbestrittenen Platz in der „Vorfelddiagnostik". Man benutzt den „doppelten Blindversuch" unter Einsatz von Plazebos, um die therapeutischen Eigenschaften eines Pharmakons in naturwissenschaftlicher Exaktheit zu erfahren. Die Persönlichkeit des Arztes hat als „Droge Arzt" eine unumstrittene Rolle im Heilungsprozeß. Ohne Zweifel kann die gleich hohe Bewertung auch der therapeutischen Leistung der Schwester zukommen. Daß sie sperrenden Kindern und unwilligen Erwachsenen die Arznei einverleiben kann, daß Kinder auch bittere Substanzen unter einem Lächeln verschlucken, ist überzeugende Demonstration ihrer suggestiven Kräfte. Wie oft werden beim Kranken jeden Alters Schmerzen durch Zuspruch und durch die streichelnde Hand gelindert und das erste Aufstehen nach einer Bauchoperation durch ein ehrgeizförderndes, ermunterndes Wort geschafft. Gewiß, dies sind allgemein bekannte Erscheinungen, aber es ist nötig, sie auch der Krankenschwester und dem Krankenpfleger sehr bewußtzumachen und den Drogencharakter, den solche persönlichkeitsbedingte Wirkungen im Heilplan haben, hervorzuheben.

„Die Medizin wird *Naturwissenschaft* sein oder sie wird keine Wissenschaft sein", ist zwar ein geflügeltes Wort Bernhard Naunyms (1900) geworden, das er in den Aufbruch des modernen medizinischen Zeitalters hinein mitreißend formulierte. Aber so viele, und nicht nur die oben genannten Unwägbarkeiten zeigen, daß die Medizin nicht ausschließlich exakte Naturwissenschaft sein kann, will sie wirklich Medizin sein. Auch die **medizinische Physiognomik* und Mimik*** sind es nicht und werden es nicht. Sie erforschen Form und Aufbau des Gesichts, die mimische Bewegung und den Gesichtsausdruck unter dem Einfluß der Krankheit und umfassen somit ein Gebiet, das gleichermaßen in Geistes- und Naturwissenschaften, auch in die Kunst hineinreicht. Ihr historischer Ausgangspunkt liegt dort, wo die Heilkunde ausschließlich Heilkunst war. Ihre erste Stufe ist damals und heute das unbewußte Erfassen, das Empfinden einer krankhaften Veränderung im Antlitz eines Menschen, ihre zweite deren bewußtes Erkennen, deren Beschreibung, Einordnung und empirische Verwertung, ihre dritte das Aufsuchen der Bedingungen, nach denen sich das Gesicht in der Krankheit gestaltet, – was gleichzeitig Ausdruckssomatologie und -psychologie ist.

Die **Antlitzkunde** bemüht sich nach Hellpach (1942) um die somatische Manifestation der Innerlichkeit, der Seele, von Eigenschaften und Wesenszügen, der Begabung und des Gemüts, der Sinnlichkeit und der Gesinnung, des Temperamentes und des Charakters. Wir greifen gern das Wort Antlitzkunde auf, weil die Bezeichnung Physiognomik durch verschiedene, uneinheitliche Definitionen nicht ohne weiteres verständlich ist.

Physiognomik bedeutet bei Lichtenberg (1778) – ähnlich bei Lavater und Gall – die „Fertigkeit, aus der Form und Beschaffenheit der äußeren Teile des menschlichen Körpers, hauptsächlich des Gesichtes, ausschließlich aller vorübergehenden Zeichen der Gemütsbewegungen, die Beschaffenheit des Gemütes und Herzens zu finden". In dieser Definition als Bemühung um den unbewegten und dauernden (statischen) Gesichtsausdruck in seiner angeborenen (konstitutionellen) und seiner durch das Leben nachdrücklich gestalteten Gegebenheit wird Physiognomik auch heute in der Ausdruckspsychologie verstanden. Die Lehre von der *Mimik* betrifft dagegen den bewegten (dynamischen) Ausdruck des Gesichts, von der Pantomimik den des Körpers.

In der medizinischen Literatur hat Physiognomik als **ärztliche Physiognomik** mehr den Inhalt einer Pathologie der Gesichtsmorphe, ob rein somatisch bedingt oder seelisch hervorgerufen, bekommen (Baumgärtner 1842, Killian 1956, Schmidt-Voigt 1958). Schmidt-Voigt unterscheidet dann innerhalb dieses Begriffs das Gesichtsbild (Veränderungen im „Äußeren des Gesichts" einschließlich der konstitutionellen Merkmale), was dem Physiognomiebegriff der Psychologie entspricht, und den Gesichtsausdruck, welcher die „Umprägungen im Innern des Gesichts", die Mimik, betrifft. Wir glauben, für medizinische Belange an der scharfen Trennung der Begriffe Physiognomie beziehungsweise Physiognomik und Mimik im Sinne der Ausdruckspsychologie festhalten zu sollen, was sich bei der Deutung des Ausdruckshintergrundes als Vorteil erweisen wird.

Eine **ärztliche Antlitzkunde** erleichtert im Blick auf einen bestimmten Kranken den Weg zu einer *objektiven somatischen Diagnose* und einer *objektiven psychischen Diagnose*. Sie bringt Aussagen zur *Artdiagnose* einer Krankheit und zur Phase des Krankheitsablaufes *(Zustandsdiagnose)*. Ihr großer Wert liegt aber darin, daß sie etwas zum persönlichen Arzt-Patient-Verhältnis beitragen kann *(subjektive Beziehungsdiagnose)*. Vieles ist daran lehrbar; das meiste aber bringt die eigene Erfahrung. Diese schließt wiederholte und andauernde Bemühung, Einfühlen, Nachdenken, Erwägen von Ursachen, Wirkungen und Zusammenhängen, Urteilen und Verstehen ein.

---

* Physiognomik: *physis* (griech.) Natur, Körperbildung; *gnome* (griech.) Erkenntnis. Mimik: *mimos* (griech.) Schauspieler, Darsteller.

Zur Geschichte der medizinischen Ausdruckskunde

Die Probleme einer ärztlichen Antlitzkunde und einer normalpsychologischen Physiognomik und Mimik haben verständlicherweise unterschiedliche Schwerpunkte. Doch zeigt die Problemgeschichte beider Disziplinen, daß man jeweils aus dem gleichen Zeitgeist versuchte, mit den gegebenen Fragen fertigzuwerden. Es wäre sehr interessant nachzuforschen, woher dem ganzen Gebiet die belebenden Gedanken immer wieder zuflossen.

In der Darstellung einer wissenschaftlichen Antlitzkunde pflegt man bei Aristoteles (389–322 v. Chr.) und seiner Schule zu beginnen. Er hat einige *Methoden der Gesichtsbetrachtung und -beurteilung* herausgehoben: Abhängigkeit von Alter, Geschlecht, von Volkszugehörigkeit, vom Beruf und schließlich sogar Ähnlichkeiten mit dem Aussehen von Tieren. Alles dies begleitet durch die Jahrhunderte eine wissenschaftliche Physiognomik und Mimik.

Man hat dabei den Eindruck, daß man von mimischen Aussagen wenig hält und in jeder wissenschaftlichen Abhandlung bis ins 18. und 19. Jahrhundert fast an ihnen vorbeigeht. Für das praktische Leben gilt dies sicher nicht; wie selbstverständlich entnimmt in jeder Zeit jedermann den aktuellen seelischen Zustand eines Mitmenschen aus dessen mimisch bewegtem Gesichtsausdruck. Und auch was Hippokrates (460–370 v. Chr.) über den Ausdruck des Kranken und das Gesicht des Arztes aussagt und uns überliefert ist, ist in erster Linie mimischer Ausdruck und seine Deutung (z. B. Facies hippocratica).

Die vordergründigen wissenschaftlichen Bemühungen sowohl beim Gesunden wie auch beim Kranken verfolgen dagegen das Ziel, über augenblickliche seelische Aussageinhalte hinaus etwas zur anhaltenden seelisch-geistigen Struktur eines Menschen zu erfahren, von seinem Charakter, seinen speziellen intellektuellen Fähigkeiten, seiner Moral, und, was die Krankheit angeht, von akuten Störungen oder von Krankheitsanlagen. Hier folgert man mangels eines anderen Einblicks aus äußeren Zeichen auf Inneres, z. B. aus Pigmentflekken an bestimmten Stellen (Abb. 2), aus dem abweichenden Verlauf von Handlinien (*Chiromantie*) oder von Stirnlinien (*Prosopomantie*) auf bestimmte innere Organe (Abb. 3). Diese *Zeichenlehre* läßt sich in der ärztlichen Physiognomik bis über das Ende des 18. Jahrhunderts verfolgen, wo die französischen Pädiater Jean François Nicolas Jadelot und Eusèbe de Salle den Gesichtslinien um Mund und Nase spezielle Aussagen zu bestimmten Körperregionen zutrauen, was auch noch von Baumgärtner (1839) weitgehend übernommen wird. Die Irisdiagnostik, heute noch von manchen Ärzten geübt, ist ein Relikt dieser starren Zeichenlehre.

Im Grunde hatte aber inzwischen die *neue physiognomische Leidenschaft des ausgehenden 18. Jahrhunderts* eine umstürzende Wandlung in alle physiognomischen Bemühungen gebracht. Ein neues freiheitliches Lebensgefühl am Vorabend der französischen Revolution, eine neue Einstellung zur Natur und zum Menschen sind bestimmend, den Mitmenschen in seiner inneren Bewegtheit durch das Medium des Körperlichen neu erschauen zu wollen. Insbesondere der Name von Johann Caspar Lavater (1741–1801) (Abb. 4) verbindet sich mit dieser Wissenschaft, die sich vor allem auf das „physiognomische Gefühl", auf eine intuitive Begabung stützt im Bemühen, aus dem körperlichen Äußeren eines Menschen auf sein seelisches Innere schließen zu können. Lavaters Ansichten sind faszinierend (Physiognomik, „eine Kunst, ein schnelles

Zur Geschichte der medizinischen Ausdruckskunde

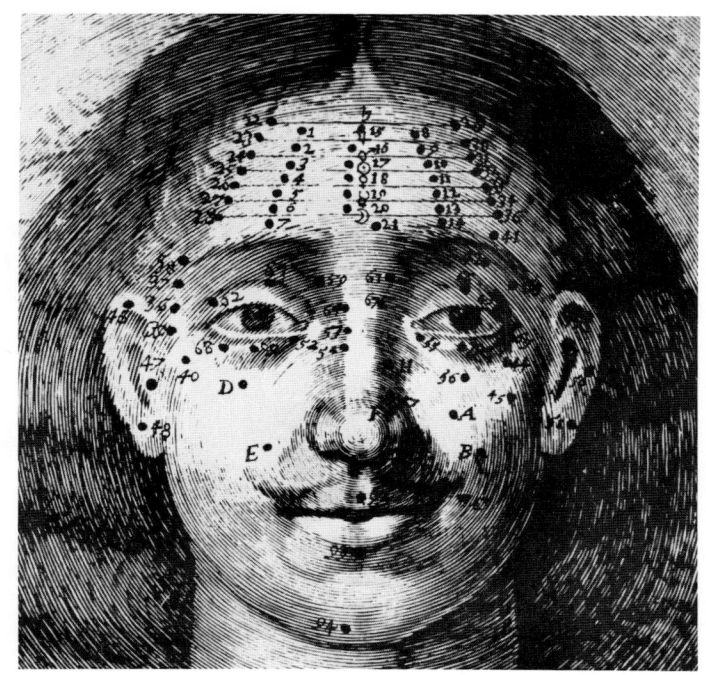

Abb. 2 **Zur Deutung von Leberflecken im Gesicht** (aus Sunders 1671). Die kreisförmige Bewegung der Himmelskörper hat Flächenbeziehungen zu Hauterscheinungen

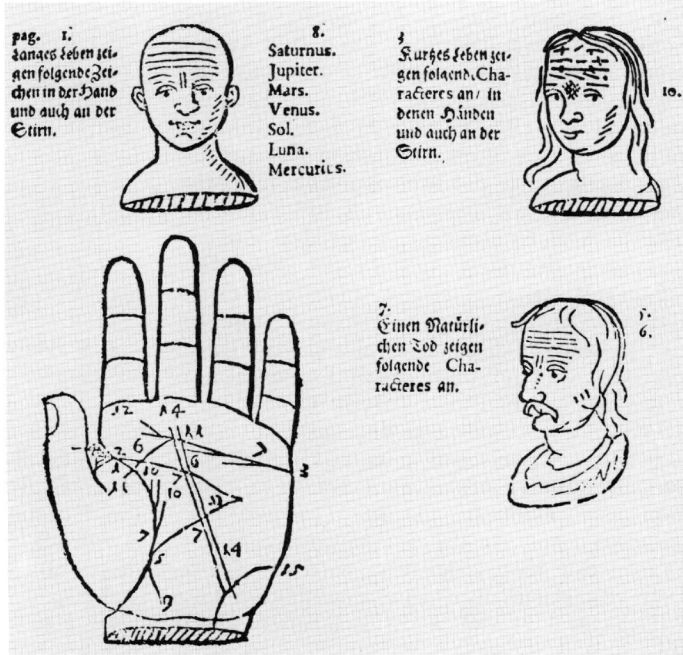

Abb. 3 **Prosopomantie** (Stirnlinienkunde) und **Chiromantie** (Handlinienkunde) (aus Höping 1681)

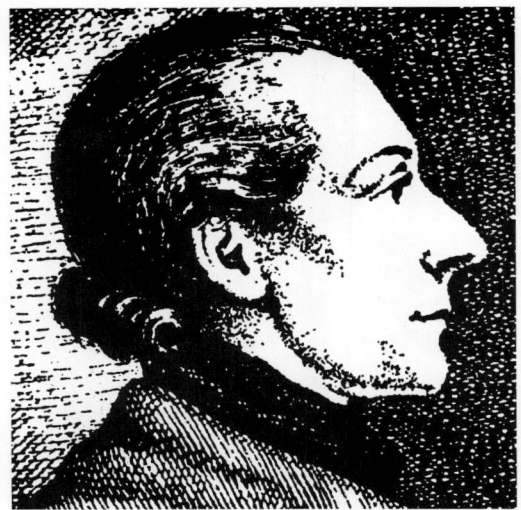

Abb. 4 **Johann Caspar Lavater** (1741–1801)

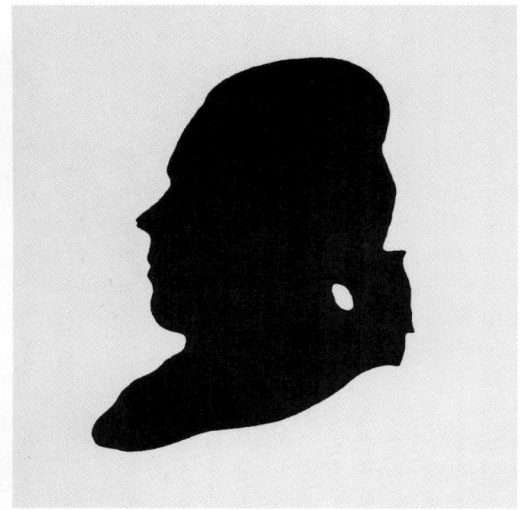

Abb. 5 **Georg Christoph Lichtenberg** (1742–1799), Kontrahent von Lavater („wider die Physiognomen")

Menschengefühl"), sie werden in allen gebildeten Zirkeln diskutiert. Er schreibt die vierbändigen *„Physiognomischen Fragmente zur Beförderung der Menschenkenntnis und Menschenliebe"* (1775–1778), an denen auch Goethe mitarbeitet. Aber er fordert durch seine unbewiesenen und unbeweisbaren wissenschaftlichen Aussagen, ja durch seine zahllosen Irrtümer auch den Widerstand vieler Kritiker heraus, von denen der Göttinger Physiker und Philosoph Lichtenberg (1742–1799) (Abb. 5) besonders zu nennen ist. Für diese kritischen Geister der Zeit kann auch die medizinische Dissertation des Arztes Friedrich Schiller (1759–1805) (Abb. 6) stehen, „Über den Zusammenhang der tierischen Natur des Menschen mit seiner geistigen" (1780); aber sie hat zu wenig öffentliche Wirksamkeit neben der plakativen Gesichtsorakelei von Lavater oder den letztlich ebenfalls gescheiterten Thesen von Franz Joseph Gall (1758–1828) (Abb. 7), der aus der äußeren Form des Hirnschädels auf geistige Eigenschaften, Begabung und Charakterzüge schließen zu können glaubt (*Phrenologie, Kranioskopie*). In diesem semiotischen Verfahren der Körperdeutung wird die Ganzheit von Form und Sinn zerschlagen. Der Charakter läßt sich nicht aus Einzelheiten mosaikhaft zusammenstellen. Zu spekula-

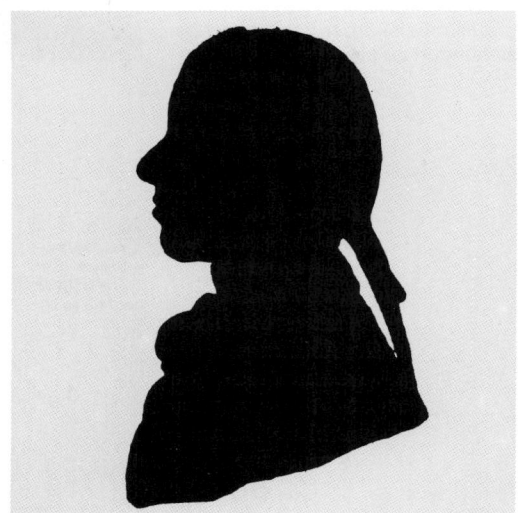

Abb. 6 **Friedrich Schiller** (1759–1805) als Carlsschüler (1785)

tiv, gefühlhaft und unbeweisbar, so unwissenschaftlich ist solche Physiognomik, daß die Beschäftigung mit dem menschlichen Ausdruck nun für lange Zeit geradezu mit dem Tabu der Unwissenschaftlichkeit belastet ist.

Lavater hatte auch schon den Plan einer ärztlichen Physiognomik, ein Entwurf

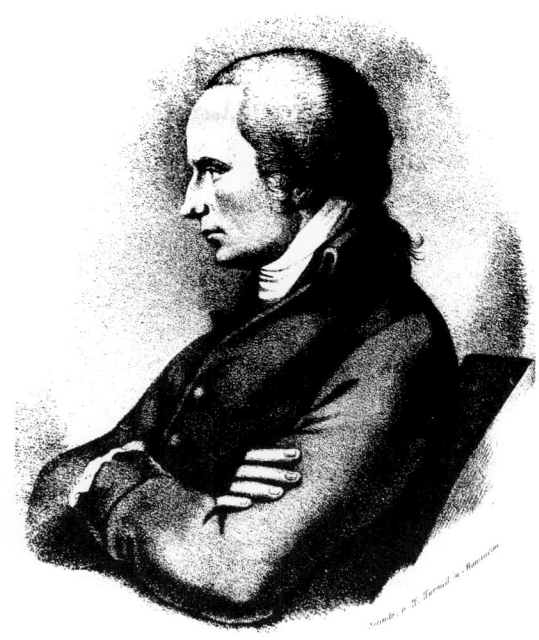

Abb. 7 **Franz Joseph Gall** (1758–1828)

Von Baumgärtner aus strebt die medizinische Antlitzkunde auf das Niveau unserer Zeit, unterstützt von neuen Strömungen der Psychologie am Gesunden. Die weitgehende Abkehr von der Physiognomik (im engeren Sinne) zur Mimik, zur Lehre von der Dynamik des Gesichts, führt in die Tiefen des Ausdrucksgeschehens und letztlich immer wieder auf die Kernfrage jeder Ausdruckskunde zu, der Frage nach dem Zusammentreffen von Leib und Seele des Menschen.

Die *mimische Muskulatur* wird in allen Feinheiten studiert, die neurale Versorgung erfaßt (Bell 1806, Duchenne 1862, Gratiolet 1865, Raulin 1900, H. Virchow 1908), das *Ausdrucksbild der Affekte* analysiert (Carus 1841, Piderit 1858, Darwin 1872, Raulin 1900, Klages 1913, Krukenberg 1920, Rutz 1925, Lersch 1932, K. Bühler 1933, Rohracher 1934, Löpelmann u. Wohlrath 1941, Hellpach 1942, F. Lange 1952, Strehle 1954, Buytendijk 1956, R. Kirchhoff 1957, Herzka 1965, Leonhard

liegt vor („Physiognomie, eine Semiotik der Krankheiten", 1772) – über eine reine Zeichenlehre wäre er aber nicht hinausgekommen. 50 Jahre nach Lavaters großem Werk legt der Freiburger Internist Karl Heinrich Baumgärtner (1798–1886) sein Werk „*Kranken-Physiognomik*" vor, das sogleich ein großer Erfolg wird, in erster Auflage 1839, in 2. noch verbesserter Auflage 1842 (Abb. **8**).

Baumgärtner wirkt auf uns heute wie ein Strahlenzentrum: In manchem noch die Ausläufer der mittelalterlichen Zeichenlehre mittragend, stark der Intuition aufgeschlossen, versucht er nun im Geiste der neuen Naturwissenschaft eine „auf die Physiologie gestützte Physiognomik, das heißt eine solche, in welcher wir den Zusammenhang zwischen Erscheinung und Ursache klar einsehen". Der Begriff Physiognomik steht hier nicht nur für die unbewegten (statischen) Einzelheiten eines Gesichts, sondern umfassend auch für die Mimik. Lavater und Gall sind überwunden, beide nicht total verdammt, sondern im Bleibenden ihrer Absichten und Ergebnisse gewürdigt.

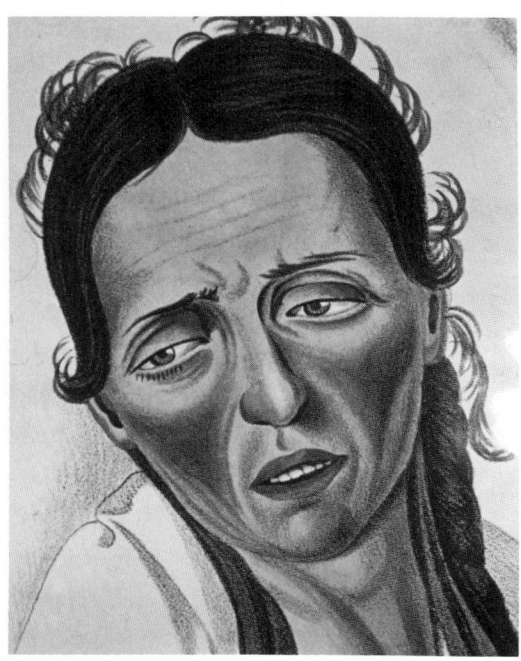

Abb. **8 Gallenfieber.** Anhaltender, lebhafter Schmerz in der Lebergegend und im Mittelbauch, dabei starke Berührungsempfindlichkeit (Baumgärtner 1842)

1968), bis schließlich *neue Affekttheorien* formuliert werden können (James 1884, C. Lange 1885, Wundt 1911, de Crinis 1942). Es sind jeweils nur die markantesten Autoren genannt (Zusammenfassendes bei Pollnow 1928, K. Bühler 1933,

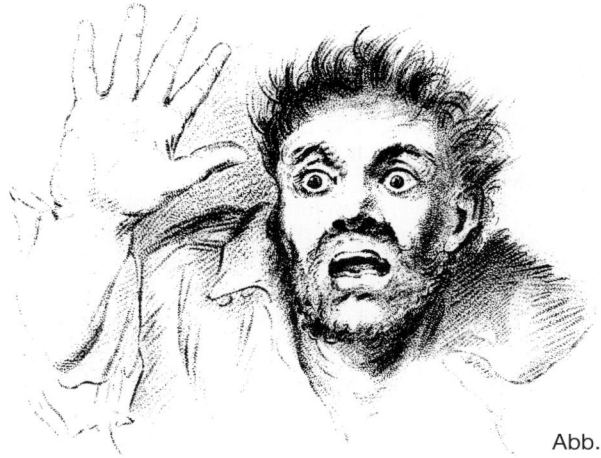

Abb. 9 **Ausdruck des Schreckens** (aus Bell 1824)

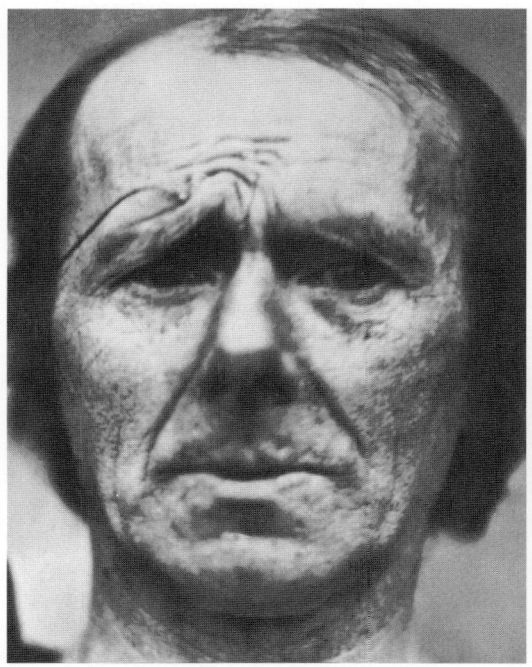 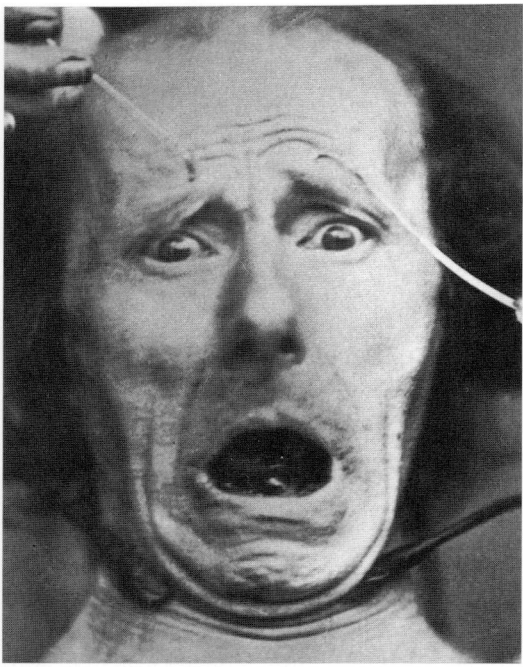

Abb. 10 **Die mimische Muskulatur unter umschriebener elektrischer Reizung.** G.B. Duchenne (1862) hatte dabei das wissenschaftliche Glück, einen Kranken mit vollständiger Empfindungslosigkeit der Gesichtshaut untersuchen zu können. **a** Reizung bestimmter Fasern des Stirnmuskels zur sogenannten Laokoon-Braue. **b** Kombinierte Reizung an Stirn und Hals führt zum Ausdrucksbild des Entsetzens

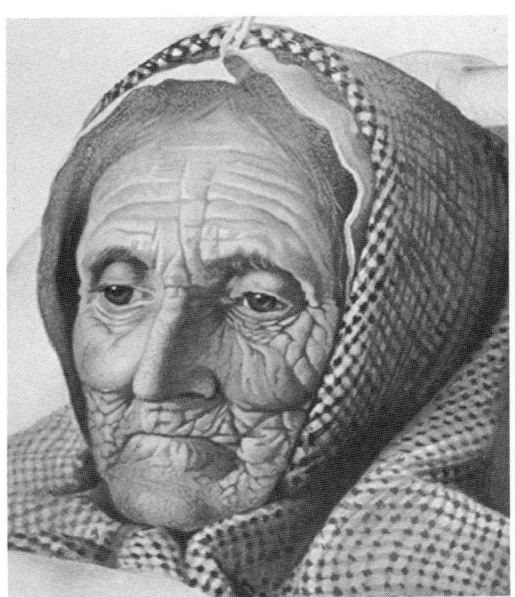

Abb. 11 **Altersmarasmus** (aus Bramwell 1891)

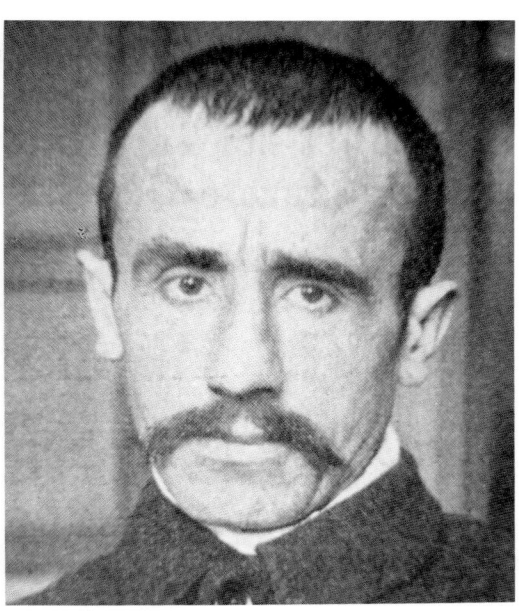

Abb. 12 **Hydrozephalus, Bleiintoxikation.** Erheblicher Schwachsinn. Delirien mit Sinnestäuschungen. Erhöht reizbar und unorientiert. Ängstliche Erregungszustände. 33 Jahre alt (aus Alber 1902)

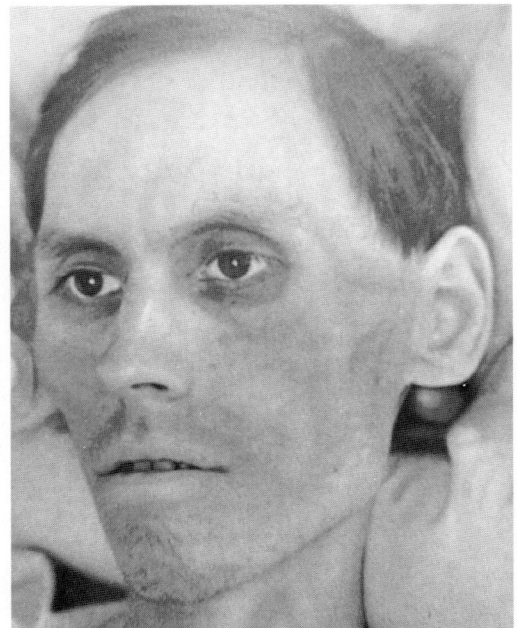

Abb. 13 **Kachektischer Kranker mit inoperablem Rektumkarzinom.** Ernst und gefaßt im Wissen um die Prognose (aus Killian 1967)

Kloos 1951, Richter 1956, R. Kirchhoff 1965, Kiener 1965, Frijda 1965, Buser 1973) (Abb. **9, 10**).

Auch im *praktischen ärztlichen Bereich* findet das Wissen um die diagnostische Bedeutung der Krankheitszeichen im Gesicht wieder mehr und mehr einen literarischen Niederschlag (Soltmann 1887, Bramwell 1891, Raulin 1900, Alber 1902, Th. Kirchhoff 1922, Killian 1934, Fervers 1935, Risak 1936, de Crinis 1942, Wüllenweber 1947, Peiper 1954, Schmidt-Voigt 1958, Hertl 1962, Mall 1967, Burrows u. Schumacher 1979) (Abb. **11–16**).

Dennoch täuscht diese Fülle. In der ersten Hälfte unseres Jahrhunderts findet sich nach 1906 in keinem einzigen medizinischen Handbuch eine zusammenfassende Darstellung. Meinhard v. Pfaundler geht 1906 in der ersten Auflage des Handbuchs der Kinderheilkunde noch ausführlich darauf ein; aber schon bei der nächsten Auflage (1910) muß dieser Abschnitt dem Raumbegehren anderer Abschnitte weichen, da er „am ehesten entbehrlich" scheint. Erst ein halbes Jahrhundert später öffnet sich

Zur Geschichte der medizinischen Ausdruckskunde

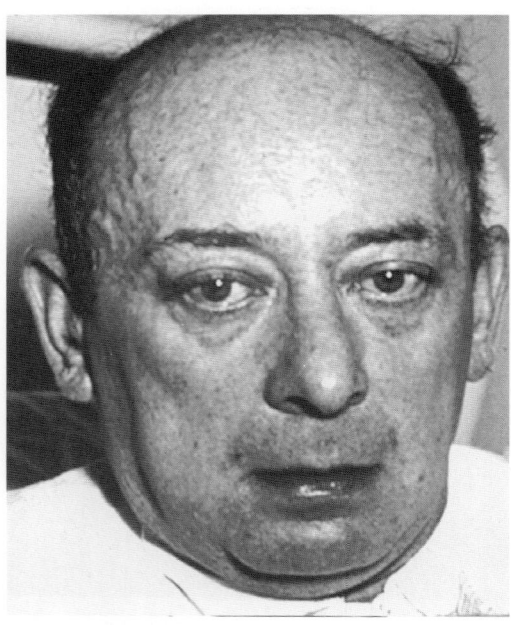

Abb. **14 Präsklerose bei maligner Hypertension.** Schrumpfniere, Herzdekompensation. Auf die belastende Luftnot konzentriertes Gesicht. 43jähriger Mann (aus Schmidt-Voigt 1958)

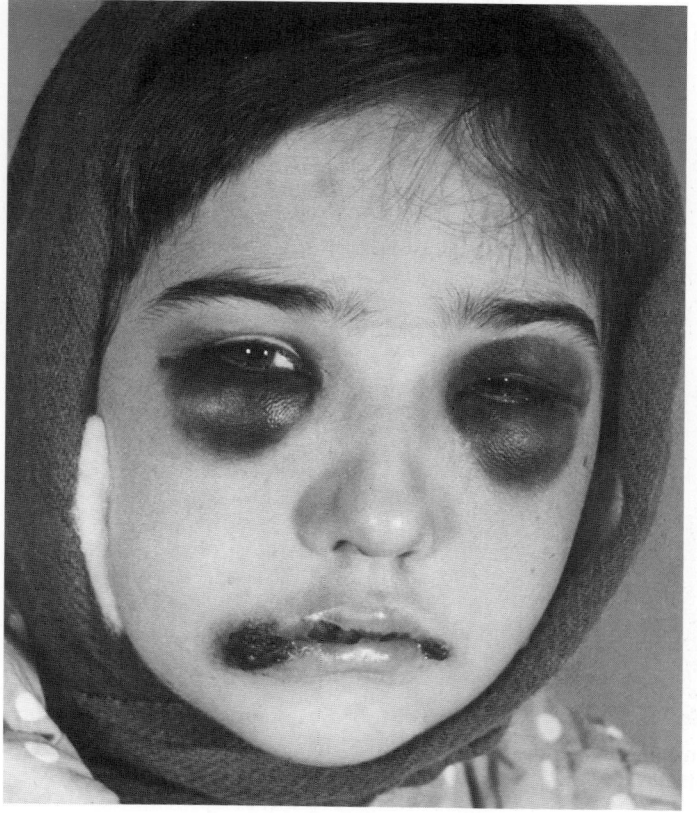

Abb. **15 Akute lymphoblastische Leukämie.** Mundschleimhautentzündung und rechtsseitige perforierte Mittelohrentzündung durch Resistenzschwäche. Hämorrhagien an Haut und Schleimhäuten, Bluterbrechen. Schmerzhafte Bewegung der Lippen behindert Essen und Sprechen. Ein im Ausdruck hilflosen Ausgeliefertseins erstarrtes Gesicht, in dem allein die Augen noch lebendig erscheinen. Ungebrochen lebt hinter dieser Fazies noch die seelische Größe dieses 13jährigen Mädchens. Geduldig und mit großem Verständnis für Eltern, Ärzte und Schwestern hat es bis zuletzt ausgehalten (aus Hertl 1962)

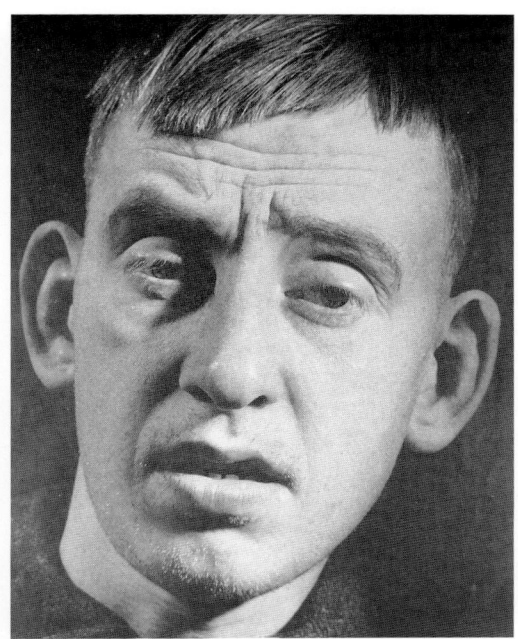

Abb. **16 Angeborene Idiotie.** Keine sprachliche Verständigung möglich, keinerlei Zuwendung. Der Blick wirkt müde, ratlos, ängstlich-scheu. 25jähriger Mann (aus Mall 1967)

dieses Handbuch wieder zu einem eigenständigen Abschnitt „Gesichtsausdruck als diagnostisches Hilfsmittel" (Hertl 1965). Nur wenige Lehrbuchautoren widmen der Krankenphysiognomik ein kurzes Kapitel. Von den Pädiatern sind in dieser Hinsicht Feer (1947), Solé (1948) und Asperger (1961) hervorzuheben, von den Internisten Schoen (1969). Wir wissen aber von eigentlich allen bedeutenden Klinikern, welch großen Wert sie der Aspektsymptomatologie in ihren Vorlesungen zumessen.

Aber das Ziel ist heute schon weiter gesteckt. Es ist weniger Zeichenlehre, Semiotik im Sinne der alten Ärzte, als umfassende Ausdruckskunde am kranken Menschen. Sie beschränkt sich nicht auf die ausdrucktragenden Flächen, sondern bezieht die *Ausdrucksorganisation* ein, wie sie sich in der Krankheit als verletzlich erweist (J.K.J. Kirchhof 1960; Hertl 1960–1990).

Ausdrucksphänomenologie am Gesunden und Anfälligkeit in der Krankheit

Im Alltag haben wir in der Regel keine Schwierigkeiten, mit unseren Mitmenschen zu korrespondieren. Wir erleben den Mitmenschen, und er erlebt uns. Wir verstehen uns als Ausdrucksempfänger, dem ein Ausdruckssender auf einer bekannten Wellenlänge Wesentliches kundgibt.

Ausdruck seelischer Inhalte und Vorgänge: Nichts chakterisiert mehr die leibseelische Ganzheit des Menschen als die *Parallelität körperlicher Ausdruckserscheinungen mit seelischen Gegebenheiten*. Der körperliche Bereich wird gleichzeitig mit seelischen Inhalten und Abläufen so verändert, daß bestimmte Bewegungen, Farben und Formen der Körperoberfläche als zuverlässiger Ausdruck von Seelischem angesehen werden können und im mitmenschlichen Umgang auch so empfunden werden. Dabei ist die menschliche Stimme mit ihren unartikulierten Lauten und mit der Sprache noch außer acht geblieben.

Unsere Sprache sagt sehr plastisch: Ausdruck – und es liegt darin sowohl die Tatsache einer unverkennbaren Prägung als auch der Hinweis, daß in einen äußeren Raum etwas mitgeteilt, geäußert ist, was ein inneres Äquivalent hat. Ausdruck setzt Eindruck voraus und weist darauf hin.

Was ist nicht alles am Menschen in dieser Beziehung von innen und außen **Ausdruck**: seine Haltung, sein Gang, seine Gebärden, seine Sprache, seine Mimik, seine Schrift, alles was seinen persönlichen Stempel empfangen hat, seine Kleidung, sein Arbeitsprodukt, die Gestaltung seines Lebensraumes, die Art seiner Freunde, jegliches Tun und Lassen. Auch der indifferenteste Mensch gibt sich und seinem Leben einen individuellen, unverkennbaren Anstrich – wenigstens den seiner Indifferenz.

Wir kennen, wenn wir einerseits von seelischem Inhalt, andererseits von den Ausdruckserscheinungen sprechen, nur die zwei Pole einer innig verwirkten Organisation. Aber wir gehen wie selbstverständlich für das auf beide Pole gerichtete Verständnis von einer inneren wahrhaften Beziehung aus. In aller Regel können wir uns darauf verlassen, nur der unehrlichen Verstellung unserer Mitmenschen müssen wir eine vorsichtige Einschränkung zuschreiben.

Was zeigen unsere Kranken, unsere kranken Mitmenschen, Kinder und Erwachsene, was fühlen sie?

Wir sehen die Belastung durch die Krankheit, die Wirkung des gestörten Stoffwechsels, Schmerz, Angst, Neigung zur Kurzatmigkeit, Verdrießlichkeit, Unzufriedenheit, Appetitlosigkeit, allgemeine Schwäche, die geistige Auseinandersetzung mit dem Kranksein überhaupt. Jeder Mensch reagiert in seiner Situation mit seiner eigenen Art. Bevor wir zu diesen und weiteren Ausdrucksbildern in der Krankheit kommen, wollen wir uns in den Definitionen und Erkenntnissen der funktionellen Anatomie des Gesunden und der normalen Ausdruckspsychologie das grundlegende Rüstzeug zum Verständnis holen.

Aufbau des Gesichts

Das Gesicht baut sich aus zweierlei Material auf: dem Stützorgan, dem knöchernen und knorpeligen Skelett, und den Weichteilen, die aus quergestreifter und glatter Muskulatur, Haut, Fett- und Bindegewebe bestehen. Das Konstitutionelle, das heißt anthropologisch Gegebene und Ererbte, drückt sich vor allem am Skelett aus. Die während des Lebens gestaltenden Kräfte setzen vor allem an den Weichteilen an. Dabei ist aber nicht zu übersehen, daß sich auch das Knochengerüst in einem altersabhängigen Umbau befindet und sich hier wie an der Haut und ihren Abkömmlingen genetisch bedingte Entwicklungseffekte zeigen: Verschiebungen der Gesichts- und Schädelproportionen (Abb. **17**); Pigmentierung und Durchblutung der Haut; Fülle des Unterhautfettgewebes mit der Ausbildung der Wangen; Dichte und Form der Augenbrauen und Wimpern; die Form von Nase und Mund; die Lage der Augen in der Orbita; die Größe, Stellung und Modellierung der Ohren; Linien des Haaransatzes; Haarfülle und Bartwuchs. Die Weichteilunterschiede zwischen einem jungen und einem alten Gesicht sind in Tab. **1** und Abb. **18** zusammengefaßt.

Die **Massenbeziehungen zwischen Knochen und überdeckenden Weichteilen** sind durch ausgedehnte Meßstatistik so weit durchschaut, daß sich unter Anwendung dieser Erfahrungen über einem Totenschädel das Gesamtbild des Lebenden rekonstruieren läßt (Eggeling 1911). Die Medizingeschichte kennt hier spektakuläre Ergebnisse. Welcker, der Inaugurator dieser Technik, konnte zunächst für den Schädel Rafaels die

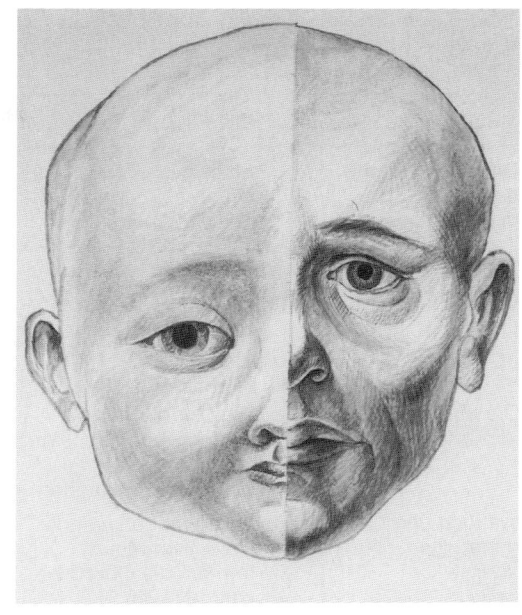

Abb. **17 Die Änderung der Gesichtsproportionen im Laufe des Lebens** vom Säugling bis zum Erwachsenen

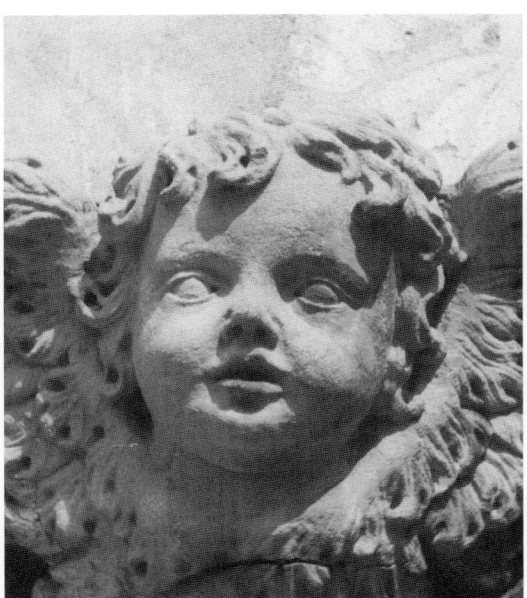
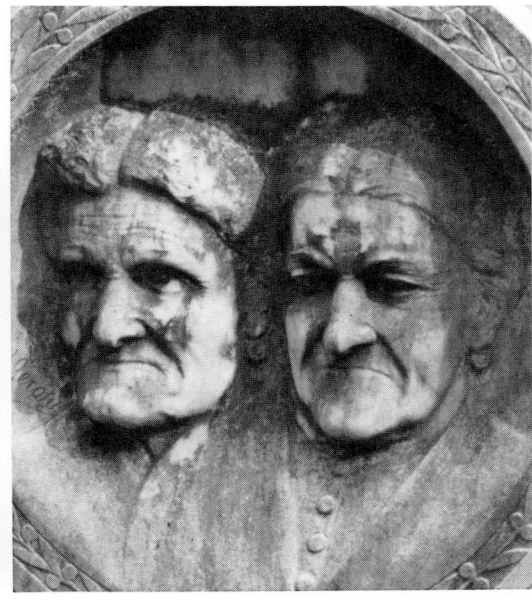

Abb. **18 Struktur und Fülle der Gesichtsweichteile beim Säugling und beim alten Menschen. a** Pausbacken eines Engels an einer Kirche. **b** Faltenreiches Gesicht alter Frauen auf dem daneben liegenden Friedhof (Morcote/Tessin)

Tabelle 1. Alterswandlungen an den Weichteilen des Gesichts vom kleinen Kind zum alten Menschen (nach Hede 1952)

Jung	Alt
Der untere Umriß: ein schlankes, klar gezogenes Oval	Massiges Untergesicht. Unterer Umriß verläuft in einer Welle: Hängebacke – Kinn – Hängebacke
Volle, schön modellierte Lippen	Dünne Lippen, flach, ohne Modellierung. Der Mund wirkt wie ein „Einschnitt"
Die Mundwinkel liegen in runden Grübchen	Die Mundwinkel verschwinden in tiefen, fast senkrecht verlaufenden Furchen
Wangen und Oberlippe gehen glatt ineinander über	Tiefe Furchen von der Nase zum Mund trennen die Oberlippe von den Wangen
Die Wangen sind glatt und apfelrund	Die Wangen sind birnenförmig und uneben
Die Nase ist klein, glatt, abgerundet	Die Nase ist eher schmal, spitz, hat unruhige Oberfläche
Die Umgebung der Augen geht ohne Abgrenzung in die Wangen über	Säckchen unter den Augen, die sich scharf von den Wangen abgrenzen
Der Lidrand des oberen Augenlids, der die Wimpern trägt, ist breit	Der Lidrand erscheint nur noch etwa halb so breit, weil der obere Teil der Lider tiefer über das Auge hängt
Glatte Stirn	Tiefe Falten auf der Stirn
Haut allgemein glatt, samtig	Grobe Hautfelderung, allgemeine Erschlaffung der Gesichtsflächen

Echtheit erweisen (1884) und glaubte dann sicher zu sein, daß in der Fürstengruft von Weimar ein anderer Schädel statt der Friedrich Schillers bestattet worden war (Abb. 19). Bei den Schwierigkeiten, 1826 im Kassengewölbe des Jacobi-Friedhofs unter den Gebeinen von 75 Toten diejenigen Schillers zu identifizieren, konnte eine Verwechslung naheliegen (Welcker 1883, 1888). Auf dem Münchner Anatomenkongreß 1912 plädierte dann Froriep für eine eigene Auffassung, die von Neuhaus wiederum in Zweifel gezogen wurde. Mit den Untersuchungen von Gerassimow (1961) dürfte die Identität nun endgültig positiv entschieden sein. Ein Glück, daß Goethes Sinngedicht (1826: „Im ernsten Beinhaus war's ...") sich nun bestimmt auf den richtigen Schädel bezieht.

Physiologische Gesichtsasymmetrie. Jedes Gesicht ist asymmetrisch in einem individuell stark wechselnden Ausmaß, im statischen Aufbau und in der Mimik. Der Anatom sieht diese Tatsache im Rahmen einer allgemeinen Körperasymmetrie, die sich auch in einer leichten einseitigen Beinverkürzung und leichter Skoliose ausdrückt. Dieser Seitendifferenz kommt große Bedeutung für die eigentümliche Prägung eines Gesichts zu. Sie fällt gewöhnlich nicht auf, weil sie dem Eindruck einer Ganzheit des Gesichts, allerdings nur des Normgesichts, subsumiert ist, oder anders ausgedrückt: Ein streng symmetrisches Gesicht wird eher als langweilig empfunden. Wieviel Seitenverschiedenheit man üblicherweise, ohne sie auffällig zu finden, in Kauf nimmt, beweist die Tatsache, daß auch grobe Seitenunterschiede, über die wir später als Hemihypertrophie oder Hemiatrophie sprechen werden, oft selbst vom Arzt nicht erkannt werden. Eine Seitendifferenz sticht so lange nicht ins Auge, als die Harmonie eines Gesichts ungestört ist.

Maler und Bildhauer haben dies seit langem aus dem Spiegelbild erkannt und darauf hingewiesen; die Anfertigung eines *Tripelporträts*, je ein Bild von vorn, von links und von rechts, trug dem Rechnung und diente der Vorbereitung einer Büste (Kubik 1965). Man kann auch experimentell ein Erstaunen hervorrufen, wenn man eine *Fotografie seitenverkehrt noch einmal kopiert* und zusammen mit dem Original einem Probanden vorlegt (Abb. 20). Was ist damit eigentlich geschehen? Man hat den üblichen „Fehler" der Fotografie, ein Spiegelbild zu liefern, korrigiert. Aber es ist dem Betrachter einer (normalen) Fotografie oder einfach eines lebenden Mitmenschen nicht bewußt, daß er nicht mit der buchstäblichen Wirklichkeit, sondern nur mit dem

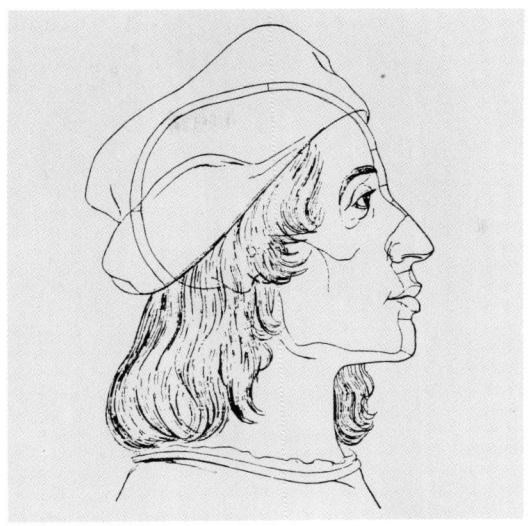 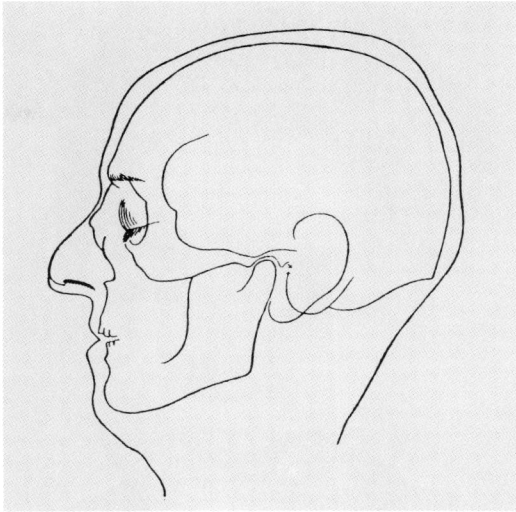

Abb. **19 Rekonstruktionsmethode des Gesichts über einem Totenschädel** von Welcker für Rafael (**a**) und Schiller (**b**) (aus Eggeling 1911)

Spiegelbild der Wirklichkeit steten Umgang hat. In gleicher Weise wundert sich der Dargestellte selbst: Auch er kennt sich nur im Spiegelbild oder heutzutage aus der Fotografie.

Ein überzeugender Eindruck ergibt sich, wenn man mittels *Fotomontage* ein Gesicht aus zwei linken und zwei rechten Hälften zusammensetzt (Hallervorden 1902) (Abb. **21**). Manche Psychologen glauben, mittlerweile den einzelnen Gesichtshälften verschiedene Ausdrucksqualitäten zuweisen zu können. Auf der rechten Seite sollen mehr die individuellen Züge herauskommen, während die linke mehr dem Rassetypus entspräche und somit „entpersönlicht" wirke (Wolff 1953). Nach einer anderen Theorie hat beim Rechtshänder die rechte Gesichtshälfte einen „energischeren, tätigeren Ausdruck als die linke, die mehr affektiv und direktionslos erscheint"; beim Linkshänder soll sich der umgekehrte Effekt ergeben (Hallervorden). So sehr mimische Seitendifferenzen etwas Normales darstellen, sind sie unter Krankheitsbedingungen auffällig verstärkt und z. B. als „*mimische Desintegrierung*" bei Schizophrenen (Heimann u. Spoerri 1957) und in der psychotischen Versunkenheit unter LSD (Lysergsäurediäthalamid) (Heimann 1979) beschrieben. Die Gesichtsasymmetrie ist ein interessantes, an manchen Bildern überzeugend eindrucksvolles Phänomen, ein tieferer Sinn bleibt aber verschlossen.

Gerüst aus Knochen und Knorpel

Das Skelett des Kopfes ist durch die *zahlreichen Funktionen* geprägt, die im Bereich des Kopfes erfüllt werden müssen: Behälter und Schutz für das beim Primaten besonders reich entfaltete Gehirn; Eingangspforte für die Nahrung, mit Zähnen, Zunge und Speicheldrüsen zugleich Ort erster Verdauungsleistungen; Aufnahmeorgan für die Atemluft; Sitz der Sinnesorgane für Sehen, Hören, Riechen und Schmecken. Bei gleichem Bauplan ist die Ausbildung der einzelnen Gesichtsschädelabschnitte *rassisch und individuell* sehr variant, zudem in Abhängigkeit von den einzelnen Lebensaltern verschieden geprägt. Zum Kind gehört eine höhere Stirn, so daß es gegenüber dem Erwachsenen ein höheres Obergesicht hat. Bei der Besprechung des Kindchenschemas werden wir darauf zurückkommen.

Auch das Knochengerüst des Schädels ist *bis zur Pubertät plastischer*, als man gewöhnlich annimmt. Beispiel ist die Gesichtsskoliose, die als Folge eines Schiefhal-

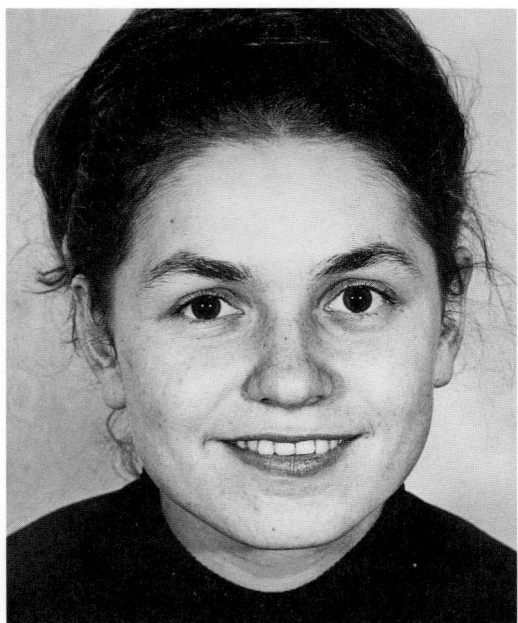
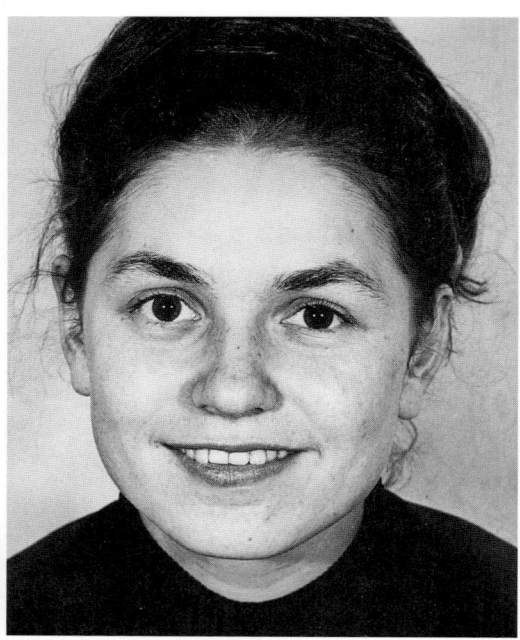

Abb. 20 **Gesicht einer jungen Frau, a** aus normaler Sicht des Betrachters, **b** seitenverkehrt kopiert

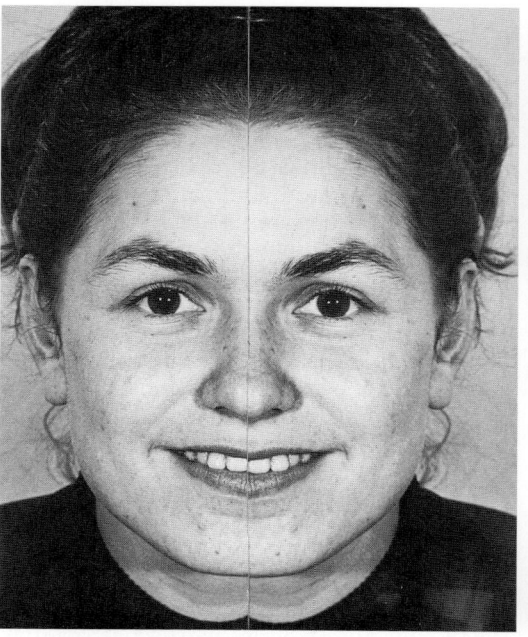
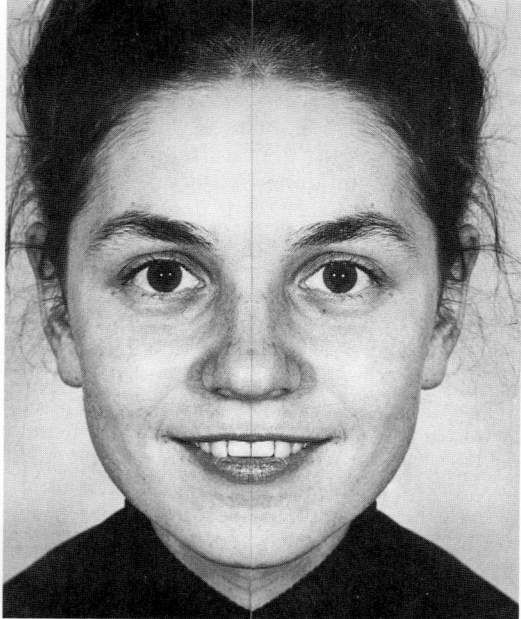

Abb. 21 **Rechtsgesicht (a) und Linksgesicht (b) zur Verdeutlichung der physiologischen Gesichtsasymmetrie** (Abb. 20)

ses entsteht. Durch Verkürzung des langen Halsmuskels (Sternokleidomastoideus) wird der Kopf nach der anderen Seite gedreht, zur selben gekippt und die Folge ist ein Verkümmerungswachstum derselben Gesichtsseite. Nach einer Operation gleicht sich die Asymmetrie innerhalb von zwei Jahren wieder aus.

Der vordere Nasenabschnitt und die Ohren sind aus dem Baumaterial Knorpel gestaltet, in dem sich *Festigkeit mit Elastizität* verbindet. Die Gestalt des Ohres hat keine ausdruckspsychologische Bedeutung. Sie wird allerdings für genetische Fragen häufig herangezogen.

Mimisch wirksame Muskeln

Man könnte fragen, ob es in einer ausdruckspsychologischen Abhandlung wirklich nötig ist, die einzelnen mimischen Muskeln zu besprechen, – *nomenklatorisch, in ihrer anatomischen Lokalisation, in ihrer isolierten Wirkungsweise und Nervenversorgung*. Man meint darauf verzichten zu können, ist doch die Ausdruckssprache im Alltag unabhängig davon genauso gut verständlich wie die Muttersprache ohne Grammatik. Da wir die Probleme aber unter medizinischen Aspekten beleuchten, sind solche Einzelheiten nötig. Ohne sie sind viele Ausdrucksstörungen, die durch Nervenlähmungen oder andere Irritationen bedingt sind, nicht verständlich.

Die **Gesichtsmuskeln** (Abb. 22), bei deren Beschreibung wir Benninghoff folgen, bewegen die Lippen, Augen, Augenlider, Nasenflügel, den Unterkiefer und verschieben die Haut bei der Mimik. Sie werden versorgt von mehreren Nerven, dem Gesichtsnerv Fazialis, den Augennerven Trochlearis, Okulomotorius und Abduzens sowie von einem Ast des Trigeminusnervs für die Kaumuskulatur. Die mimische Muskulatur ist in etwa 20 meist paarig angelegte Einzelzüge stark aufgegliedert. Sie gruppiert sich ringförmig und radiär um die Sinnesorgane Auge und Nase und um die Körpereingänge für Atemluft und Nahrung. Sie verteilt sich ferner in dünnen Platten auf Stirn, Scheitel und um das Ohr. Während sich bei niederen Säugetieren die mimische Muskulatur im wesentlichen um das äußere Ohr gruppiert und diesem große Beweglichkeit verleiht, haben sich beim Primaten die meisten Muskeln um die Mundöffnung vereint. Sie geben damit den Lippen größere Freiheit, so daß diese nun in den Dienst der Sprache treten können und beim mimischen Ausdruck eine Hauptrolle spielen.

Die meisten Muskelfasern setzen mit elastischen Fasern unmittelbar in der untersten Hautschicht an. Entstehen bei der Kontraktion Gesichtsfurchen, liegen diese etwa senkrecht zum Zug des verursachenden Muskels. Um der mimischen Muskulatur freies Spiel zu geben, ist die Gesichtshaut von der anderen Körperhaut isoliert. Im Nacken heftet sich die Rückenhaut über die Nackenfaszie am Knochen an in einer Linie, die ungefähr von einem Warzenfortsatz zum anderen reicht. Dadurch wird verhindert, daß bei einer Beugebewegung des Kopfes der Zug der Nackenhaut sich bis zur Stirn fortsetzt und die Augenbrauen in die Höhe zieht. Die Haut des Halses ist bei normaler Kopfhaltung so spannungslos vorhanden, daß sie bei jeder Rückbeugung mitgehen kann, ohne die Gesichtshaut wesentlich anzuspannen.

Muskeln des Untergesichts. Der *Ringmuskel des Mundes (M. orbicularis oris)* nimmt alle Muskeln auf, die zu den Mundwinkeln hinstreben, und führt in einem geschlossenen Kreis um den Eingang zur Mundhöhle. Der ins Lippenrot hineinragende Teil des Muskels steht rechtwinklig zu den äußeren Anteilen. Bei isolierter Kontraktion kehrt er das Lippenrot nach innen. Durch den Ringmuskel wird der Mund geschlossen gehalten, je nach Tonus in verschiedenem Ausmaß; seine Gegenkräfte (Antagonisten) liegen in allen radiär auf die Mundwinkel zustrahlenden Muskeln. Bei einer Fazialislähmung geht die Muskelspannung an einer Seite verloren, so daß der Speichel aus dem herunterhängenden Mundwinkel fließen kann.

Der *Wangen- und Trompetermuskel (M. buccinator)* bildet die innere (mediale) Wand der Wange. Er entspringt an einem Bindegewebestreifen zwischen dem letzten Backenzahn des Oberkiefers und des Unterkiefers und strahlt im Mundwinkel in den Ringmuskel ein. Einseitige Innervation verzieht den Mundwinkel in etwa horizontaler Richtung nach außen. Beim Aufblasen der Backen wird er gedehnt (Bild des Posaunenengels); aus dieser Stellung vermag er zusammen mit dem Ringmuskel die Luft unter hohem Druck auszupressen. Bei seiner Lähmung kön-

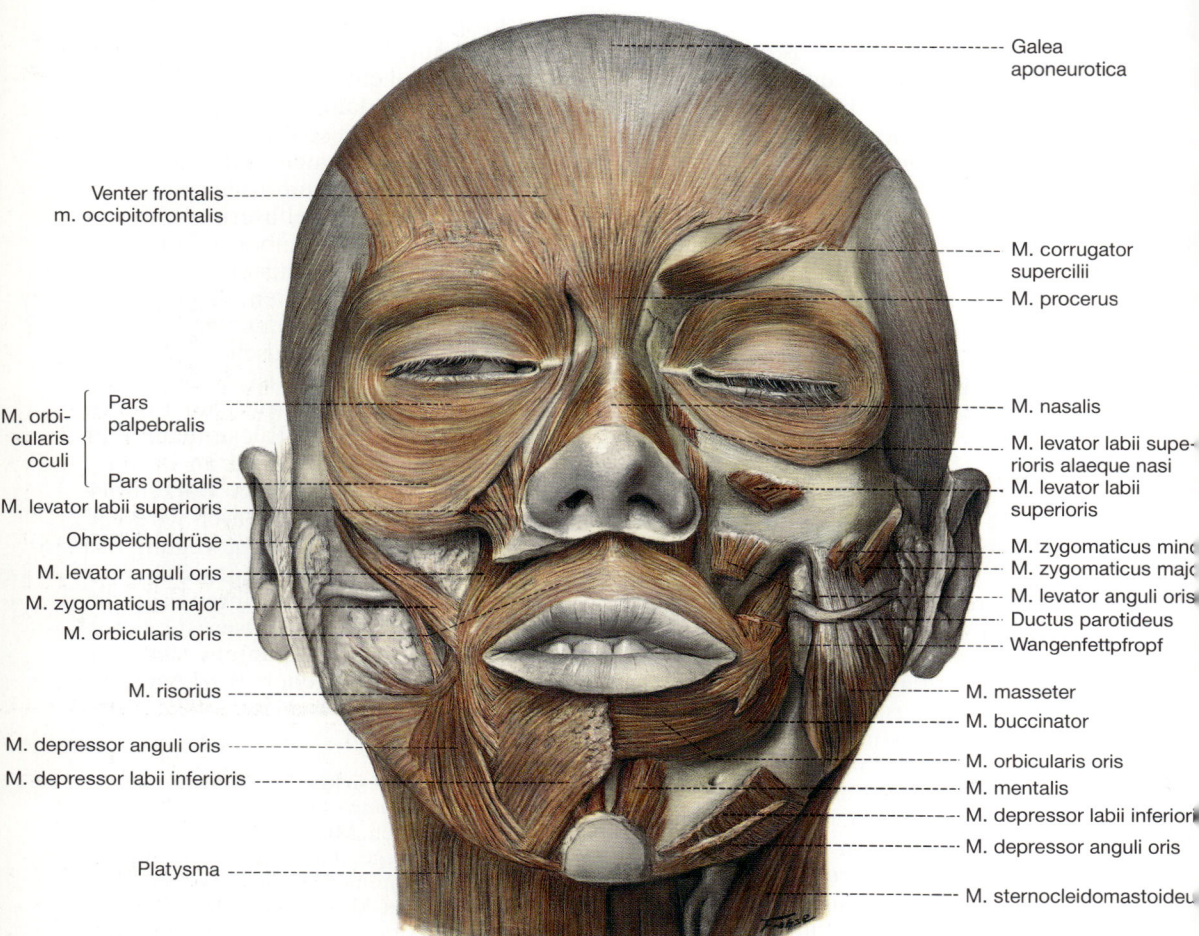

Abb. 22 **Mimische Muskulatur.** Rechts oberflächliche Schicht, links tiefere Schicht (aus Rauber/Kopsch 1987)

nen die Speisen nicht mehr auf den Zahnreihen gehalten werden. Gemeinsamer Ausfall des Bukkinators und des Orbikularis führt zur schlaffen Wange, zum Symptom des „Tabakblasens". Im Raum zwischen dem Wangen- und dem Kaumuskel (Masseter) liegt der Wangenfettpfropf, der bei Säuglingen und Kleinkindern besonders deutlich ausgebildet ist. Bei seinem Schwund fallen die Wangen ein.

Der *Viereckmuskel der Unterlippe (M. depressor labii inferioris,* auch *M. quadratus labii inferioris* genannt) entspringt vom Unterkiefer unterhalb des Foramen mentale und strahlt in die Unterlippe. Er zieht den Mundwinkel herab und dreht das Lippenrot in diesem Bereich nach außen.

Der *Dreieckmuskel des Mundes (M. depressor anguli oris,* auch *M. triangularis* genannt) überdeckt die laterale Fläche des vorgenannten Muskels und zieht aus dem gleichen Ursprungsgebiet an den Mundwinkel. Er zieht bei seiner Kontraktion die Mundwinkel herab und spannt den oberen Bogen der Nasen-Lippen-Furche; diese führt von den Nasenflügeln aus um den Mundwinkel herum und schneidet beim Erwachsenen oft tief ein. Der Muskel wirkt mit am Ausdruck des Mißmutes und der Unzufriedenheit.

Der *Lachmuskel (M. risorius)* besteht aus einigen Fasern, die am Mundwinkel entspringen und in der Wangenhaut, oft unter Bildung des „Lachgrübchens", ansetzen. Der Ausdruck des Lachens kommt in erster Linie durch den *M. zy-*

gomaticus major, den Jochbeinmuskel, zustande, der vom Jochbein aus schräg nach unten zum Mundwinkel führt. Er hebt die Mundwinkel und zieht sie nach außen, vertieft und hebt die Nasen-Lippen-Furche.

Ein kräftiges Muskelbündel entspringt in drei Köpfen *(M. zygomaticus minor, M. levator labii superioris alaeque nasi, M. nasalis pars transversa)* von einer Linie, die von der Nasenwurzel bis zur Jochbeinfläche reicht, und setzt nach der Vereinigung in der Oberlippe an. Er hebt diese, entblöst dabei die Zähne und dreht das Lippenrot nach außen. Der obere Teil der Nasen-Lippen-Furche wird gestreckt, wie es beim Ausdruck der Unzufriedenheit geschieht. Ein Teil der Levatorfasern setzt an den Nasenflügeln an, die bei Kontraktion abgespreizt und etwas angehoben werden. Das Nasenrümpfen gehört zur Funktion dieses Muskels.

Der *Eckzahnmuskel (M. levator anguli oris,* auch *M. caninus* genannt) entspringt oberhalb der Eckzahnwurzel, setzt am Mundwinkel an und zieht ihn nach oben.

Der *Nasenmuskel (M. nasalis pars alaris)* entspringt seitlich vom Nasenbein, verläuft zum Teil quer über den Nasenflügel und setzt am Nasenrücken an. Er drückt den knorpeligen Nasenteil etwas nach unten und nähert die Nasenflügel der Scheidewand.

Der *Kinnmuskel (M. mentalis)* hat am Wurzelsitz des seitlichen Schneidezahns seinen Ursprung. Beide Seiten streben in engster Nachbarschaft zur Kinnhaut unter Bildung eines Grübchens. Bei der Kontraktion wird die Kinnhaut in die Höhe gezogen und dadurch der Unterlippe Haut zugeschoben, die sie beim Vorstrecken benutzen kann. Es entsteht die Kinn-Lippen-Furche. In Verbindung mit dem Depressor labii inferioris entsteht der Schippenmund oder die Schnute, wie sie die Kinder beim Heraufziehen des Weinens machen. In Verbindung mit einem entsprechend veränderten Obergesicht kann der Muskel auch den drohenden Ausdruck eines Gesichts bewirken.

Auch die *Muskeln, welche die Stellung des Unterkiefers ändern,* sind als Ausdrucksträger aufzuführen. Es handelt sich um die *Kaumuskeln,* welche die Kiefer schließen und Schubbewegungen des Unterkiefers ausführen, und die *Mundbodenmuskeln,* welche die Kiefer öffnen. Zwei Kaumuskeln seien näher beschrieben, weil sie der Außenfläche des Gesichtsskeletts aufgelagert sind. Der *Schläfenmuskel (M. temporalis)* hat ein großflächiges Ursprungsfeld auf dem Schläfenbein. Seine Sehne tritt durch den Jochbogen und setzt am Processus coronoides des Unterkiefers an. Bei seiner Atrophie sinken die Schläfen ein. Der *Kaumuskel (M. masseter)* läuft mit reichlich Muskelmasse vom Jochbogen bis an den Kieferwinkel. Bei seiner Kontraktion kann er die seitliche Gesichtskontur etwas ausbeulen. Versorgung durch den N. trigeminus III.

Muskeln des Obergesichts. Der *Ringmuskel des Auges (M. orbicularis oculi)* ist in zwei Abschnitte zu gliedern, die Pars palpebralis und die Pars orbitalis. Beide haben ihre knöcherne Befestigung in der Gegend des medialen Augenwinkels. Die Pars palpebralis ist als ringförmig ums Auge laufende Muskelplatte in die Augenlider eingebaut und bewirkt den Lidschluß. Bei krampfhaftem Augenzukneifen tritt auch die Pars orbitalis in Funktion, so bei der Abwehr von äußeren Gefahren, beim Pressen, Nießen und heftigen Weinen. Beim Lachen zieht sich der seitliche Teil zusammen, was auf die Dauer zur Bildung der „Krähenfüße" führt. Bei geöffneten Lidern entsteht eine tiefe Furche zwischen dem knöchernen Dach der Augenhöhle und dem Oberlid. Gewöhnlich ist sie verdeckt durch eine vom Orbitalrand herabhängende Hautfalte, in welcher sich bei Ödemneigung zuerst die Flüssigkeit sammelt.

Die Augenöffnung geschieht nur am Oberlid aktiv, und zwar durch den *Oberlidheber (M. levator palpebrae superioris),* der vom N. oculomotorius versorgt wird. Er entspringt vom oberen Umfang des Sehnervkanals und zieht unter dem Dach der Orbita, sich fächerförmig verbreiternd, bis an die Lidfaserplatte (Tarsus). Eine Anzahl von Lidheberfasern besteht aus glatter Muskulatur *(Mm. tarsei).* Diese haben lediglich Haltefunktion. Innervation: Sympathikus.

Schließlich ist auch der *Augenhöhlenmuskel (M. orbitalis)* für den Gesichtsausdruck von Bedeutung. Es sind zahlreiche, einzeln verlaufende glatte Muskelfasern, ebenfalls vom Sympathikus versorgt, die in die bindegewebige Auskleidung der Orbita, die sogenannte Periorbita, eingewebt sind. Bei Kontraktion drängen sie den Augapfel etwas nach vorn (Exophthalmus).

Die *Bewegungen des Augapfels* in der Orbita werden von *vier geraden und zwei schrägen Muskeln* vollführt. Die geraden entspringen am Ausgang des Sehnervkanals und setzen hornhautwärts vom Äquator des Augapfels an. Da sie seitlich außen, seitlich innen, oben und unten am Augapfel längs laufen, ist ihre Bewegungswirkung am Auge leicht verständlich. Am empfindlichsten ist die Nervenversorgung des *M. rectus lateralis* durch den N. abducens, bei seiner Lähmung entsteht Innenschielen.

Die *zwei schrägen Augenmuskeln* ziehen schräg über den Augapfel. Der *M. trochlearis* geht über den M. rectus medialis nach vorn, wendet in einer Rolle (Trochlea) und setzt hinter dem Äquator temporal an. Bei geradeaus gerichteten Sehachsen senkt er die Augen und rollt sie einwärts (N. trochlearis). Isoliert betrachtet entsteht dadurch der Blick der demütigen Ergebenheit, weswegen Bell (1806) den Trochlearisnerv den Pathetikus genannt hat. Der *M. obliquus inferior* entspringt vorn am Orbitalrand und zieht unter dem M. rectus inferior an die schläfenwärts gelegene Seite des Augapfels. Er hebt und rollt auswärts (N. oculomotorius).

Der *Stirnmuskel (M. epicranius venter frontalis)* hat seinen Ursprung in der Haut der Brauengegend und der Stirnglatze (Glabella). Seine aufsteigenden Fasern enden in Höhe der Stirnhöcker in der Kopfschwarte (Galea aponeurotica). Seine Funktion des Stirnrunzelns, wobei Querfalten entstehen, kann er nur dann erfüllen, wenn die Kopfschwarte durch Zug des M. occipitalis, des Hinterhauptmuskels, festgehalten wird. Er wirkt mit als Ausdruck der Aufmerksamkeit. Manche Menschen, gerade auch Säuglinge, haben die Möglichkeit, einige medial gelegene Faserbündel mehr oder weniger isoliert anzuspannen, so daß das mediale Drittel der Augenbraue isoliert hochgezogen wird, wodurch die Gebärde des „tragischen Schmerzes" entsteht (Laokoon-Braue, Abb. **10**, S. 12). Einige Frontalisfasern durchsetzen in senkrechtem Verlauf den Orbicularis oculi, so daß auch der Stirnmuskel die Oberlider etwas anheben kann. Diese Funktion wird vor allem bei starker Ermüdung ausgenutzt, da dann der Frontalis offenbar unserem Willen mehr als der Levator palpebrae gehorcht.

Der *Runzler der Stirnglatze (M. corrugator supercilii,* früher *M. glabellae)* zieht vom Knochenursprung dicht oberhalb der Nasenwurzel schräg aufwärts zur Haut der Augenbraue. Er bewegt Haut und Augenbrauen zur Nasenwurzel hin unter Bildung senkrechter Falten oder Furchen auf der Glabella. Es entsteht der Eindruck tiefen Nachdenkens oder auch körperlicher Anstrengung, in Verbindung mit dem Frontalis der des Grams und Schmerzes.

Der *Senker der Stirnglatze (M. procerus,* früher *M. depressor glabellae)* entspringt am Nasenrücken, strahlt senkrecht nach oben in die Stirnhaut und zieht somit als Gegenspieler des Frontalis die Haut der Stirnmitte herunter. Dabei entsteht eine tiefe Querfalte, die F. Lange und Duchenne Kämpferfalte nennen.

Mimik – der dynamische Ausdruck

Außerhalb des Gesichts sind alle Bewegungsformen an den Gelenkapparat gebunden. Bei allem Aussagereichtum der Gebärden, insbesondere der Hand, erfahren die Ausdrucksformen doch dadurch eine erhebliche Beschränkung. Der mimische Apparat besitzt dagegen keine Gelenke, er zeigt ein „*Minimum an Zwangslauf*" (Benninghoff) und ist damit ungeheuer plastisch. Die mimische Muskulatur vermag also in trefflichster Weise den Abläufen im seelischen Bereich als Ausdrucksorgan zu folgen. Sie ist eine *anatomische und funktionelle Einheit*, ihre Trennung in Einzelmuskeln ist ein deskriptiv-anatomisches Kunstprodukt.

Die mimischen (und pantomimischen) Merkmale finden sich in **motorischen Erscheinungen sehr verschiedener Art**, nach Buytendijk (1956)
– in einem Ausdruck *durch intensive Bewegtheit*, z. B. beim Lächeln, bei Fröhlichkeit;
– in einem Ausdruck *durch Hemmung*, in einem Abfall der Muskelspannung, z. B. in einer Trauerreaktion, bei Depression, bei Schreck und Überraschung;
– in einem Ausdruck *durch gesteigerte Muskelanspannung*, z. B. in psychischer Gespanntheit, in hoher Denkkonzentration, auch im Zorn;
– im Ausdruck *unter Einbezug vegetativer Erscheinungen* wie gesteigerter Atmung, Blässe oder Gesichtsröte.

Wie diese Ausdruckswerkzeuge zur Ausdruckserscheinung zusammenwirken, zeigt sich besonders eindrucksvoll am *Ausdruck des Schmerzes* (Abb. **23**). Mit diesem Beispiel wird zugleich auch schon die dritte Dimension spürbar, die von Mensch zu Mensch stark wechselnd im seelischen Raum die Ausdrucksbewegungen auslöst. Viele Schmerzinhalte können den Menschen bedrängen. Von ihrer Art, ihrem Ausmaß und von der Vehemenz des eintretenden schmerzlichen Traumas hängt es ab, was sich in der Mimik des Gesichtes und in der Pantomimik ausdrückt, was sich an vegetativen Erscheinungen an der Haut zeigt, Schweiß, Farbwechsel und eventuell Tränen. Aber nicht nur die sensorische Komponente aus der Schmerzauslösung entscheidet die Intensität des Ausdrucksbildes. Fast noch größere Bedeutung haben die individuelle Schmerzempfindlichkeit, die Leidensfähigkeit, die aktuelle Situation, in der dies erlebt wird, und die Erwägungen und Vorstellungen, die der Betroffene zur Schmerzursache und zur Schmerzbedeu-

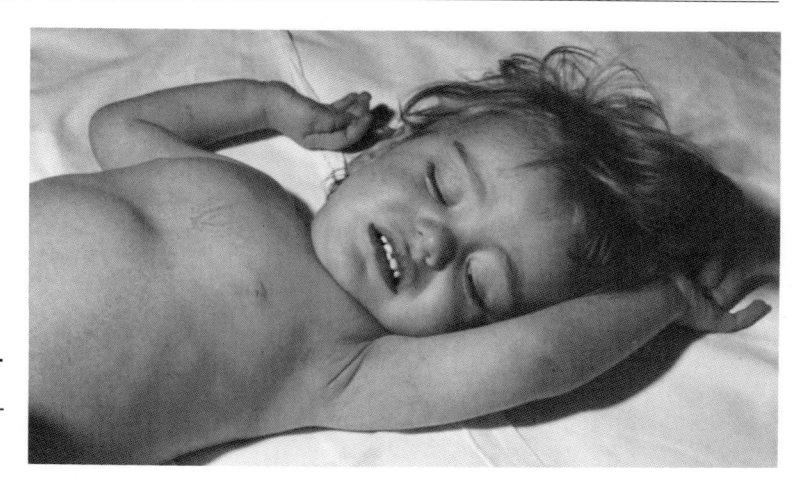

Abb. 23 Schwere Schmerzen bei ekthymatösen Geschwüren in der Abwehrschwäche der akuten Leukämie

tung hat. Dies alles bestimmt die „Tönung" des Schmerzerlebnisses und auch des Schmerzausdrucks. Wenn man dies alles bedenkt, ist eine Fülle von Abläufen und Verknüpfungen zu ahnen, die bei der Konstruktion des menschlichen Organismus vor allem über das zentrale Nervensystem gemeistert werden muß.

Die mimische Einzelerscheinung in ihrem Umfeld

Es bot sich schon *bei den einzelnen Muskeln* an, ihrer Funktion auch eine *Ausdrucksqualität* zuzuordnen. Man kann dieser Versuchung in aller Vorsicht folgen; es ist aber zu betonen, daß für einen Ausdrucksinhalt in keinem Fall ein einziger Muskel ausreicht (Arnheim 1928). Auch die Bestrebungen einzelner Forscher, die Muskeln mit Namen zu belegen, die für einen Ausdruck kennzeichnend sind, müssen daher mit Zurückhaltung aufgenommen werden (z.B. Gram-, Lach-, Schmerz-, Denkmuskel). Solche Bezeichnungen sind immer zu eng, sie werden der Modulationsfähigkeit des mimischen Instruments nicht gerecht.

Die **Ausdrucksbedeutung einer mimischen Einzelerscheinung**, z. B. einer schnellen Augenbewegung, ergibt sich erst aus dem Miterfassen und der Mitbeurteilung von weiteren mimischen Erscheinungen. Diese entscheiden, ob das Augenrollen etwa Ausdruck eines hastigen Suchens, eines Zornausbruchs oder einer angstvollen Lebenssituation ist.

Aus der *Gesamtheit eines Gesichts* kommt der wirksame Ausdrucksinhalt. Dieses Ganze ist dann auch mehr als die Summe der einzelnen Teile. Eine Zeichnung von Wilhelm Busch macht sehr deutlich, wie sehr einzelne Abschnitte des Gesichts isoliert etwas Bestimmtes aussagen, was aber letzten Endes in der Summe ganz anders gemeint und sichtbar ist (Abb. **24**). Die fromme Helene, das kecke Mädchen mit Stupsnase und Grübchen, ist mit ihrem lieben Vetter Franz auf Wallfahrt, der nach einer leichtsinnigen Jugend nun zum Priester und zum „heil'gen Franz" aufgestiegen ist. Sie wandelt „traurig-heiter, sozusagen ganz alleine", er „stillvergnügt im Sonnenglanz", beide „als zwei fromme Pilgersleut" ein Bild geheuchelter Demut.

Im Zusammenspiel „mimisch entgegengesetzter Muskeln" (Fick 1928) wird das Ausdrucksbild „gemischter Gefühle" geschaffen, z. B. eines melancholischen Lächelns im Schmerz unter Zusammenwirken des Jochbeinmuskels des Frohsinns und des Brauenrunzlers des Leidens. Mit anderen Worten: Die Bedeutung einer mimischen Einzelerscheinung entscheidet sich **zusammen mit dem mimischen Umfeld** und aus dem daraus gestalteten Gesamtbild.

Aber der Rahmen ist noch weiter zu fassen. Wir sprechen von den Gesichtsbewegungen, der Mimik, und beziehen für das Verstehen des Ausdrucksbildes immer auch unbewußt die Bewegungen des ganzen Körpers, die *Pantomimik*, ein. So sehr wir glauben dürfen, fast alles im Gesicht ablesen zu können, müssen wir uns doch bewußt machen, wie sehr wir auch die Haltung und Bewegung des Körpers in die Beurteilung mit einbeziehen, um zur richtigen Deutung zu kommen, und wie sehr übrigens auch die *Lebenssituation* mit berücksichtigt wird, in der dies alles geschieht. Ein Bild macht dies deutlich: Ein Mann mit heftig bewegtem Gesicht, mit aufgerissenem Mund und nach der Seite verdrehten Augen, was bewegt diesen Mann mit der Mütze? Will er niesen, singen, etwas lauthals zurufen (Abb. **25**), oder etwa nicht? Nein, er schreit im Schmerz, es ist ein Dienstmann, der Koffer ist ihm auf den Fuß gefallen (Abb. **26**). Auch in der Sprache wird es deutlich: Wir biegen uns vor Lachen, hüpfen vor Freude, krümmen uns vor Schmerz und sind gramgebeugt. Also: **Das mimisch-pantomimische Umfeld entscheidet** die Bedeutung einer mimischen Einzelerscheinung.

Etwas schwieriger wird die Beweisführung, wenn behauptet werden soll, daß auch das **physiognomische Umfeld** eine große Bedeutung für die Färbung des mimischen Ausdrucks hat. Das physiognomische Umfeld ist das Feld, auf dem Mimisches in Erscheinung treten kann, das Ausdrucksgelände (nach Lersch). Nun wird also der Begriff Physiognomie bedeutungsvoll.

Physiognomie – der statische Gesichtsausdruck

Physiognomie ist die unbewegte Struktur des Gesichts, wie sie außerhalb der mimischen Bewegung gegeben ist. Sie ist das Ausdrucksgelände, in dem etwas an seelischem Ausdruck geschehen kann und auch schon früher geschehen ist.

Zwei Ausdruckswirkungen gehen von der Physiognomie aus. Einerseits: Wiederholte gleichförmige Gesichtsbewegungen und Ausdruckseinstellungen bilden besondere Gesichtslinien und Furchen heraus, die als sogenannte *mimische Spuren* auf die Dauer erhalten bleiben und auch in der Entspannung des Schlafes nicht verschwinden. Wir erfassen sie, wenn wir ein ruhendes, also ein mimisch nicht bewegtes Ge-

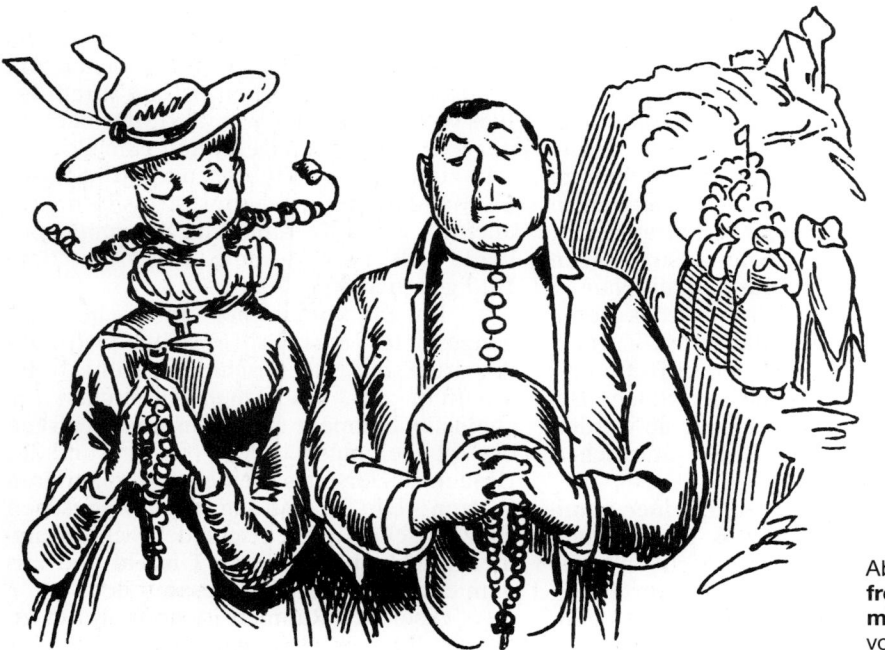

Abb. 24 Die fromme Helene mit Vetter Franz von Wilhelm Busch

sicht betrachten. Wir bekommen von diesem Gesicht einen bestimmten Eindruck, der sich in etwa mit dem deckt, der durch eine augenblickliche, gleichartige mimische Gesichtseinstellung entstehen würde. Somit wäre der eine Teil der Ausdruckswirkungen erklärt, die von der Physiognomie ausgehen.

Andererseits: Auch die *festen Gesichtsstrukturen* wie die Stirn in ihrer Größe, die Nase, das Kinn, der Augenabstand, die Kopfform und die Art der Behaarung und so weiter machen auf uns den Eindruck einer gewissen Beseelung. Das heißt, wir spüren aus ihnen, aus ihrer Prägung und besonderen Gestaltung seelische Ausdrucksinhalte in bezug auf ihren Träger heraus. Es ist dies ein Phänomen, an dessen Ausdrucks*wirklichkeit* nicht zu zweifeln ist und an dessen Ausdrucks*wahrheit* doch so oft Bedenken laut werden müssen. Hier liegt nicht nur eines der interessantesten Probleme der normalen Ausdruckspsychologie, sondern auch einer medizinischen Ausdruckspsychologie, und wir wollen dies bis in Einzelheiten betrachten.

Denken wir zunächst an die **physiologischen Aufbauvarianten der Physiognomie** und beginnen wir mit Wilhelm Busch (Abb. 27). In seiner Bildergeschichte „Pater Filucius" sind zwei ungleiche Schwestern mit polar unterschiedlichen Kopfformen ausgestattet. Damit wird, wie unser Eindruck davon verrät, auch eine seelische Eigenart in die Körperstruktur hineingelegt. Die Bedeutung des physiognomischen Umfeldes für die aktuelle Mimik wird an diesem Beispiel dann am besten klar, wenn man sich vorstellt, daß der gleiche säuerliche, „hochsinnige" Gesichtsausdruck der rechten Schwester im Gesicht der linken erscheinen müßte, und umgekehrt, die rechte Schwester die behäbige, gutmütige und dabei seichte Zufriedenheit der linken in gleicher Intensität ausdrücken sollte.

Wir suchen ein *Experimentierfeld*, um die Wirkung unterschiedlicher physiognomischer Bildungen zu testen. Hier bieten sich die schematischen Gesichtsdarstellungen an, die in verschiedenen Variationen seit der Arbeit von Brunswik u. Reiter (1938) in der Psychologie benutzt werden. Die Möglichkeit, mit Gesichtsschemata arbeiten zu können, ergibt sich aus der von altersher geläufigen Erfahrung, daß schon ein paar skizzenhaft hingeworfene Striche bestimmter Prägung (so z. B. auch Karikaturen) Eindrucksqualitäten intuitiv unmittelbar erwecken können, „die man nur mit einem Vokabular zu bezeichnen vermag, das der üblichen Kennzeichnung von Persönlichkeitszügen unserer Mitmenschen entnommen ist" (Brunswik u. Reiter 1938). Sie verweisen in prinzipiell gleicher Weise, wie es ein lebendiges Gesicht von seinem Ausdruck her tut, auf eine „Innerlichkeit" und sind daher aus ihrem Erfahrungswert heraus als „beseelt" zu bezeichnen.

Ausgangspunkt sei ein *Gesichtsschema*, das in seiner Stirnhöhe, Kinngröße und seinem Augenabstand als „Normalgesicht" bezeichnet werden kann. Wir haben es von Brunswik u. Reiter übernommen und nur durch die Anfügung von „Ohren" ergänzt (Abb. 28). Ändern sich Einzelheiten der Proportion oder der Länge von Einzelabschnitten, sind charakteristische neue Inhalte in diesen Gesichtsdarstellungen zu sehen, wie man es in gleicher Weise beim Anblick verschiedener Menschen zu sehen gewohnt ist.

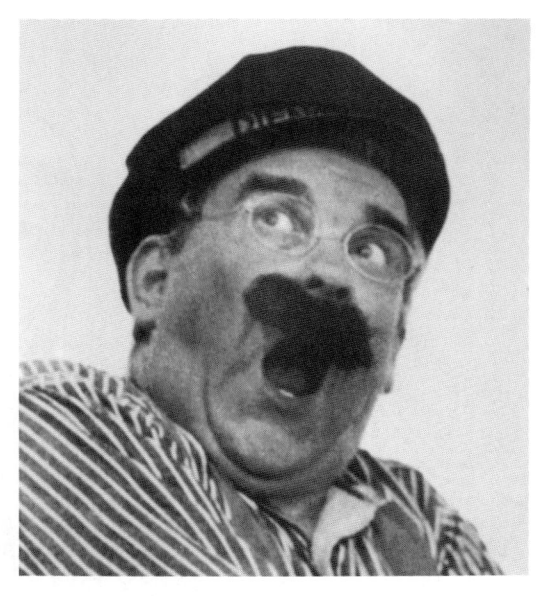

Abb. **25 Kopf eines Mannes.** Was sagt der Gesichtsausdruck: Ärger? Schreck? Lauter Zuruf? Singt er? Muß er niesen? Oder?

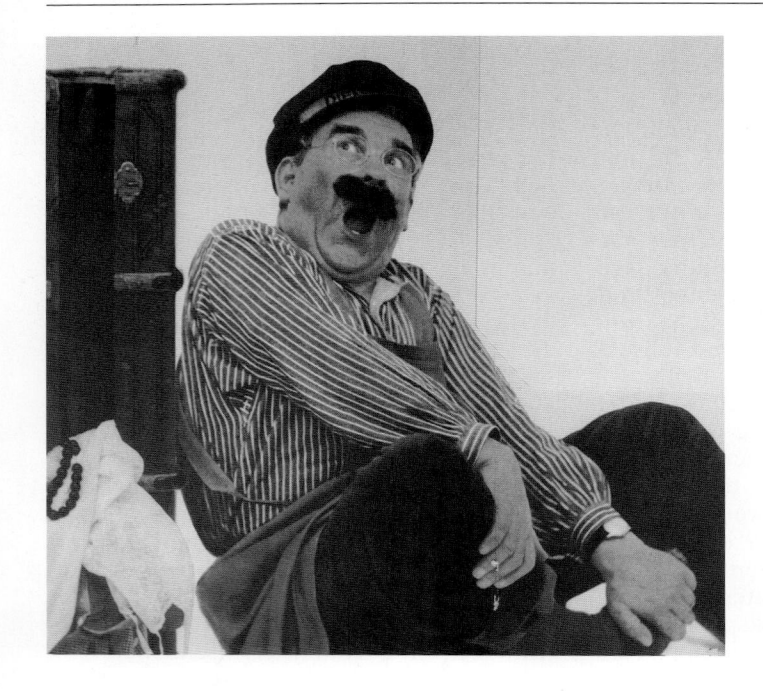

28 Ausdruckserscheinungen beim gesunden Menschen

Abb. **26** Der Kopf (von Abb. **25**) gehört einem **Dienstmann, dem der Koffer auf den Fuß gefallen ist** (aus einer Bayer-Broschüre)

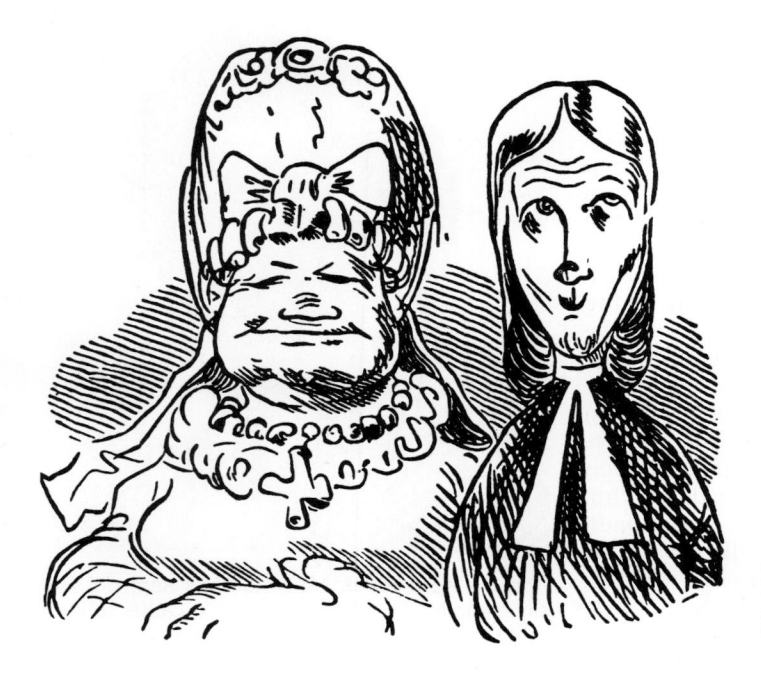

Abb. **27 Die Schwestern Petrine und Pauline** aus der Bildergeschichte „Pater Filucius" von Wilhelm Busch

Physiognomie 29

Abb. 28 Schematische Gesichtsdarstellung, entsprechend dem **„Normalgesicht"** aus den Versuchen von Brunswik u. Reiter (1938). Diese Figur ist auf den folgenden Abbildungen jeweils in die Mitte gesetzt

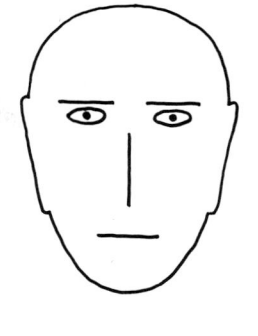

Abb. 29 **Veränderung der Stirnhöhe. a** Niedrige Stirn wirkt „beschränkt", „engstirnig"; **c** hohe „intelligenter"

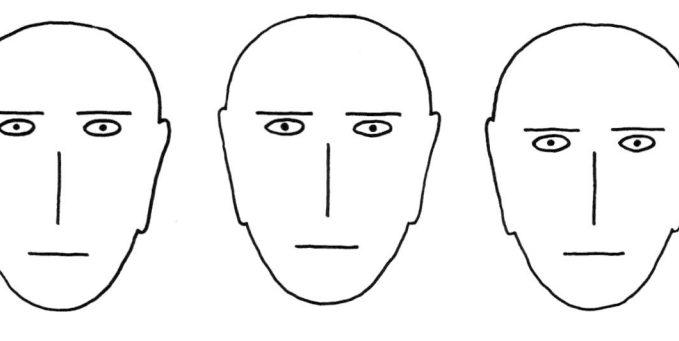

Abb. 30 **Veränderung der Kinngröße. a** kleines Kinn wirkt „zurückhaltend", „bescheiden"; **c** großes Kinn wirkt „fest", „energisch", auch „brutal"

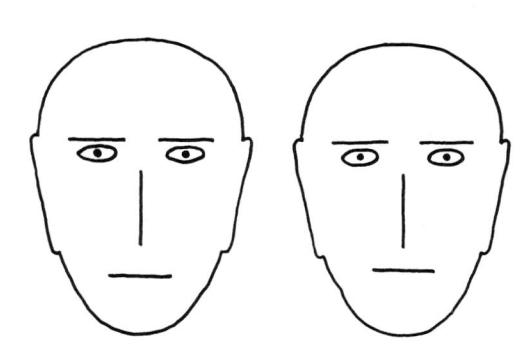

Abb. 31 **Veränderung des Augenabstands. a** Weiter Augenabstand wirkt „freundlich", „offen", „gelöst", nicht so „intelligent" wie die Augenstellung des Normalgesichts; **c** enge Augenstellung wirkt „geistig beschränkt", „bösartig"; „bohrender Blick"

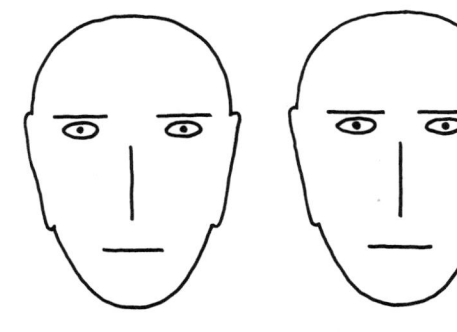

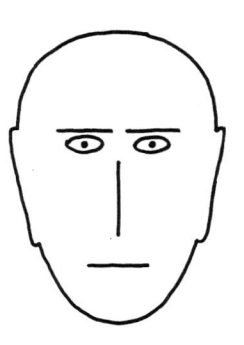

Die sehr aufschlußreichen Untersuchungen von Brunswik u. Reiter wurden von Eistel (1953) fortgeführt und erweitert. Dieser untersuchte zunächst wiederum nur statische Erscheinungsformen wie Schädelform, Nase, Ohren und Haupthaar, erweiterte aber dann die Fragestellung, indem er die Wirkung mimischer Formen in diesem vorgebenem Rahmen prüfte. Erneut nahm dann die Wiener Psychologenschule um Rohracher (1961) die Bearbeitung der fast unerschöpflichen Erscheinungsformen in Angriff. Wir haben sie unter medizinischen Aspekten erweitert (Hertl 1965).

Versucht man in die *Vielfalt der variablen Einzelmerkmale des Normgesichts* eine Ordnung zu bringen, kommt man in einer *ersten Gruppe* zu *Gesichtsstrukturen, die durch Vererbung schon im Genotypus festgelegt* sind und deren Erscheinungsbild sich in der Regel lediglich mit dem Durchschreiten der Lebensalter ändert. Es sind Stirnhöhe, Kinngröße, Augenabstand, Größe des Mundes, Stellung der Ohren, Breite des Gesichts und schließlich noch Größe und Form der Nase (Abb. **29–33**).

Eine *zweite Gruppe* physiognomischer, das heißt (weiterhin) statischer

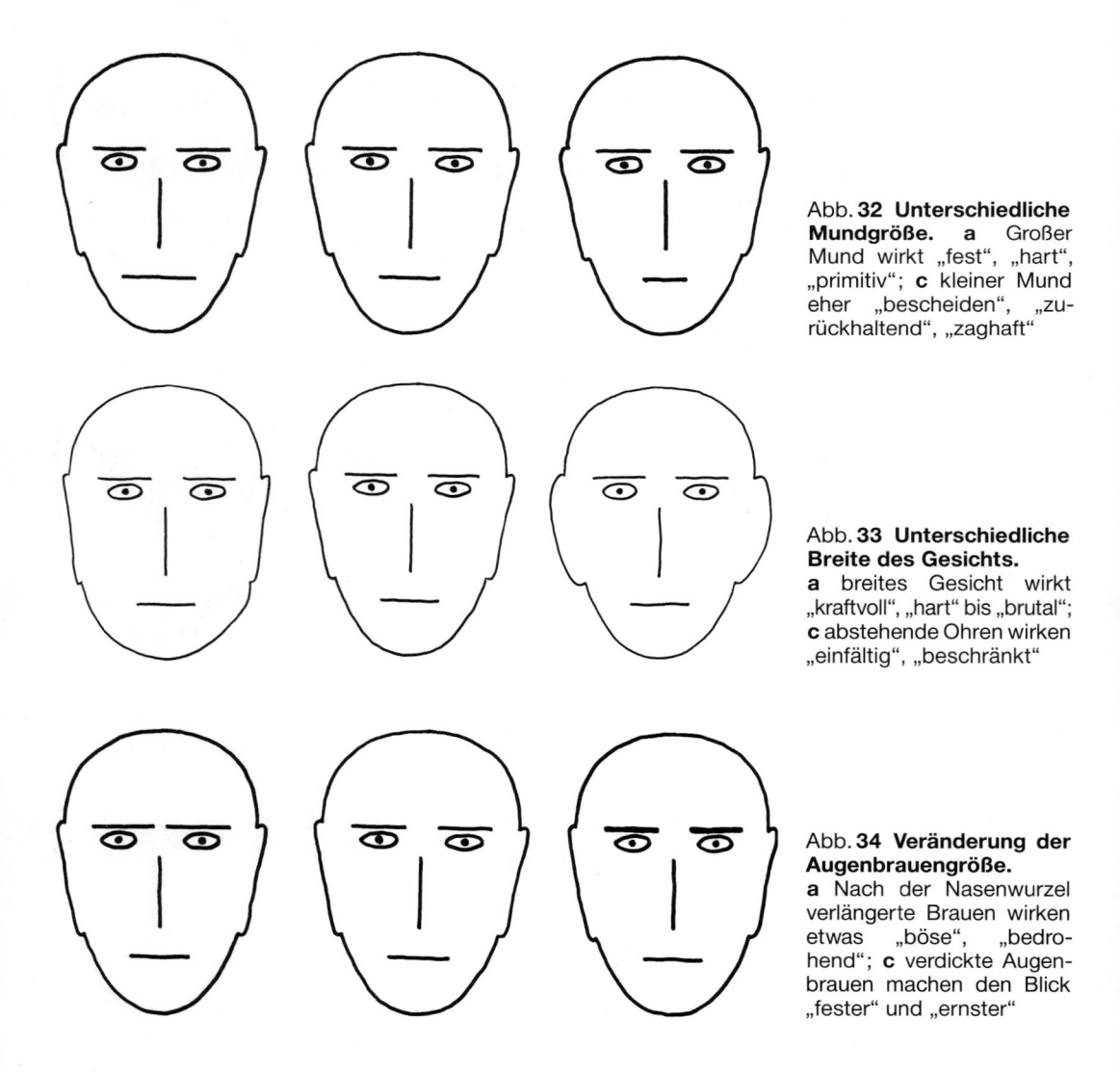

Abb. 32 Unterschiedliche Mundgröße. a Großer Mund wirkt „fest", „hart", „primitiv"; **c** kleiner Mund eher „bescheiden", „zurückhaltend", „zaghaft"

Abb. 33 Unterschiedliche Breite des Gesichts.
a breites Gesicht wirkt „kraftvoll", „hart" bis „brutal"; **c** abstehende Ohren wirken „einfältig", „beschränkt"

Abb. 34 Veränderung der Augenbrauengröße.
a Nach der Nasenwurzel verlängerte Brauen wirken etwas „böse", „bedrohend"; **c** verdickte Augenbrauen machen den Blick „fester" und „ernster"

Kennzeichen ist vor allem am *Auge* zu demonstrieren: Länge und Stellung der Augenbrauen, Größe des sichtbaren Augapfels (Abb. **34–37**). Hierzu käme noch der Verlauf der *Mundspalte* (Mundwinkel höher oder tiefer als die Mitte der Mundspalte) und der *Gesichtslinien um Augen und Mund sowie an der Stirn*. Alle diese Erscheinungen stehen im Hinblick auf ihre Ausdruckswirkung für ein Verständnis insofern günstig, als sie auch im mimischen Wechsel der Gesichtsstruktur phasenweise gegeben sein können und ohne Frage verständlich sind, da sie sich dann auf eine bestimmte äußere Situation beziehen und in die höhere Ganzheit mimisch-pantomimischen Ausdrucks eingewoben sind.

In einer *dritten Gruppe* bleiben physiognomische Eigenschaften *wie Bart und Brille* (Abb. **38**). Sie gehören nicht unbedingt zur Ausdrucksausrüstung eines jeden Gesichts; sind sie vorhanden, steht ihre Ausdruckswirkung außer Zweifel, und dies sogar – wie das Beispiel Brille lehrt (Stróbl 1956, Hertl 1965) –, obwohl sie eventuell mit der Person, an deren seelischem Aus-

Abb. **35 Veränderung der Augenbrauenhöhe über den Augen. a** Tiefstand der Brauen macht „festen", „strengen", angedeutet „bösen" Blick; **c** Hochstand macht „freundlich", „offen", „aufnahmebereit"

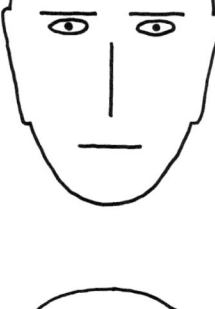

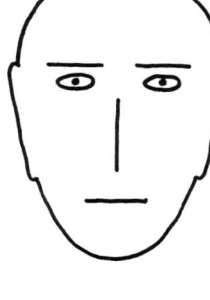

Abb. **36 Neigung der Augenbrauen zur Horizontalen. a** Zur Nasenwurzel hin geneigte Brauen machen „zornig", „böse"; **c** seitlich tiefliegende Brauen wirken „grüblerisch", „unzufrieden", „leidend"

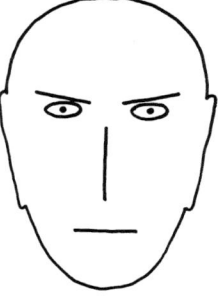

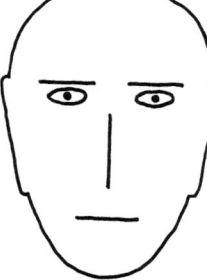

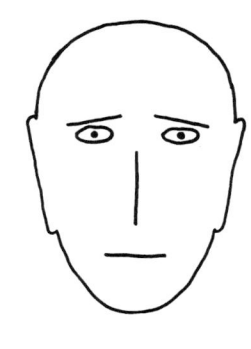

Abb. **37 Veränderung der Größe des sichtbaren Augapfels. a** Kleine Augen wirken „freundlich", „gütig", „sympathisch"; **c** große Augen „aufmerksam", „wach", „energisch", „fanatisch"

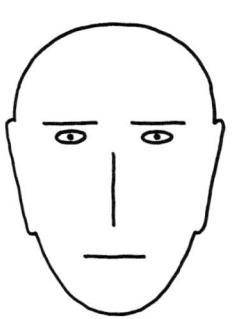

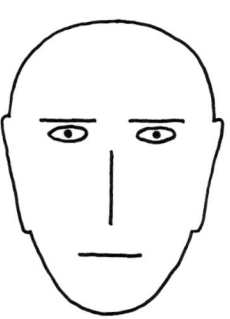

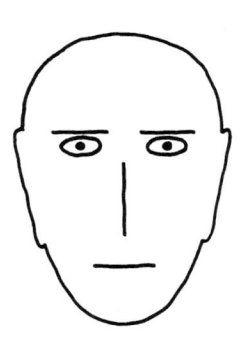

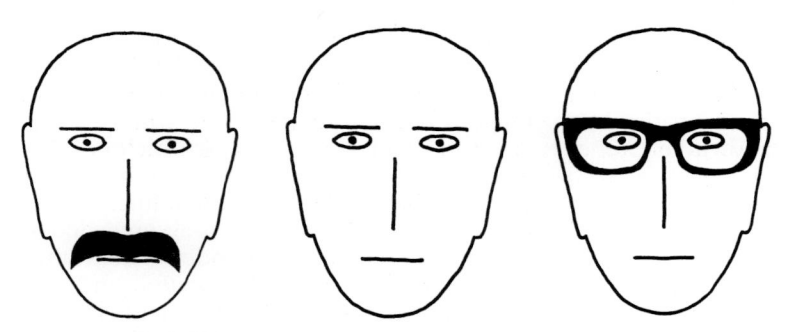

Abb. 38 Wirkung der Brille und des Bartes. a Das bärtige Gesicht erscheint „weniger intelligent" als das Normalgesicht; **c** die Brille wirkt „intelligent", „aufmerksam", in der Form, Farbe und Breite unseres Schemas macht sie den Eindruck von „Festigkeit", „Zielstrebigkeit", „Härte im Planen und Wollen" („Unternehmerbrille")

druck sie mitwirken, substanziell nichts zu tun haben (Abb. **40**). Fast zahllos sind die Variationen am Gesicht, die der Mensch *aus kosmetischen Gründen* anstellt: Einmal die verschiedenen Barttrachten oder die mannigfache Art, wie Mann und vor allem Frau die *Haare* stylen, und dies mit großem Erfolg den unterschiedlichen Tages- und Nachtstunden angepaßt. Ferner durch die Anwendung von *Kosmetika*, die Rouge auf Wangen und Lippen, Schönheitspflästerchen auf die Wangen, Lidschatten, Wimperntusche und Augenbrauenstrich, vornehme Blässe und gesunde Bräune bringen, um nur das Allernötigste täglicher Mühe und Freude zu nennen.

Zunächst ist als wichtigste Erfahrung festzuhalten, daß sich mit der *Variation einzelner Merkmale Aussage, Wahrnehmungsinhalte, Reaktionswert und Kommunikationseffekt eines Gesichts ändern* können. Ferner ist eine wichtige Erkenntnis, daß die *Einzelmerkmale nicht summativ zusammenwirken*, und so zeigt sich auch in den Kombinationsversuchen von Kühnel (1954), daß die aus eindrucksstärksten Merkmalen neu zusammengesetzten Gesichter in einem neuen Versuch durchaus nicht die nun eindrucksstärksten wurden (Abb. **39**). Die Einzelmerkmale beeinflussen sich also wechselseitig. Sie treten zu einer jeweils neuen Ordnung (Einheit) zusammen. So ist der Eindruck, den ein individuelles menschliches Gesicht hervorruft, ein *Ganzheitsphänomen* (Klages 1913, Rohracher 1961).

Von den Untersuchungen der Wiener Psychologenschule sind weitere Einzelheiten für unser Thema unverzichtbar. Nach Vorversuchen mit frei formulierten Bestimmungen ließ man die Versuchspersonen ihren Eindruck nach neun Eigenschaftspaaren bestimmen, und zwar nach den Eigenschaften gut, offenherzig, leichtsinnig, extravertiert, heiter, intelligent, energisch, schön, sympathisch und deren Gegenteil.

Kremenak (1950), die die Form und Stärke der *Augenbrauen*, ihren Abstand vom Auge sowie die *Augenform* variierte (144 Schemata), fand: Die Augenbrauen haben größeren Eindruckswert als die Lidspalte, und zwar in erster Linie die Brauenform, dann deren Abstand vom Auge. Ein Gesicht, dessen Brauen zur Nasenwurzel abfallen und dazu über der Nasenwurzel nur geringen Abstand halten (Abb. **34**), gilt den meisten Beurteilern als böse und introvertiert, das Gesicht mit gewölbten Brauen und weitem Abstand als unintelligent und extrovertiert. Winkler (1951) untersuchte die Wirkungen der *Mundform, Mundhöhe* und des Verlaufs der *Mundwinkel* (238 Gesichtsschemata). Die größte Ausdruckswirkung kommt der Mundform zu. Eine breite Mundspalte mit abwärts verlagerten Mundwinkeln wirkt bösartig, eine schmale Mundspalte introvertiert, eine breite mit aufwärts verlagerten Mundwinkeln leichtsinnig. Seiller-Tarbuk (1951) sah bei *Variation von Haar- und Barttracht* (224 Schemata), daß die Art des Haaransatzes am meisten den Eindruckseffekt eines Gesichtsschemas bestimmt. Tiefer Haaransatz ruft den Eindruck „unintelligent, böse, unsympathisch", hoher Haaransatz und Kahlkopf den Eindruck „intelligent, gut" hervor. Bartlose Gesichter werden für intelligenter und energischer gehalten als bärtige. Eine *Kombination einzelner Merkmale*, die sich bei den bisher genannten Versuchen heraushoben, versuchte Kühnel (1954) (Abb. 39).

Die Gesichtsschemata bestätigen also, daß *schon der Sendereffekt statischer Gesichtsstrukturen beim Mitmenschen bestimmte Eindrucksinhalte schafft*, die als Ausdruck seelischer Inhalte gewertet werden. Die Gestaltung des physiognomischen Umfeldes muß also den *Sendereffekt mimischer Gesichtsveränderungen modifizieren*. Beispiele: Einer Person mit rundem Gesichtsumriß, vollen Wangen und kleinen Augen gelingt der mimische Ausdruck der Fröhlichkeit überzeugender als einem Astheniker mit hagerem, langem Gesicht. Schwarze Augen wirken intensiver, sprühen leichter „Funken", weil die Reflexe sich vor dem dunklen Hintergrund der Iris und Pupille besser abheben. Ein Gesicht mit Brille bewirkt einen intelligenteren Eindruck als ein brillenloses, wie es auch durch psychologische Testserien exakt bewiesen ist und die Abb. 40 dem eigenen Eindruck nahebringt.

So ergeben sich schon beim Gesunden aus den individuell möglichen Varianten des Ausdrucksgeländes weitreichende Wirkungen. Wieviel mehr muß die Krankheit, die die Gesichtsstruktur verändert und damit die physiognomische Ausdruckswirkung beeinflußt, den mimischen Ausdruck in der verschiedensten Weise modifizieren.

Anteil des vegetativen Systems am Ausdruck

Der dynamische Ausdruck im Gesicht hat noch einen anderen Bereich. Es bestehen *spezifische Beziehungen zwischen dem Be-*

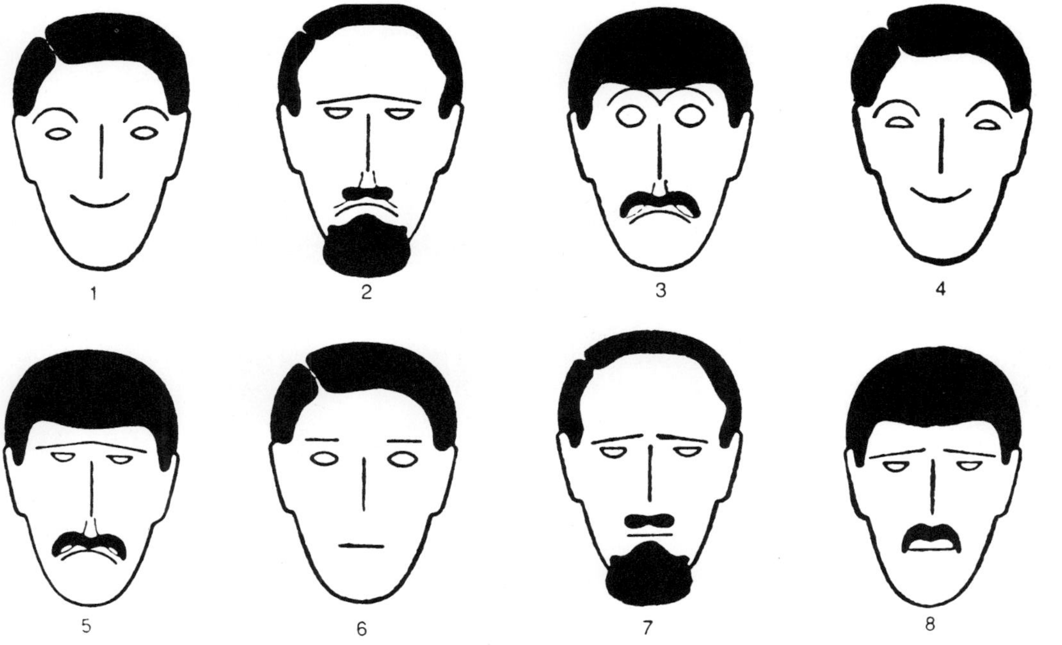

Abb. 39 Beispiel von Ausdruckswirkungen des Gesichts aus den Versuchen von E. Kühnel: **1** das Gesicht, das am häufigsten als „offenherzig" bezeichnet wurde; **2** „verschlossen"; **3** „unintelligent"; **4** „heiter", „energielos"; **5** „böse"; **6** „schön", „gut", „intelligent", „sympathisch"; **7** „energisch"; **8** „traurig" (aus Rohracher 1961)

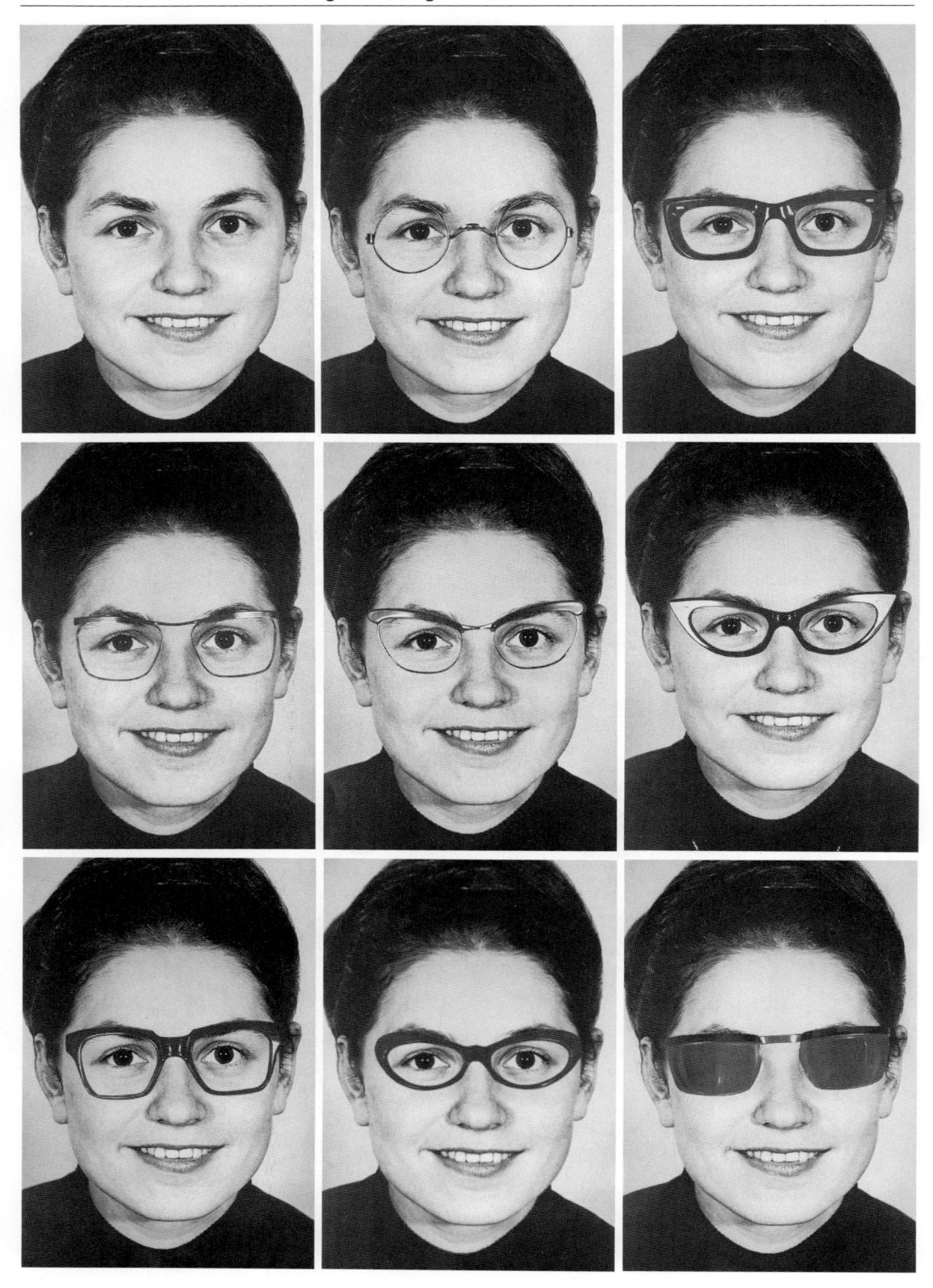

34 Ausdruckserscheinungen beim gesunden Menschen

wußtsein und dem vegetativen Zentralorgan, das durch vegetative Nervenbahnen Verbindung zur Peripherie hat. Das, was als Ausdruck zum Teil sichtbar wird, vollzieht sich also nicht nur im extrapyramidalmotorisch verfügbaren Raum, sondern auch im gesamten vegetativen Bereich. Was seelische Bewegung ist, erfaßt den ganzen Körper.

In *starker seelischer Erregung*, z. B. im Zorn, wird das sympathische Nervensystem aktiviert, Adrenalin vermehrt ausgeschüttet. Herzaktion und Blutdruck steigen, die Blutkapillaren führen mehr Blut, was an der Hautröte sichtbar und eventuell am Kopfdruck spürbar wird. Bis hin zur Apoplexie kann bei dafür Prädisponierten diese verstärkte Hirndurchblutung gehen. Die Atmung ist verstärkt, vielleicht sogar keuchend. Die Augen treten etwas hervor durch Kontraktion des vegetativ innervierten Orbitalis. Die Pupillen weiten sich. Verstärkte Tränenabsonderung verleiht dem Auge funkelnden Glanz. Vermehrte Schweiß- und Speichelsekretion wird bei entsprechender Affektintensität sichtbar.

In *freudiger Stimmung* sind prinzipiell die gleichen Abläufe und Einstellungen gegeben, aber eben in abgeschwächter Form.

Herzklopfen als Merkmal innerer Erregung: Der griechische Arzt Erasistratos (etwa 300–240 v. Chr.) wurde eines Tages zum Königssohn Antiochos gebeten, der seit Wochen depressiv auf seinem Ruhebett lag; die Hofärzte wußten keinen Rat mehr. Sein Vater Seleukos war in zweiter Ehe mit Stratonike verheiratet. Und als diese das Krankenzimmer betrat, beschleunigte sich plötzlich der Puls des Kranken. Der Prinz verfärbte sich, Schweiß trat ihm auf die Stirn, seine Stimme versagte. Erasistratos, so wird berichtet, untersuchte zum Schein weiter, die Diagnose hatte er bereits getroffen (Mühr 1957). Heute führt

◁

Abb. **40 „Brillen machen Leute".** Heute beliebte Brillentypen haben am oberen Rand einen fast horizontalen Verlauf. Sie betonen damit die Augenbrauen und das mimisch aufmerksame, offene Auge. Die Rundbrille wirkt freundlich durchgeistigt, weniger intelligent; sie läßt den Blick auf die Augenbrauen frei. Typische Damenbrillen geben der Lidspalte manchmal einen fremdartigen, vielleicht exotischen Akzent. Kräftige dunkle Brillengestelle unterstreichen feste Zielstrebigkeit bis zur Härte (aus Hertl 1965)

man ähnliche Nachweise etwas umständlicher mit dem „Lügendetektor", der augenblickliche Abweichungen von Atmung, Puls und Blutdruck registriert und daraus auf ein emotionales Angesprochensein schließen läßt. Zu den in freudiger Erregung weiten Pupillen – Wirkung des Sympathikotonus – sagte der Neuroanatom Clara einmal in der Vorlesung: „Jemand, der seiner oder seinem Geliebten schmachtend sagt 'ich liebe dich' und dabei parasympathisch enge Pupillen hat, der lügt."

Im *Schreck und akuter Angst* kommt ein ganz anderer Komplex vegetativer Erscheinungen zur Aufführung. Die Haut wird blaß („schreckensblaß"). Die Hirndurchblutung nimmt ab, was bis zum Ohnmachtsanfall führen kann. Das Herz schlägt langsamer, manchmal folgt aber Herzjagen. Die Augen sind groß geöffnet, die Pupillen eher weit. Kalter Schweiß steht auf der Stirn (als kalt empfunden wegen der schlechten Hautdurchblutung). Die Speichelsekretion versiegt, „da bleibt die Spucke weg". Im Hals fühlt man ein Würgen und „man kriegt nichts mehr herunter". Mitunter „stehen die Haare zu Berge" – bei vielen Tieren zu beobachten, aber auch beim Menschen so zu empfinden. Die unzeitige Kontraktion der Blasenmuskulatur und die Aktivierung der Darmperistaltik führt zu besonders unglücklichen Wirkungen. Mimisch und allgemeinmotorisch zeigt sich eine Erstarrung, was im Märchen als Zu-Stein-Werden beschrieben und bei Tieren als Totstellreflex bekannt ist.

Gedrückte Stimmung, Kummer, geht mit schlechter Hautdurchblutung und „fahlem Aussehen" einher. Man „fühlt sich wie niedergeschlagen" und geht bei dem herabgesetzten Muskeltonus gebeugt. Die Herzaktion ist verlangsamt. Druck über dem Herzen wird beklagt, wie es so anschaulich im Märchen „Froschkönig" für den Eisernen Heinrich geschildert ist. Akut Schwerkranke, die sich lebensbedroht fühlen und zum Arzt drängen, verspüren nicht selten eine beklemmende Enge über der Brust (durch Inspirationshemmung) und Druck über dem Herzen, was insgesamt bis zur Sterbeangst gehen kann (Seemann 1956).

Wie alles, was das autonome Nervensystem steuert, ist auch die *vegetative Reaktion im Gesicht* primär unbewußt, genauso ungewollt, genauso Gebärde – und sie wird auch so vom Betrachter verstanden: die Röte bei Scham, Schüchternheit und Bescheidenheit; die Blutfülle im Zorn; die Blässe in Angst und Schrecken; der Angstschweiß; die Tränen bei tiefer Trauer, bei extremer Freude und im verbissenen, heftigen Schmerz; der aus dem Mund triefende Speichel bei hemmungsloser Wut.

Wie bei den muskelmotorischen Erscheinungen ist aber auch hier zu fragen, ob das, was als Ausdruck ankommt, tatsächlich als Ausdruck gemeint, das heißt dafür entstanden ist. Wir kommen später im Zusammenhang mit den Ausdrucksinitiatoren und den Affekttheorien, mit den Abläufen im limbischen System darauf zurück.

Ausdruckskomplexe

Der Weg des denkenden Menschen zum Ziel, aus der Form und Gestaltung des Gesichtes auf seelische Stimmung, Charakter, geistige Eigenart und Leistungsfähigkeit des Menschen schließen zu können, ist mit *Irrtümern* gepflastert. Mahnung, auch Resignation liegt aus dieser Sicht im Wort Goethes: „Der Mensch ist nicht geboren, die Probleme der Welt zu lösen, wohl aber zu versuchen, ... und sich sodann in der Grenze des Begreiflichen zu halten."

Wenn wir nun in kurzer Fassung den Ausdruck der Physiognomie einerseits, der Mimik andererseits zusammenfassend bringen, reizt es immer wieder, etwas Historie einzuflechten, weil in den meisten Auffassungen wenn nicht die volle, so doch die halbe Wahrheit enthalten ist und man aus den Grenzübertritten anderer am besten die nötigen Grenzen erkennt. Nur strengste Selbstkritik und mitbauende fremde Kritik verhindern, den festen Boden scharf umrissener Befunde zu verlassen. Lavater wurde zunächst von allen Seiten hochgefeiert und endete im Urteil vieler Zeitgenossen und der Geschichte als Phantast. Franz Joseph Gall, ein Hirnforscher höchsten Ranges (er bewies die Pyramidenbahnkreuzung und lieferte die Grundlagen für die Lokalisation des Sprachzentrums), blieb nicht auf seinem erfolgreich eingeschlagenen, streng wissenschaftlichen Weg, sondern suchte das große Publikum, das eines vernünftigen Urteils nicht fähig ist, für seine Schädellehre (Phrenologie) zu gewinnen. So war er aber genötigt, immer unwissenschaftlicher zu formulieren und zu interpretieren, immer weiter ausgeführte Systeme vorzulegen, und mußte zuletzt erleben, wie seine Ideen durch scharlatanische Ausschmückungen und Deutungen seiner Anhänger in Verruf kamen und von noch nüchtern denkenden Zeitgenossen „mit den Schwärmereien Mesmers und Hahnemanns" zusammengeworfen wurden (Haeser 1845). Auf sein Schicksal könnte Carl Gustav Carus 1853 angespielt haben, als er in der Vorrede zu seiner „Symbolik der menschlichen Gestalt" den alten Spruch zitierte: „Herr bewahre mich vor meinen Freunden, mit meinen Feinden will ich wohl allein fertig werden."

Aussage aus statischen Strukturen: Physiognomie

Ein Zusammenhang zwischen einzelnen **konstitutionellen Merkmalen** und psychischen Eigenschaften ist noch nicht objektiv gezeigt (Lersch). „Der beharrende Ausdruck ist von chinesischen Zeichen geschrieben" (Lichtenberg). Dies gilt für den gesamten Körperbau (teilweise erfolgreiche Bemühungen von E. Kretschmer 1926, Sheldon 1940), wie im einzelnen für Form und Größe der Nase, des Kinns, der Stirn, für Augen und Ohren, für die Höhe des Halses, die Haarfarbe, die Farbe der Iris. Viel einzelnes dazu bringen Carus (1853), Hellpach (1942), Kloos (1951) und F. Lange (1952). Auch Schillers Dissertation (1780) steht auf dem Standpunkt, daß ein solcher Zusammenhang „vielleicht nicht unmöglich", aber sehr schwer zu beweisen sei, „wenn auch Lavater noch durch zehn Quartbände schwärmen sollte. Wer die launigen Spiele der Natur, die Bildungen, mit denen sie stiefmütterlich bestraft und mütterlich beschenkt hat, unter Klassen bringen wollte, würde mehr wagen als Linné* und dürfte sich sehr in acht nehmen ...".

Unbehindert von solch strenger Wissenschaftlichkeit wird von jedermann Teilabschnitten des Gesichts intuitiv eine geistige Eigenschaft zugeordnet, und die vielen *„Handbücher der Menschenkenntnis"* verdanken solcher Scharlatanerie ihre weite Verbreitung (Abb. 41).

---
* *Carl v. Linné*, Arzt und Botaniker (1707–1778), schuf eine Einteilung aller Pflanzen: Linnésches System.

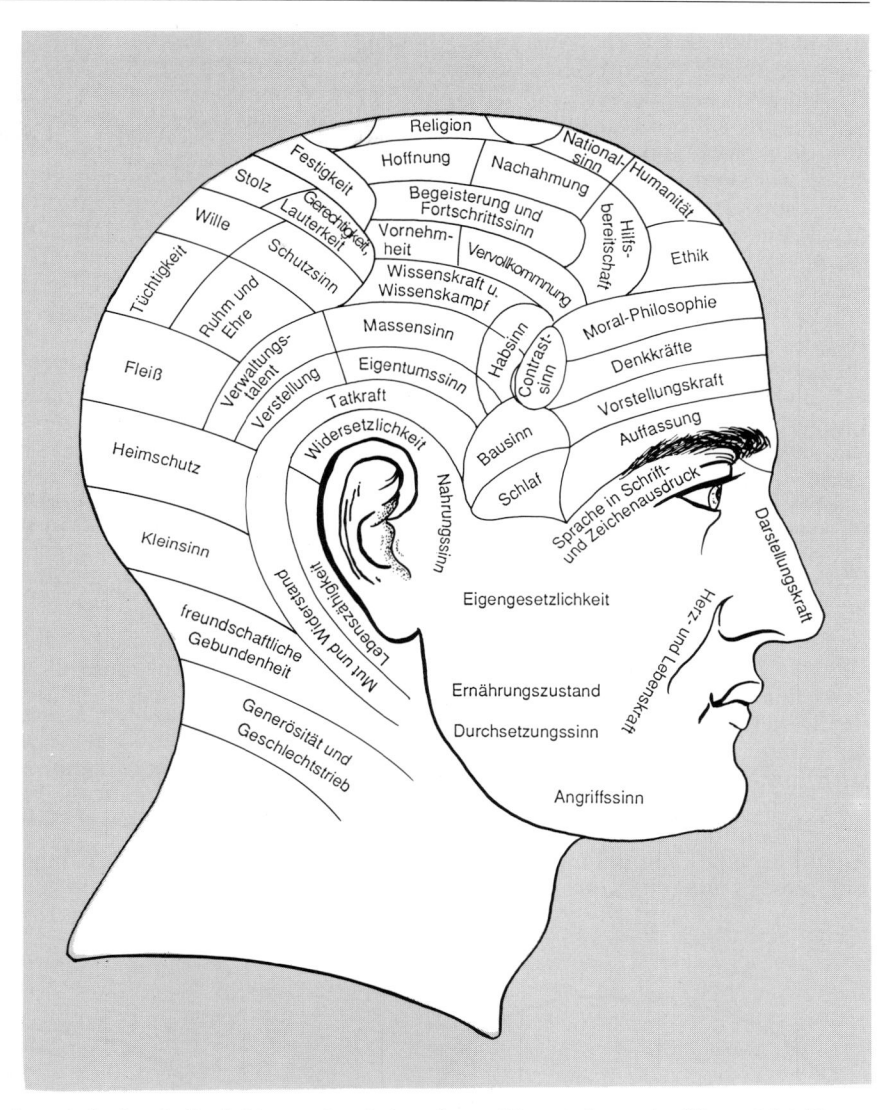

Abb. 41 Menschenkenntnis durch Gesichtsausdruckskunde und Beurteilung der Hirnschädelform. Einteilung der rechtsseitigen Schädel- und Gesichtsregion mit Aussagen zum inneren Wesenscharakter, ABC der Menschenkenntnis. Nach Carl Huters Psycho-Physiognomik

Am Beispiel des *Kinns* seien solche Aussagen kurz zitiert (Huter 1952). Ein stark hervortretendes Kinn spräche für leichte Erregbarkeit, kraftvolle Leidenschaft, starke physische Impulse, ein sehr zurücktretendes Kinn für Selbstbeherrschung. Ein langes, „hartes" Kinn weise auf Härte, Trotz, oft auch Grausamkeit und Starrsinn. Ein kleines, kurzes Kinn lasse Wankelmut und Schwäche im Nachgeben erkennen. Ist es breit und eckig, spräche es für Härte und Kraft, etwas durchzuführen, tritt es zudem stark hervor, für rücksichtslosen Egoismus. Am runden Kinn zeige sich Schönheitsliebe und Geschmack. Ein spitzes, stark hervortretendes Kinn fände man bei Nörglern und Kritikern. So einfach ist Menschenkenntnis! Versucht man nachzuvollziehen, warum ein markantes Kinn als Zeichen festen Willens gelten mag, so läßt sich lediglich analog die Ausdruckswirkung einer mimischen Einzeleinstellung heranziehen: Wer in einer aktuellen Situation Festigkeit und Überlegenheit ausdrücken will, hebt den Kopf und streckt damit das Kinn vor – ob es nun groß ist oder klein.

Die *Stirn* bieten, ist sprachlich Ausdruck für Festigkeit, Stirn tragen mitunter für Arroganz, Stirn haben Zeichen intellektueller Fähigkeiten. Dem Philosophen Immanuel Kant und dem Dichter Friedrich Hebbel steht eine „Denkerstirn" zu, die gegebene Kopfform läßt aber eher schließen, daß die beiden als Kind Rachitis hatten (F. Lange 1952). Manche Stirn manches großen Mannes erhält erst ihre geistige Akzentuierung, wenn sie durch den Altersschwund der Haare höher geworden ist. Goethe wurde mit zunehmender Berühmtheit Opfer physiognomischer Liebesdienste seiner wohlwollenden Porträtisten, indem man ihn mit immer höheren Stirnausmaßen abbildete. Vergleicht man seine Lebendmaske, die Weisser (1807) abgenommen hat, z. B. mit der Büste von David (1829) und der Zeichnung von Heideloff (1829), muß man wegen der eindrucksvollen Olympierstirn um einen leichten Hydrozephalus besorgt sein.

Auch für die physiognomische Bewertung der *Nase* kann allenfalls das Haltungsmoment in einer mimischen Durchgangsphase zur Erklärung überzeugend herangezogen werden: Die Nase hochtragen, eine Nase riskieren, weil man irgendetwas dominierend anstrebt, das ist es dann – und es ist wohl dabei nur an eine einigermaßen große Nase zu denken. Alles andere aber ist Spekulation: die Assoziation des Mutes zur Adlernase, der Einfalt zur Stupsnase, der Klugheit zur langen und spitzen Nase usw. Aber im Alltag sieht man's doch dem Mitmenschen „an der Nase an", was man von ihm halten muß!

Der Tierpsychologe Konrad Lorenz wies 1943 darauf hin, daß die „affektive Gesamteinstellung, mit der der Mensch dem noch hilflosen und pflegebedürftigen Jungen seiner Art begegnet, in ihrem Ansprechen von einer erstaunlich geringen Anzahl einzelner Merkmale des Objektes abhängig ist". Diese Merkmale summieren sich zu einem Komplex, den er *„Kindchenschema"* genannt hat (Abb. 42):
– ein verhältnismäßig dicker Kopf;
– im Verhältnis zum Gesichtsschädel überwiegend vorspringender Hirnschädel mit gewölbter Stirn;
– große Augen;
– runde, vorspringende Pausbacken;
– verhältnismäßig kurze, dicke, dickpfotige Extremitäten;
– eine weich elastische Oberflächenbeschaffenheit;
– allgemein rundliche Körperform.

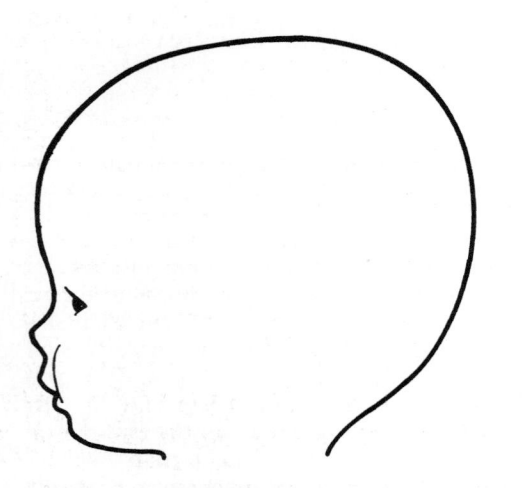

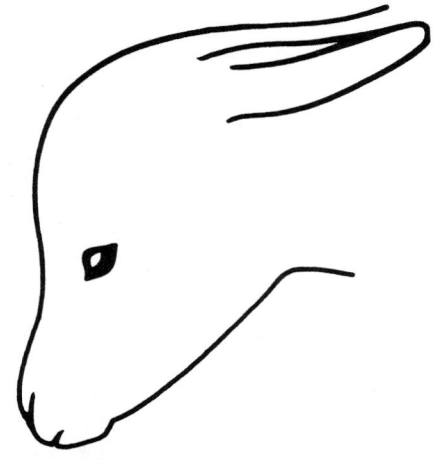

Abb. 42 **„Kindchenschema"** bei Mensch und Tier (aus Hückstedt 1965)

Alles dies sind physiognomische (konstitutionelle) Eigenschaften eines Organismus, ein „angeborenes Schema" (Lorenz 1943), das als Schlüsselreiz etwas Charakteristisches beim Betrachter auslöst: Zuneigung zu empfinden, Hilfe zu geben mit dem Zwang eines angeborenen auslösenden Mechanismus (Tinbergen 1948, Eibl-Eibesfeldt 1972). Die Erlebnisqualitäten können sprachlich mit „niedlich", „süß", am eindeutigsten im Süddeutschen mit „herzig" wiedergegeben werden (Lorenz 1959). In Versuchsserien (Hückstedt 1965) erweist sich, daß das Kindchenschema auch an einem Tierkopf wirksam ist. Tatsächlich sehen wir tagtäglich vielfach Bestätigungen dieser Erkenntnisse: Ein hungerndes Kind auf einem Plakat ist für die Welthungerhilfe wirksamer als eine den gleichen Hunger erleidende alte Frau (Abb. **43**). Für ein entführtes Kind setzen sich mehr Zeitungen und Staatsmänner ein als für einen Erwachsenen. Ein verletztes Jungtier wird liebevoller versorgt und nicht so schnell der Tötung ausgeliefert. Und da eine junge Frau ebenfalls einige Eigenschaften des Kindchenschemas hat, kann sie eher als eine alte Frau oder ein Mann mit einer zuspringenden Hilfe rechnen, obwohl ihre körperlichen Kräfte die der alten Frau objektiv übersteigen.

Die **erworbenen physiognomischen Erscheinungen** – die „geprägte Form, die lebend sich entwickelt" (Goethe) – enthalten dagegen unbestritten eine Fülle seelischer Aussagen.

„Pathognomische (mimische) Züge schreiben sich durch Wiederholungen ein im menschlichen Gesicht und geben dann eine Grundlage für physiognomische Wahrheit" (Lichtenberg). „Wird so der Affekt ... öfters erneuert, wird diese Empfindungsart der Seele habituell, so werden es auch diese Bewegungen dem Körper," so fest, „daß es

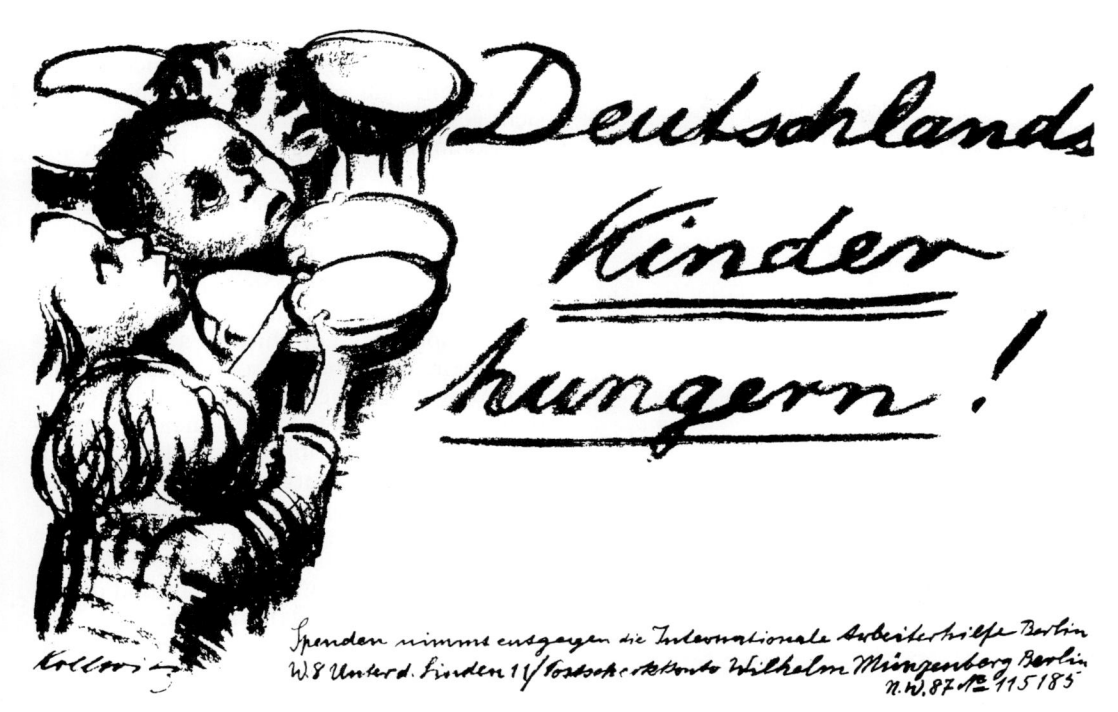

Abb. **43** „**Hungernde Kinder**" von Käthe Kollwitz. Plakat der Internationalen Arbeiterhilfe, Berlin 1924 („Deutschlands Kinder hungern")

beinahe leichter ist, die Seele nachher noch umzuändern als die Bildung" (Schiller 1780) (Abb. **44**).

Eine *kausale Interpretation* bedient sich gewöhnlich der Bedingungen, die einem momentanen mimischen Geschehen mit gleichem Ausdruck zugrunde liegen würden. So möchte man die Falten auf der Stirn und zwischen den Augenbrauen am ehesten mit schwerer Denkarbeit zusammenbringen (Falten der Stirn – Narben der Gedanken; V. v. Scheffel). Die „Krähenfüße" vor der Schläfe, aufwärts strebende Mundwinkel und Wangengrübchen sprächen für anhaltende humorvolle Stimmungslage, betonte und gestreckte Nasen-Lippen-Furche und hängende Mundwinkel für häufige Vergrämtheit und Ärger.

Dieser Bildungsprozeß geht über viele Jahre. Hellpach (1942) spricht vom *Erlebnisgesicht*, das dann bestimmte Berufe wie Seeleute, Bauern, Gelehrte, Künstler und Pfarrer auszeichnet oder einzelne Menschen in ihrer persönlichen Prägung: die gütige alte Frau, den brutalen Schläger, die mißmutige Jungfer, den abgehobenen Ästheten. Aus gemeinsamen Erlebnissen, gleichklingenden Affekten und auch in einer unbewußten Ausdrucksnachahmung können sich Ehepaare mit der Zeit immer ähnlicher werden, wie es auf dem Bild von Philipp Otto Runge „Die Eltern des Künstlers" (1806) in der Hamburger Kunsthalle zu erkennen ist (Abb. **45**). Es ist „der Geist, der sich den Körper baut" (Kant 1798). Selbst von der Umwelt erzwungene oder nahegelegte Ausdrucksgestalt, die gar nicht den wahren Affekten entsprach, sondern opportunistisch gestellt war, kann mit der Dauer habituell werden. „Die Maske geht zuerst ins Fleisch und wird dann Gesicht." So ist „von einem bestimmten Alter an jeder Mensch für sein Gesicht verantwortlich" (Camus).

Das Leben bringt solche Beziehungen gesetzmäßig zustande; im Einzelfall erlaubt diese Erklärungsregel aber „auf der vielfach beschriebenen und überkritzelten Tafel des Ausdrucksfeldes" (K. Bühler 1933) nur eine vorsichtige Zuordnung.

Noch ist gar nicht der Krankheit und ihrer aktuellen Wirkung und länger dauernden Nachwirkung gedacht, noch nicht davon gespochen, daß auch „das Leiden ins Gesicht geschrieben" sein kann. Auch von hier aus kann man einseitig die physiognomischen Bildungen betrachten. So verbanden Jadelot und Eusèbe de Salle in der Mitte des 18. Jahrhunderts mit Gesichtslinien, speziell der Augen-Lippen-Kinn-Furche, „zuverlässige" Aussagen. Die Linea oculozygomatica=der Augen-Jochbein-Zug sei bei deutlicher Ausprägung ein Hinweis auf Gehirnaffektionen, die Linea nasobuccalis=der Nasen-Wangen-Zug gelte für schmerzhafte Abdominalerkrankungen, die Linea labiomentalis=der Lippen-Kinn-Zug spräche für Affektionen der Brustorgane. Auch Baumgärtner hält noch einiges davon, z. B. wenn er über den Typhus spricht. So gibt es, wie wir später sehen werden, nach einiger Krankheitsdauer das Hochdruckgesicht und die typische Fazies des Magenkranken.

Es führen eben mehrere verschiedene Ursachen auf einer gemeinsamen letzten Wegstrecke zum gleichen physiognomischen Ausdrucksmerkmal. Man vermag in wissenschaftlicher Genauigkeit erst dann zu

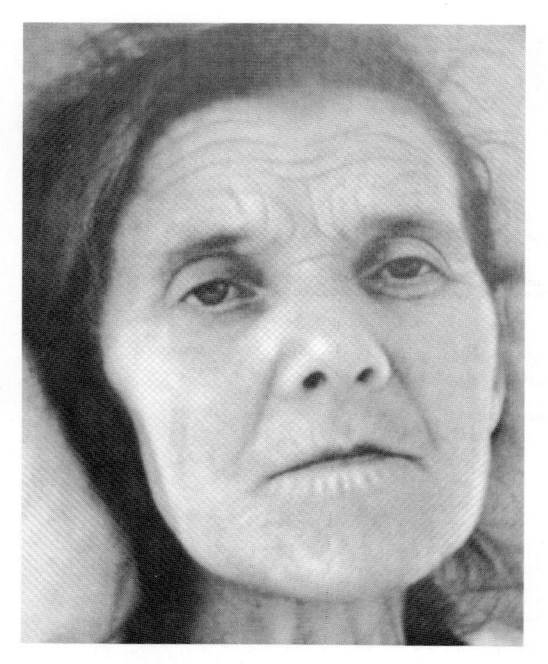

Abb. 44 Ein langes, hartes Leben mit Sorgen und Krankheiten. Chronische Lungenaktinomykose (aus Killian 1967)

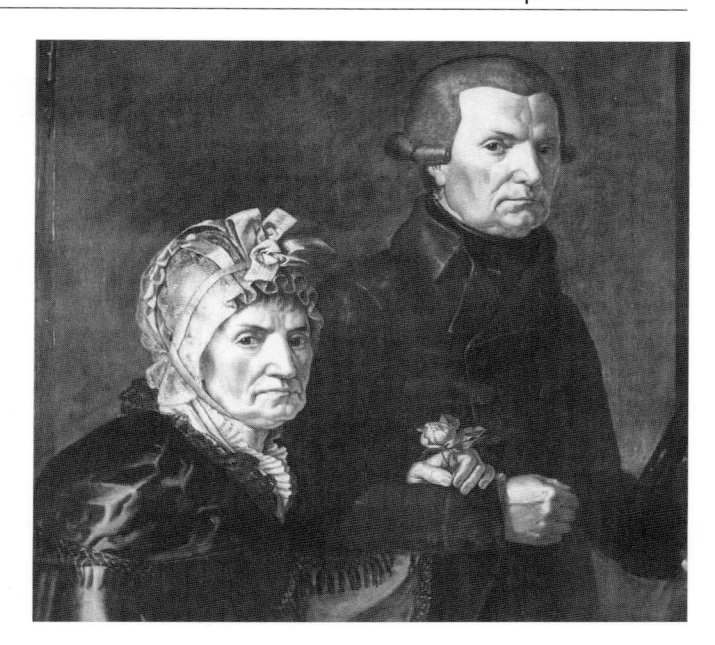

Abb. 45 **Ein langes Leben gemeinsam.** „Die Eltern des Künstlers" von Ph. O. Runge (1806)

interpretieren, wenn Vorgeschichte und seelische Eigenart des Gegenübers bekannt sind. Der Versuch einer isolierten Merkmalsdiagnostik wäre *Prosopomantie*, wie es Soltmann 1887 in seinem Breslauer und Berliner Vortrag nannte, was wohl am besten mit Gesichtsorakelei übersetzt wird. Man soll ruhig seiner Intuition folgen, aber beim Befundbeschreiben zunächst anfangen und dann die Eindrücke anhand der Anamnese und anderer Krankheitserscheinungen kritisch betrachten, um zu sehen, wie weit sie zu Schlüssen berechtigen.

Aussage in der Bewegung: Mimik

Die bewegten Gesichtszüge und das Auge sind die innigsten Vermittler der seelischen Gegebenheit. Wenn auch das Gesicht nur im ganzen eine Aussage formuliert, sind doch die *Schwerpunkte in verschiedenen Situationen verschieden* gelagert. F. Lange meint, die Augenregion sage über die Intelligenz und die Aufmerksamkeit, das Untergesicht offenbar mehr über Charakter, Temperament, Stimmungen und Leidenschaften aus. Körperliche und geistige Ruhe sind von einer leichten Spannungsminderung der Gesichtsmuskeln begleitet. Bei Ermüdung sind sie erschlafft. Bei Tätigkeit steigt die Spannung an, z. B. bei der „gespannten" Aufmerksamkeit. In niedergeschlagener Stimmung wirkt das Gesicht länger, weil die mimischen Muskeln im unteren Abschnitt schlaff werden und die Mundwinkel herabhängen (sprachlich bei Enttäuschung: „ein langes Gesicht machen"). Umgekehrt wird das Gesicht im Lachen breit, weil der Mund etwas in die Breite gezogen und Lippen und Wangen angehoben sind (Abb. **46**).

Die intensivste Ausdrucksleistung bringt die **Augenregion** zustande. Der gesamte Ausdruck des Seelenlebens scheint im Auge und im Blick vereint, zumindest damit wesentlich verknüpft. Unsere Sprache drückt es aus und spricht von treuen, feurigen, sanften und liebevollen Augen, von einem verliebten, drohenden, düsteren, verschlagenen, koketten Blick, auch von einem bösen Blick, der einen anderen fast töten kann; über ihn soll später mehr gebracht werden, weil seine Bedingungen häufig mit pathologischen Erscheinungen identisch sind.

Die Augenpartie stellt den Ausdrucksschwerpunkt in der mimischen Begegnung dar. Mit jemandem zu kommuni-

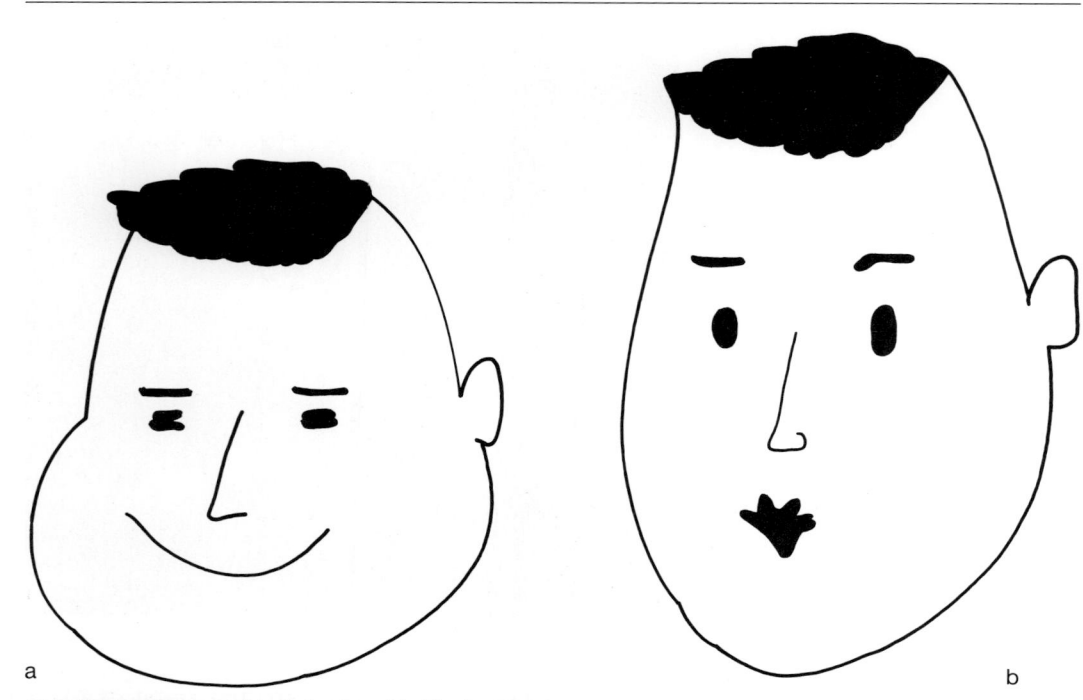

Abb. 46 **Lachen** macht ein breites (a), **Niedergeschlagenheit** ein langes Gesicht (b)

zieren, ohne ihn anzublicken, wirkt auf den Angesprochenen befremdlich, unangenehm und ärgerlich. Jedermann hat schon das Hindernis einer dunklen Sonnenbrille erlebt und sich vielleicht über eine jener modischen Spiegelglasbrillen geärgert, die nur das eigene Bild zurückwerfen. Nach psychiatrischer Erfahrung ist es für schizophrene Künstler bezeichnend, daß sie die Augenpartie ihrer Personendarstellungen z. B. durch eine Maske abdecken und weniger wirksam machen (Spoerri 1964) – eine enthüllende Aussage zu dieser Krankheit, die als Kommunikationsstörung mehr oder weniger schweren Grades zu charakterisieren ist (Heimann 1979).

Das Blick-in-Blick-Tauchen, ein festes Anblicken, kann zwischen Mann und Frau, die sich zum ersten Mal sehen, eine plötzliche, für alle Zeit umstimmende Auswirkung haben: Liebe auf den ersten Blick. Die Fähigkeit zum festen Anblicken unterstreicht zwischenmenschlich den Wahrheitsgehalt eines gesprochenen Wortes; ein Lügner kann einem nicht geradeaus ins Gesicht sehen.

Prüfenden Blickes fragen wir, wie ein anderer einzuschätzen ist. „Wenn du von jemand etwas erreichen willst und siehst ihm unverwandt ganz fest in die Augen, und er wird garnicht unruhig, dann gib es auf" (Hermann Hesse, „Demian", 1919). Eine nette Episode zu Goethes großen und beherrschenden Augen hält Johann Peter Eckermann (1792–1854) in Erinnerung (Eintrag vom 14. April 1831). Der Geheime Rat und Leiter der Finanzkammer blieb 1784 bei der feierlichen Eröffnung des Ilmenauer Bergwerks mitten im Vortrag stecken: „Er blickte ... wenigstens zehn Minuten lang fest und ruhig im Kreise seiner zahlreichen Zuhörer umher, die durch die Macht seiner Persönlichkeit wie gebannt waren, so daß während der sehr langen, ja fast lächerlichen Pause jeder vollkommen ruhig blieb." Oder im erotischen Spiel: „Sie winket mit den Äugelein" (Studentenlyrik, 13. Jh.).

Wie solches geschieht, bleibt eines der wunderbarsten Geheimnisse der Natur, das man nur als Gegebenheit hinnehmen kann. Man versteht den Überschwang der Dichter, die das „Auge" und den „Blick" besingen. Augen- und Blicksymbole werden stets in bezug auf die höchsten weltlichen und religiösen Institutionen gebracht: das Auge Gottes als Zeichen seiner Allwissenheit und Allgegenwart, das Auge des Gesetzes als drohende Mahnung. Das Auge wird mit der Sonne verglichen: „Wär nicht das Auge sonnenhaft ..." (Goethe).

Dabei ist es für das, was von der Seele her zum Ausdruck drängt, ohne Bedeutung, daß im Zentrum des Ausdrucksgeländes drei Sinnesorgane (Sehen, Riechen, Schmecken) liegen, da ihnen keine expressive Bedeutung zukommt. In einem weiteren Zusammenhang beruhen aber die Reichhaltigkeit und die Gewandtheit des Ausdrucksgeschehens doch auf der Anwesenheit der Sinnesorgane, vor allem der Augen und der Nase, und übrigens auch auf der Sprache, da sich deswegen der Gesichtsaufbau stark differenzieren mußte (Darwin 1872, Peiper 1954). Schließlich haben die Ausdrucksformen nicht selten Beziehungen zur Funktion der Sinnesorgane (Öffnen der Augen – Staunen; Schließen der Augen – Abwehr; Weitstellen der Nasenlöcher – erhöhte Aufmerksamkeit).

Analysiert man aber, was hinter der Ausdruckskraft der Augen steht, findet man das *Besondere des Blickes* nicht vom Augapfel allein abhängig, sondern von seiner Stellung in der Lidspalte, seiner hohen Beweglichkeit („Augenblick" für das kürzeste Zeitmaß) und von der Haltung seiner Umgebung, des Oberlides, der Stirn, der Haut über der Nasenwurzel. Der Augapfel selbst scheint ohne Bedeutung für den Ausdruck zu sein (Abb. **47**).

Dies muß manchen Physiognomiker enttäuschen, wenn er sich die Augen vorstellt als zwei „Fenster, die das angesammelte Licht als Ausdruck der Liebe ..., der Begeisterung ..., des Mitleides und Schmerzes zurückgeben" (Mikeleitis 1938). Auch andere haben sich die „magische Gewalt" des menschlichen Blickes nur so vorstellen können, daß sie annahmen, das Auge müsse eine verströmende Kraft aus einem verborgenen Feuer besitzen (Platon, Empedokles, Th. Lessing; Übersicht bei Schipperges 1978). Goethe behauptet im „Entwurf einer Farbenlehre" (1808), im Auge wohne ein ruhendes Licht, das bei der mindesten Veranlassung von innen oder von außen erregt werde. Der Physiologe Johannes Müller (1826) wendet sich entschieden gegen diese Ansicht und sucht es an einem toten Tierauge zu beweisen, und auch Baumgärtner (1842) glaubt nicht daran: „Die nahe Beziehung der Seele zu den Sinnesnerven ist für die Physiognomik vielleicht ganz ohne Bedeutung, da es zweifelhaft ist, ob irgendeine Sinnesnerve nach außen wirke." Aber so abwegig war der Gedanke auch wieder nicht: Sieht man doch nachts ein Augenleuchten bei einigen Tieren, katzenartigen Raubtieren und Hunden, und kann man doch an sich selbst bei einem Schlag oder heftigen Druck aufs Auge feurige Erscheinungen bemerken, worauf schon Aristoteles erklärend hinwies.

Diese Ansicht, der **Augapfel** selbst habe keinerlei mimische Bedeutung, bedarf einer entschiedenen Korrektur. Die Außenfläche des Augapfels erhält ihr Leben durch die Reflexion des Lichts. Das Augenweiß, der Bindehautbereich, steht im Kontrast zur dunkleren Farbe der Regenbogenhaut (Iris) und zur Pupille. Die Bewegtheit dieser Flächen ist tatsächlich das zentrale mimische Faktum eines Gesichts. Man sieht an den Werken der Malerei und an Fotografien, wie weitgehend der Augenausdruck allein durch die Größe, Form und Lage des Lichtreflexes seine Frische erhält oder bei dessen Fehlen – wie in den Mädchenköpfen von Paula Modersohn-Becker (1876–1907) – Müdigkeit und Mangel an geistiger Bewegung vermittelt werden. Die Reflexe leuchten kräftiger auf einer dunkel pigmentierten Iris; die temperamentvollen Glutaugen der Südländer haben von daher einen (äußeren) Teil ihrer Erklärung. In jeder Situation wirkt sich die Weite der Pupille aus, die als Einfallsloch für das Licht schwarz ist. Kosmetisch bewußte Frauen wissen seit Jahrhunderten darum, „Augenfeuer" (Thurneysser 1580) zu nehmen, meist Tollkirschextrakte mit Belladonna (italienisch=schöne Frau; chemisch=Atropin), die die Pupille erweitern; daß gleichzeitig die Akkommodation zum scharfen Sehen leidet, was tut's bei diesem guten Zweck.

Im *hohen Alter* mindert sich allerdings der Glanz des Auges deutlich, weil die brechenden Medien trüber werden, das heißt weniger durchsichtig für das Irispigment und das Pupillenschwarz sind. Zudem wird die Größe der spiegelnden Fläche durch den Altersbogen, den Arcus senilis der Hornhaut, verkleinert. Hinzu kommt, daß die erschlaffende Oberlidfalte wie ein Vorhang über den oberen Augenrand fallen kann und die Lidspalte verkleinert.

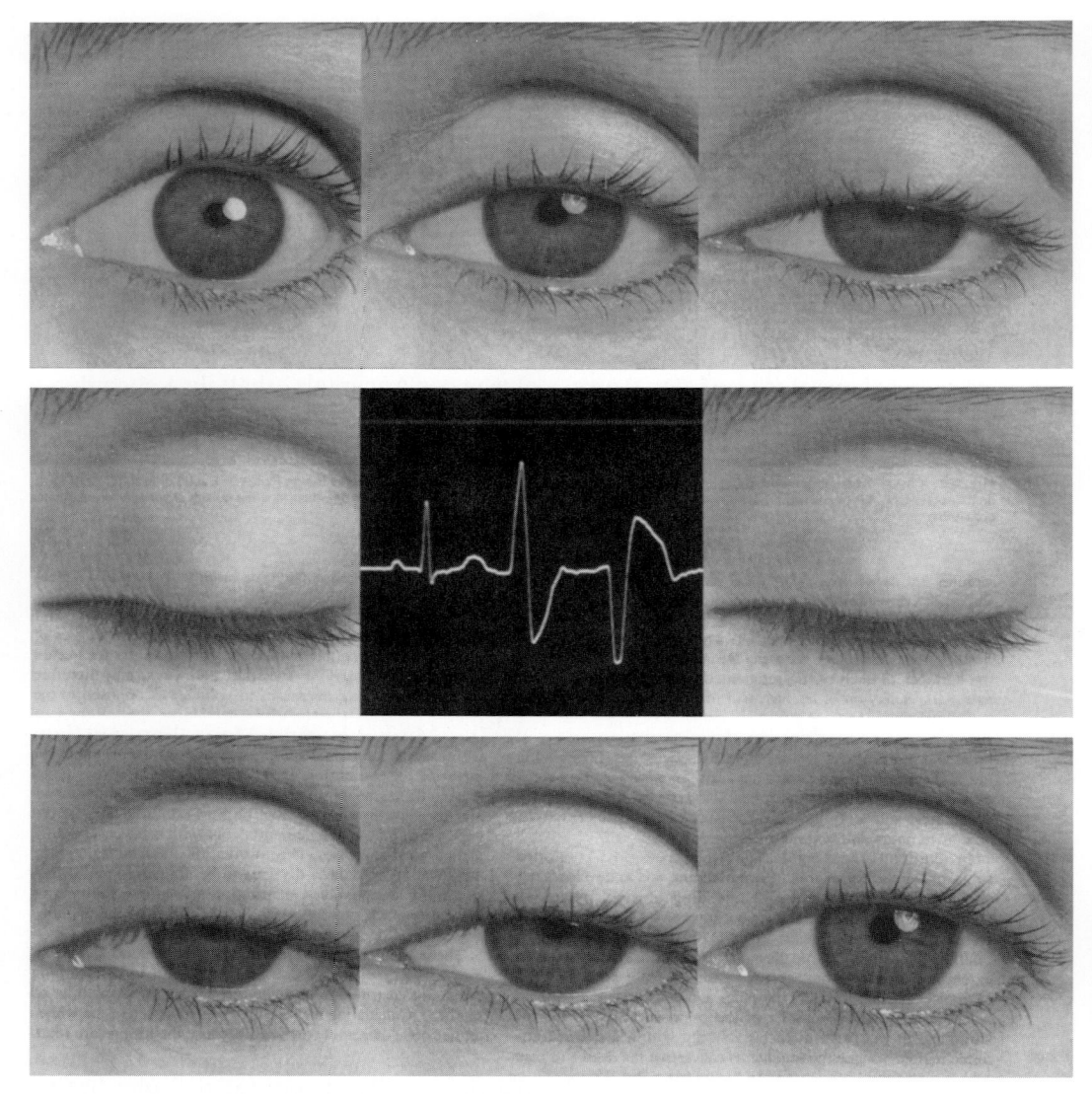

Abb. 47 Das wandelbare Auge unter der Veränderung der Augenlider. Aus einer Siemens-Broschüre. In der Mitte pathologischer Abschnitt der Herzstromkurve (EKG)

Auch *Krankheiten* beeinflussen vielfach alle diese Bedingungen für ein lebhaft blickendes Auge. Mangelnde geistige und körperliche Frische, Mattigkeit und Krankheitsgefühl, Depression, Schmerz, Entzündung der Bindehaut oder Hornhaut führen zu einer Verengung der Lidspalte und einer Verminderung der Augenbeweglichkeit. Im Fieber ist die Tränenflüssigkeit vermehrt, die Augen leuchten flackernd mehr als beim Gesunden.

Beim *Sterbenden* führt der seltene Lidschlag zur Austrocknung des empfindlichen Hornhautepithels. Die Hornhaut trübt sich, an der Oberfläche wird sie rauh. Die Reflexe werden matter. Die Pupille ist in der Regel eng. Das Augenlid senkt sich. Die Augen bewegen sich kaum und fixieren nicht mehr, die Sehachsen richten sich etwas nach oben und divergieren leicht. Sind Glanz, Bewegung und fixierender Blick geschwunden, ist das Auge „gebrochen" – das Zeichen des nahen oder gerade eingetretenen Todes.

Die Augen eines Toten sollen geschlossen werden, so will es der Brauch und der (Aber-)Glaube. Man drückt dem Toten die Augen zu, legt vorübergehend je nach Brauch einen Stein, ein Geldstück oder eine Scherbe auf, damit der Tote nun „ruhen" möge und keinen Lebenden mehr „ansehen" könne. Die Sorge bestünde, er könne sonst noch einen Lebenden nachziehen ins Jenseits, sein „böser Blick" könne diesen treffen.

Vor dem **„bösen Blick"**, dem schädigenden Augenzauber möchte man sich seit Menschengedenken schützen. Er ist auch heute noch in jeder Kulturstufe irgendwie ein panisches oder zumindest ein unterschwellig abergläubiges Problem. „Man muß nicht alles glauben, was die Leute sagen, man muß aber auch nicht glauben, daß sie es ohne Grund sagen" (Kant).

Jemanden ungeniert anzusehen – „Sie haben mich fixiert!" – konnte noch vor 100 Jahren eine Duellforderung auslösen. In moslemischen Ländern wie Marokko kann es heute noch Unwillen der einheimischen Bevölkerung hervorrufen; gegen diesen „bösen Blick" schützt die vorgehaltene eigene Hand oder Fatimas Hand, die man als Amulett trägt. In Neapel heißen Menschen mit bösem Blick „jettatori", wörtlich Werfer; denn wie Pfeile werden die verderblichen Giftblicke empfunden. Das Wort Ghetto (Getto) scheint sich davon abzuleiten. Italien kann damit als Ursprungsland dieses Begriffs angesehen werden, da man dort die Juden zu bestimmten Zeiten der Zauberei und Giftmischerei verdächtigte (Seligmann 1910, auf den ich mich auch im folgenden vor allem beziehe).

Menschen mit dem „bösen Blick" haben irgendwelche Besonderheiten am Auge oder im Blick oder sie gelten durch andere körperliche Auffälligkeiten als gezeichnet. So berichtet Plinius von einer Frau, die ein „Pferdchen" am Auge hatte, eine schnelle, stete horizontale Augenbewegung, offenbar einen Nystagmus. Andere Personen schielten. Im Wort Scheelsüchtiger=Neidischer ist heute noch die negative Bewertung weitergetragen. Wer schielt, durfte in Mecklenburg vor Jahren nicht beim Buttern zusehen, sonst lief das Milchfett nicht zusammen.

Es kann auffällige Augenfarbe sein: Ein helläugiges Volk fürchtet ein anderes mit vorwiegend dunklen Augen und umgekehrt. Unterschiedliche Irisfarbe bei ein und demselbem Menschen irritiert. Eine besondere Struktur der Iris, ein besonders auffälliger Iriskreis könnte hinter der „doppelten Pupille" stecken, von der Plinius schrieb; andererseits führen auch Irisverwachsungen (nach Entzündungen) zu Pupillenverformungen.

Eine Fülle weiterer Erscheinungen, die von altersher für den bösen Blick verantwortlich gemacht werden, sind der Medizin wohlvertraut und erklärlich: Verlust eines Auges (man unterstellt, ein solcher Mensch ist generell neidisch, weil er jeden Mitmenschen mit zwei Augen beneiden muß), rote Augen durch Fehlen der Iris (Aniridie) oder durch Pigmentmangel beim Albinismus, Pupillenstarre oder eindrucksvolle Pupillendifferenz, Hornhauttrübung und umschriebene Narben; in den unregelmäßigen Formen dieser Stigmata glaubte man Fährten oder Füße eines Hasen oder eines Hundes, einer Kröte usw., eventuell auch eine Teufelsgestalt zu sehen. Auch Bindehautentzündung macht ein rotes Auge, und bei der hohen Ansteckungsgefahr mancher Augeninfektionen waren solche Menschen doppelt gemieden. Blutrote Augen malte man Bildgestalten, die Schrecken und Tod symbolisierten (z.B. Gottheiten des Krieges). Buschige Augenbrauen bedingen zweifellos einen „finsteren Blick" und wenn die Augenbrauen über der Nasenwurzel auch noch zusammengewachsen sind, muß dies für Brutalität und Heimtücke sprechen – so denkt man.

Unter Umständen kann ein starres Anblicken mit aufgerissenen Augen, schon gar wenn die Augen relativ oberflächlich in den Augenhöhlen liegen (Exophthalmus), besorgt machen, man würde „verhext", hypnotisiert (Abb. **48**). Bemerkenswert ist im Zusammenhang, daß manche Hypnotiseure das Gegenüber durch ihren Blick verwirren, indem sie nicht direkt in die Augen, sondern auf die Nasenwurzel fest und scharf sehen, ohne mit der Wimper zu zucken („Zentralblick").

Ursachen außerhalb des Augenbereichs sind auffallende Pigmentflecken; Blutschwämmchen (Hämangiome); auffällige Gesichtsfarbe (extreme Blässe, Gelbsucht oder Blausucht, Zyanose); rote Haare, Haarlosigkeit, ein ungewöhnliches Ausmaß von Haupt- und/oder Barthaar; lange, spitze Nase; unangenehmer Körpergeruch, der einen Raum lange nachher noch verpestet hält.

So weit dieser Exkurs. Wie gesagt, bedingt vor allem die Augenumgebung den Ausdrucksinhalt des Blickes. Für unsere klini-

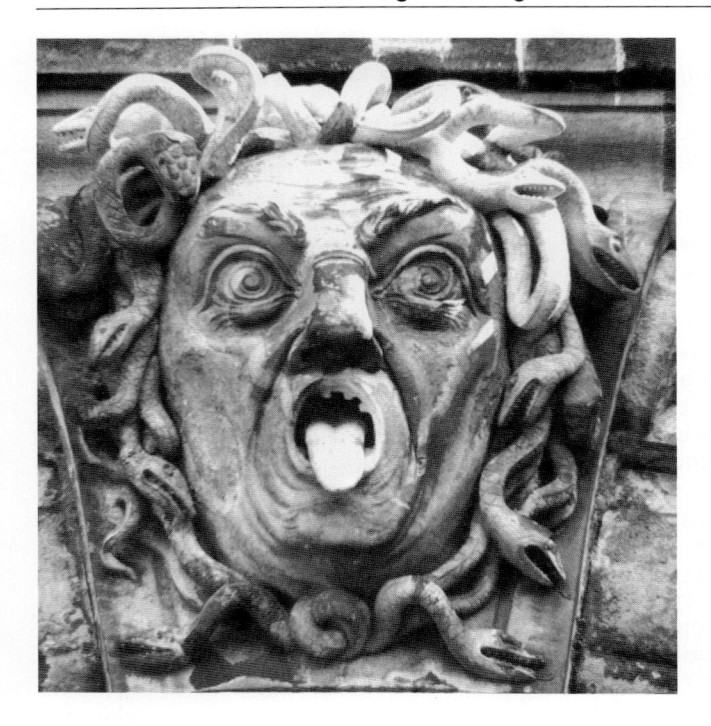

Abb. 48 Haupt der Medusa. In seiner Schrecklichkeit abschreckend. Abwehrzauber über dem Tor zur mächtigen Festung Königstein/Sachsen. Die Medusa der griechischen Mythologie war eine der drei häßlichen Meeresfrauen, deren Anblick jeden Menschen versteinerte.

schen Belange haben **einzelne Blickarten** besondere Bedeutung. Der *gesunde, scharf treffende Blick* haftet sich entschieden auf ein Objekt, wirkt aufmerksam und frisch. Der *matte Blick* trifft noch das Gegenüber, er „fällt auf unser Auge, dringt aber nicht mehr in unser Inneres" (Baumgärtner). Der *nicht treffende Blick* zeigt, daß der Mensch seine Aufmerksamkeit auf keinen äußeren Gegenstand richtet; er ist bei schweren schmerzhaften Krankheiten und bei Störungen des Bewußtseins zu finden. Eine Modifikation ist der *„stiere und staunende Blick"* (Baumgärtner), wobei die Augen nach Objekten gerichtet scheinen, aber die Sehachsen meist parallel geradeaus gehen und nicht an einem Punkt zusammentreffen; bei der Atemnot und der Blindheit wird davon zu sprechen sein. Der *unaufrichtige Blick* schaut nicht voll an, sondern mehr von der Seite und von unten; das lügende Kind fällt dadurch nicht selten auf. Der *unstete Blick* mit rasch wechselnden Haftpunkten verrät die Angst und die innere Unruhe aus anderen Ursachen.

Lersch unterscheidet das *übernormal geöffnete Auge*: bei Freude, Schreck und Entsetzen; das *verhängte Auge*: bei geistiger und willentlicher Stumpfheit, Hochmut und Blasiertheit; das *abgedeckte Auge*: in Schutzabsicht, bei Schüchternheit, bei scharfer Beobachtung, was bei Kurzsichtigen besonders auffallen kann („stenopäische Brille").

Den **Mund** nennt Lavater mit Recht das beseelteste aller Organe. Seine Größe, Stellung und Spannung schaffen den Grundton eines Gesichts. Auch hier wollen wir nur kurz Zusammenfassendes bringen und sonst auf Krukenberg, Lange und Lersch verweisen. Man unterscheidet den *weich verschlossenen, den verpreßten und den offenstehenden Mund*, das mimische Bild der angenehmen Stimmung (Lächeln, Lachen, Zufriedenheit), der unangenehmen Empfindung (Schmerz, Gram, Weinen) und der willentlichen Situation (verbissener, energischer, prüfender Mund; Schmollen, Trotz, Entspanntheit).

Die mimische Bedeutung der **Stirn** wurde schon bei der Besprechung der Stirnmuskeln gestreift. Bemerkenswert ist noch der Gesichtsausdruck Laokoons, vor allem das mimische Spiel auf seiner Stirn, das vor und nach G. E. Lessing die Physiognomiker beschäftigt (Abb. **49**). Der tiefste, der „tragische Schmerz" findet in diesem Gesicht seinen klassischen Ausdruck. Er mischt sich aber, wenn man den Ausdruck der gesamten Plastik berücksichtigt, mit den Zeichen kraftvoller Abwehr und auch schon der lähmenden Resignation, daß ein Unterliegen nicht mehr abzuwenden ist (Hertl u. Hertl 1968).

Der **Ausdrucksmodus beim Säugling** unterscheidet sich in einigem vom größeren Kind und vom Erwachsenen. Der Säugling kann den Ausdruck von Stimmungen noch nicht auf wenige Muskelgruppen beschränken, „sondern weint und lacht mit dem ganzen Körper" (Peiper 1954). Dabei kommt ein Weinen unter Tränen erst nach einigen Wochen zustande, obwohl die Tränendrüsen von Anfang an Tränenflüssigkeit absondern. Das Weinen der jungen Säuglinge ist daher ein Schreiweinen, wobei sich die Augen unter der gefurchten Stirn stark verengen oder schließen, der Mund sich viereckig öffnet, die Unterlippe sich vorschiebt und klägliche oder kreischende Laute ausgestoßen werden.

Viel mehr sollte uns das **Lächeln der Neugeborenen und der Säuglinge** beschäftigen. Eintrittszeit und Auslösemechanismen zeigen, was Ausdrucksbewegung im einzelnen sein kann. Auf der einen Seite: Sichtbarwerden der inneren Erlebniswelt, Teil der leibseelischen Ganzheit – bei der Besprechung der Ausdruckstheorien wird dazu das volle Verständnis geschaffen. Auf der anderen Seite: Instrument der Kommunikation mit der Umwelt, die es gilt, für sich zu gewinnen, und vor der es auch nötig sein kann, sich zu schützen – reflektorisch, instinktiv und reaktiv eingesetzt. Herzka (1965) spricht von der spontanen (endogenen) Mimik ohne bekannten Anlaß und von der reaktiven Mimik aus einer Kontaktnahme.

Bei einer Keimlingsgröße von ca. 20 mm, Alter etwa sechs Wochen, hat sich das *Gesicht des Embryos* so weit formiert, daß man „auf den ersten Blick" von einem Gesicht sprechen kann, obwohl längst vorher die Stirnwölbung, die noch weit an der Seite stehenden Augenanlagen, die tiefsitzenden Ohren, die stumpfe Nasenvorwölbung mit den Nasengrübchen und dem Unterkieferwulst sichtbar sind. Zwei Wochen später (Länge etwa 30 mm) wird die Augenvorderfläche von den Augenlidern schon etwas umgriffen, eine Nasen-Lippen-Furche deutet sich an (Hochstetter 1953, Blech-

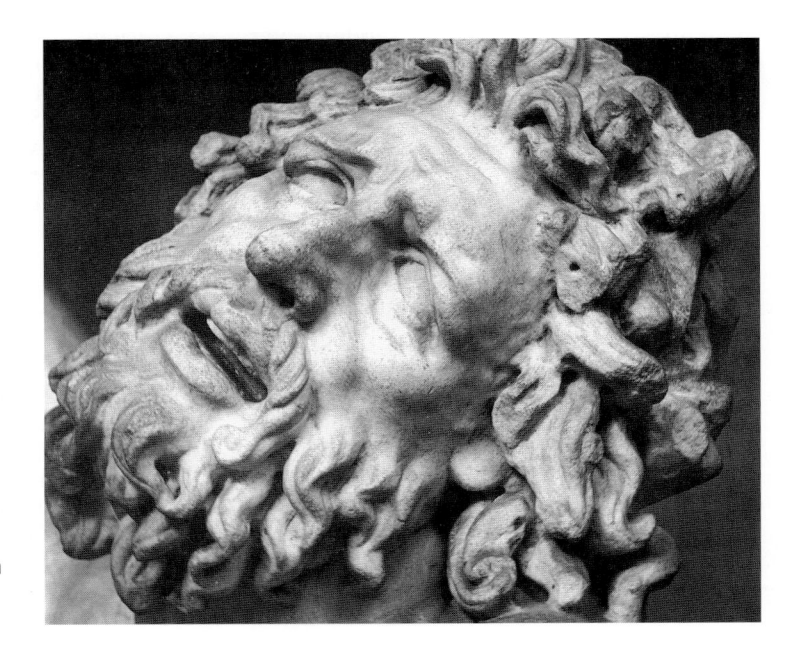

Abb. 49 Kopf des Laokoon
aus der griechisch-römischen Marmorplastik im Vatikanischen Museum

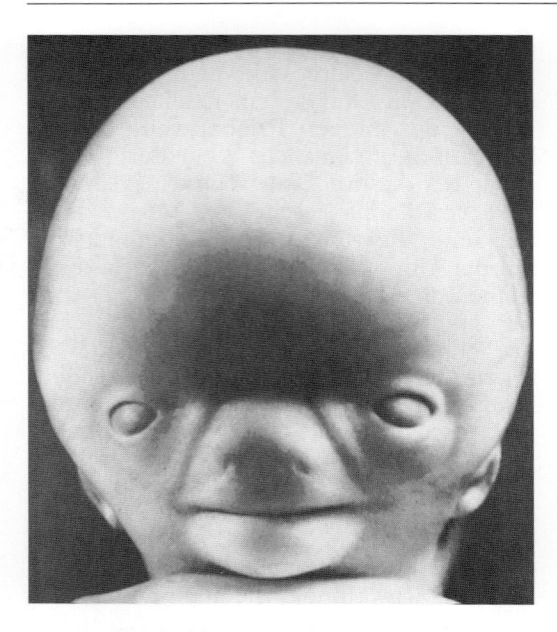

Abb. 50 Gesicht des menschlichen Embryos, etwa 45 Tage alt, 27,3 mm groß. Noch weit seitlich liegende Augen, die gerade von den Augenlidern überwachsen werden (aus Blechschmidt 1965)

schmidt 1965) (Abb. **50**). Fortschreitend entwickelt sich auch die mimische Bewegung (Nilsson 1967). Für viele werdende Mütter bedeutet es heute ein unvergeßlich prägendes Erlebnis, wenn ihnen der Frauenarzt mit dem Ultraschallbild ihres Kindes eine erste ganz persönliche Begegnung ermöglicht (Abb. **51**).

Sowenig ein Neugeborenes Atembewegung, Schlucken und Harnentleerung lernen muß, sowenig braucht es auch das Mienenspiel zu erlernen (Abb. **52**). Der Zeitpunkt der Geburt macht uns vieles sichtbar, was für das Kind längst nichts Neues ist. So lächelt fast jedes gesunde Neugeborene schon am ersten Lebenstag, sicher hat es schon im Mutterleib seit Wochen gelächelt. Dieses *erste Lächeln*, das man bei einem schlafenden oder mit offenen Augen entspannt liegenden Säugling sehen kann, ist Ausdruck des Befindens: der Zufriedenheit, der inneren Harmonie, des Wohlbefindens (Abb. **53**). Dieses „innere" Lächeln, das keinen Kontakt mit dem Gesicht eines Beobachters hat oder sucht, bezeichnet man im Volksmund als „Lächeln mit den Engeln". Systematische Beobachtung zeigt, daß der Ablauf dieses Lächelns, das Verziehen des Mundwinkels, jeweils nur ganz kurze Zeit währt und daß in den ersten Stunden ein halbseitiges Lächeln häufiger zu beobachten ist als ein symmetrisches. Sicher achten die meisten Ärzte und Schwestern zu wenig darauf. Viele lassen diese Gesichtsbewegungen wohl auch nicht als Lächeln gelten und interpretieren sie dann einfach als Grimassen. Auch taub und blind geborene Kinder zeigen dieses Lächeln.

Etwas älter (meist mit vier Wochen; Soelderling 1959) zeigt der Säugling sehenden Auges ein *Lächeln als Antwort auf von außen kommende Schlüsselreize*. Unabhängig von Rasse und sozialem Milieu (also gleich beim Heimkind oder Familienkind) lächelt der junge Säugling, sobald sich ihm ein menschliches Gesicht in voller Front (en face) sehr nahe präsentiert (Spitz 1957, Frantz 1961). Ob dieses Gesicht lächelt oder finster dreinschaut, spielt keine Rolle, wichtig ist, daß es sich vor dem Kind z. B. durch Annäherung oder Kopfnicken bewegt. Das Lächeln verschwindet, wenn sich das en face angebotene Gesicht ins Profil dreht. Ein von vornherein in der Seitenansicht gezeigtes Gesicht löst das Lächeln nicht aus. Dagegen kann auch eine primitive Gesichtsattrappe Lächeln hervorrufen, selbst wenn nur Stirn- und Augenpartie dieser Maske sichtbar sind (Kaila 1932, Goren u. Mitarb. 1975). Dieses reflektorische Lächeln bleibt etwa ab dem sechsten Monat dann aus, wenn das Gesicht einer fremden Person oder eine Gesichtsmaske dargeboten wird. Dies ist also nicht als echte Objektbeziehung, sondern aufgrund eines angeborenen Auslösemechanismus zu verstehen, identisch mit der Beobachtung bei jungen Vögeln, die ihre Schnäbel aufsperren, wenn die Mutter aufs Nest aufsetzt oder – experimentell – schon dann, wenn man eine Mutterattrappe vorhält (Abb. **54**, S. 52) oder nur zwei schwarze Kreisscheiben („Mutteraugen") über den Nestrand schiebt. Dieses automatische Begrüßungslächeln („smiling response"; Spitz u. Wolf 1946) richtet sich im Grunde einfach an die Merkmale eines menschlichen Gegenübers. Es hat für das Leben positive Bedeutung,

Ausdruckskomplexe 49

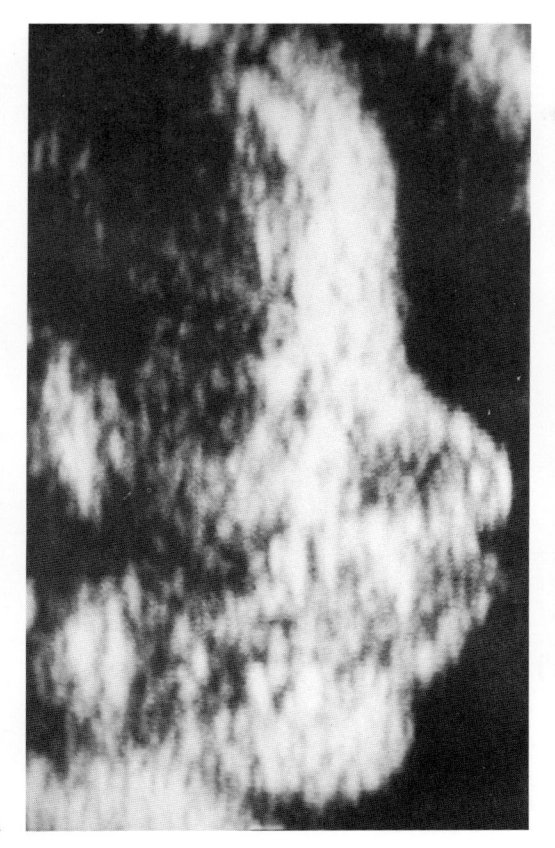

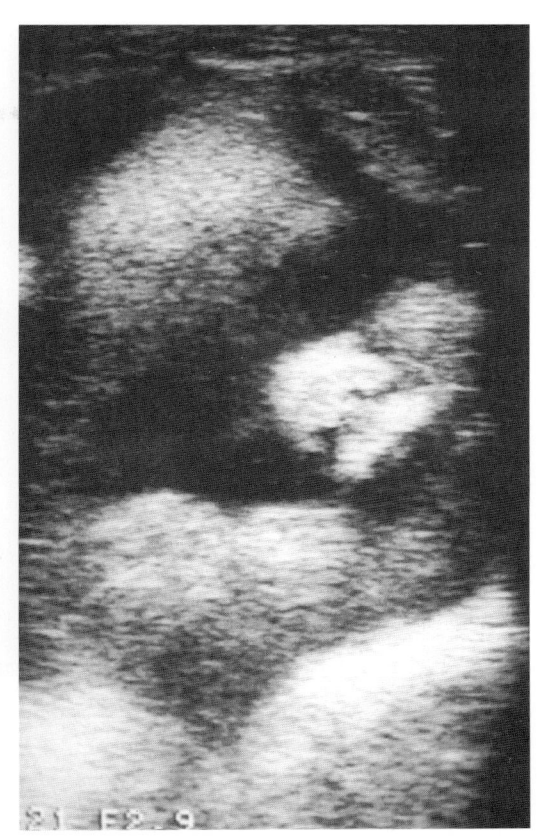

Abb. 51 **Das Gesicht des Fetus im Profil (a) und en face (b)** (Beobachtung B.R. Muck). Im en-face-Bild liegen die Augenhöhlen im Dunkel, die Nase mit den Nasenlöchern ist gut erkennbar

indem es in diesem menschlichen Gegenüber, dessen aktuelle Stimmung und Absicht unbekannt sind und auch feindselig sein könnten, eine Stimmung der freundlichen Zuwendung erregen möchte. Diese Aggressionshemmung gelingt in der Regel, man spricht vom „entwaffnenden Lächeln" (Abb. **55**, S. 52). Im übrigen fördert dieser Mechanismus die mütterliche Zuwendung, die dieses Lebensalter als tägliches Brot braucht.

Lächeln als Schutzmechanismus: Nach Herodot (griechischer Geschichtsschreiber, etwa 490–420 v. Chr.) entging Kypselos, der spätere Herrscher von Korinth, als junger Säugling der Tötung, indem er die entsandten Schergen anlächelte, worauf diese von ihrem Vorhaben Abstand nahmen. Lächeln wird bei primitiven Völkern wie den Asmat in Neuguinea noch am Erwachsenen beobachtet, wenn dieser einem Unbekannten begegnet, der für ihn eine Bedrohung bedeuten könnte (Konrad 1991). Eine ähnliche, in der Wirkung identische Schutzwirkung geht auch vom Kindchenschema aus, wie wir auf S. 38 zeigen.

Bei einem 14 Monate alten Jungen erlebte ich, daß dieses „Schutzlächeln" noch lange überdauerte. Es rettete ihm sein Leben. Der Junge lebte in einem heillos überfüllten Kinderheim im Iran und fiel adoptionswilligen Eltern durch sein strahlendes Lächeln auf. So erlebten sie ihn, als sie durch die Bettenreihen gingen: Er stand in seinem Gitterbett und strahlte jedermann in einer ungemein gewinnenden Weise an. Obwohl er an schwerer Tuberkulose der Lunge, der Lymphknoten und der Ohren litt, nahm ihn das Ehepaar nach Deutschland mit („diesen Jungen oder keinen"), und auch mich faszinierte bei der klinischen Aufnahmeuntersuchung dieses hinreißend strahlende, stereotype Lächeln. Es verlor sich allmählich mit der Eingewöhnung des Jungen

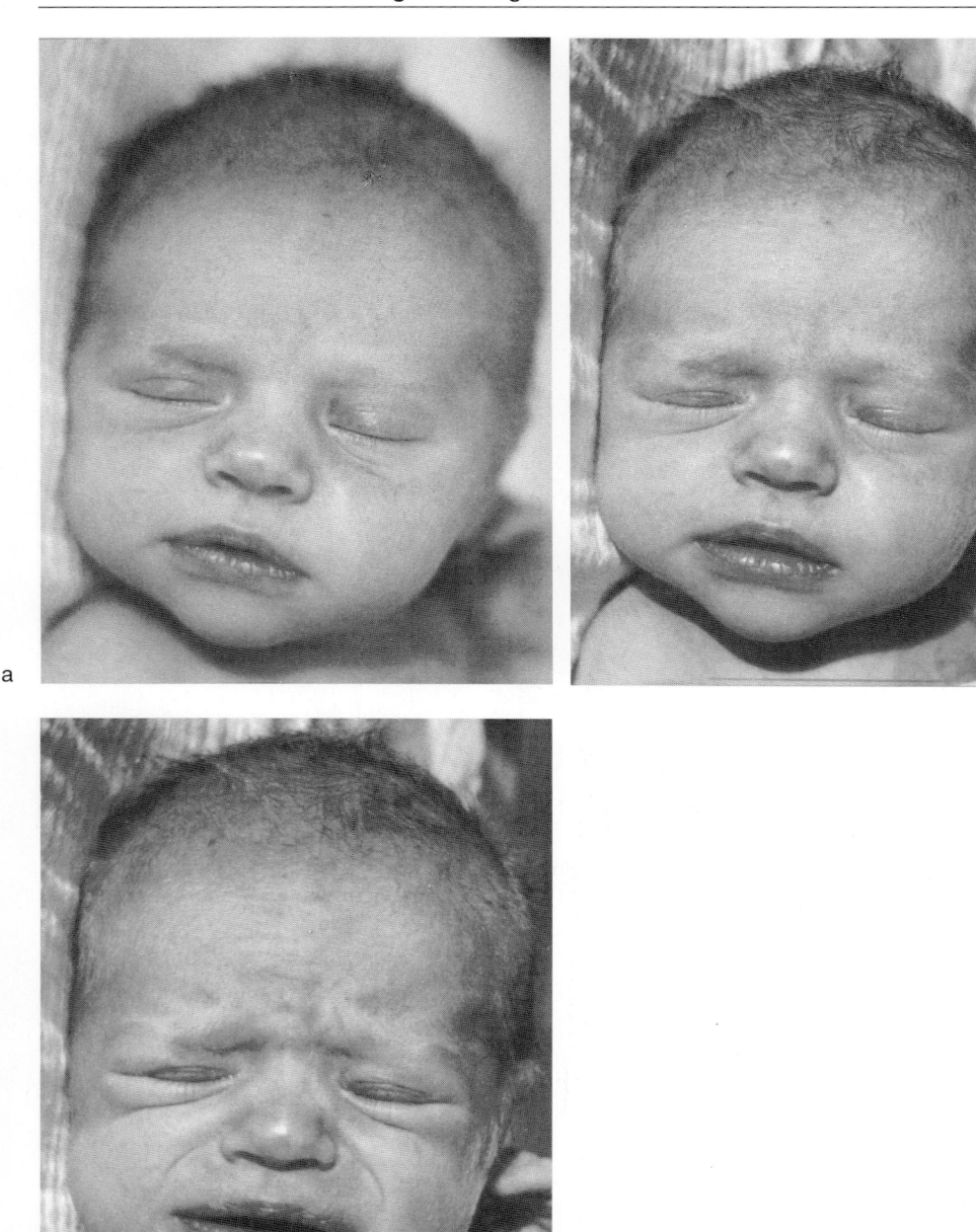

Abb. 52 Variation der Emotionen bei einem Neugeborenen. Zufrieden entspannter und mißmutiger Ausdruck im Gesicht. Am 3. Lebenstag eines Mädchens mit osteomyelitischer Sepsis

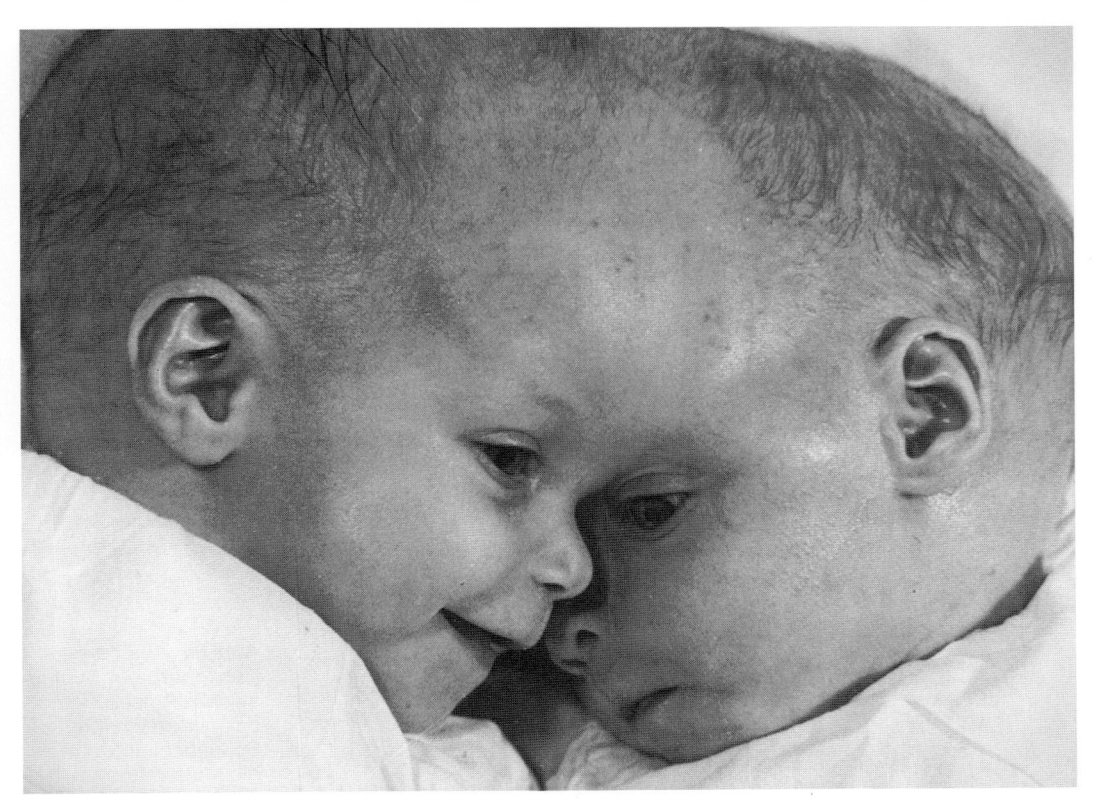

Abb. 53 Kraniopagus, unvollständig getrennte eineiige Zwillinge. 7. Lebenstag. Das eine Kind lächelt, das andere verzieht in leichtem Mißmut den Mund. Zwei selbständige Menschen, aber sogleich entsteht hier die Frage ohne mögliche Antwort: Wo ist exakt die Trennungslinie zwischen dem einen und dem anderen? Beide haben, wie dann die Trennungsoperation zeigt, ausgedehnte Hirnabschnitte im gemeinsamen Besitz

und mit der Vertrautheit, die er mit seinen Eltern erreichte. Dann konnte er lachen und weinen wie andere Kinder seines Alters, abhängig von seiner Stimmung.

Schritt um Schritt entwickelt sich nun – man sagt: wenn das erste, „dumme Vierteljahr" vorbei ist – im Kontakt mit einem anderen Gesicht ein *Begegnungsverhältnis*, das im Idealfall so positiv ist, daß der Säugling immer wieder mit einem Lächeln oder Lachen als Zeichen der Freude reagiert. Es ist abhängig von der immer differenzierteren Sehweise des Kindes. Wenn anfangs eine „Zeichengestalt" ausreichte („Pünktchen, Pünktchen, Komma, Strich – fertig ist das Angesicht"), zunächst nur Augen ausreichten, so formiert sich nun aus weiteren Feinheiten des vertrauten (Mutter-)Gesichts ein sehr genauer optischer Code, der einen Fremden eines Tages klar abgrenzt und zum „*Fremdeln*" des Kindes, zu Unmut und Abwehr gegenüber diesem Gesicht und dieser Person führt. Die Abb. 56 faßt diese Entwicklung (Ahrens 1954) zusammen.

Die freudige Reaktion eines Säuglings (wie überhaupt eines jeden Mitmenschen) ist quantitativ abhängig von der freundlichen Art, wie die Mutter (Kontaktperson ersten Grades) sich darbietet. Im Wechselspiel geht von beiden Ausdrucksflächen eine Aufforderung an den anderen zur freudigen seelischen Gestimmtheit aus. Für den Säugling verbinden sich mit dem Gesicht der Mutter so positive Dinge wie Nahrung, Wärme und Schaukeln. Wie notwendig dies schon immer für ein Kind war, zeigt

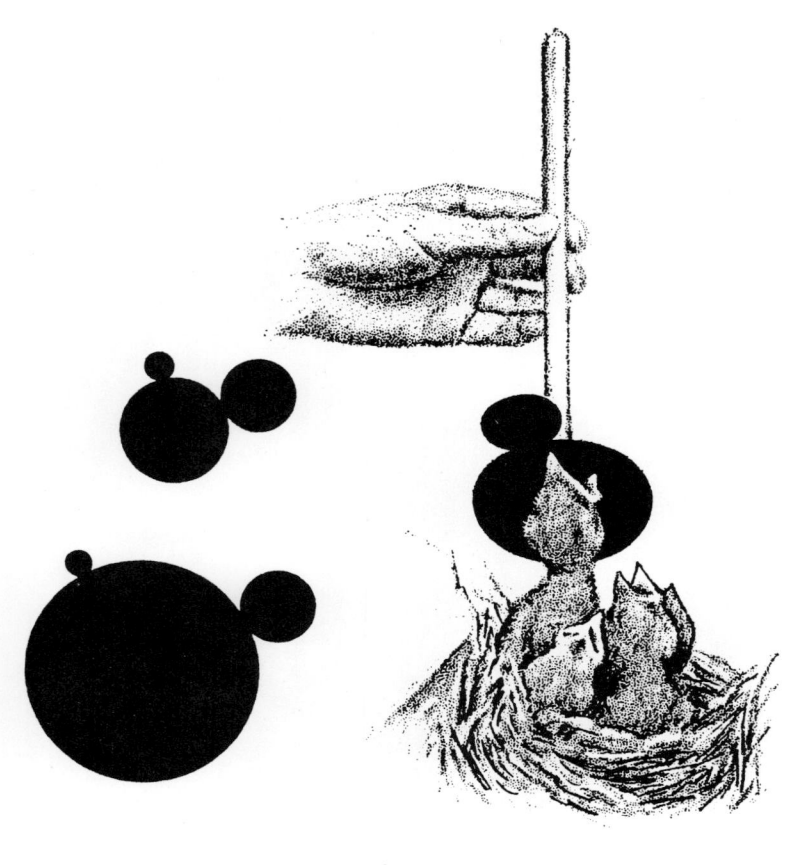

52 Ausdruckserscheinungen beim gesunden Menschen

Abb. 54 Auslöseeigenschaft, ein Schlüsselreiz. Amseljunge sperren schon ihre Schnäbel auf, wenn nur die Mutterattrappe vorgehalten wird (Aus Eibl-Eibesfeldt 1973)

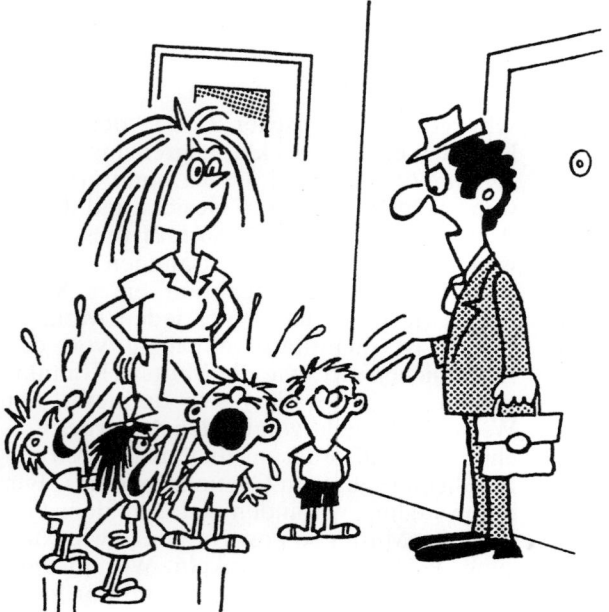

Abb. 55 Entwaffnendes Lächeln. Der Vater kommt nach Hause. Das Gesicht der gestreßten Mutter läßt ahnen, daß das Verhalten der Kinder zu wünschen übrig ließ. Ein Donnerwetter ist zu erwarten. „Was ist denn mit Hansi? Er ist doch hoffentlich nicht krank!" (aus Prisma Heft 3/1992)

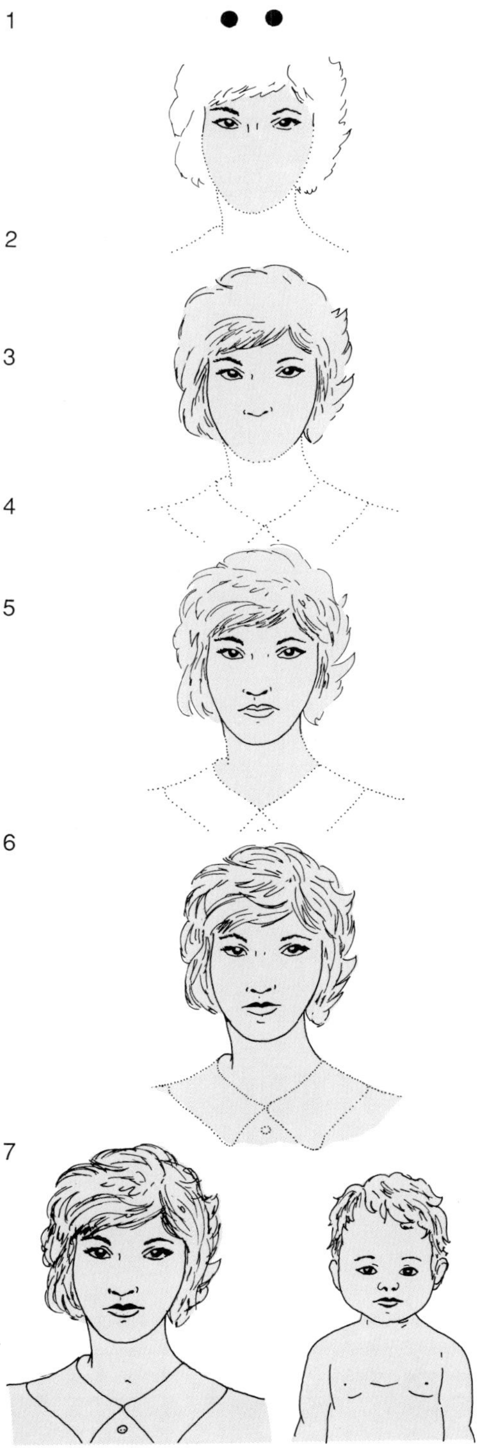

Ausdruckskomplexe 53

Monate		Voraussetzungen
1		I Einzelreize sind notwendig, oder es genügen Einzelreize.
2		II Es genügt die Augenpartie, die untere Hälfte des Gesichts ist nicht notwendig.
3		III Es genügt die Augenpartie, die untere Hälfte des Gesichts darf nicht fehlen, der Mund wird nicht beachtet.
4		
5		IV Es genügt noch die (sehr weit ausdifferenzierte) Augenpartie. Der Mund wird allmählich beachtet. Mundbewegungen regen an.
6		V Rückgang der Affektwirksamkeit der (durchstrukturierten) Augenpartie. Mundbewegungen in der Regel notwendig, eindeutige Bevorzugung des breitgezogenen Mundes. – Noch keine Individualisierung des Erwachsenen.
7		VI Neue Lebensphase. Fortschreitende Individualisierung des Partners.

Abb. 56 Gesichtserkennen beim Säugling. Notwendige beziehungsweise hinreichende Voraussetzungen zur optischen Auslösung eines Lächelns oder Lachens in Abhängigkeit vom Alter (nach Ahrens)

sich am unglücklichen Ausgang jenes berühmt-berüchtigten Versuchs, den Friedrich II. von Hohenstaufen mit jungen Säuglingen anstellte. Er ließ nur die einfachsten Pflegeverrichtungen zu, keine Ansprache, keine liebevolle Zuwendung. Alle Kinder starben nach kurzer Zeit, „denn sie vermochten nicht zu leben ohne ermunternde Gesten, ein freundliches Gesicht (Laetitia faciei) und die Koseworte ihrer Ammen und Erzieher" (Salimbene de Adam aus Parma, 13. Jahrhundert).

Noch beim jungen Schulkind kann man bei verschiedenen mimischen Bewegungen **„Ausbreitungsreaktionen"** (Peiper 1963) bemerken. So öffnet das Kind mitunter, wenn es die Augen recht weit aufreißen soll, auch den Mund und öffnet und spreizt nicht selten auch noch die Hände. Bei einem Knall, den das Ohr vernimmt, werden die Augen heftig geschlossen.

Zusammenwirken und zentrale Steuerung: Ausdrucksorganisation

Unter dem Begriff Ausdrucksorganisation verstehen wir die *morphologische Grundlage und die funktionelle Verknüpfung verschiedener Bereiche* unseres Körpers, deren normales Zusammenwirken seelische Inhalte und Vorgänge zur Erscheinung bringt.

Wir vermuten jetzt schon: *Krankheitszeichen vielfältigster Art*, die sich im Ausdrucksgelände auswirken, Krankheitswirkungen, die auf den Strukturen der Ausdrucksorganisation spielen, gefährden diese Identität von Innen und Außen. Sie irritieren z. B. ein Verständnis oder verhindern sogar gänzlich einen wahrhaften Ausdruck oder bewirken irreführend einen falschen Eindruck beim Betrachten eines solchen Gesichts. Dies heißt dann für die Situation am Krankenbett, daß wir Ausdrucksbilder nicht immer mit einem gleichgeprägten seelischen Inhalt identifizieren dürfen oder, umgekehrt, daß wir uns mitunter über ein fälschendes Ausdrucksbild hinweg mit anderen einfühlsamen Kommunikationsmethoden auf den wahren Seelenzustand des Kranken zu bewegen müssen.

Daher erscheint *aus medizinischer Sicht eine vertiefte Kenntnis* dieser Organisation notwendig. Dann wird man bestimmte krankheitsbedingte Veränderungen des Gesichtsbildes, vor allem der Mimik, verstehen und richtig deuten können. Allein mit den methodischen Möglichkeiten einer normalen Anatomie, Physiologie und Ausdruckspsychologie kann diese wissenschaftliche Aufklärung nicht gelingen. Was Krankheit und was auch das Experiment dazu liefert, muß analysiert und gedeutet werden. Auf diesem Wege hat die medizinische Wissenschaft der Psychologie wertvolle Aufschlüsse zur Vorstellung einer Ausdrucksorganisation geliefert, über die sie als Wissenschaft vom gesunden Menschen nicht verfügen kann. Aus diesen *Erfahrungen der Pathologie des Ausdrucks* (Hertl 1965) hat sich das psychologische Verständnis vom Menschen allgemein erweitert. Der kranke Mensch – das Anliegen der Medizin – kann nun mit einem höheren Verständnis dafür rechnen, was die Krankheit in ihm bewirkt und was ihm Krankheitslast bedeutet.

Methoden und Ergebnisse der medizinischen Ausdrucksforschung

Von den Methoden der Ausdrucksforschung wurden die *anatomische, die physiologische und die psychologische* im Zusammenhang mit dem Aufbau des Gesichts schon dargestellt. Eine gewisse Bedeutung hat auch die *entwicklungsgeschichtliche und vergleichend völkerkundliche*, die vor allem Darwin (1872) angewandt hat. Hier setzt auch die neuere anatomische und physiologische Grundlagenforschung zur somatischen Verankerung der Seele wiederum ein, indem die relative Vergrößerung der Hirnmasse, die Entfaltung des Großhirns und die Vielfalt der Hirnstrukturen als Voraussetzung für die Differenziertheit des Seelenlebens und der ausdruckswirksamen Projektion beim Menschen angesehen werden.

Sehr wichtige Aufschlüsse bringen für unsere Fragestellung auch die **Reizexperimente im Zwischenhirn** von W. R. Hess (ab 1932, zusammengefaßt 1948, 1961, 1962). Er erhielt durch unterschiedlich intensive Reizströme Symptome oder Syndrome, die mit spontanen auffallend übereinstimmen. Nach Anwendung von Diathermieströmen schuf er an gleichen Stellen Koagulationsherde und somit Ausfallerscheinungen, deren Symptomatik ebenfalls studiert wurde. Was er vornehmlich an Katzen erzielte, war immer ein geschlossener und lebensecht wirkender Effekt, ob es sich um das Bild der Wut oder der aggressiven Abwehr, um Fluchtreaktionen, um Zeichen der Zuneigung oder um den Eintritt in die physiologische Schlafsituation handelte.

v. Holst (1957) löste bei Hähnen durch Reizung im Stammhirnbereich vergleichbare Abwehr- und Angriffserscheinungen aus. Ähnliche Beziehungen zu Antrieb, Stimmung und Reizempfänglichkeit konnte Schellong mit seinem Mitarbeiter Lüderitz (1952) beim Menschen durch Injektion von zentralen vegetativen Reizmitteln (β-Tetrahydronaphthylamin, Adrenalin, Pilokarpin, Azetylcholin) erzielen. Auch diese Befunde sprechen für einen Wirkort im Zwischenhirnbereich. Hassler u. Riechert (1961) reizten im Verlauf von Hirnoperationen im Zwischenhirn (Gebiet des oralen Ventralkerns des Thalamus) und konnten bei einer Reihe von Patienten vom Lächeln bis zum herzhaften Lachen eine Skala von Fröhlichkeit auslösen, selbst wenn diese während der Operation wachen Patienten vorher aufgefordert waren, nicht zu lachen. Sie konnten aber die Neigung zum Lachen nicht unterdrükken und berichteten nachher, mit Beginn der Reizung sei ihnen alles komisch vorgekommen oder es sei ihnen eine lustige Begebenheit von früher eingefallen.

An sich ist die *Beziehung der einzelnen Reizeffektkomponenten schwierig deutbar.* Drei Überlegungen müssen in die Interpretation einfließen:
– Bei den Reizeffekten am Menschen zeigt sich eine Dissoziation zwischen Stimmung und Mimik einerseits und dem Bewußtsein andererseits. In physiologischer Situation werden beide Bereiche der Stimmung und des Bewußtseins nicht wie gegensätzliche Bereiche erlebt. Die Summe an neuronaler Einstellung, die eine Abstimmung des Organismus auf eine bestimmte Reaktionslage macht, das heißt im erlebten Bereich eine bestimmte Stimmung erzeugt, erscheint vielmehr dem Bewußtsein entzogen. Für gewöhnlich werden wir uns unserer Stimmung nur dann klar, wenn wir sie uns an ihren Wirkungen ins Bewußtsein heben. Wir fühlen uns übellaunig, weil wir keine Geduld und keinen Optimismus haben, keine Freude an Neckereien, keine Neigung, jemandem ein freundliches Wort zu sagen, und empfinden umgekehrt unsere fröhliche Stimmung, weil uns das Gegenteil mühelos gelingt.
– Einerseits könnte zuerst ein Bewußtseinsinhalt geschaffen sein, der dann den typischen Ausdruck auf physiologischem Wege bedingte. Zum andern könnte zuerst das Ausdrucksphänomen induziert sein, wodurch rückwirkend eine entsprechende fröhliche Seelenstimmung entstanden ist. Ferner kann der Reiz gleichzeitig Ausdruck im Gesicht und kongruenten seelischen Inhalt gefördert haben.
– Am Reizort können sowohl Nervenbahnen wie Ganglienzellkörper getroffen sein, womit sich die Entscheidung erübrigt, ob der Reizeffekt lokal ausgelöst oder Folge einer Aktivierung von Systemen ist. Dies anzunehmen liegt auch deshalb nahe, da manche Erscheinungsbilder von verschiedenen Reizorten ausgelöst werden können.

Wenn somit zwar ein exakter Schluß auf das Wie der Verknüpfung von Reiz und Reizeffekt kaum möglich ist, sind doch die Gestaltungskräfte in ihrer anatomischen Verankerung mit einer bis dahin einmaligen Präzision zu fassen gewesen.

Weitere Aufschlüsse bringen **lokale Erkrankungen des Gehirns und ihre Folgen** (Tumoren, Entzündungen, Verletzungen, Gefäßprozesse).

Kranke mit *Zwischenhirntumoren* sind apathisch, verharren antriebslos, kontaktarm, in der Stimmung flach euphorisch ohne wesentliche spontane oder reaktive Ausschläge – weitgehende Ähnlichkeit mit dem Ausschaltungssyndrom von W. R. Hess. Im Zusammenhang ist die Erfahrung von Foerster (1936) in Erinnerung zu rufen, der bei Operation eines suprasellären Kraniopharyngeoms, das von unten her gegen den 3. Ventrikel drängte, im Augenblick der Berührung des Tumors das Bild einer lebhaften Manie sah. Er und Gagel deuteten dies in funktioneller Verknüpfung dieser Region mit der Hirnrinde, die offenbar von verschiedenen Stellen, eben auch aus dem Zwischenhirn, „eingeschaltet" werden kann.

Psychomotorische Anfälle, wie sie im Kindes- und Erwachsenenalter häufig beobachtet werden können, beruhen meist auf einer Funktionsstörung des Temporallappens, der basalen Zwischenhirnregion (Hypothalamus) und darüber hinaus des gesamten limbischen Systems. Dies erklärt dann auch die Komplexität der Ausfälle beziehungsweise Reizerscheinungen. Wegen dieser Verknüpfungsfunktion des limbischen Systems spricht man auch von limbischer Epilepsie. Vordergründiges Symptom ist die Dämmerattacke, also eine gleitend eintretende und endende leichte bis tiefe Umdämmerung, – keine Bewußtlosigkeit, so daß die Patienten oft noch hören und sehen und in einfacher Form, wenn auch meist inadäquat, reagieren können. Trugbilder machen Angst und bringen Verwechslungen. Szenische Handlungen erscheinen mit normalem Ablauf, aber unsinnig motiviert. Motorische Reizerscheinungen sind insbesondere als Kau- und Schluckbewegungen (orale Automatismen) und am Nesteln mit den Fingern, seltener als kurze unartikulierte Laute erkennbar. Schließlich und häufig werden vegetative Erscheinungen gesehen wie Röte oder Blässe des Gesichts, Schwitzen, Speichelfluß, Schluckauf, schnelle Herzschlagfolge u. a.

Bemerkenswert ist ferner, daß bei *großhirnlosen (anenzephalen) Neugeborenen* die dem Zwischenhirn zuzuordnenden Leistungskomplexe ungestört sind: Schreien, Schlafen, Saugen, Erbrechen, unwillkürliche Mimik.

Ein Schlaglicht auf die Beziehungen zwischen Großhirn, insbesondere Stirnhirn, und Thalamus wirft das Ergebnis der *frontalen Leukotomie*. Operativ, meist auf stereotaktischem Wege, wird nach dem Vorschlag von E. Moniz (1935) die Bahn zwischen Thalamus und Stirnhirn durchtrennt. Moniz ging von der Vorstellung aus, daß die Gefühlsbetonung der Denkprozesse vor allem im Thalamus, der Denkprozeß selbst an die Hirnrinde gebunden sei. Die Kranken litten vorher an medikamentös nicht beherrschbaren Schmerzen, an Zwangsverhalten mit Depression, Angst und übertriebener Skrupelhaftigkeit u. a. Die operativen Ergebnisse sind nicht einheitlich, in vielen Fällen bleibt das Leben der Kranken weiterhin sehr problematisch. Vorherrschend ist aber in den hinsichtlich der Indikation oben genannten Fällen, daß nun „dem Affekt der Wind aus den Segeln genommen" wurde. Die Kranken werden gelassener, manchmal in einem wiederum pathologischen Sinne gleichgültig und stumpf. Sie fühlen ihren Schmerz zwar noch, werden ihm gegenüber aber gleichgültig, sie fühlen sich dadurch nicht mehr belästigt. Der heilsame Effekt wird so erklärt, daß ihnen die an die Schmerzempfindung gekoppelte subjektive Bewertung jetzt erlassen ist, da nun der Schmerz zwar gefühlt, aber nicht wie früher erlebt und erlitten wird. Der Wegfall kortikaler Kontrollmechanismen führt bei nicht wenigen Kranken zu Taktlosigkeit, Egozentrizität und Rücksichtslosigkeit. Auch Tierversuche haben einen spannungsabbauenden Effekt bestätigt. Aggressive Affen werden auffällig zahm, furchtsame verlieren ihre Ängstlichkeit (Hess 1962).

In großen Mengen werden heute sehr verschieden wirkende Substanzen therapeutisch als **Psychopharmaka** oder suchthaft als **Drogen** angewandt; auch sie verbesserten den Einblick in die Funktionen der Hirnstrukturen insbesondere im Hinblick auf das limbische System.

Allerdings ist hier mehr Deskription als Interpretation der Wirkungen möglich. Ohne daß wir näher trennen wollen, sollen einfach die Wirkungen auf die Hirnfunktion hinsichtlich Empfinden, Erleben und Verhalten des Kranken (wozu auch der Süchtige gerechnet sei) registriert werden. Hier interessiert einfach die Hirnstruktur, „das Klavier, auf dem der Pianist spielen kann", – so oder so.

Die *Wirkung auf die Stimmung* kann in einer *Neutralisation* liegen, insofern als sich geringere Bewegtheit, Gleichgültigkeit, Mangel an Zuwendung an die Umwelt einstellen. Die Wirkung kann auch über die Beseitigung affektiver Spitzen hinausgehen und zur Bewußtseinstrübung führen. Umgekehrt bringt *Stimulation* gesteigerte Zuwendung, lebhafte Reaktionen auf die Umwelt, höhere Denkleistung, gesteigerte Eigenreflexion; dies oft unter dem Bild, daß jemand unter Zwang und Drang handelt. Auf einer ausgewogeneren Stufe wirkt der Kranke (nur) euphorisiert. Spannungen lösen sich, behaglich erlebt er sich, die Zuwendung zur Umwelt hat wohlwollende Züge. *Gänzlich abnorme Stimmungsvarianten* lassen keinen Zusammenhang zur Ausgangslage oder zu einer für den Mitmenschen einfühlbaren aktuellen Situation erkennen: abnorme Glücksgefühle, sprudelnde Lustigkeit, eingefrorene Trauer, ekstatische Zustände, paranoide Einstellungen, extreme Stimmungslabilität. Hier sehen wir also keine Variation einer im Lebenszusammenhang liegenden seelischen Lage (Stimmung, Bewußtsein); es ist eine ganz und gar pathologische psychische Situation entstanden (Psychose).

Ferner gibt es *Verfälschungen der Wahrnehmungsinhalte*. Es können einfache *Fehlurteile der Sinnesorgane* sein, z. B. die Gelbfärbung der Gegenstände unter Santoninvergiftung (Mittel gegen Würmer), die dem Kranken bewußt wird, die er aber einfach registriert. Weitergehend wirken sich die *halluzinatorischen Veränderungen* aus. Hier wird etwas, was nicht da ist, empfindungsmäßig und nicht nur gedanklich erlebt. Meist sind es optische Halluzinationen, irreale optische Formen, ein anderes Raum- und Zeitgefühl, Verkennung von Personen und deren Absichten. Da sich bei diesen Empfindungen der Bedeutungsgehalt des Wahrgenommenen verändert, ist eine breite Skala von nach außen wirksamen Reaktionen und von Stimmungsänderungen zu beobachten, von euphorischer und manischer Gehobenheit, Glücksgefühl, von Sprechlust und Kontaktfreudigkeit bis zu zielloser Unruhe und Verwirrtheit, zu Angstzuständen und panischem Mißtrauen, zu Depression und Suizidgefahr. Wie man sieht, beeinflussen Wahrnehmungsveränderungen Affekte und Stimmungen, wie diese umgekehrt auch das Wahrnehmen in vielen Feinheiten beeinflussen.

Von Bedeutung sind nicht zuletzt auch Zusammenhänge zwischen *Störungen im hormonellen System und psychischen Auffälligkeiten*. Hierauf gehen wir später im klinischen Zusammenhang ein.

Für die **Aufklärung der Ausdrucksbahnen**, also der Wege, auf denen ausdruckswirksame Impulse ins Ausdrucksgelände einstrahlen, haben Anatomie, Physiologie und Klinik Hand in Hand gearbeitet.

Zur mimischen Motorik. Bei der Fazialislähmung im 2. Neuron fällt die Möglichkeit zu unwillkürlichen und willkürlichen mimischen Bewegungen aus, ebenso der reflektorische Augenschluß. Andererseits gibt es Fälle, bei denen die Willkürmotorik ausgefallen, die affektive (unbewußte) aber erhalten geblieben ist. Es gibt Erkrankungen der Nervenbahnen, bei denen das Gesicht in Ruhe gespannt ist und im Affekt oder beim Sprechen sich langsam, umständlich und grob bewegt (zerebrale Kinderlähmung, Gefäßprozesse bei alten Menschen). In anderer Situation ist die Mimik in Ruhepausen unauffällig, eher schlaff, die einsetzende Mimik aber ungezügelt, abrupt und überschießend, so daß sich das Gesicht grimassenhaft verzerrt (choreatische Bewegungsform). Oder die mimische Bewegung ist wie gegen einen erheblichen Widerstand zähflüssig verlangsamt und plump (athetotische Bewegungsform). Bei der Lähmung motorischer Augennerven treten die Augen in Schielstellung, Doppelbilder werden vom Kranken beklagt.

Empfindungen von der Gesichtsoberfläche werden vom Trigeminusnerv abgeleitet. Nach seinem Ausfall unterbleibt der reflektorische Augenschluß bei Berühung von Bindehaut oder Hornhaut. Bei doppelseitiger Fazialislähmung werden Schmerzen von der Gesichtshaut zwar abgeleitet, die mimische Schmerzreaktion bleibt aber aus.

Auf die *vegetative Innervation des Gesichts* weist das gustatorische Gesichtsschwitzen, ein meist einseitiges Rotwerden mit starkem Schweißausbruch im Schläfenbereich, und das gustatorische Weinen, das sogenannte Syndrom der Krokodilstränen hin; es tritt beim Essen oder beim Anblick von Speisen auf. Röte, Blässe und Schweißausbruch können auch anfallsweise, unabhängig von aktuellen seelischen Abläufen oder außerhalb physiologischer Anpassungsreaktionen vorkommen.

Diese mimischen Erscheinungen deuten eine *Vielfalt reizübermittelnder Bahnen* an, die vom und zum Gesicht laufen. Sie können isoliert geschädigt werden, was auf eine von anderen Bahnen getrennte Reizführung und möglicherweise auch auf eine räumlich getrennte Reizentstehung hinweisen dürfte. Andererseits sind auch Verknüpfungen auf verschiedenen Niveauflächen zu folgern, so ein bulbärpontiner trigeminofazialer Reflexbogen (unterer Hirnstamm mit Verknüpfungen zwischen dem motorischen Fazialis- und dem sensiblen Trigeminusnerv) und eine Vielfalt weiterer Verknüpfungen zwischen den einzelnen Leistungsträgern der Muskelmotorik, der Sensibilität und der vegetativen Motorik sowie den großen Sinnesorganen Auge, Gehör, Geruch und Geschmack.

Ort des Geschehens: Ausdrucksgelände
(Abb. **60**, S. 73)

In den bisherigen Betrachtungen sind wir von der *Ganzheit des Gesichts in seiner Physiognomie und Mimik* ausgegangen. Die aktuell wichtigsten Aussagen kommen aus der *Mimik* einschließlich der Augen und aus den vegetativen Ausdruckszeichen. Die Grundmelodie spielen die *statische Struktur*, die Beschaffenheit der Haut, des Unterhautzellgewebes, des Schädelskeletts und die Proportionen der Gesichtsteile, ferner die Augen und die besonderen Bildungen des Gesichts, Nase, Stirn und Kinn. Auch deren großer Eindruckswert steht außer Zweifel.

Für die erworbenen Gestaltänderungen wie die *mimischen Spuren* ist die Interpretation kein Problem. Für die *konstitutionellen Gesichtsbildungen* möchte man in vorsichtiger Festlegung mit R. Kirchhoff (1957) meinen, daß nicht alle daran geknüpften Ausdruckseffekte Fehlinformationen sind. Mehr ist davon gesichert nicht zu sagen. Einen Beweisschritt wie in der Darstellung des Kindchensschemas kann man vollziehen, weitere Beweise und gesetzmäßig zuverlässige Bezüge fehlen aber zu den konstitutionellen physiognomischen Strukturen.

Im Gesicht des Kranken finden sich **zwei Gruppen von Krankheitszeichen:**
- lokale Veränderungen der Gesichtsstruktur, Veränderungen von lokaler Bedeutung – wir nennen sie *autochthone Krankheitszeichen;*
- gesteuerte Krankheitszeichen, die auf humoralem und nervalem Weg entstanden sind.

Die ersten Gruppe von Krankheitszeichen hat keine direkte Beziehung zum Ausdrucksgeschehen. Solche umschriebene Gesichtsveränderungen beschränken aber die Ausdrucksmitteilung, schränken praktisch das Ausdrucksvermögen ein, wenn sie an ausdruckspsychologisch bedeutsamer Stelle sitzen – selbst wenn die Ausdrucksgestaltung daneben objektiv ungestört verläuft. Die pathologische Bildung drängt sich in den Vordergrund. Das beobachtende Auge ist abgelenkt und gefesselt, der daneben gestaltete Gesichtsausdruck wird nicht mehr voll erlebt. In schweren Fällen von ausgedehnten Veränderungen im Gesicht wird die Struktur des Ausdrucksgeländes so nachhaltig zerstört, daß das Ausdrucksvermögen des Gesichts erlischt.

Am leichtesten ist eine einseitige Lähmung der mimischen Muskulatur oder ein umschriebener Reizzustand derselben Muskeln zu erkennen und zu deuten.

Da der mimische Apparat (im weitesten Wortsinne) versagt oder zumindest beeinträchtigt ist, spricht man von **Werkzeugstörungen** (Kirchhof 1960, Hertl 1962).

Wenn lokale Krankheitszeichen ohne weiteres als solche erkennbar und einem analysierenden Auge vom Ausdrucksgeschehen differenzierbar sind, dann nur deswegen, weil sie die Gesichtshaut eindeutig verändern und die Harmonie und Symmetrie der Gesichtsstruktur stören. Es bekommen aber einige autochthone Gesichtsveränderungen Ausdruckskraft, wenn sie große Ausdehnung besitzen, symmetrisch angeordnet sind und dabei die Gesichtsoberfläche intakt geblieben ist. Wir denken an doppelseitige Gesichtsmuskelerkrankungen, z.B. an das verzerrte Gesicht bei Wundstarrkrampf, an das Gesichtsödem bei schwerer Nierenerkrankung, an das Gesicht bei chronisch behinderter Nasenatmung, aber auch an die Schielstellung der Augen. Zwangsläufig verbindet sich mit diesen Gesichtsbildern für den Betrachter ein Ausdrucksinhalt, und er unterliegt einer Täuschung, solange sich sein Urteil nur auf den Gesichtsausdruck und nicht auch auf prüfende neurologische und psychologische Verfahren stützt. Im Grunde sind auch dies Werkzeugstörungen, hier müssen aber weitere Gesichtspunkte für die Deutung herangezogen werden.

Verknüpfungen von Innen und Außen: Ausdrucksbahnen
(Abb. **60**, S. 73)

Impulse des Gesichtsnervs (Fazialis) und der Nerven der äußeren Augenmuskeln bewegen die *mimisch wirksame Muskulatur:*
- Willensabhängige, bewußte Motorik, *Willkürmotorik.* Bewußtes Wollen aus Vorstellungen und Erwägungen lösen sie aus.
- *Ausdrucksmotorik.* Sie bringt instinktiv, unbewußt, unwillkürlich affektiv ausgelöste Bewegungsbilder, die affektive Mimik.
- *Reflektorische, vom Willen unabhängige Motorik.* Sie hat keine Ausdrucksabsicht und schließt z.B. das Auge bei Hornhautreizung.

Für diese Aufgaben sind **drei motorische Nervenbahnen** zu unterscheiden:
- die *willkürmotorische,* die ihren Ursprung am basalen Drittel der vorderen Zentralwindung des Großhirns hat und am Ursprungskern des Fazialisnervs vorläufig endet (sog. Pyramidenbahn, wegen der Pyramidenform der Ganglienzellen);
- die *extrapyramidalmotorische Bahn.* Sie ist einer willkürlichen Benutzung entzogen. Da sie aus mehreren Neuronen zusammengesetzt ist, ergeben sich auf verschiedener Höhe des Verlaufs durch den Hirnstamm Korrekturmöglichkeiten an der Reizqualität. Die affektabhängigen Impulse strömen ein. Mitteilungen der Tiefensensibilität und des Gleichgewichtsorgans sind zu berücksichtigen. Zum extrapyramidalen System gehören das Striatum und ein Teil des Thalamus

des Zwischenhirns, die Substantia nigra und der Nucleus ruber des Mittelhirns – alles Nervenzellanhäufungen im Hirnstamm, weshalb man zusammenfassend anstelle von „extrapyramidalem System" auch vom „System der basalen Stammganglien" spricht. Großen Einfluß auf die Arbeitsweise dieser Kerne, auf den „Aktionstonus", nimmt das hormonelle System;
– die *vegetativmotorische Bahn,* die – unwillkürlich in Tätigkeit – die wenigen glatten Muskelfasern im Lidheber, in der Augenhöhle hinter dem Augapfel und an der Iris mit Bewegungsimpulsen versorgt.

Wie die willkürmotorischen Nervenbahnen endigen die extrapyramidalmotorischen vorläufig am Fazialiskern im verlängerten Mark. Auf der Bahn des Fazialisnervs nehmen dann die Impulse aus beiden motorischen Systemen den letzten Weg gemeinsam durch das Felsenbein und über die Ohrspeicheldrüse hinweg zur mimischen Muskulatur. Die prinzipiell gleiche Organisation wie für den Fazialisnerv findet sich für die motorische Portion des Trigeminusnervs (für die Kaumuskulatur mit dem mimischen Effekt der Kieferöffnung) und die Okulomotorius-, Trochlearis- und Abduzensnerven (Bewegung des Auges).

Das *extrapyramidale System* ist also von der wesentlicheren Bedeutung für den Gesichtsausdruck, weil es die unbewußten motorischen Ausdrucksimpulse ins Ausdrucksgelände Gesicht leitet. Was *dagegen die Willkürmotorik für den Gesichtsausdruck bringt,* ist kein unbewußter Ausdruckseffekt, sondern eine ins Gesicht gelegte willkürliche, zweckgerichtete mimische Geste. Sie kann auf den Mitmenschen aber doch wie echter Ausdruck wirken.

Das unbewußtmotorische (extrapyramidale) System ist schon im Mutterleib und bei Neugeborenen voll in Funktion, das willkürmotorische wird erst nach dem vierten Lebensmonat funktionell reif. Alle extrapyramidalen Bewegungen sind also angeboren; dennoch verfeinert und erweitert sich auch diese Motorik mit der Entwicklung. Was z. B. ein Fahrschüler oder ein übender Apoplektiker in der Rehabilitation lernt, übt sich zunächst mit bewußten, pyramidalen Impulsen. Die Bewegungen gehen dann bald „wie von selbst", weil sie vom extrapyramidalen System übernommen, ihm „eingepaukt" wurden.

Ein durch einen Großhirnprozeß halbseitig gelähmter Patient hat auf der gelähmten Gesichtsseite in Ruhe ein schlaffes, ausdruckslos wirkendes Gesicht, dessen Muskulatur er auch auf Kommando oder durch Nachahmung nicht bewegen kann. Kommt er aber in freudige oder traurige Stimmung, kann ein volles Lachen oder Weinen auch in der gelähmten Gesichtshälfte erscheinen. In ähnlicher Weise ist ein Kranker mit einer mimischen Apraxie, die meist durch einen raumfordernen Prozeß im Balken entsteht, nicht imstande, mimische Bewegungen auf Aufforderung zu vollziehen. Im natürlichen Umgang mit seinem Mitmenschen zeigt er aber ein unauffälliges Mienenspiel, und Bewegungen, die er willentlich nicht ausführen kann, gelingen nun mühelos. Umgekehrt sieht man bei Patienten mit einer Störung der Mittelhirnregion (z. B. akutes traumatisches Mittelhirnsyndrom) mimische Starre und Ausdrucksunfähigkeit, obwohl die Gesichtsmuskulatur willkürlich nach Anweisungen bewegt werden kann. Diese Kranken sprechen auffällig monoton, sie sind unfähig, ihrer Stimme Modulationen zu verleihen. Die vom extrapyramidalmotorischen System geleisteten Zugaben zur Luftstromlenkung, die die affektive Färbung in die Stimme bringen, fehlen.

Sensible Fasern führen auf der zentripedalen Trigeminusbahn aus der Gesichtsfläche Empfindungsqualitäten für Schmerz, Temperatur und Berührung, auch für die sogenannte Tiefensensibilität (Stellung und Spannung aller Gesichtsweichteile) zunächst in das verlängerte Mark. In einem zweiten Abschnitt werden die Empfindungen zum Sehhügel im Zwischenhirn (Thalamus), in vegetative Relaisstationen und in die sog. Fühlsphäre der Großhirnrinde geleitet.

Bahnen des autonomen, des vegetativen Nervensystem empfangen ihre wesentlichen Impulse aus dem Zwischenhirn, dem Hypothalamus und dem Tuber cinereum sowie dem Höhlengrau des Mittel- und Rautenhirns. Außerhalb des Zentralnervensystems laufen die Neuriten, die für den Gesichtsausdruck bedeutsam sind, einerseits mit den Blutgefäßen, andererseits mit dem Okulomotorius und dem Fazialis.

Vorbereitete Gußformen: Ausdrucksmotoren
(Abb. **60**, S. 73)

Es gibt im Gesicht des Kranken eine besondere Gruppe von Ausdruckserscheinungen, die sich *wie aus einem Guß* darstellen und vom Mitmenschen *intuitiv als seelischer Ausdruck empfunden* werden. Nichts am Erscheinungsbild verrät, daß andere als physiologische Reize zu dieser Ausdrucksform geführt haben. Diese Ausdrucksbilder unterscheiden sich aber vom physiologischen Ausdruck dadurch, daß hinter ihrer Fassade nicht der entsprechende seelische Inhalt steht. Man spricht daher von **seelisch unfundierten Ausdrucksphänomenen** (Hertl 1962) oder **pseudoexpressiven Erscheinungen** (Kirchhoff 1963). Beispielhaft sei schon jetzt das Gesicht der Hyperthyreose genannt, dessen Ausdruck größten Schreckens nicht gleichsinnigen Empfindungen des Kranken entspricht (Abb. **156**), oder das „gefrorene Lächeln", das Kranke mit der Wilson-Krankheit (hepatolentikuläre Degeneration) zeigen (Abb. **159**). Die Krankheit produziert akute Affektzustände wie z. B. Wutanfälle, die endogenen Ursprungs sind.

Es spricht also manche klinische Beobachtung dafür, daß **Ausdrucksmotoren**, Kräfte, die den Gesichtsausdruck im Ausdrucksgelände entstehen lassen, von den aktuellen seelischen Inhalten und Abläufen zu trennen sind. Wir sprechen von Ausdrucks*motoren*, von Motoren, die als in sich selbständiger Apparat auf von außerhalb kommende Befehle hin eine programmierte Leistung vollbringen. Was diese „Realisatoren" gestalten, ist wie auf einer Matrize oder in einem Model vorgefertigt gegeben, „formstarr" (Lorenz), wenn auch in der Intensität modulationsfähig. Sie empfangen Reize aus übergeordneten Hirnbereichen, die wir **Ausdrucksinitiatoren** nennen (und im nächsten Abschnitt näher begründen). Sie empfangen ferner Reize aus der Körperperipherie (sensible Qualitäten, z. B. Schmerz, oder sensorisch-optische Eindrücke). Der Arbeitstonus der Ausdrucksmotoren wird wesentlich vom hormonellen System beeinflußt.

Klinische Symptome und die pathologische Anatomie solcher Störungen lassen vermuten, daß die Ausdrucksmotoren im Zwischenhirn lokalisiert sind. Ein beweisendes Wort zu diesen Vorstellungen sprechen die Reizbefunde am Zwischenhirn, die ich oben skizziert habe und die insbesondere mit dem Namen von W. R. Hess verknüpft sind. Im Zusammenhang müssen sie aber noch etwas näher interpretiert werden. Wie wir uns erinnern, ist bei den Reizeffekten immer eine gleichzeitige Wirkung an den Ausdrucksmotoren und den Ausdrucksinitiatoren abzulesen. Seelische Inhalte und Ausdrucksphänomene entsprechen sich. Aber alles steht nicht im Zusammenhang mit einem lebensechten Reiz oder zur gegebenen äußeren Situation des Versuchstieres oder des Kranken. Es weicht somit ebenso ab von der Wirklichkeit wie eine Halluzination, die allein für einen Kranken oder einen Menschen, der unter Drogen steht, Realitätswert hat.

Die Impulse der Ausdrucksmotoren gehen, anatomisch-physiologisch betrachtet, über die extrapyramidalmotorischen und vegetativen Zentren und ihre Bahnen ins Ausdrucksgelände.

Was die Seele bewegt: Ausdrucksinitiatoren
(Abb. **60**, S. 73)

Die Ausdrucksinitiatoren sind *definiert als seelische Inhalte und Vorgänge, die zum Ausdruck drängen*. In der Psychologie spricht man vom Ausdruckssubjekt. Ob diese „Innerlichkeit" zum Ausdruck kommt, hängt von ihrer *Intensität*, von der *Ausdrucksgeneigtheit* des Individuums und dem *Vermögen des Gesichts, es auszudrücken*, ab.

Die Fülle der seelischen Inhalte und Vorgänge ist am leichtesten dort zu umreißen, wo diese bewußt sind und somit *zum Bewußtsein* gehören. Ihr Umfang ist aber damit nur von einer Seite umschrieben. Der *unbewußte und unterbewußte seelische Raum* ist weder inhaltlich noch im Ausmaß seiner Bedeutung überschaubar. Sicher ist, daß er große Bedeutung hat und für die unbewußte Verarbeitung bewußter seelischer Eindrücke mindestens von ebenso großer Tiefen- und Dauerwirkung ist wie die persönlichkeitsgeprägten Tätigkeiten, die sich im Nachdenken oder Erinnern auf der bewußten Ebene abspielen.

Betrachten wir die geistigen Inhalte im einzelnen, die wir zusammen mit ihren somatischen Entsprechungen **Ausdrucksinitiatoren** nennen:

- *Sinnesreize* stoßen Gefühle an und beeinflussen Stimmungen. Eine z. B. in nächster Nähe einstürzende Wand läßt „Angst" und „Schrecken" entstehen.
- Bei der Gestaltung der leibseelischen Gesamtreaktion, die zum Teil als Ausdruck erscheint, wird immer auf *„Affektkonserven"* zurückgegriffen, auf Engramme früherer Erlebnisse, Erfahrungen des Individuums oder der Art. Hier treten also aus dem Tiefen-Ich Ausdrucksinitiatoren hervor. Im Grunde lösen sie ja jede Affektreaktion erst aus. Sie bestimmen jedes Affektbild nach seiner Stärke und in vielen anderen Einzelheiten seiner Prägung.
- Auch in *Denkvorgängen* des Erkennens, Nachdenkens, Sich-Erinnerns, in bildhaften Vorstellungen, im schöpferischen Schaffen entsteht manches, was auch zum Ausdruck kommt. Auch in solchen Bewußtseinsinhalten liegen somit Ausdrucksinitiatoren.

Die Zusammenhänge zwischen diesen drei Untergruppen sind für jeden Ausdrucksvorgang sehr intensiv, ihr einzelner Anteil für die Ausprägung des jeweiligen Ausdrucksbildes natürlich sehr verschieden.

Die Intensität der affektiven Bewußtseinsinhalte kann *willentlich beeinflußt* werden. Als Beispiel sei hingewiesen einerseits auf die Wirkung der Affektbeherrschung z. B. bei einem Diplomaten, andererseits auf die hemmungslose Hingabe an eine Trauer mit heftig strömenden Tränen. Andererseits werden wir in der Besprechung der Affekttheorien erkennen, daß ein Affekt dann abklingen muß, wenn sich die körperlichen Mitreaktionen erschöpfen, wenn also die körperliche Resonanz abklingt. Für diese somatische Verankerung eines solch komplizierten geistigen Inhalts scheint einerseits die Großhirnrinde, andererseits der weite Bereich des Zwischenhirns mit dem Hypothalamus von entscheidender Bedeutung zu sein.

Was innen verknüpft: das limbische System
(Abb. **57** und **60**, S. 73)

In unserer bisherigen Besprechung haben wir die Ausdrucksorganisation bewußt nach funktionellen Gesichtspunkten gegliedert und haben dies nach ausdruckspsychologischen Anforderungen und Maßstäben getan. Wir wollen zu einer ausdruckspsychologischen Anschauung kommen. Anatomische und physiologische, auch pathologisch-anatomische Befunde haben uns dabei konkretisierend begleitet und punktuell von sich aus Abschnitte einer Struktur der Ausdrucksorganisation angedeutet, die es nun gilt, soweit mit heutigem Wissen möglich, durch ein verknüpfendes Band zu einem Wirkganzen zu konstruieren.

Eine nähere Lokalisation im Sinne des Zentrumsdenkens ist heute nicht mehr aktuell, die synaptische Verknüpfung aller Bereiche des Zentralnervensystems kommt einem Verständnis seiner Arbeitsweise am nächsten. Seit 40 Jahren spricht man vom **limbischen System** (Mac Lean). Ein *neuraler Koordinationsapparat* verknüpft phylogenetisch alte und junge Hirnabschnitte mit sehr verschiedener Leistung. Er wird damit nicht nur lebenswichtigen, Einzelwesen und Art erhaltenden Anforderungen in der Tierwelt gerecht, sondern trägt auch in seiner Höherentwicklung die spezifisch menschlichen Gefühls- und Denkqualitäten.

Das Wort *Limbus* (lat., Saum, Borte) wird auf jene Hirnstrukturen im Zwischenhirn, im Gyrus cinguli und in phylogenetisch alten Anteilen des basalen Schläfen- und Stirnhirns angewandt, die den Hirnstamm ringförmig umgeben und gegen den jüngeren Teil des Großhirns, den Neokortex, abgrenzen (Abb. **57**). Zahlreiche Verbindungen (Zingulum, Fornix, Stria termi-

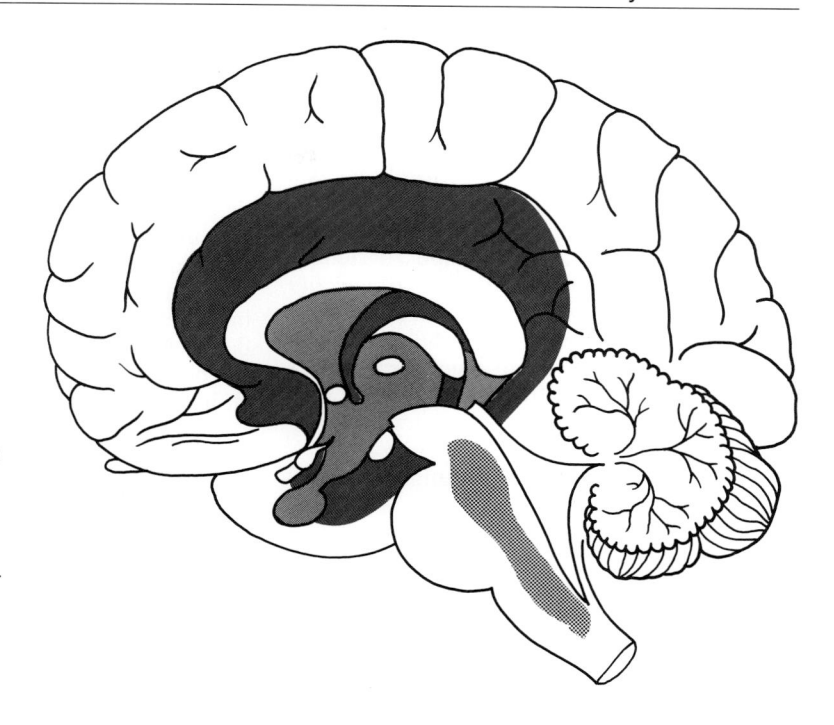

Abb. 57 Limbisches System. Längsschnitt durch das menschliche Gehirn mit den für Affekte und ihren Ausdruck wichtigen Arealen. Schwarz=limbisches System; grau=Thalamus und Hypothalamus mit Hypophyse; grau schraffiert=Formatio reticularis

nalis und weitere Bahnen) bestehen zu Nachbarstrukturen und untereinander, vor allem zum Hypothalamus, zu den Corpora mamillaria, ferner zum Mittelhirn, zum Temporalhirn und Frontalhirn. Das limbische System ist im Bereich von Zwischen- und Mittelhirn mit der schon in früherer Zeit abgegrenzten Formatio reticularis identisch. Deren netzartig verknüpfte Strukturen, zwischen den größeren Nervenzellansammlungen gelegen, setzen sich nach unten ins Rautenhirn und ins Rückenmark fort. Ihnen kommt Zuträger- und Ableiterfunktion für das limbische System zu.

Dieses vielgliedrige und weit reichende anatomische Substrat, das *in verschiedenen Erregungskreisen organisiert* ist, entspricht den vielfältigen Aufgaben, die sich stellen. Für die Adaptation an die ständig wechselnden Umweltbedingungen liefern einströmende Informationen die eine, die äußere Basis. Lebhafte Regelkreise halten die aktuelle Reaktionsbereitschaft des Organismus vor (Intaktheit von Atmung, Kreislauf und anderen Organfunktionen, Wachheit, Haltung, Stimmung, Gedächtnis, aktuelle Gedanken). Für die Umsetzung der einströmenden Impulse, z. B. in eine Emotion oder eine sinnvolle Handlung nach außen, liegen artspezifische Verhaltensweisen modellhaft gespeichert vor. Es sind angeborene und erlernte Reaktionsweisen, in die auch Erfahrungen eingespeichert sind. So ist das limbische System für unsere Gefühle und Stimmungen sowie für deren Ausdruck in motorischen und vegetativen Erscheinungen von höchster Bedeutung. Es bewirkt aus Beziehungen zum Bewußtsein, zu motorischen und vegetativen Arealen und zu hormonellen Leitstellen ein funktionelles Zusammenspiel, das die Individualität eines Menschen schafft und hält, in seiner Aufmerksamkeit, seiner Stimmung, seiner Erlebnisfähigkeit und eben auch in seinem Ausdruck davon nach außen. Im Abschnitt der Affekt- und Ausdruckstheorien wird dies noch anschaulicher werden. Diese einströmenden Impulse kommen sowohl aus dem Neokortexbereich und dem Kleinhirn wie auch aus der gesamten Körperperipherie (Nachrichten aus Hautsensibilität und Tiefensensibilität).

Quantitative Beziehungen zwischen seelischen Inhalten und Ausdrucksgelände

Es ist eine Kernfrage der Ausdruckstheorie, wie sich Ausdruck und Ausgedrücktes, Äußeres und Inneres zueinander verhalten. So wäre der Blick noch einmal vom Gesicht her auf die seelischen Vorgänge zu richten und sich zu fragen (Abb. **58**), *in welcher quantitativen Relation* der Gesichtsausdruck zum seelischen Geschehen steht. Man kann dies den **Ausdrucksgrad** eines Gesichts nennen. Insbesondere Lersch (1955) hat diese Begriffe festgelegt und interpretiert.

Die Ausdruckserscheinungen im Gesicht, im Ausdrucksgelände, sind abhängig
– vom *Ausdrucksvermögen* des Gesichts,
– von der *Fülle und Intensität der seelischen Inhalte und Vorgänge* und
– von der *Ausdrucksgeneigtheit* des einzelnen Menschen.

Diese drei Bedingungen entscheiden den *Ausdrucksgehalt* eines Gesichts.

Das **Ausdrucksvermögen** des mimischen Apparates, also der Grad, wieweit das Gesicht zum Ausdruck befähigt ist, wechselt individuell stark. Das fettreiche Gesicht des Säuglings, die schlaffe Haut des alten Menschen wie auch die Fleischfülle des Adipösen jeder Altersgruppe bringen aus ihren verschiedenen Bedingungen ungünstige Voraussetzungen für mimische Feineinstellungen mit. Ein fettarmes, dünnhäutiges, straffes Gesicht hat also ein größeres Ausdrucksvermögen. Unter pathologischen Umständen werden wir zahlreiche weitere Ursachen aufspüren.

Die **Ausdrucksgeneigtheit** bezeichnet den Grad, wieweit der einzelne Ausdrucksimpulsen gestattet, sich bis ins Ausdrucksgelände auszuwirken. Vom Erwachsenen kennt man den höheren Grad einer Beherrschtheit („sich verschließen"), vom Kind die geradezu ungehemmte Bereitschaft, mit der alles unverfälscht im Gesicht erscheinen darf, was seelisch existiert („offen sein, sich öffnen"). Die vegetativ-neurale Ausdrucksreaktion unterliegt erfahrungs-

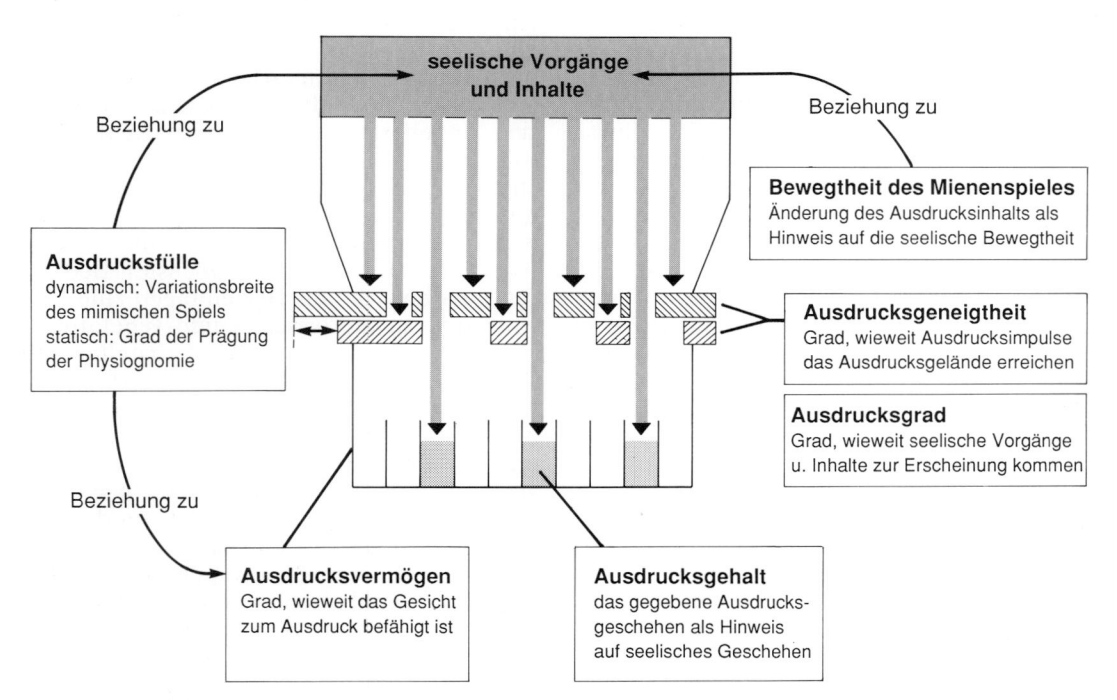

Abb. 58 **Die quantitativen Beziehungen zwischen den seelischen Inhalten und deren Erscheinen im Ausdrucksgelände**

gemäß kaum Einschränkungen oder Erweiterungen.

Dann und natürlich vor allem ist der **Ausdrucksgehalt** abhängig von der Verschiedenheit und der Intensität der seelischen Inhalte. Dieser Faktor ist entschieden altersgebunden und jeweils eine Frage der geistigen Frische und Erlebnisfähigkeit. Daraus folgt, daß ein Säugling noch nicht die Breite von Ausdrucksinhalten haben kann wie ein größeres Kind oder ein Erwachsener und ein im zerebralen Abbau befindlicher alter Mensch eben nicht mehr. Diese Erkenntis korrigiert eine in der physiognomischen Literatur vor allem des 17. und 18. Jahrhunderts stark verankerte Vorstellung, daß das Gesicht des Kindes, vor allem des Säuglings, grundsätzlich noch weniger ausdrucksfähig sei als das des Erwachsenen. Nach dem Satz, daß nur ausgedrückt werden kann, was seelisch existent ist, drückt das Kind eben seine Empfindungsinhalte aus und wenn dabei das Gesicht eines jungen Säuglings außer Schreiweinen, Lächeln, Behagen, Unbehagen und Schlafen nur noch ein indifferentes, scheinbar nichtssagendes Gesichtsbild bereithält, entspricht dies einfach der schmalen Skala an Ausdrucksmotiven, die dieser Altersgruppe eigen ist. So gilt: „In der mimischen Lehre spiegelt sich eben das seelische Nichts wider" (Lersch 1955). Wir werden aber sehen, wie stark die Gültigkeit dieses Satzes durch die Krankheit eingeschränkt ist.

Bei der **Ausdrucksfülle** eines Gesichts unterscheidet Lersch zwei Formen. Sie bezeichnet im zeitlichen Ablauf des Mienenspiels die Variationsbreite des Ausdrucksgeschehens, im statischen Gesichtsausdruck die Intensität der Prägung der Gesichtsoberfläche, also wieweit sich frühere mimische Ereignisse als mimische Spur erhalten haben. Beide Formen hängen sowohl vom Ausdrucksvermögen des Gesichts wie vom Impulsangebot aus dem seelischen Bereich ab. Die Ausdrucksfülle der Mimik ist beim Neugeborenen und jungen Säugling noch gering, beim alten Menschen schon wieder eingeschränkt.

Zuletzt wäre noch über die **Grade der Bewegtheit des Mienenspiels** zu sprechen, in denen sich die seelische Veränderlichkeit des Individuums ausdrückt. Große Bewegtheit ist Ausdruck eines großen Wechsels des seelisch Aktuellen; im Extrem zeigt sich seelische Labilität. Geringe Bewegtheit weist entweder auf Zähflüssigkeit und Trägheit des Bewußtseinsstromes hin oder auf starke willensmäßige Unterbindung der mannigfach auftauchenden seelischen Antriebe (starke Konzentration), woraus jeweils eine gewisse Konstanz der seelischen Zustände resultiert. Das Kind zeigt nur geringes Konzentrationsvermögen und gleitet, je jünger desto mehr, von einem Objekt seines Interesses zum anderen. Die Bedingungen der Umwelt induzieren leicht einen Wandel der gegebenen Stimmung, der sich das Kind jeweils mit großer Ausdrucksgeneigtheit zu einem hohen Ausdrucksgrad hingibt. Erst die geistige Reife schränkt diese Labilität und weitgehende Offenheit ein.

Die **besondere Stellung des Kindes gegenüber dem Erwachsenen** sollte für die Situation der Krankheit noch näher ausgeführt sein.

Das *Gesicht des Kindes* ist immer glatter, flacher und einfacher, weniger geprägt als beim Erwachsenen (S. 17). Bei ihm ist mit größerer Wahrscheinlichkeit zu erwarten, daß im kranken Gesicht alles vom gewohnt Normalen Abweichende von der momentanen Erkrankung abhängig ist und darauf hinweist. Bei einem *Erwachsenen* und gar bei einem alten Menschen können nämlich manche auffälligen Ausdruckserscheinungen sowohl von einem akuten wie von einem chronischen somatischen Leiden wie auch von Lebensnöten primär psychischer Art gegeben sein.

Das Kind gibt sich ohne Hemmungen und (gewöhnlich) ohne Absichten den *Wirkungen der Krankheit* hin (Abb. **59**). Sein Krankheitsausdruck ist impulsiv, reflektorisch, instinktiv, ungekünstelt, ohne Einfluß des Willens, somit objektiv. Beim Erwachsenen durchläuft der Ausdruck von vielen Krankheitszeichen zunächst die Kontrolle der Vernunft, das Sieb der Absichten und Hemmungen. Zuletzt mischt sich dann diesen Krankheitszeichen im Gesicht noch der Ausdruck von Gedanken um die Krankheitsursache und von Sorgen um die Zukunft bei. Der Erwachsene kann noch im Sterben lächeln, den Angehörigen zuliebe; das Kind tut es nicht. Solange ein Kind

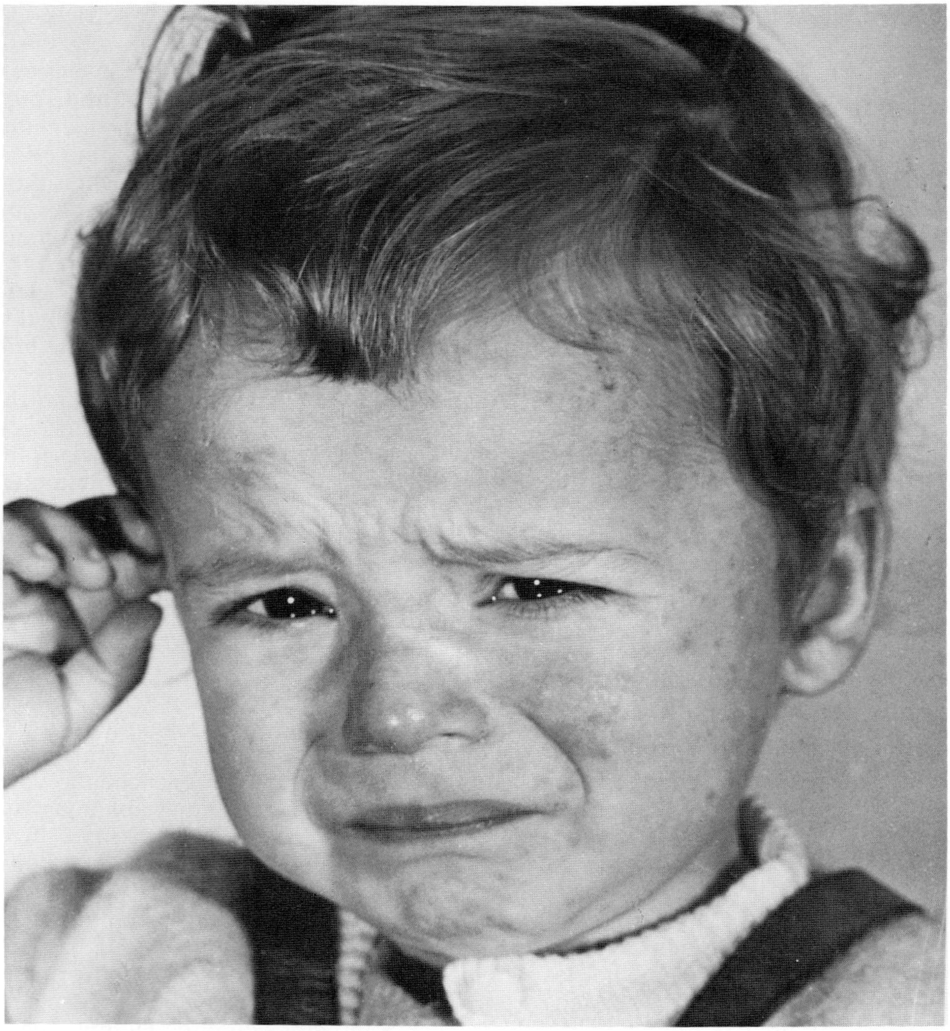

Abb. 59 Einvernahme durch die Krankheit: 2jähriger Junge mit Masernerkrankung. Augenbrennen durch Bindehautentzündung, behinderte Atmung durch Schnupfen, Fieber, gespannte Haut durch den blühenden Ausschlag

noch zum Lachen zu bringen ist, steht es mit ihm nicht allzu schlecht. Beim Kind ist ein Ernstwerden das Frühsymptom einer Erkrankung.

Affekt und Ausdruck – Affekttheorien

Der Kontrast zwischen Gefühl und Denken einerseits, der Körperstruktur und -funktion andererseits und ihr Zusammenwirken zur gelebten Einheit bewegt als ewige Frage das menschliche Selbstverständnis. Intuitiv geht natürlich jedermann von dieser Einheit aus.

Forschend und erklärend wurde die Frage, wo dieses Phänomen Seele im Körper zu lokalisieren sei, in der Regel im dualistischen Sinne beantwortet. Lokalisierte Gefühlserfahrungen ließen im Altertum den **Sitz der Seele** im Herzen, in der Leber, in den Atmungsorganen („Pneuma", „lebendiger Odem") oder im Sonnengeflecht des Oberbauches (Plexus solaris) vermuten, was man mit eigenen Leibeserfahrungen beim Kranksein wenigstens nachvollziehen kann. Für Aristoteles (389–322 v. Chr.) war das Gehirn noch eine mit vielen Windungen ausgestattete Kühlanlage für die heißen Dämpfe, die vom Herzen hochsteigen. In der Medizinschule von Alexandria wurde dagegen dem Empfinden und Denken der Sitz im Gehirn, nicht mehr im Herzen zugeordnet. Das Bild vom „Gefängnis der Seele im Körper" war durchs ganze Mittelalter hindurch gängige Vorstellung.

Descartes (1596–1650) führte als erster die scharfe Trennung der erlebten Seelenzustände und des körperlichen Geschehens ein; er trennte in zwei Wirklichkeiten, um sie für sich beobachtbar, beschreibbar und erforschbar zu machen. Damit war aber die lebendige Wirklichkeit nicht zu umgreifen.

Im 18. Jahrhundert kamen antike Vorstellungen wieder in den Vordergrund. Die „Psyche" (ψυχη) der Griechen war Lebenskraft und Leben, gleichzeitig belebter Organismus und Person; eine Einheit von Leib und Seele war damit gemeint. Von den Alten stammte ja auch der „weisliche" Satz: „Anima tota est in corpore toto" (Krüger 1740); „Die Seele ist in allen Teilen meines Körpers", sagt es identisch Kant mit seinen Worten. Diese Auffassung trug dann die Physiognomiker wie Lavater, für die Äußeres nur eine andere Erscheinungsweise des identischen Inneren war. Die Zeiten, in denen der Leib als das geringgeachtete Gefäß des Geistes aufgefaßt wurde, waren vorbei.

Spätere naturwissenschaftlich akzentuierte Bemühungen ließen zwar den Gesamtorganismus als Auswirkungsbereich seelischer Inhalte nicht aus den Augen, operierten aber wieder verstärkt mit der gedanklichen Auftrennung in Leib und Seele. Das *Gehirn, vor allem die Hirnrinde,* hatte die privilegierte Stellung für alles, was mit Denken und Fühlen zusammenhängt. Zweifellos hat diese Auffassung über Gall und Spurzheim (Phrenologie) und Broca (Sprachzentrum) hinaus wissenschaftlich sehr wertvolle Früchte gebracht. Es konnte ja auch kein Zweifel sein, daß jede Wirkung des Leibes auf die Seele über das Gehirn geht; eine andere Wirkung ist nicht bekannt und nicht denkbar. Aber einem vertieften Verständnis menschlicher Existenz konnte sie nicht entgegenarbeiten.

Im Synthesedenken kamen Begriffe wie Leib-Seele-Komplex oder Leib-Seele-Einheit auf. Es paßt ins Zeitbild, daß im Jahre 1879 nach Angabe des Oxford-Lexikons anstelle der sprachlichen Und-Verbindung „Leib und Seele" das Wort „Psychophysik" eingeführt wurde (K. Bühler 1960), und ferner, daß 1887 C. G. Lange seine heftig diskutierte Affekttheorie entwarf.

Hartnäckig vertiefte man sich weiterhin in die Erforschung von Struktur und Physiologie des Gehirns. Ein Indikator dafür ist die Tatsache, daß zwischen 1890 und 1920 die Themen „Gehirn und Seele" oder „Materielle Grundlagen der Bewußtseinserscheinungen" typisch und sehr beliebt waren in wissenschaftlichen Festvorträgen, in Antrittsvorlesungen, zur Kongreßeröffnung und am Geburtstag des Landesvaters. Soviel man auch erforschte, durch überzeugende Ergebnisse sich auf Funktionen und Verknüpfungen des Gehirns festlegen konnte, im Grundsätzlichen ging es nicht weiter hinaus: „Der Inhalt des subjektiven Erlebens" ist „an den Bau des Gehirns und die Eigenschaften der strukturellen Elemente gebunden ... Nur solche Bewußtseinsinhalte" können „entwickelt werden, .. welche in der Organisation des Gehirns ihre Entsprechung haben" (Hess 1962). Erregungsprozesse werden definiert, „die letzte faßbare Ursache der Bewußtseinsvorgänge ..., auf welche Weise aus dem Erregungsgeschehen im Gehirn das Psychische entsteht, weiß niemand" (Buttkus 1956). „Eine faktische, nicht illusionäre Magie ... Das Reich ‚der Mittelursachen' zwischen Leib und Seele ist unüberschreitbar. Man greift immer über einen unausgefüllten Abgrund hinüber, indem man die empirisch belegbaren Beziehungen von Körperlichem und Seelischem aufweist" (Jaspers 1959).

Nur Hypothesen helfen über diese Distanz. Wie die Seele auf den Leib, der Leib auf die Seele wirkt, ist daher insbesondere in den letzten hundert Jahren Inhalt mehrerer **Affekttheorien** geworden.

Nicht jeder Sinneseindruck, jede Wahrnehmung, jeder Gedanke ist von einem Gefühlston begleitet. Führt eine dieser Ursachen zu einer Gemütsbewegung, reagiert der Mensch (oder das Tier) seiner Persönlichkeit entsprechend: Ein Affekt entsteht. Am **Affekt** ist zu analysieren: eine aktue innere Erfahrung, eine Art betroffen, gestimmt zu sein mit der Qualität Lust oder Unlust, schließlich, daß dies zum Teil in mimischen und vegetativen Zeichen äußerlich sichtbar ausgedrückt wird.

Kern jeder Affekttheorie ist die Erfahrung, daß Emotionen immer mit *vegetativen Veränderungen* im Körper einhergehen.

Dies beobachtet der Mensch an anderen, das erlebt er an sich. Dies ist auch in Tierversuchen oder in humanen experimentellen Situationen festgestellt worden. Thiele (1962) hat es in besonderer Klarheit zum *„psychovegetativen Syndrom"* zusammengefaßt mit Erfahrungen, Überlegungen und Formulierungen, die für eine moderne Affekttheorie berücksichtigt sein sollten. Wie ein Resonanzboden reagiert das vegetative Nervensystem. Reize aus allen Sektoren des Leib-Seele-Organismus können ihn zum Schwingen bringen, also sowohl primär somatische wie primär sensorische oder psychische Reize. „Es gibt keine seelische Emotion, die sich nicht im vegetativen Nervensystem ausdrückte." Und umgekehrt: Symptome einer vegetativen Gleichgewichtsstörung vereinen sich mit einer Störung des psychischen Gleichgewichts. Die früheren Begriffe „vegetative Dystonie" einerseits, „Psycholabilität" andererseits haben ihren isolierten Standort aufgeben müssen. Ihr Inhalt steht auf demselben Mutterboden. Ihre Leistung steht in einem dynamischen Gleichgewicht. Das Leistungsniveau wechselt. Der vegetative wie der pyschische Anteil können isoliert angestoßen werden. In zwangsläufiger Verknüpfung schaukelt sich beider Funktionsäußerung auf oder klingt sie ab.

Der dänische Arzt C. G. Lange (1887) und der amerikanische Psychologe W. James (1890) stellen die vegetativen Symptome in den Vordergrund und bauen darauf ihre **„periphere Gefühlstheorie"**. Was Ursachen sind, die Affekte hervorrufen, es „treffen ihre Einwirkungen auf das Nervensystem alle auf einen Punkt, das vasomotorische Zentrum, die Gruppe von Nervenzellen, welche die Innervation der Blutgefäße regulieren". Dieses Zentrum befindet sich im Rautenhirn. „Durch die Erregung dieser Zellen erzeugen die Ursachen der Affekte, wie sie auch beschaffen sein mögen, die physiologischen Phänomene, aus denen die Affekte wesentlich entstehen" (Lange 1910). Die Wege dorthin sind verschieden, je nach Ursache (Sinneseindrücke, komplizierte psychische Vorgänge). Natürlich (glücklicherweise) bleiben viele dieser Eindrücke ohne emotionale Wirkung, es sei denn sekundär über die Erregungen aus intellektueller Tätigkeit unter Einschaltung der Großhirnrinde.

Individuelle Reaktionen ergeben sich durch persönlich unterschiedliche Reaktionsfähigkeit dieser Gefäßnerven, ferner dadurch, daß auf dem Weg, den die Impulse durch das Gehirn bis zum Vasomotorenzentrum nehmen, Nachwirkungen früherer Eindrücke (Erinnerungen, Ideenassoziationen) angebracht werden können.

Die Theorie erklärt gleiche Ausdrucksbilder aus verschiedenen Ursachen: körperlichen wie seelischen Schmerz, einen „fieberhaften Zustand" als Erscheinungsbild der Unruhe sowohl bei unruhiger Erwartung wie bei fieberhafter Körpertemperatur. Oder: Schauer als Wirkung von Kälte oder von schrecklichen Eindrücken. Lange zitiert hier anschaulich eine naive, zutreffende Auffassung, wie das Märchen von dem Jungen, „der auszog, das Fürchten zu lernen", tatsächlich keinen Unterschied macht bei Schauer aus emotionaler oder rein körperlicher Quelle; kein Gruseln durch Gespenster, sondern erst durch kaltes Wasser mit Fischen.

In zahlreichen Beispielen stellt Lange seine Theorie auf den Prüfstand, einige seien genannt. Die Wirkung des *Alkohols* sieht er (nur) in einer Wirkung auf das Kreislaufzentrum – mit allen Folgen: Nicht nur, daß „der Wein des Menschen Herz erfreut", sondern daß Alkohol auch Kummer und Furcht bekämpft, Freude und Mut fördert. Jemand hat Sorgen. Objektiv ändert sich an seiner Situation nichts, wenn er Alkohol zu sich nimmt. Nun aber ist Herzschlag und -kraft erhöht, sind die Kapillaren erweitert und dadurch der motorische Apparat exzitiert. Lachend, schwatzend, singend, polternd zeigt er sich nun. Eine Empfindung der Wärme, Leichtigkeit und Stärke stellt sich statt Schlaffheit und Schwere ein. Oder therapeutische Effekte: Durch einen *kalten Wasserstrahl* wird die Heftigkeit von Agitation und Zornausbrüchen z. B. bei Geisteskranken gemildert. Die Kälte hat eine gefäßverengende Funktion; sie wirkt zuerst aufs Zentrum, nicht zuerst auf die Seele. Das Beruhigungsmittel *Bromkalium* wirkt auf den vasomotorischen Apparat und nimmt über diesen Weg Angst, Spannung und Kummer hinweg – bis zur Apathie, die dann weder für Heiterkeit noch für Betrübnis Raum läßt.

Das Gefühl kommt also aus den körperlichen Attributen der Reaktionen. Man nehme einem unter Schreckensimpulsen stehenden Menschen seine diesbezüglichen körperlichen Symptome. Man lasse den Puls ruhig schlagen, den Blick fest bleiben, die Hautfarbe blühend, die Bewegungen weiterhin schnell und sicher, die Sprache kräftig, die Gedanken weitschweifig und klar. Was bleibt da noch vom Schrecken übrig (Lange 1910)? Die Beispiele zeigen, daß diese Theorie, so sehr sie als bedeutsam empfunden wurde, nicht das letzte Wort sein konnte.

Lehmann (1914) stellt der „peripheren Gefühlstheorie" eine **„zentrale Affekttheorie"** gegenüber: Körperliche Reaktionen treten immer dann auf, wenn eine Reizung einen affektiven Zustand bewirkt hat; also nicht der Reiz, sondern der Bewußtseinszustand entscheidet über die anschließende körperliche Reaktion (Helm 1955).

Die **Affektlehre**, wie sie **Wundt** (1902) vertritt, läuft auf eine Parallelität des Seelenlebens und von in den Körper hineinwirkenden Innervationsvorgängen hinaus. Diese letzteren „psychischen Begleiterscheinungen" erfaßt man dann als Ausdrucksbewegung.

Die Thesen von Lehmann (1914) und Cannon (1928) gegen die „periphere" James-Lange-Theorie basieren auf dem Einwand, daß bei Tieren die operative Abkoppelung des sympathikoadrenalen Systems keine Änderung des Ausdrucksverhaltens, z. B. der Wut, gebracht hat. Obwohl man sich an anderen klinischen Zeichen vom Ausfall dieser adrenalinproduzierenden Organe überzeugte, kann diese Schlußfolgerung doch nicht als Beweis gegen James-Lange angesehen werden, da die Adrenalinproduktion über diese Organe hinaus auch in zahlreichen anderen Körperarealen geschieht (Helm 1955).

Die **Affekttheorie von de Crinis** (1944) führt eine organismische Ganzheit vor, die unseren heutigen Vorstellungen (wobei wir noch über zusätzliche experimentelle Befunde verfügen können) sehr nahe kommt. Umweltreize, durch die Sinne aufgenommen, werden bewußt. Das Gehirn bringt nun einerseits den äußerlich sichtbaren Exekutionsapparat (Skelettmuskulatur mit Mimik, Gefäßmuskulatur für die Durchblutung) in Bewegung. Auch die im Innern des Körpers gelegenen, unserer Betrachtung nicht direkt zugänglichen Organe (Drüsen, Darm, Herz usw.) werden an diesen Reaktionsvorgängen beteiligt. Dabei ist die Art und das Ausmaß, in welchem das vegetative Nervensystem „ergriffen wird ..., für die Art und Verlaufsform des Affektes maßgebend". Diese Ergriffenheit des Organismus – in seiner Gesamtheit, in besonderer Beteiligung einzelner Organe – wird ans Zentralnervensystem zurückgeleitet. Wird nun daraus eine subjektive Wahrnehmung, sind die psychophysischen Voraussetzungen für den Affekt gegeben.

Organe haben Einfluß auf die „*Färbung des Affektes*". In der Krankheit bestimmen dann solche Zusammenhänge Symptome und Beschwerden. Gestörte Leberfunktion führt zu trauriger Verstimmung bis zu Affekten depressiver Art. Krampf der Herzkranzgefäße ruft den Affekt der Todesangst hervor. Schwerer Blutverlust bewirkt Euphorie. Überfunktion der Schilddrüse (Basedow-Krankheit) macht die Kranken ängstlich erregt.

Auch aufgrund von *Erinnerungen* kann man in einen Affektzustand geraten, weil bestimmte Gedächtniseindrücke mit bestimmten vegetativen Zustandsänderungen verbunden sind, die dann – da ebenfalls Gedächtnisbestand – mit reproduziert werden. Hier erscheint also ein Komplex, den wir in anderem Zusammenhang Affektkonserven genannt haben.

Vegetative Vorgänge können, so schreibt de Crinis, *psychisch nicht beeinflußt* werden. Dies ist ein Kerngedanke seiner Theorie. Es ist dann logisch, wenn er folgert, daß psychische Labilität sich nicht in vegetative Labilität auswirke, sondern vegetative Labilität die Grundlage der psychischen sei. Für ihn ist es deshalb auch nicht einzusehen, warum „,die psychischen Grundlagen' körperlicher Erkrankungen von einzelnen Klinikern, die sich zu einer naturwissenschaftlichen Anschauung bekennen wollen, so besonders herausgestellt und betont werden", noch dazu, wo es sich doch um ein *„geschlossenes psychophysisches Geschehen"* handelt.

Dies ist als eine deutliche Absage an die psychosomatische Medizinauffassung gemeint. Aber im Grunde läßt er für diese Denkweise doch Raum. Er bietet eine Brücke vom Psychischen zur Organschädigung, indem er „psychisches, seelisches Geschehen" gänzlich in ein körperlich bedingtes Erlebnis übersetzt und dafür hält. Dann kann er sich auch vorstellen, daß „die zunehmende geistige Entwicklung, das Erstarken der kortikalen Person ... das Affektleben beeinflussen und eindämmen" hilft. Dieser Weg geht – von ihm genau ausgedrückt – vom Großhirn über die vegetativen Steuerungszentren im Stammhirn zum peripheren Organ, ein Weg, der sogar im Bestreben nützt, „in unseren Handlungen und in unserem Urteil innerlich von unseren Trieben und Gefühlen unabhängig zu werden ..."

Auch die Idee vom geschlossenen psychophysischen System ist unseres Erachtens nicht aufrechtzuhalten. Dieses System läuft für sich nach immanenten Gesetzen; aber es ist sowohl von der vegetativen wie von der psychischen Seite her offen. Im Versuch, eine **heute überzeugende Affekttheorie** darzustellen, *die zugleich auch Ausdrucksverständnis vermittelt,* sollte dies deutlich werden.

Alles im Affektgeschehen ist von vornherein innig verbunden, gleich, ob sich in einem Affekt die Antwort auf einen primär sensorischen oder gedanklichen Anlaß oder auf eine körperliche Störung gestaltet.

Kann man dieser Vorstellung das *Reflexschema zugrundelegen?* Dem würde eine genormte, einförmige Antwort auf einen festgelegten Reiz entsprechen. Vom Reflexschema weicht ab,
– daß sich im Affekt etwas sowohl in der unbewußten Sphäre wie im Bewußtsein abspielt und dies grundsätzlich mit der Reflexdefinition nicht übereinstimmt; ein Reflex wird in seiner Wirkung höchstens sekundär bewußt;
– daß ein Teil der vegetativen Wirkungen beherrschbar ist (Atmung und Tränen), ein anderer nicht (Herzaktion, Wirkung auf Verdauungsdrüsen und Organe der inneren Sekretion); ein Reflex folgt dem „Alles-oder-nichts-Gesetz";
– daß Einwirkung und Auswirkung – bei gleichem Reizausmaß – in einem sehr unterschiedlich ausfallenden Abhängigkeitsverhältnis zueinander stehen können (z. B. durch dominierende Beherrschung oder aufblähende Hysterie, durch Abhängigkeit der Reizbewertung von äußeren Umständen);
– daß ein Reflex seine konstante Ablaufrichtung hat und nicht retrograd laufen kann, wie wir dies u. a. am reziproken Effekt der willkürlich herbeigeführten Ausdruckserscheinungen noch kennen lernen werden;
– daß ein Affekt dauert und dann abklingt, während eine Reflexhandlung abläuft mit abruptem Ende.

Eine *Affekttheorie sollte folgendes vermitteln:*
– die Vielfalt der Initiatoren, der Realisatoren und der Erscheinungsweisen von Affekten;
– einen Ansatzpunkt dafür, daß in einen Auslöser noch Modulationen eingeblendet werden können, bevor die Realisation des Affektes beginnt;
– die Erfahrung, wie rückflutende Impulse einen Affekt unterhalten oder auch bewältigen und beenden;
– den Eindruck von einem zwar zusammengesetzten, aber in der Funktion verschmolzen reagierenden System, das heißt das Bild eines vom Affekt durchströmten Organismus, einer gelebten Einheit, die an den Ausdruckserscheinungen auch für den Mitmenschen miterlebbar ist.

Auf mehreren Horizontalebenen müssen hier *Regelkreise* liegen, die auch in vertikaler Richtung miteinander *vielfältig verknüpft* sind. Das limbische System und die Formatio reticularis (das retikuläre System) machen dies möglich.

Sinnesreize kommen aus dem Körperbereich oder von außen auf die Gehirnregion der **Affektinitiatoren** zu. Aus einer Empfindung wird eine *Wahrnehmung*. Diese Wahrnehmungen werden *mit affektiven Vorauserfahrungen* – falls vorhanden – konfrontiert und dadurch eventuell akzentuiert. Damit erhält der *Auslösereiz für die Affektgestalt*, die entstehen soll, eine erste persönliche Färbung. Der zweite Farbanstrich kommt aus der *intuitiv oder in nachdenklicher Überlegung entstehendenen Entscheidungen*, was diese Wahrnehmung für das Individuum bedeuten kann.

Die **Affektmotoren**, ins Zwischenhirn innerhalb des limbischen Systems eingebettet, schaffen mit den vorliegenden Modelen aus dem persönlich gestalteten Affektentwurf die **Affektgestalt** – der ganze Körper wird von vegetativen und motorischen Impulsen durchströmt.

Was im Körper so entsteht, wird in *afferenter Rückkopplung* über die Einstrombahnen des retikulären und limbischen Systems wiederum den Strukturen der Affektinitiatoren und der Affektmotoren registrierbar gemacht. Auch dies kann dann in der weiteren Affektgestaltung wirksam werden.

In ganzheitlicher Empfindung *dauert der Affekt*. Jederzeit können aus dem eigenen Affekterlebnis oder durch intellektuelle Gedankengänge Korrekturen, Veränderungen, Intensivierungen, Abschwächungen, auch nur Ausdrucksänderungen am Affektbild vorgenommen werden.

An einigen speziellen Problemen sollte diese Theorie auf ihre **Stichfestigkeit** geprüft werden.

„Wir weinen nicht, weil wir traurig sind, sondern wir sind traurig, weil wir weinen." So formuliert James (analog Lange) an einem Beispiel seine „periphere Affekttheorie". Nach Lehmanns „zentraler" Theorie müßte es heißen: „Wir weinen, weil wir traurig sind." Tränen stehen aber oft nicht am Anfang, sondern irgendwo in der Trauer, und „erlösende Tränen" helfen mitunter auch, die unglückliche Stimmung zu bewältigen und über sie hinwegzukommen. Die wichtige Rückkopplung aus der Peripherie der Affektgestalt führt dann für unsere oben skizzierte Affekttheorie zu folgender Formulierung: „Wir sind traurig, z. B. während wir weinen, und wir kommen mitunter über die schlimmste Trauer hinweg, weil wir den Tränen freien Lauf lassen."

Der Entwurf einer Affektgestalt in den Affektinitiatoren hat seine unmittelbare endothyme Prägung, zusätzlich wird er „*kortikal überformt und gestaltet*". Richter (1956) verweist auf die soziale Lage, die individuellen Geltungs- und Wirkungswünsche, auf Abhängigkeiten vom „Normalen", von der konstitutionellen Reifung, vom individuellen Lebensschicksal, von historischen, kulturellen und soziologischen Momenten, die in die Prägung der Affektgestalt eingehen. Für die soziale Feldsteuerung bringt er das anschauliche Beispiel eines Buchhalters, der beim Guten-Morgen-Gruß eine höchst unterschiedliche Gestalt abgibt: gegenüber seiner Familie, seinem Hauswirt, dem Briefträger, einem Kollegen, Kunden oder dem Vorgesetzten; sechsmal ein anderer Gruß.

Auf dem Weg vom auslösenden Reiz bis zur Affektrealisation wird, wie gesagt, die persönlichkeits- und situationsbezogene Färbung an den Affektinitiatoren vollzogen. So kommt es, daß unser Affektbild, unsere Reaktion auf ein auslösendes Moment, sogar *konträr anders* als üblich ausfallen kann: Wir machen „gute Miene zum bösen Spiel"; wir verbeißen den Schmerz; wir lassen uns nichts anmerken und „bleiben cool". Oder aber, wir können unserer Affekt- und Ausdrucksgestalt nicht genug unser aktues Vernunfterwägen aufzwingen, das uns eine Ausdruckslüge nahelegt, und nun erscheint etwas, was nicht sichtbar und erkennbar werden sollte, aber es ist peinlicherweise da: Die nach Freud benannten *Fehlhandlungen*, – sie sind eigentlich unsere Richtighandlungen.

Affektausbrüche entladen bis zur beruhigenden oder kathartischen Abreaktion, oder steigern und verlängern den Affekt. Zorn kann sich abbremsen, wenn wir an unserem Affektbild rückkoppelnd erkennen, wie weit wir in unserer Rage geraten sind. In der Krankheit können Einzelheiten des ausgelösten Affektbildes auch der Erleichterung dienen: das Sichwinden im Kolikschmerz, die Konzentration auf den Atemmechanismus im Asthmaanfall, die instinktive, fast starre Ruhigstellung im Myokardinfarkt. Oder: In höchster Erschütterung und Verzweiflung bricht jemand in fast unstillbares Lachen aus. In hilfloser Angst geraten wir ins Zittern. Jemandem kommen paradoxerweise Tränen in allerhöchster Fröhlichkeit, die mit Lachen allein offenbar nicht repräsentiert ist. Etwas ist „zum Schreien komisch". Oder das Herausschreien in der Not, in einer Enttäuschung, in Anklage. Diese *„affektumsetzenden" Bewegungen* verhelfen zur Bewältigung, zur Entspannung und Befreiung von der übergroßen Gefühls- und Affektlast. Sonst wären diese Bewegungen im äußerlich-praktischen Sinne sinnlos.

Indem vegetative Affekterscheinungen *retrograd zum Bewußtsein kommen*, erführt das primär auslösende Gefühl eine Steigerung. Über die Tränen ist gesprochen. Wer in einer peinlichen Situation verspürt, daß er rot geworden ist, fühlt sich noch mehr in die Scham gedrängt. Andererseits muß ein Affekt dann abklingen, wenn sich die körperlichen Mitreaktionen erschöpfen, die körperliche Resonanz abklingt.

Die Rückwirkung des Affektbildes auf die seelische Stimmung hat noch einige andere Aspekte, soweit man *die Affekterscheinungen mit Ausdruckserscheinungen gleichsetzen* kann. Stellt man ein mimisches Ausdrucksbild bewußt in seinem Gesicht her, kann gleichzeitig in abgeschwächter Form eine Gefühlsempfindung induziert werden, die inhaltlich einer endogen entstandenen seelischen Stimmung entspricht. „Selbst das Heucheln einer Gemütsbewegung erregt dieselbe leicht in unserer Seele" (Darwin 1872). Ist diese seelische Stimmung schon gegeben, kann sie durch das verstärkt herbeigeführte Ausdrucksbild vertieft werden.

Fürs Telefonieren, das meist sehr unpersönlich gerät, ist empfohlen zu lächeln, obwohl dies der Telefonpartner nicht sehen kann. Aber in der nun etwas geänderten Grundstimmung wird der Ton verbindlicher (Übungskurs für Fremdenverkehr in Wales 1991). Ein trauriges Gesicht machen und fröhliche Gedanken fassen, ist gleichzeitig unmöglich. Wenn man konzentriert denken oder imponierend sprechen will, setzt oder stellt man sich in einer straffen Haltung bereit. Andererseits bemüht sich ein Dichter, der aus fantasievollen Gedanken schöpfen will, mehr um eine entspannte Haltung (Kapff 1908).

Wundt (1903) hat diese **Rückwirkung vom Ausdrucksgelände her** als eines seiner *ausdruckspsychologischen Grundgesetze* herausgestellt; auch schon Kant und Lessing haben auf diese Beobachtung hingewiesen (Krukenberg 1920).

Ein *Schauspieler* könnte nicht die überzeugende Ausdrucksform finden, wenn er nichts empfände. Aus Text und Vorstellung lebt er also innerlich seine Rolle, wo der Durchschnittsmensch von Verstellen redet. Bei einem guten Schauspieler setzt sich auf dem Wege von innen nach außen „alles von selbst in die nötige Gestalt" (Sulzer 1771). Es geht aber ohne Zweifel auch aus der bewußt herbeigeführten Ausdrucksgestalt rückwirkend eine Vertiefung der Empfindung aus. Shakespeare im Hamlet: „Ist nicht erstaunlich, daß der Spieler hier bei einer bloßen Dichtung, einem Traum der Leidenschaft, vermochte seine Seele ... so zu zwingen, daß sein Gesicht von ihrer Regung blaßte, sein Auge naß, Bestürzung in den Mienen, gebroch'ne Stimm' und seine ganze Haltung geformt nach seinem Sinn? Und alles das um nichts."

Die Belastungen, die sich für den Schauspielerberuf dabei ergeben, hat Franz Anton Mai (1742–1814) zu einer Schrift über „Schauspielerkrankheiten" veranlaßt, nachdem er u. a. mehrere Aufführungen von Schillers „Räuber" in Mannheim gesehen hatte. Nicht nur das Publikum war aufgewühlt, „das Theater glich einem Irrenhause" (Seidler 1959), auch die Schauspieler waren höchst belastet. „Ich war in solch einer Begeisterung, daß der Rath Mai, der meinen Puls fühlte, als ich von der Scene kam, mir versicherte, er könne im ärgsten hitzigen Fieber nicht so arg sein," schrieb August Wilhelm Iffland, der den Franz Moor spielte.

Diese Einwirkungsmöglichkeiten auf unsere Affektorganisation sind auch *therapeutisch ausgenutzt*. Vom Seelischen her: Optimismus entspannt, wirkt sich auf viele vegetative Funktionen günstig aus. Der Apotheker Emile Coué (1857–1926) entwickelt eine Entspannungstherapie durch Autosuggestion („Es geht mir gut, es geht mir besser"). Christoph Wilhelm Hufeland schickt Imanuel Kant sein Buch „Makrobiotik oder die Kunst, das menschliche Leben zu verlängern" (1796). Kant antwortet mit einem „Brief", einer Schrift „Von der Macht des Gemütes, durch bloßen Vorsatz seiner krankhaften Gefühle Meister zu sein" (1824). Ernst von Feuchtersleben (1806–1849) knüpft bei Lavater an, wo dieser von einer Harmonie des Geistigen und Körperlichen spricht, und will noch weiter, „Zur Diätetik der Seele" (1838): nicht nur die Gefühle meistern, sondern möglichst auch ein Erkranken verhindern. „Ein sittlich erhabener Charakter scheint in der Tat die Disposition zu typhösen, epidemischen Krankheiten zu vermindern."

Auch das **Ausdruckserkennen am Mitmenschen** kann am Bild der Affektorganisation anknüpfen. Wenn wir Körpererscheinungen an einem anderen Menschen als seelischen Ausdruck verstehen, werden wir von Erscheinungen angesprochen, die auch unsere eigenen sein könnten. Wir nehmen diesen Sinnesreiz auf, einfühlend hinein ins Koordinatensystem unserer Affektinitiatoren. Je nach Inhalt des aufgenommenen, nach eigener Gestimmtheit und innerer Nähe zu dieser anderen Person erleben wir intuitiv das Ausdrucksbild nach (Lipps 1907; Resonanzerlebnis, Ch. Bühler 1962; Wallbott 1991). Der Ausdruck am Mitmenschen wird zum Eindruck bei uns.

Das Gesicht, das wir erleben, ist ein Seelenzustand des Betrachters, nicht des Betrachteten (v. Matt 1989). Wir erleben einen erzürnten, erschreckten, erfreuten oder traurigen Menschen. In uns entsteht – im nachvollziehbaren Rahmen – Freude, Schreck, Zorn oder Trauer. Lachen steckt an, wer ist nicht gern unter fröhlichen Leuten. Sind wir erzürnt, kann uns ein lachendes Kindergesicht „weich machen", wir können nicht mehr böse sein. Trauer und Kummer anderer deprimiert, deshalb können manche „Elend nicht sehen". Am Grab auch von Personen, die nicht besonders nahe standen, vermögen manche Menschen ihre eigenen Tränen nicht zu unterdrücken. Gähnen als Ausdruck der Müdigkeit wirkt ansteckend. Schreit ein Baby, schreien andere „ohne Grund" mit. Andererseits: Autistische Kinder verstehen den mimischen Ausdruck von Gesichtern schlechter und beachten ihn weniger (Bormann-Kischkel 1990).

Noch einmal im Schema dargestellt: Ausdrucksorganisation

Ausdruck ist sichtbarer Teil der Affektgestalt. Die Abb. **60** soll die Verknüpfungen in einfachster Form deutlich machen. Im **Ausdrucksgelände** (Gesicht, gesamter Körper) erscheinen die seelischen Inhalte, sie gehen von den **Affekt-(Ausdrucks-)Initiatoren** aus.

Was sich in den **Ausdrucksinitiatoren** vorbereitet und dann zum Ausdruck kommen soll, wird auf sensorischem Weg (aus Sin-

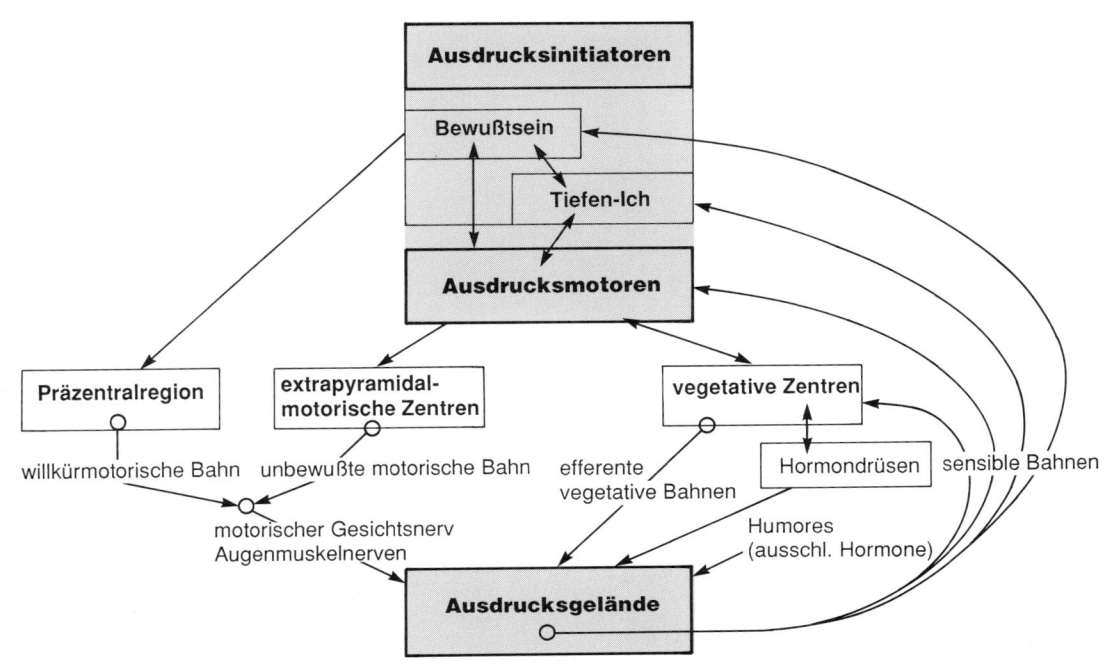

Abb. **60 Ausdrucksorganisation.** Zentrale und periphere Areale mit ihrer motorischen und sensiblen Verknüpfung

nesorganen), auf bewußt-sensiblen und unbewußt-vegetativ-sensiblen Bahnen herangebracht, mit Erinnerungen (intellektueller und affektiver Vorauserfahrung, „Affektkonserven") konfrontiert und in aktuellen Gedankengängen mit Blick darauf, was deren Inhalt in der augenblicklichen Lebenssituation bedeutet, bearbeitet.

Über das, was so als Ausdruck im Körper erscheint, geben sensible **Bahnen** eine Rückmeldung der im Körper entstandenen (Ausdrucks-)Stimmung. Auch dies wird in den Strukturen der Ausdrucksinitiatoren rückkoppelnd erfaßt und dem Bewußtseinsinhalt zugemischt. Auch dies kann dann wieder ausdruckswirksam werden.

Der Weg von den Ausdrucksinitiatoren zum Ausdrucksgelände geht über die **Ausdrucksmotoren** (identisch mit den **Affektmotoren**), die als Ausführungsorgane über das Normbild der Ausdruckserscheinung verfügen und dies abhängig von der Intensität ihres Antriebes ausgestalten. Auch sie empfangen Reize aus der Körperperipherie (sensible Qualitäten, z. B. Schmerz, oder sensorisch-optische Eindrücke). Sie können – sozusagen auf dem Kurzschlußweg – von diesen schon zu einer Ausdrucksleistung (genau gesagt zur Gestaltung eines Ausdrucksbildes) veranlaßt werden. Ein normaler lebensechter Ausdruck entsteht damit aber nicht. Dieser geht – definitionsgemäß – immer von den Ausdrucksinititatoren aus. Dieser abweichende Schaltweg wird unter bestimmten Krankheitsbedingungen gegangen.

Das **limbische und das retikuläre System** haben für die Verteilung der einströmenden Informationen, für die effektvolle Verknüpfung der bearbeitenden Gehirninformationen und für die Weitergabe von definierten Ausdruckssignalen an die Ausdruckträger höchste Bedeutung.

Der **Tonus der Ausdrucksorganisation** ist abhängig vom Wirkungsspiel der Hormone. Er steht fakultativ unter der Wirkung weiterer im Körper kreisender Stoffe (Humores), z. B. von Ermüdungsstoffen, Krankheitstoxinen, Umweltgiften, Drogen einschließlich Alkohol, Medikamenten insbesondere Sedativa, Weckmitteln oder Psychopharmaka, oder unter klimatischen Abhängigkeiten.

Das Intuitive am Ausdruckerkennen und im Arzt-Patient-Verhältnis

Was wir an einem Mitmenschen (oder an anderen Dingen der Welt) erleben, sind **„Zeitgestalten"**, *Bewegungsbilder*, die sich aneinanderreihen. Wiederholt sich dies am gleichen Subjekt, legen sich uns für diesen Menschen zahllose Einzelbilder zu einem *Summenbild* übereinander. Zwischen den zahlreichen verwaschenen Linien treten schärfere Konturen zu einem markanten Typusbild zusammen, das diesen Menschen bei nächster Gelegenheit wiedererkennbar, im Laufe der Zeit unverkennbar werden läßt.

Dieses **Typusbild** hat aber die Einzelbilder gespeichert. Sie können jederzeit wieder auftauchen und wirksam werden, wenn diese Person in einer gewandelten Situation erscheint. So bleibt und ist uns dieser Mensch in anderer Kleidung, auf einer Fotografie, in einer Zeichnung, auf einem Gemälde oder in Stein gehauen immer unverkennbar er selber. Wir betrachten diese Gestalt und erkennen untrüglich: „Das ist er!"

Gesicht als Merkmalkombination

Mit der Methode der *Bildstatistik* (Leiber 1984) oder *Fotosynthese* (Pruszkowski 1989) kann man diesen Vorgang anschaulich machen (Abb. **61, 62**). Galton (1879) kopierte als erster Fotografien von solchen Personen übereinander, die aus dem einen oder anderen Grund ein Kollektiv bilden, eine Menschengruppe mit irgendwelchen wesentlich erscheinenden gemeinsamen Eigenschaften. Aus dem **Summenbild** trat ein Durchschnittsbild hervor, das die gemeinsamen Merkmale betonte. Er schuf Kollektivbilder von Familienmitgliedern, Verbrechergruppen, von Individuen mit derselben Krankheit und nahm dabei thematisch schon voraus, was später in Psychologie und Medizin ausgedehnt Forschungsobjekt mit gleicher Methode wurde. Er stellte sich die Frage, wie wohl Alexander der Große ausgesehen haben mag, und fand die Antwort, indem er das Durchschnittsbild aus Porträtreliefs herstellte, wie diese auf erhaltenen Münzen zu finden sind.

Insbesondere Katz (1953) hat die Methode verbessert, an Objekten erweitert und die Interpretation gefördert. Aus den Individualserien entsteht das Ideal-, Mittel-, Kollektiv- oder Normalbild, wie man es auch nennen mag, was Frauen, Männer und Kinder einer bestimmten Volksgruppe, einer Gruppe von Studenten oder von Berufen charakterisieren kann. Ein gleiches Schicksal, gleiche Lebensinhalte und täglich gleiche Denkweisen feilen an individuellen Gesichtern und arbeiten gemeinsame Züge hinein. So versteht man noch einmal mehr die *physiognomisch-mimischen Spuren*, die sich insbesondere ins Gesicht des älteren Menschen im Laufe der Zeit eingeprägt haben.

Am Beispiel der Abb. **62** wird zudem etwas Überraschendes deutlich. Dieses Durchschnittsgesicht aus 15 jungen Frauen, die jede für sich kaum als „schön" bezeichnet werden kann, macht den *Eindruck ausgewogener Schönheit*, wie man dies in den großen Darstellungen des schönen Menschen in der Kunst, in der Mona Lisa Leonardo da Vincis, in Madonnendarstellungen der altniederländischen und altdeutschen Malerei, im Selbstbildnis Albrecht Dürers oder in idealisierten Christusdarstellungen finden kann.

Diese Erkenntnis aus einem solchen Kollektivbild wirft ein aufklarendes Licht auf die Frage, was wir „schön" finden und woher wir uns Maßstäbe dafür aneignen. Nach dem „typenschaffenden Integrations-

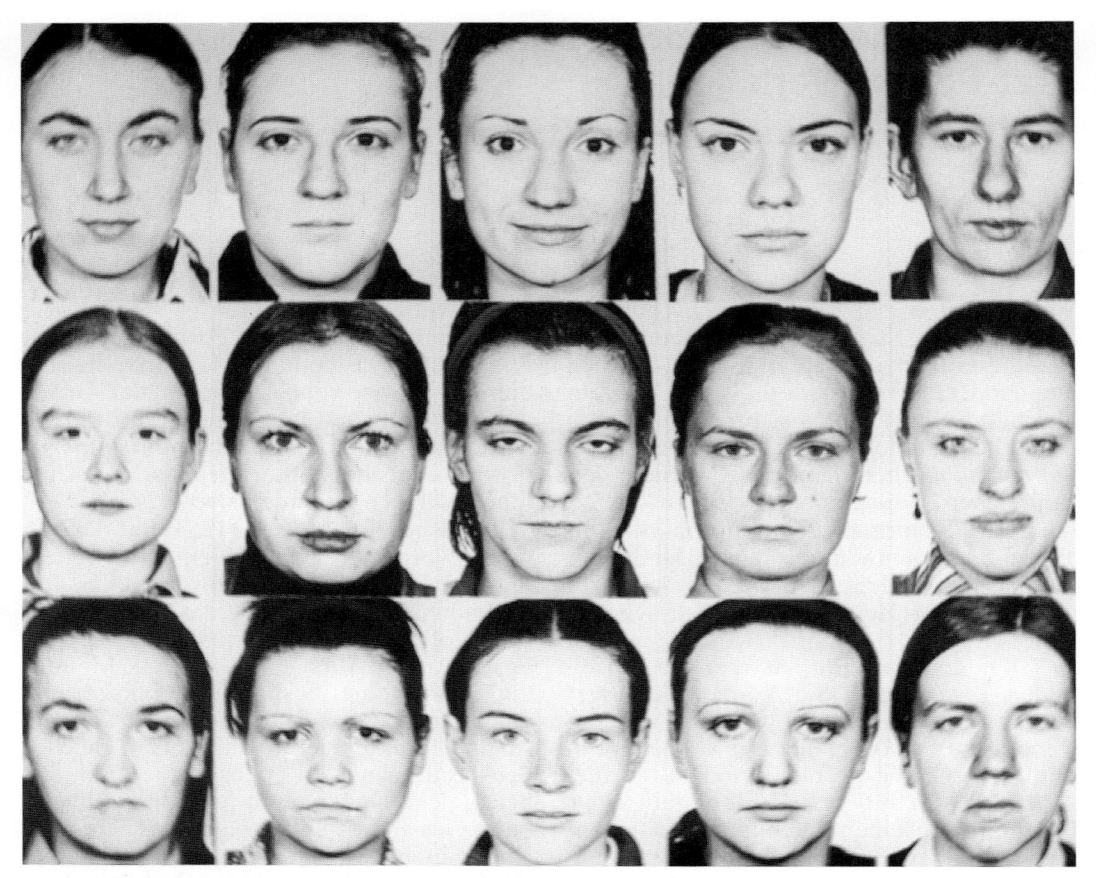

Abb. 61 Fünfzehn Individualbilder von 22jährigen deutschen Frauen, die in Abb. 62 zum Summenbild zusammenkopiert sind (aus Leiber 1984)

prinzip, nach dem unsere Sinnesorgane ständig arbeiten" (E. Kretschmer 1961), haben wir nicht nur mathematische oder strukturelle, sondern auch ästhetische Normen in uns eingepflanzt erhalten. Nicht schwer daraus zu folgern, daß sich das Bild des Schönheitsideals, z. B. der Frau oder des Mannes, für jedes Volks anders formuliert.

Gestalt und Gestaltqualitäten

Über den Menschen hinaus: Alles, was wir mit unserem Auge umgreifen können, hat **Gestalt** aus Linien, Flächen, Farben usw. Es ist einerseits Objekt unserer Begegnung – wir könnten es beschreiben, auch analysieren. Aber es kann uns auch mehr sein. So ist dann *Gestalt haben* weniger und etwas anderes als *Gestalt sein*. Damit wird etwas in der Betrachtung zum subjektiven Erlebnis, „indem es selbst mehr oder weniger als Subjekt imponiert oder agiert..., infolgedessen eine seelische Reaktion auslöst" (Bachmann 1966). „Unserem Gefühl kündigt sich die Gestalt der Dinge als Ausdruck eines inneren Wesens an, und bei ihrem Anblicke ergreift uns die Ahndung eines durch die Form hervorleuchtenden Sinns" (Burdach 1817).

Hier wird also aus einer Gestalt mit Einzelqualitäten mehr als die Summe ihrer Teile, eine **Ganzheit** mit einer eigentümlichen Ordnung und Wirkung. Wir erfassen mit der äußeren Form etwas Innerliches. Wir sehen *physiognomisch* (Abb. **63**).

Gestalt und Gestaltqualitäten 77

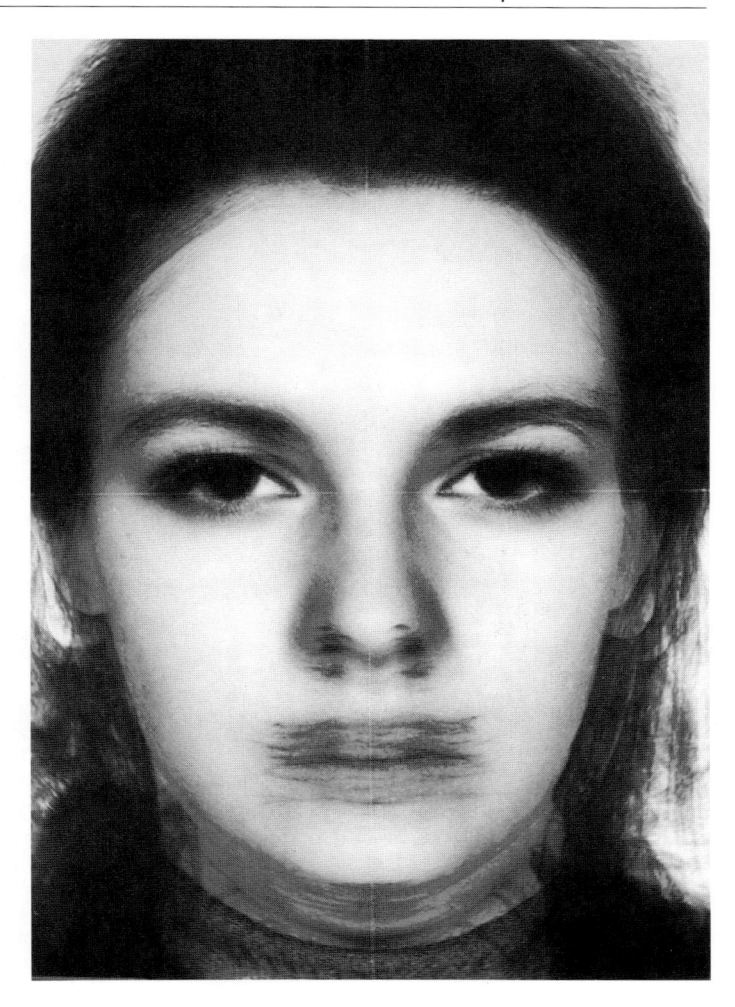

Abb. 62 Summenbild aller Frauen aus Abb. **61.** „Mona-Lisa-Effekt" (aus Leiber 1984)

Zunächst, wenn es um Menschen geht: „Was ist physiognomischer Sinn anderes, als – in dem Leibe die Seele zu sehen ..." (Lavater). Aber die Erfahrung reicht über menschliche Begegnungen hinaus. Sie gilt im Grunde für alle Dinge unserer Welt, die wir durch unsere Sinne erfassen.

Am eindrucksvollsten und geläufigsten ist diese Erfahrung für *optische Eindrücke*. Aber auch die *akustischen Eindrücke* sind uns alltäglich: Das Kennenlernen einer Stimme, die zur vertrauten Stimme wird und z. B. am Telefon sogleich zu erkennen und ganz Persönliches auch im Tonfall weiterzugeben in der Lage ist. Töne setzen sich zu seiner wechselnden Tonfolge, zu einem eigenen Rhythmus, zu verschiedenen Melodien zusammen; jede hat einen eigenen Charakter und ist aus einer Vielzahl von Melodien herauszuhören, selbst wenn sie in eine andere Tonart übersetzt wurde.

Doch beschränken wir uns auf *optisch-sinnliche Erfahrungen*. Einige Beispiele: Wir haben eine gemeinsame Anschauung für Farben in ihrer sinnlich-sittlichen Wirkung, wie sie Goethe oder Rudolf Steiner in ihren Farbenlehren nahe bringen wollten (Beer 1992). Wir reagieren in einer Gefühlsbewegung auf das Erscheinungsbild von Tieren, Pflanzen, Bäumen und Landschaften. Wir lassen Kunstwerke der Architektur, Plastik und Malerei auf uns einwirken und wissen sie „gefühlsmäßig" historisch, stil- und künstlerbezogen richtig ein-

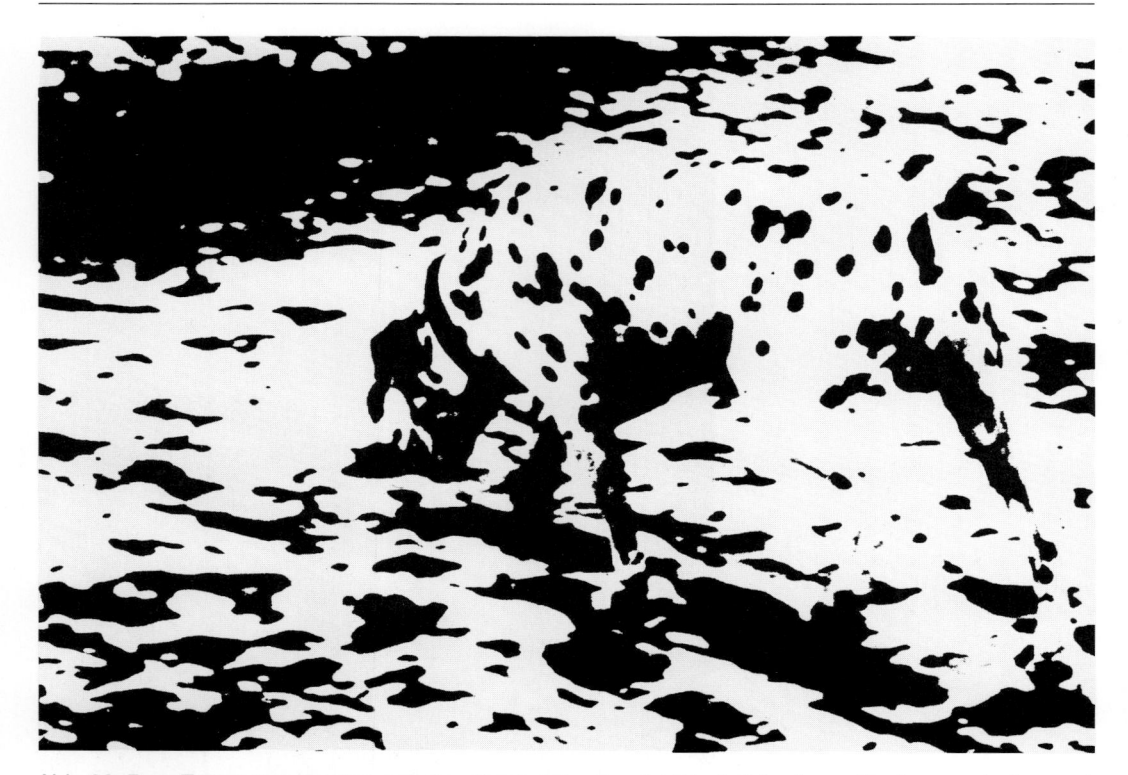

Abb. 63 Das Erregungsmuster auf der Netzhaut entspricht lediglich einem Muster aus hellen und dunklen Flecken; aber wir sehen keine Fleckenmuster, wir sehen Gegenstände. Durch die erstaunliche Leistung des visuellen Systems ist dies möglich. Die Gegenstände erscheinen uns als abgegrenzt und voneinander verschieden, obwohl sie als Fleckenmuster keine klaren Begrenzungen haben. Bei dieser Schwarzweißfotografie eines gefleckten Hundes – sie enthält keine Grauwerte, wie es beim Sehen im Mondlicht der Fall ist – kann der Mensch die Flecken, aus denen der Hund besteht, von ähnlichen Flecken des Untergrundes unterscheiden, und es entsteht ein Eindruck räumlicher Tiefe. Auch die besten Computersimulatoren einer visuellen Wahrnehmung des Menschen sind zu einer derartigen Leistung nicht imstande (aus Eimer 1990)

zuordnen. Aus welchen physiognomischen Eigenschaften heraus wir dies tun, soll hier außer acht bleiben.

Im beschreibenden Wort versuchen wir, diese **Gestaltqualitäten** (Ehrenfels 1890) zu umschreiben. Auch die gewandteste Sprache erweist sich in dieser Bemühung als „hölzern" und kaum zureichend. Sicher sind wir einfach aus unserem Gefühl. Wir „wissen" es, obwohl diesem Erfassen kein deduktiver Vorgang im üblichen Sinne zugrunde liegt, keine Messung und Bewertung nach Größe, Zahl, Form oder Masse vollzogen wurde. Wir wissen es aus einer inneren Sicherheit, auf die wir voll vertrauen, – nicht aus einer Serie von bewußten Indizien synthetisch abgeleitet, sondern „auf Anhieb", ohne Nachdenken, ja sogar „überzeugter", als hätten wir logischen Denkbausteinen folgend nachgedacht oder würden wir nachdenken. Eine Bewertung ist im Augenblick da, der Blitz einer inneren Erleuchtung („flash of illumination", John Locke, 1690), *intuitiv*.

An der beschreibenden Sprache müssen wir erkennen, daß die Betrachtung der sichtbaren Elemente nicht deren absoluter Eigentümlichkeit folgt, sondern daß unsere Beschreibung nur auf einer anthropozentrischen Beurteilung beruhen kann.

„**Wirklichkeit**" ist, was und wie *wir* es erleben. Und das ist nicht identisch mit der

„Realität", wie der Philosoph Nikolai Hartmann (1938) genau unterschieden hat. Was wir als Wirklichkeit ansehen, so nennen und nennen können, ist nie das reine Gegenüber in seiner eigengeprägten Existenz. „Immer ist das Ich mit diesem Gegenüber verschränkt, das Ich in all seinem unruhvollen proteusartigen Wechsel, in seinen Stimmungen, Vorurteilen und Schicksalsverknüpfungen" (Tellenbach 1980). Der Mensch als Maß aller Dinge oder – der absoluten Wahrheit näher – als Maß *seiner* Dinge.

Rabindranath Tagore und Albert Einstein hatten 1930 ein Gespräch zur Wertbestimmung in der Welt. Tagore: „Diese Welt ist eine menschliche Welt, die wissenschaftliche Schau der Welt ist die eines wissenschaftlichen Menschen." Einstein: „Dann ist die Wahrheit und die Schönheit nicht unabhängig vom Menschen?" Tagore: „Nein." Einstein: „Wenn es nun überhaupt keine menschlichen Wesen mehr gäbe, wäre der Apollo von Belvedere nicht mehr schön?" Tagore: „Nein." Einstein: „Ich stimme mit dieser Auffassung von Schönheit überein, aber nicht mit diesem Verständnis der Wahrheit." Tagore: „Warum nicht? Die Wahrheit wird durch den Menschen vorgestellt." Einstein: „Ich kann nicht beweisen, daß meine Auffassung richtig ist, aber das ist mein religiöser Glaube." Am Begriff der Wahrheit schieden sie sich. Aber der rationale Physiker Einstein mußte sich in die Philosophie zurückziehen.

Sprachlich merken wir es dann am besten, wenn wir beispielsweise von der „vornehmen" Lilie, von „bescheidenen" Veilchen und Gänseblümchen, von der „trotzigen" Eiche und einer „weiblich-zarten" Birke sprechen oder von „heiteren, heroischen, melancholischen" Landschaften, von „idyllischen" Plätzen, „gemütlichen" Häusern und „drohenden" Felswänden. Oder wenn Goethe seiner Friederike Brion eine „kurze Nase", eine „kleine Nase", ein „Näschen" oder zuletzt auch noch ein „artiges Stupsnäschen" zuschreibt, dann bleibt zwar die geringe Ausprägung dieses Gesichtsteils jeweils unverändert, aber dieses bewegliche Wertsystem läßt sein persönliches Verhältnis zu ihr erkennen (v. Matt 1989).

Zunächst ist festzuhalten, daß jederman über diesen intuitiven **physiognomischen Beurteilungssinn** verfügt, gewiß, der eine mehr, der andere weniger. „Es ist kein Mensch ..., dem nicht so gut physiognomisches Gefühl gegeben sey, als ihm Augen gegeben sind, zu sehen" (Lavater). Dies beruht teils auf einer *angeborenen Begabung*, die individuell sehr verschieden ist, teils auf *Lebenserfahrung*, die man im Umgang mit anderen Menschen (und allen Dingen der Welt) erwirbt.

Diese **Fähigkeit der unmittelbaren Gestaltinterpretation** ist für den Menschen *lebensnotwendig*, und dies weit über die mitmenschliche Kommunikation hinaus (Leiber 1987). Kaum jemand macht sich dazu nähere Gedanken, es sei denn, er wäre Psychologe. Viele Dinge beurteilen wir mit keinem anderen Maßstab, weil es einen besseren für die Beurteilungsqualitäten, um die es geht, nicht gibt. Beispiele: Warenbeurteilung (Obst, Wein, Brot u. a.), Punktebewertung im Eiskunstlauf oder in der Tierprämierung. Da sind ferner die vielen Strukturen und Hinweiszeichen in unserem Alltag, die wir orten, deuten und berücksichtigen müssen, um gerade in unserem modernen Leben zurechtzukommen.

Fassen wir das Problem weiter, finden wir vieles, was wir täglich tun und was uns problemlos gelingt, weil wir aus unserem Unterbewußtsein gesteuert werden. Es gelingen dabei auch komplexe Funktionen, ja viel besser, als müßten wir uns für die jeweilige Leistung zuerst dahingehend besinnen, daß hier Teilleistungen sich ineinandergreifend zum ganzen Geschehen integrieren, und wir müßten nun jede einzelne, die uns so bewußt wird, einzeln hintereinander oder nebeneinander bis zum Erfolg der ganzen Leistung erledigen. Glücklicherweise ist uns sehr viel nach Einübung und unter Wiederkehr richtender Eindrücke so zur Alltagsgewohnheit geworden. Teilweise sind wir dabei auch von einer Zeichen-Inhalt-Erkennung geleitet, soweit sie in unsere unbewußte Steuerung eingegangen ist.

Denken wir beispielsweise an den *täglichen Weg zur Arbeit*: Starten und Fahren mit dem Auto, Einordnen und Mitströmen im Verkehr, Abschätzen vieler Situationen, Beachtung von Rot, Grün und vielen anderen Verkehrszeichen. Alles geht ohne wesentliche Anstrengung, fast automatisch vor sich, sogar ohne daß uns der Ablauf im einzelnen besonders bewußt wird. Nur ungewohnte Situationen schieben sich voll ins Bewußtsein, z. B. wenn ein Kind auf die Straße läuft. Blitzschnell ist dann unsere volle und bewußte Aufmerksamkeit da; an solchen Ereignisse können wir uns dann leicht erinnern.

Gesichterkennen und seine Störungen

Über **Gesichterkennen** verfügt in einfachster Form schon das *neugeborene Kind*. Auf die im Laufe des ersten Lebensjahres stetig fortschreitende Verfeinerung im Umgang mit dem Gesicht des anderen sind wir auf S. 48 ff. eingegangen. Nicht wenige Menschen erwerben sich im Laufe des Lebens geradezu *virtuose Menschenbeurteilung*, z. B. erfahrene Politiker, Pfarrer, Richter, Kriminalisten, Verkäufer, Hotelportiers, übrigens auch gerissene Betrüger und Hochstapler. Meist beschränkt sich dieser Kennerblick auf bestimmte Lebenslagen oder persönliche Berührungsflächen. Mit der Höhe der allgemeinen Intelligenz geht diese physiognomische Sonderbegabung nicht parallel. Im Gegenteil, die Treffsicherheit scheint dann am größten zu sein, wenn sich jemand „naiv" dem unmittelbaren Eindruck überläßt.

Diese Funktion des Gesichterkennens hat offenbar eine spezielle **morphologische Verankerung im Gehirn**. Wie wichtig einem

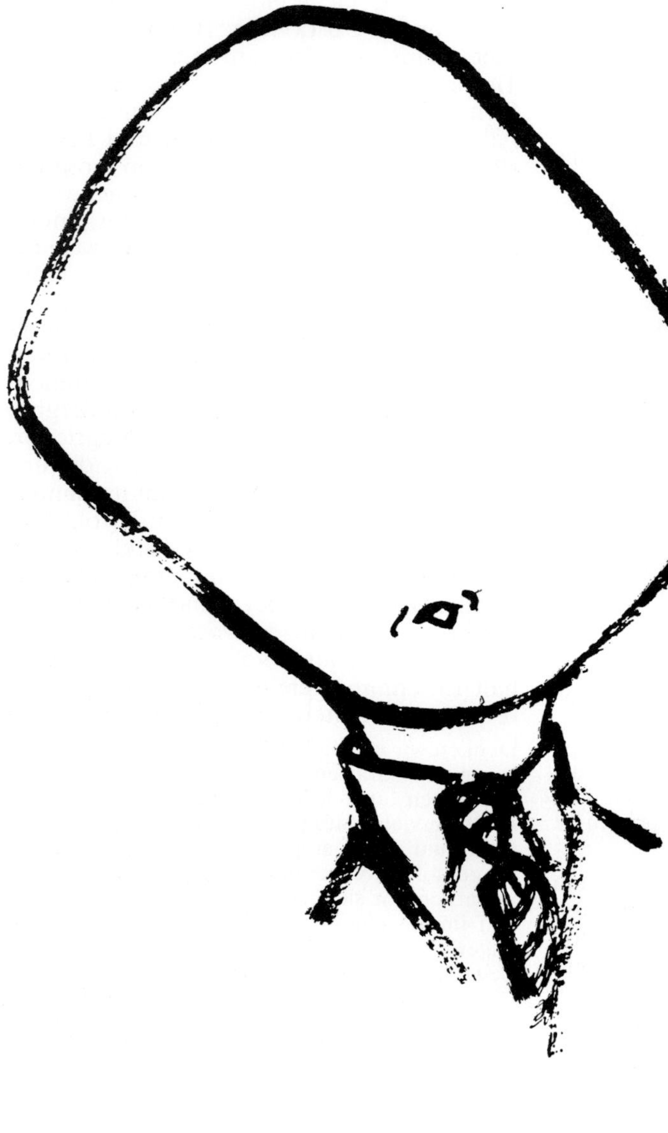

Abb. 64 „**Helfen Sie mir, Herr Doktor, ich habe mein Ich verloren!**" (aus Medical Tribune Nr. 16/1966)

Menschen das eigene Gesicht ist, beweisen die Selbstbildnisse vieler Maler. Die Frage „Wer bin ich?" wird immer wieder auch vor dem Spiegel entschieden. Der Psychiater weiß um die Betroffenheit mancher Patienten, die sich im Spiegel nicht mehr wiedererkennen können (sogenannte Depersonalisationsphänomene) und gegenüber anderen Menschen die Fähigkeit zum Gesichtskontakt verloren haben (Abb. **64**).

Diese Unfähigkeit des Physiognomieerkennens ist eine Teilleistungsstörung des Gehirns. Sie bedeutet – allgemein formuliert – den Verlust der Fähigkeit, eine gespeicherte Information wieder ins Bewußtsein zu rufen. Im Rahmen der „Seelenblindheit" sind Ausfälle sehr verschiedener Art bekannt: beim Erkennen von Melodien, Nachzeichnen einfacher geometrischer Figuren, in der Wortfindung, als Verlust von Lesen und Schreiben. Bodamer (1948) hat als erster zusammenfassend über die spezifische Störung des Erkennens von Gesichtern berichtet und ihr den Namen **Prosopagnosie*** gegeben.

Er definiert sie als elektive Störung im Erfassen von Physiognomien, sowohl des eigenen Gesichts wie von Fremdphysiognomien, die zwar gesehen, aber nicht als einem bestimmten Träger zugeordnete Physiognomien erkannt werden.

Die erste Erwähnung einer solchen Gesichtsverkennung stammt vom griechischen Historiker Thukydides (460–400 v. Chr.), der über Kranke berichtete, die, gerade vom Krankenlager aufgestanden, sich selbst und ihre Angehörigen nicht mehr erkannten. Bei dieser *attischen Seuche* hat es sich nach heutiger Auffassung um eine Fleckfieberepidemie gehandelt, bei der herdförmige Hirnstörungen nichts Außergewöhnliches wären. Jean Martin Charcot (1825–1893) berichtet in seinen *Leçons sur les maladies du système nerveux* (1883) von einem Patienten, der ein ausgezeichnetes visuelles Gedächtnis hatte, plötzlich aber weder seine Frau noch seine Kinder wiedererkannte und zusätzlich neue und verwirrende Merkmale an ihnen entdeckte. Er vergaß, „wie er selbst aussieht. Neulich ... sah er seinen Weg durch eine Gestalt versperrt ... Es war aber nur sein eigenes Bild, das er in einem Spiegel entdeckte."

Die morphologische Manifestation dieser Störungen ist in erster Linie in der Großhirnhemisphäre, im *Rindenfeld nahe der Sehrinde* zu sehen (Gloning u. Mitarb. 1970, Grusser u. Mitarb. 1990). Gefäßprozesse, Hirnblutungen, Tumoren, Entzündungen und Zerstörungsherde nach Schädeltrauma sind als Ursache bekannt.

Wird die Prosopagnosie nicht im Rahmen einer diffusen Hirnschädigung wie der Demenz beobachtet, sondern als *isolierter Ausfall*, zeigen die Kranken volle geistige Klarheit und gut erhaltene Intelligenz (Hecaen u. Angelergues 1962, Warrington u. James 1967, Assal 1972, Müller 1973). Sie wissen um ihre Störung und klagen darüber. „Ich sehe stets alles deutlich, ... die Physiognomie als Ganzes kann ich nicht erfassen" (Millian 1932).

Manchmal wird die Prosopagnosie erst anläßlich einer systematischen Untersuchung klar erkannt. Die Kranken sehen Gesichter in ihren gestaltlichen Einzelheiten, auch mimische Bewegungen in ihrem Wechsel wie bei Zorn oder Lächeln, können sie aber nicht als Ausdruck deuten. Personenverwechslungen entstehen zwangsläufig, soweit man sich am Gesicht orientiert. Sie sind vermeidbar, wenn Haartracht, Bart, Kleidung oder Klang der Stimme einbezogen werden, und so helfen sich die Kranken dann auch.

Sonderformen der Personenverkennung liegen vor, wenn Bekannte als Unbekannte, Unbekannte als Bekannte verkannt werden. Daraus läßt sich ableiten, daß ein Personenerkennen sich in zwei Schritten vollzieht: optisches Erkennen der körperlichen Erscheinungsform einerseits und Erleben einer Bekanntschaft andererseits (Pauleikhoff 1954). Anzufügen ist hier die geläufige Erfahrung, daß es auch bei psychisch Gesunden in Übermüdung oder Unaufmerksamkeit oder auch bei extremen Affektlagen zur Personenverkennung oder -verwechselung kommt. Andere Kranke erkennen zwar Gesichter als solche, diese werden aber (z. B. ins Häßliche) verzerrt wahrgenommen *(Prosopmetamorphopsie)*. Dies kann dauernd oder anfallsweise auftreten (Critchley 1949, Assal 1972).

Physiognomischer Sinn muß allen Lebewesen, über den Menschen hinaus, zu ei-

---

* *Prosopon* (griech.) Gesicht, *agnoein* (griech.) nicht erkennen.

gen sein. *Tiere* erkennen ihre Feinde. Schon eine Raubvogelsilhouette aus Pappe bringt einen Hühnerhof einschließlich der Küken in Aufruhr (Tinbergen 1952; Abb. **65**). Was Katzenbuckel und Zähnefletschen der Hunde bedeuten, wissen diese natürlichen Widersacher untereinander zu erkennen. Haustiere, vor allem Hunde und Pferde, verstehen aber auch den Menschen in seiner Gestik und Ausdrucksform, und es ist hier nicht allein (nur wenig) Instinkt, sondern vor allem Erfahrung, die sich ins Gefühl eingesenkt hat, wirksam. Was für den Menschen gilt, „Menschenkenntnis ist Gefühl gewordene Erfahrung", gilt wörtlich genauso für das Verhältnis der Haustiere zum Menschen.

Einfühlende Betrachtung als wissenschaftliche Methode

Intuitives Erfassen, seelischen Ausdruck lesen – dieser allen Menschen gemeinsame Besitz hat sich in immer weiter gehender Erfahrung und Sicherheit bis hin zur *Verläßlichkeit einer wissenschaftlichen Methode* entwickelt. Warum mit der Zuverlässigkeit einer wissenschaftlichen Methode?

Was an und durch verschiedene Personen mit gleicher Methode, unter gleichen Bedingungen mit gleichem Ergebnis (reproduzierbar) entstehen kann, ist **wissenschaftliche Wahrheit**. Im einzelnen: Aus gleicher Aufnahmetechnik, gleicher Einübung und Gewohnheit des Sehens haben

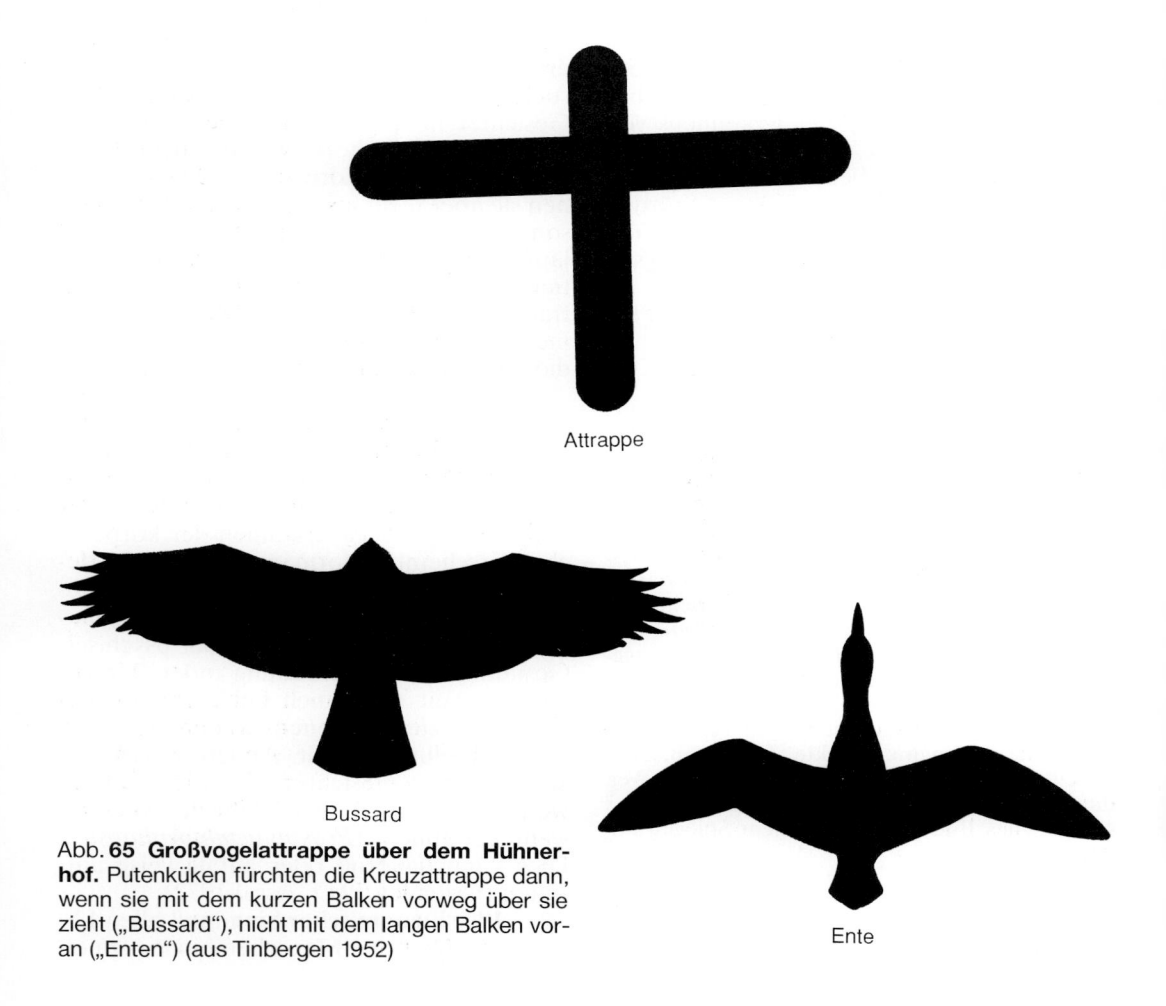

Attrappe

Bussard

Ente

Abb. 65 Großvogelattrappe über dem Hühnerhof. Putenküken fürchten die Kreuzattrappe dann, wenn sie mit dem kurzen Balken vorweg über sie zieht („Bussard"), nicht mit dem langen Balken voran („Enten") (aus Tinbergen 1952)

wir keine Schwierigkeiten, zu einer gleichgearteten Einstimmung und Beurteilung sehr vieler Dinge zu kommen. Gleichermaßen, über Länder- und Völkergrenzen hinweg, wird die Vielfalt des Lebens um uns, werden natürliche Gegebenheiten oder eigene Schöpfungen in dieser Weise betrachtet und bewertet, so in gewisse Ordnungen gebracht – ein mitmenschliches Gemeingut der Weltansicht.

Gewiß, diese Sichtweise aus einer allgemeinmenschlichen Identität gilt nicht für alle Erscheinungen der sichtbaren Welt, für alle Völker in einheitlicher Weise. Andere Menschen haben andere eingeborene oder erworbene Maßstäbe – völkischer Art, aus Erziehung der Familie, der Schule usw. Andere Einübung bringt andere Bewertung. Und auch heute gegebene Bewertungen derselben Person unterliegen einem gewissen, aber steten Wandel; „alles fließt", im kleineren menschlichen Rahmen der Person, der Familie, des Freundeskreises oder im größeren Rahmen von Völkern und Nationen. Morgen können wir etwas schön finden, im Stil anders bewerten oder in neuer Abgrenzung anders erkennen, was uns heute überhaupt noch nicht oder vielleicht ganz anders eingegeben ist.

Diese wissenschaftliche Ordnungssuche des Menschen verläuft hier außerhalb von Maß und Zahl. Sie ist daher keine Naturwissenschaft im engeren Sinne. Aber sie ist genauso wissenschaftliche Wahrheit. „Was alle sehen, von einem Instinkt getrieben für wahr halten, das ist eine Wahrheit der Natur" (Cicero). Damit ist die *Erfahrung durch einfühlendes Verstehen* als Methode in die Wissenschaft eingeführt. Es ist die vorherrschende Methode der Psychologie; nur auf diesem Wege sind bisher viele Ergebnisse dieser wissenschaftlichen Disziplin eingeflossen, in Zukunft wird es nicht anders sein.

Der Tierpsychologe Konrad Lorenz ist dem *Problem der Wissenschaftlichkeit der einfühlenden Gestaltwahrnehmung* sorgfältig nachgegangen (1959). Er sieht ihre Schwierigkeiten. Die dazu notwendige Fähigkeit ist bei verschiedenen Menschen sehr unterschiedlich ausgebildet. Es hindert ferner den wissenschaftlichen Disput, wenn in der Gestaltwahrnehmung besonders Begabte jene verachten, die das, was sie ganz selbstverständlich wahrnehmen, nicht sehen. Und schließlich gibt es rational und analytisch begabte Denker („die nur selten gleichzeitig hervorragende Wahrnehmung komplexer Gestalten besitzen"), die den in dieser Hinsicht Begabten für einen Schwätzer oder für kritiklos halten.

Aber bei kritischem Gebrauch ist die Gestaltwahrnehmung ein wertvoller Entdeckungsapparat, zwar nicht zu lehren, aber zu üben, in dem man sich zunächst um Sehen und Schauen bemüht und im Nachdenken dann diese grundlegenden Informationen zur Sache vermehrt. Diese intuitive Gestaltwahrnehmung wird blockiert, „wenn die Ratio versucht, ihr ins Handwerk zu pfuschen".

Daß diese Methode in schlichter voraussetzungsloser Beobachtung statt unter Ablesen von Meßinstrumenten zum Ergebnis kommt, stört ihn nicht. Schillers Frage „Ist Natur nur groß, weil sie zu zählen euch gibt?" setzt er über seine grundlegende Arbeit und beantwortet sie eigentlich mit seinem Lebenswerk. Einen „Primat der Quantität" kann er nicht anerkennen, „wie etwa, jede Naturforschung enthalte soviel Wissenschaft, wie Mathematik in ihr stecke, oder Naturwissenschaft bestünde darin, zu quantifizieren, was quantifizierbar sei, und dasjenige, was es nicht sei, quantifizierbar zu machen".

Wenn auch viele ernst zu nehmende Naturforscher den Begriff Intuition mißtrauisch betrachten: „Man kann ... ihre Hilfe um so weniger entbehren, je mehr das Objekt der Forschung den Charakter eines komplizierten Systemganzen trägt." Naturgeschehen wird nun einmal nicht allein durch Messungen erforscht. Selbst „Weltbilder" kommen durch keine anderen Erkenntnisleistungen zustande als die des naiven, vorwissenschaftlich wie ein Kind denkenden Menschen (Max Planck 1942).

Die wissenschaftliche Wahrheit ergibt sich aus der *Summe der überzeugenden Beobachtungen.* Daß man sich einer Einzelbeobachtung letzten Endes doch sicher sein konnte, ergibt sich vielleicht erst nach langwieriger geduldiger Beobachtung. Lorenz sagt aus eigener Erfahrung, man könne „buchstäblich tausende von Malen densel-

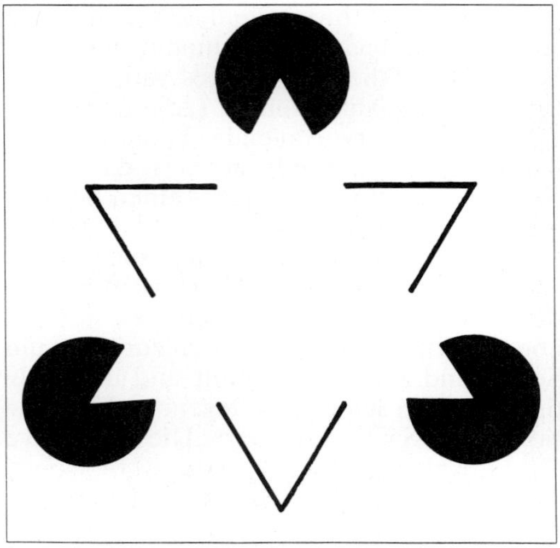

Abb. 66 Kaniszafigur. Ein unbefangener Betrachter sieht ein „gleichschenkliges weißes Dreieck" mit einer nach oben weisenden Spitze, das mit seinen Ecken über schwarzen runden Flecken gelagert ist und zusätzlich über einem mit der Spitze nach unten weisenden „schwarz umrandeten Dreieck" liegt. Doch ist in Wirklichkeit davon im Bild nichts unmittelbar dargestellt (aus Leiber 1987)

was jedoch der Betrachter sieht, ihn emotional stimmt und was eben entscheidend ist, sind nicht Lichtwellen oder chemische Netzhautvorgänge, sondern das Farbenerlebnis, das weit hinter seiner Netzhaut zustande kommt (Kreitler u. Kreitler 1980).

Dieser physiognomische Sinn, der uns intuitiv urteilsfähig macht, ist ein sehr wertvoller Besitz. Wir haben lesen gelernt mit der Ganzheitsmethode, wir erfassen das Sprachbild aus dem Schreibbild. Erst im Nachdenken und Erwägen, im **Analysieren**, auch im wissenschaftlichen Analysieren versuchen wir auf die Buchstaben und die Grammatik dieser Sprachbilder zu kommen. Aber wir erfahren, zu unserer Enttäuschung (Carus 1853, Kloos 1951), daß wir trotz einiger Einsichten daraus in der Gesamtbewertung nicht weiter und höher gelangt sind (Abb. **66**, **67**).

Sicherlich ist aber dieses nachdenkliche Grübeln als weitere Zwischenstation von wesentlichem Wert. Es macht einiges klarer, zerlegt Komplexes, macht Einzelheiten, die subsumiert sind, als solche frei. Diese Einzelheiten, jetzt logisch geprüft und zum wissenschaftlichen Wissen geworden, bringen eine Bereicherung insofern, als man nun für ein erneutes physiognomisches Betrachten einen erweiterten Sichtraum zur Verfügung hat. Andere und weitere Mosaiksteine stehen jetzt zusätzlich bereit. Zu einem neuen Bild zusammenge-

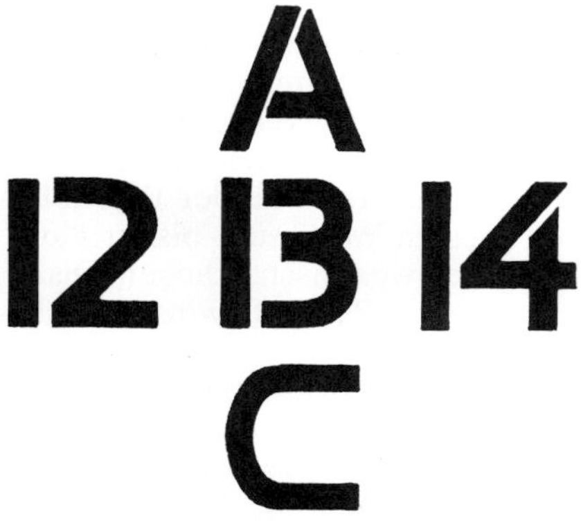

ben Vorgang sehen ..., ohne seine Gesetzmäßigkeiten zu bemerken," bis sich „urplötzlich, bei einem weiteren Male, ihre Gestalt mit so überzeugender Klarheit vom Hintergrund des Zufälligen abhebt, daß man sich vergeblich fragt, wieso man sie nicht schon längst gesehen habe". Erklärend zitiert er dazu eine Bemerkung von Grey-Wolter in einer Diskussion: „Redundancy of information compensates noisiness of channel", Wiederholung der Information kompensiert den überlagernden „Lärm".

Eine messende naturwissenschaftliche Methode kann an den Gegenständen, an denen die einfühlende Gestaltwahrnehmung angesetzt ist, Vergleichbares gar nicht leisten. Maß und Zahl an ihre Stelle zu setzen, mutet an, als wolle man die Farbenwirkung auf die Stimmung eines Menschen wie die Physiker als Lichtwelle bestimmter Länge und Amplitude, als Quanten oder als elektromagnetische Strahlung definieren oder wie die Physiologen als Retinogramm von Stäbchen und Zapfen. Die Merkmale der Wellen und der retinalen Prozesse entsprechen zweifellos der Farbwahrnehmung;

Abb. 67 Bewertung aus dem Umfeld. Das in der Mitte stehende Zeichen wird je nach der vertikalen beziehungsweise horizontalen Orientierung als Zahl oder als Buchstabe wahrgenommen (nach Ornstein, aus Böcher 1987)

setzt, können einerseits dem intuitiven Schauerlebnis wie andererseits dem kombinatorischen Nachdenken neue Einsichten zufließen. Man ist weiter gekommen. Man sieht nun mehr. *„Was man weiß, sieht man erst"* (Goethe). Man kennt nun mehr, ist offen für mehr, sieht damit mehr. Wer ein ursprünglich sehr unvollständiges Bild nur einmal vollständig gesehen hat, ist imstande, dieses Bild auch in der Unvollständigkeit wiederzuerkennen (Leiber 1987; Abb. **68, 69**).

Intuition beim Arzt und bei anderen Therapeuten

Nun zur **Intuition beim Arzt**, zum intuitiven Erfassen von Ganzheitsqualitäten und überhaupt einer intuitiven Wesensschau in der Medizin. Es geht bei der ärztlichen Intuition ganz und gar nicht vordergründig um den *„ärztlichen Blick"* (was eine bessere Formulierung als „klinischer Blick" wäre), wenn man darunter die zeitsparende Blickdiagnose, in bewundernder Steigerung die Blitzdiagnose meinte. Obwohl es keinen Zweifel geben kann, daß die augenblicklich schnelle Problembeurteilung zu den besten ärztlichen Qualitäten gehört, die in einer Notfallsituation Leben retten kann.

Fassen wir im Start zusammen, was **Intuition** ist (intuitus=Ein-Blick, Ein-Fall, Ein-Gebung): geistige Anschauung, unmittelbares Erfassen eines Zusammenhangs, das nicht durch mosaikartiges Zusammensetzen von Erfahrungswerten und schrittweises (diskursives) Denken erlangt wird, Fähigkeit zu unbewußter verbindender Überschau über die Mannigfaltigkeit des Gegebenen.

Handeln aus einer intuitiven Bereitschaft – um diese Frage wollen wir etwas weiter herumgehen und die Antwort dafür suchen, was in einem Arzt (und in weitgehender Übereinstimmung auch in jedem anderen, der am Krankenbett therapeutisch tätig ist), alles präformiert, hineingelangt und in ihm gewachsen sein muß, damit er schließlich über einen intuitiv zugänglich wertvollen Fundus für seine Berufsaufgabe verfügen kann.

Der klaren Sicht wegen sollte man zunächst hervorheben, daß man *angeborene*

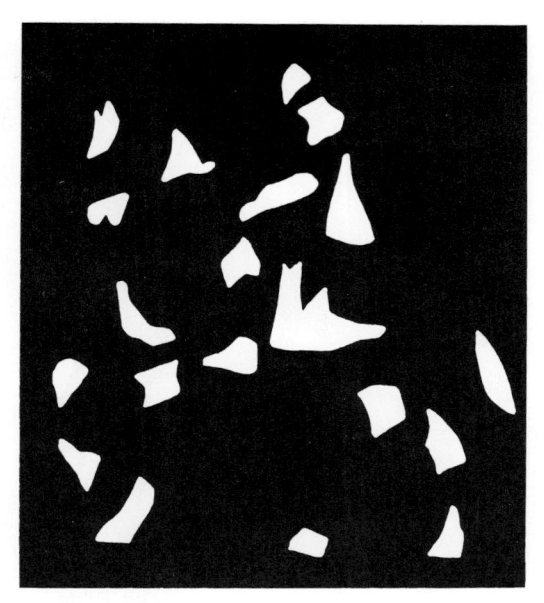

Abb. **68 Lückenhaft dargestelltes Bild.** Es ist praktisch nicht zu einer Gestaltwahrnehmung zu kommen (vergl. mit Abb. **69**) (aus Leiber 1987)

Fähigkeiten für einen Arzt – was man die Begabung dazu nennen könnte – nur als unspezifische Eigenschaften gelten lassen sollte. Viele Menschen haben Einfühlungsvermögen und Sensibilität für andere Menschen (Empathie); Fähigkeit sich zurückzunehmen (was eine Frage der Bescheidenheit und der Selbstkontrolle ist); den anderen gelten lassen in seiner Eigengeprägtheit (Toleranz, was gar nicht immer auch gutfinden heißt); Festigkeit aus durchdachten Normen und zielklaren Absichten; in intellektueller Hinsicht gute Merkfähigkeit; zuverlässiges Erinnern auf kürzestem Wege; kühles, auch abstraktes Denkvermögen; nicht zuletzt Fleiß und Ausdauer. Dies sind Eigenschaften, mit denen man in allen Berufen erfolgreich sein kann.

Nimmt man dies alles, und betont man darin gewisse Einzelheiten, setzt man noch eine besondere visuelle Begabung, Phantasie und Fähigkeit zum kombinatorischen Denken hinzu, kommt man schon eher speziell auf *Fundamentalqualitäten eines Arztes*. Vieles läßt sich schulen. Sowohl der medizinische Unterricht wie auch die praktische Ausbildung und die alltägliche

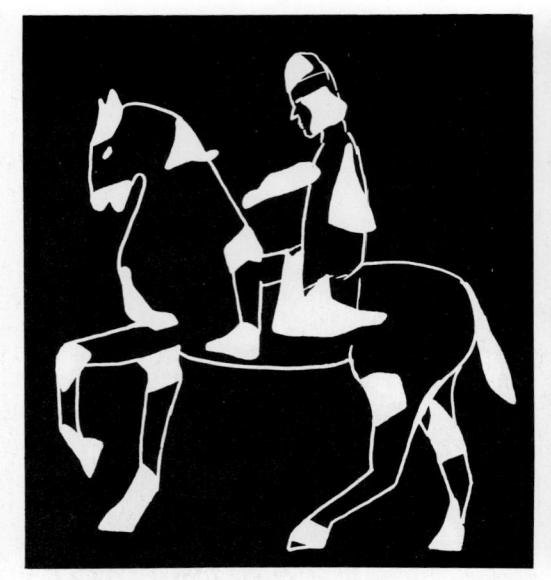

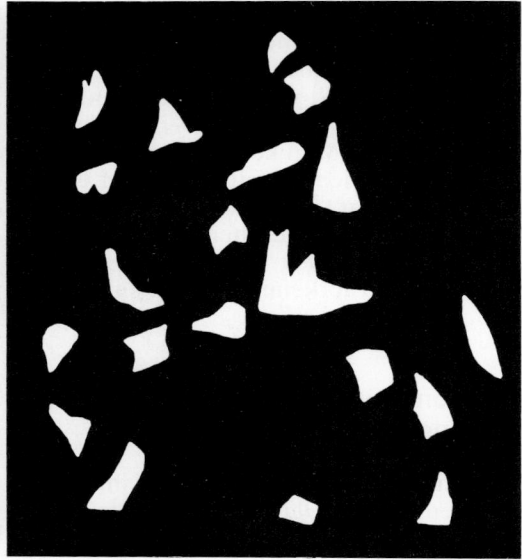

Abb. 69 **Die vollständige Version des Bildes von Abb. 68.** Nach dieser Kenntnis ist auch aus der lückenhaften Darstellung der Abb. **68** der „**Ritter zu Pferde**" zu erkennen (aus Leiber 1987)

wache Bemühung in der Praxis bereiten den Weg – zur Vollkommenheit sicher ein weiter Weg. Sehen und beschreiben lernen: „Erst sehen, dann zählen und messen" (E. Kretschmer 1961). „Was ist das Schwerste von allem./Was dir das leichteste dünkt./Mit den Augen zu sehen,/ was vor den Augen dir liegt" (Goethe). Sich zum Schauen und Nachdenken erziehen und ruhig machen; was der Leipziger Psychiater Heinroth in seinem „Lehrbuch der Anthropologie" (1822) Goethe zusprach, worin sich dieser gut verstanden fand: „... daß mein Denkvermögen *gegenständlich* tätig sei, ... mein Denken sich von den Gegenständen nicht absondere, daß die Elemente der Gegenstände ... von ihm auf das innigste durchdrungen werden, daß mein Anschauen selbst ein Denken, mein Denken ein Anschauen sei." Ein rasches und weitgreifendes Kombinieren üben, indem man der Phantasie freien Lauf läßt, sie aber mit Festlegungen zügelt: „Ast-Runen lerne,/ wenn ein Arzt du sein/ und Krankheit erkennen willst" (Edda, „Runenweisheit") (Abb. **70**). Sich eine gesunde Vorsicht und Skepsis im Umgang mit dem Menschen aneignen, wenn auch Wilhelm Busch übertreibt: „Kein Ding sieht so aus, wie es ist. Am wenigsten der Mensch, dieser lederne Sack voller Kniffe und Pfiffe."

Was dann im Arzt entsteht, ist vordergründig *Produkt eifriger Bemühungen und harter Arbeit*. Vorgegeben ist eine *Anlage*, eine junge Pflanze, die erst zur Blüte und Frucht gepflegt werden muß. „Gewiß, Arzt-sein ist ... Sache der Begabung; aber Arzt-werden ist weitgehend auch Sache des Fleißes: Man muß lernen, was not tut – und man muß Kranke sehen und sich eingehend um sie bemühen" (Siebeck 1953).

Von einem Naturgeschenk für den begnadeten Arzt ist nicht viel zu sehen, auch wenn es mancher Bewunderer denkt. Friedrich Nietzsche, Opfer solcher Verehrung, hat sich zur „Intuition" der „Genies" geradezu in beißender Kritik geäußert: „Das Genie tut auch nichts, als daß es erst Steine setzen, dann bauen lernt, daß es immer nach Stoff sucht und immer an ihm herumformt. Jede Tätigkeit des Menschen ist zum Verwundern kompliziert, nicht nur die des Genies: aber keine ist ein 'Wunder'."

Erfahrung entspringt der Möglichkeit zu sehen in Abhängigkeit von der Zeit. Hier sind wieder die *Regeln* wirksam, die wir ein-

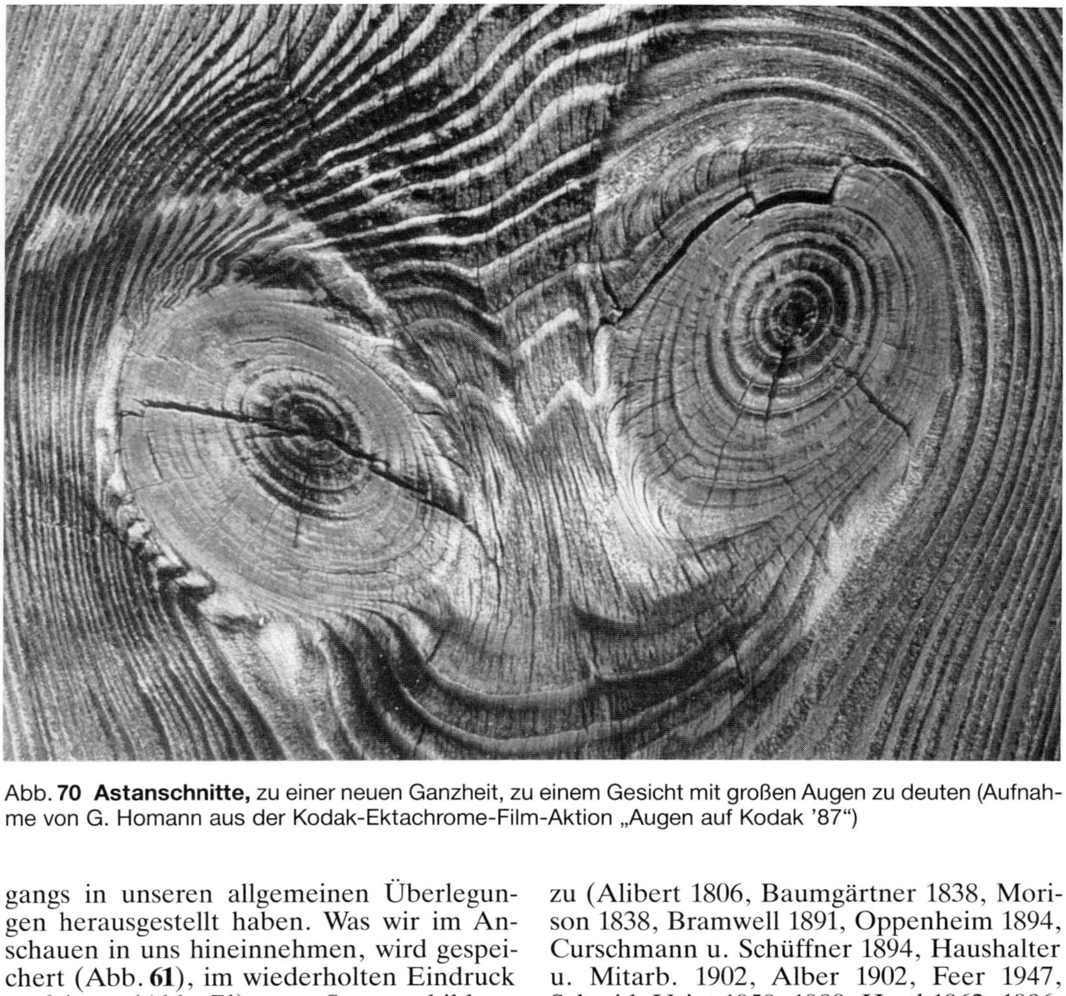

Abb. 70 Astanschnitte, zu einer neuen Ganzheit, zu einem Gesicht mit großen Augen zu deuten (Aufnahme von G. Homann aus der Kodak-Ektachrome-Film-Aktion „Augen auf Kodak '87")

gangs in unseren allgemeinen Überlegungen herausgestellt haben. Was wir im Anschauen in uns hineinnehmen, wird gespeichert (Abb. **61**), im wiederholten Eindruck verfeinert (Abb. **71**), zum Summenbild gefestigt und aus gleichlautenden Strukturen zum Typenbild vertieft (Abb. **62**), im reflektierenden Denken geprüft. Diese letzte Auseinander-Setzung führt entweder zur Abschwächung oder Verfestigung des Bildes, das man sich gemacht hat.

Über die direkte Anschauung in der klinischen Vorlesung, in einer Arztpraxis oder am Krankenbett hinaus sind auch *Lehrbücher* von großem Nutzen, wenn sie *durch gute Bilder illustriert* sind. Viele Krankheiten machen ein typisches Gesichtsbild, vor allem viele konstitutionelle Abartungen, und wenn sie statistisch selten sind, kommt solchen Lehrbüchern eine besondere Bedeutung für das Erkennenlernen zu (Alibert 1806, Baumgärtner 1838, Morison 1838, Bramwell 1891, Oppenheim 1894, Curschmann u. Schüffner 1894, Haushalter u. Mitarb. 1902, Alber 1902, Feer 1947, Schmidt-Voigt 1958, 1980, Hertl 1962, 1986, Killian 1967, Burrows u. Schumacher 1979, Wiedemann u. Mitarb. 1989, Simon u. Jänner 1990, Tischendorf 1992). Leiber (1984) hat einen didaktisch wertvollen Weg vorgeschlagen: jene Gesichtsbilder konstitutioneller Abweichungen, die sehr charakteristisch, aber schwer zu beschreiben sind, in genügender Fallzahl zum Summenbild übereinander zu kopieren und dieses Bild dann in einem Lehrbuch zu zeigen. In strittigen Fällen könne dann ein Vergleich des kollektiven mit dem Individualbild die Diagnose sichern (Abb. **72**).

Es ist etwas im Arzt sinnlich und in gedanklicher Auseinandersetzung gewachsen. Diesen Teil der ärztlichen Intuition

88 Das Intuitive am Ausdruckerkennen

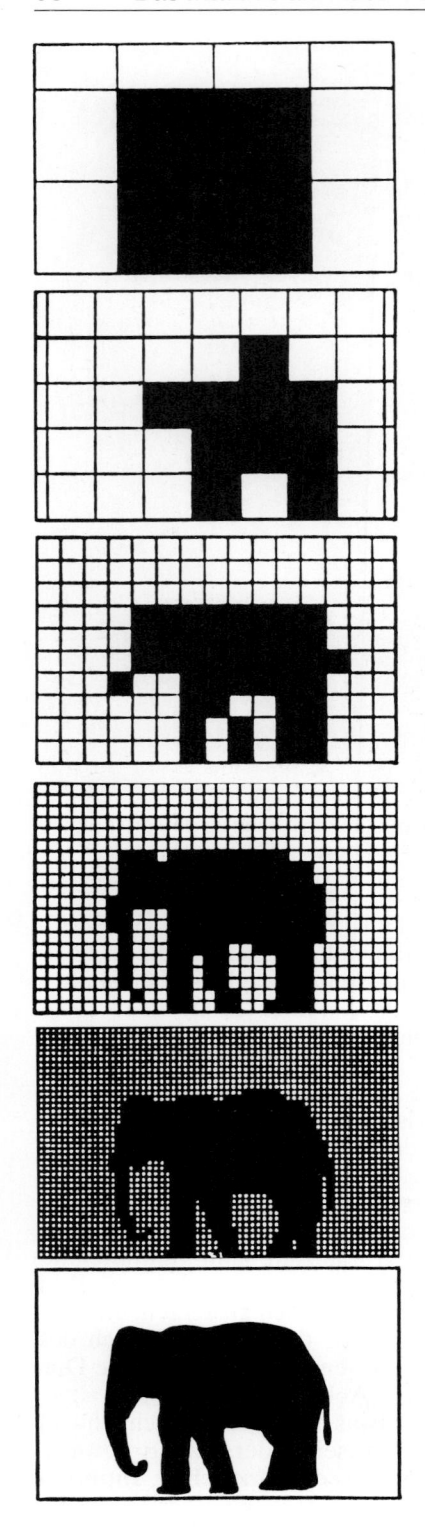

kann man mit Krehl (1929) eine **Form der intellektuellen Anschauung** nennen. Diese geistige Verknüpfung von eingekommenen Eindrücken mit Erinnerungsbildern findet auf hohem Niveau statt. Auf dem Boden intensiver Anschauung können sich Sachverhalte über noch unbewußte Glieder hinweg oder in mehrstufigen Schlüssen zu einer weiteren Erfahrung verknüpfen, erfahren vorhandene Informationen eine Umstrukturierung zu einer neuen Einsicht – ein *schöpferischer Akt*, der im intuitiv arbeitenden Arzt möglich ist (Groß 1979). Logisches Denken allein bringt es nicht. Es ist auch nicht Kreativität, was hier intuitiv gelingt.

Intuitive Fruchtbarkeit setzt eine *besondere Willenshaltung* voraus, „passive Hingabe". „Anschauende Hingegebenheit und Erfahrungsbereitschaft begünstigen die Intuition ... Der Mensch ist locker und läßt den inneren Vorgängen ihren Lauf" (W. Kretschmer 1976).

Eigentlich nun keine Frage mehr, daß ein **Computer** diese Leistungen nicht vollbringen kann. Einiges davon ja: Er speichert mehr, schneller, zuverlässiger und abrufbereiter als der Mensch. Er kann bestimmte Zusammenhänge finden und ist dabei in seiner Schnelligkeit dem Menschen überlegen. Aber er kann nicht intuitiv denken und schöpferisch Neues bringen. Was er an Verknüpfungen schafft, muß ihm schon ins Programm eingegeben sein.

Was im folgenden beschrieben ist, könnte allerdings ein Computer schaffen. Aber ein Programm mit solcher Breite gibt es nicht. Ein Beispiel für intuitive „Anhiebsdiagnose" (Risak 1942): Ein Arzt wird dringlich zu einem bewußtlosen Kind gerufen. An der Tür begrüßen ihn aufgeregt die Eltern, beide übergewichtige Pykniker. Im Krankenzimmer verbreitet sich Obstgeruch. Ein ebenfalls kräftiger Knabe liegt im Bett, schnarchend, mit hochrotem Kopf, nicht ansprechbar. Unter dem Bett steht ein Nachtge-

◁ Abb. **71 Von der Unerkennbarkeit bis zum klaren Erkennenkönnen.** Je genauer die Betrachtungsweise, je feiner die Bildpunkte, um so deutlicher der Gegenstand. Das „Leitsymptom" des Elefanten (der Rüssel) wird erst ab dem dritten Bild registriert (nach Steinbuch, aus Leiber 1987)

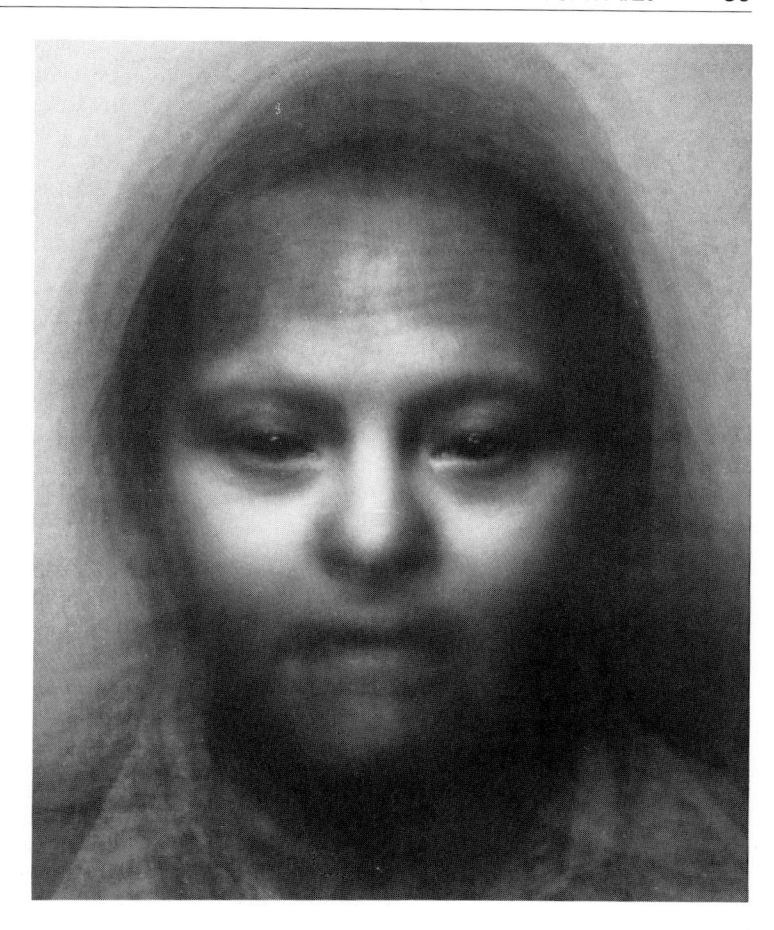

Abb. 72 "Typgesicht" der Trisomie 21 (Down-Syndrom), gewonnen aus 19 Individualfotografien, Durchschnittsalter 36 Jahre (aus Leiber 1984) (vergl. mit Abb. 97)

schirr, das randvoll mit Urin gefüllt ist. Aus intuitiver Erkenntnis die Diagnose: diabetisches Koma.

Ein Zweites geht in den Arzt ein und steht schließlich einem intuitiven Zugriff zur Verfügung: das Gespür dafür, was in einer gegebenen medizinischen Situation die **mitmenschlich heilwirkende Verhaltensweise** ist.

Auch hier ist zunächst von einer *Begabung* auszugehen, von einer genetisch verankerten Fähigkeit zur mitmenschlichen Öffnung und Hilfe. Sie wird erweitert durch *rationale psychologische Einsichten.* Hinzu kommen persönliche Allgemeinerfahrungen im Umgang mit dem Menschen und *persönliche Erlebnisse* in der medizinischen Ausbildung im Beruf. Dieser persönliche Erfahrungsweg geht über die physiognomische Schiene des Ausdruck-Eindruck-Erlebens, natürlich auch über die Sprache, soweit sie Empfindungen des Kranken vermittelt.

Was letzten Endes an karitativer Haltung erzielt wird, ist von einer intellektuellen Begabung weitgehend unabhängig, aber nicht ganz davon zu trennen. Sie ist unabhängig, soweit sie eine gefühlshafte sympathische Beziehung zum Kranken ist, einfach weil dieser als Leidender ("Patient") ein *Mit-Leiden ("Sym-Pathie")* an seiner bedrohten Person braucht. So ist, wie Paracelsus sagt, "die beste Medizin für den Menschen der Mensch" und in dieser mitmenschlichen Zuneigung "der höchste Grund der Arznei die Liebe".

Wir nennen einen Menschen, der seelisch mit uns schwingen kann, „sympathisch". Und wir sollten auch für die Therapeuten am Krankenbett erinnern, daß „Sympathie haben" nicht allein Teilnahme am Leiden ist, sondern auch, genauso wie es im Wort mitklingt (*pathos*, griech., Leiden, Erlebnis, Gemütsbewegung), Teilnahme an den Freuden eines Mitmenschen zum Inhalt hat.

Bekanntlich spricht man heute gern von **Partnerschaft**. Erfreulich, daß sich dieses Wort auch in der Medizin herumspricht, weil sich damit die Begegnungsebenen normalisieren lassen. In sehr vielen Fällen hat doch das Arzt-Patient-Verhältnis (genauso Pfleger/Schwester-Patient-Verhältnis) eine Bewegungsrichtung von oben nach unten und umgekehrt. Die einen sprechen aus der Vogelperspektive, der Kranke antwortet aus der Froschperspektive. Auf gleicher Ebene sollte aller Kontakt stattfinden, „von Mensch zu Mensch" im horizontalen Blickkontakt, Mimik und Gebärden in gleicher Höhe. Jeder sollte die andere Persönlichkeit kennenlernen, gleich zu Beginn der Begegnung erfahren, was durch das äußere Erscheinungsbild dieser Person „hindurchtönt" (*personare*, lat.). So also: Partner, Teilhaber und Teilnehmer von Leiden und Freuden des anvertrauten Kranken.

Nun aber gibt es eine ernste Warnung. Jede engere menschliche Bindung **erschwert die objektive Beurteilung**. Der Psychologe sieht folgende Gefahren (Mietzel 1964):

– Der „*Haloeffekt*", die Tendenz, von einer hervorragenden als positiv oder negativ zu bewertenden Eigenschaft auf andere weniger gut erkennbare zu schließen. Beispiele: angenehmes Äußeres oder schmutzige Kleidung und unangenehmer Körpergeruch; Titelträger; protektive Empfehlung.
– Der *logische Fehler*. Aus einer gegebenen Erfahrung („Vorwissen") schließt man über häufige Zusammengehörigkeit auf bestimmte weitere Eigenschaften. Beispiele: Resignation in Verbindung mit geringer Antriebsstärke; körperliches Zittern in schließendem Verbund auf Angst und Unsicherheit.
– Der „*Milde- oder Härteeffekt*". Man ist angerührt von einer besonders elenden Situation oder einem unglücklichen Schicksal, was zu positiver Gestimmtheit führen kann. Oder jemand kommt gewalttätig und lärmend daher, man greift ihn härter an. Dabei kann dieser Kranke unter Alkohol oder Drogen stehen, Unterzuckerung oder einen psychomotorischen Anfall haben.
– *Fehlbeurteilung,* wie sie sich allein schon aus dem Ausdrucksbild ergeben kann. Ein lachendes Gesicht kann Zeichen schlichter Freude oder Zuneigung, aber auch von Verlegenheit oder Hohn sein.
– *Fehlinformation,* z. B. bei einem Brillenträger, dessen Intelligenz aufgrund der Aspektwirkung eher überschätzt wird.

Wie soll man *diesen Gefahren entkommen?* „Nec flere, nec ridere, sed intellegere" (Cicero), nicht mitweinen, nicht mitlachen, sondern nur kritische Betrachtung von Zeichen, objektivierend nach Qualität und Quantität? Nur ein Mittelweg ist gangbar, wie ihn Asperger (1961) sieht: Der Weg von den Ausdruckserscheinungen zu Wesen und Stimmung des Kranken verzichtet bewußt auf ein von vornherein gegebenes System. Er sucht die Persönlichkeit in ihrer Einmaligkeit. Was man intuitiv „spürt .. gehört zum Untrüglichsten". Dann „ist es unsere Aufgabe, das, was wir an einem Menschen sehend aufnehmen, auch ins klare Bewußtsein zu heben, aber, und das ist das Schwerste, ohne den Boden der Instinkte zu verlassen".

Es kann in keinem Augenblick deutlicher gemacht werden, wie wenig die Medizin exakte Naturwissenschaft ist, als wenn sich Arzt und Kranker zum erstenmal gegenübertreten. Dies zeigt sich am Erleben auf beiden Seiten. Betrachten wir es vom Arzt her: Seine Sinne erfassen den Kranken; die Augen Haltung und Bewegung des Körpers, mit der Mimik des Gesichts den seelischen Ausdruck, Farbe und Struktur der Haut, Haare, Brille, Kleidung; die Ohren vernehmen Klang und Inhalt der Sprache, Husten, Stöhnen, Atmung; vor seine Nase weht vielleicht das charakteristische Fluidum des Kranken. Und der Kranke: Er achtet auf jede Miene, jeden Ausdruck des Arztes, er empfindet in seiner besonders gespannten Verfassung meist sehr stark; jeder Eindruck, jedes Wort und manches unbedachte Wort haften fest an ihm.

Für das Handeln am Krankenbett oder in der ärztlichen Sprechstunde ist also nicht nur das verlangt, was man gewöhnlich mit medizinischem Wissen umschreibt, sondern dazu und mehr noch ein persönlichkeitsgeprägtes Eingehen auf den erkrankten Mitmenschen. Medizinische (Lehrbuch-)Kenntnisse – beim bedeutenden Arzt ein reiches Maß – sind letztlich allenfalls eine Basis, auf der das Engagement der Zuwendung an die Ganzheit dieses Menschen erst das Ideal der Erscheinungsweise des Arztes (und jedes anderen Therapeuten) erreicht.

In diesen Zusammenhängen hat die intuitive Wesensschau der Krankheit und des Kranken einen festen Platz. *Ärztliche Intuition ist zum Gefühl gewordene Erfahrung um wissenschaftliche Inhalte und aus mitmenschlichen Kontakten. „Man kann sie nicht lehren"* (Victor v. Weizsäcker).

Krankheitszeichen und Krankheitswirkungen im Gesicht

Allgemeine Pathologie des Gesichtsausdrucks

Vom Ausdruckswert aller Gesichtsveränderungen

Es gibt für ausdruckspsychologische Thesen keinen schärferen Maßstab als die Krankheit. Daran gemessen wird die Fragwürdigkeit eines „Mens sana in corpore sano" offenbar, und man wundert sich, wie es zum geflügelten Wort werden konnte. Wie kann man nur an die Wechselwirkung glauben, daß ein gesunder Geist nur in einem gesunden Körper lebe oder es nur eines gesunden Körpers bedürfe, um auch einen gesunden Geist zu besitzen. Das mißbrauchte Wort des Dichters Juvenal läßt sich am leichtesten berichtigen, indem man es in seinen Zusammenhang einer Bitte an die Gottheit zurückstellt: „Orandum est, ut sit mens sana in corpore sano." Wie fragwürdig wird Lavaters Formel, daß Äußeres und Inneres eines Menschen identisch sind. Wie wenig akzeptabel ist der Satz von Kant und Stahl „Die Seele baut ihren Körper", wenn man ihn mit medizinischen Überlegungen zu Ende denkt; schon Baumgärtner (1842) hat ihn aus ärztlicher Sicht verworfen.

Fast alle krankheitsbedingten Gesichtsveränderungen können in irgendeiner Hinsicht Ausdruckswert haben. Die Problematik des Gesichtsausdrucks in der Krankheit schließt sich am leichtesten auf, wenn man von zwei, mitmenschlich vorwiegend unbewußten, ärztlich vorwiegend bewußten **Grundtatsachen** ausgeht:
- Wir beziehen unsere physiognomische und mimische *Ausdrucksnorm* vom Gesunden und sprechen von einer Norm, so sehr sie sich auch aus sehr verschiedenen variablen Einzelheiten zusammensetzt. Aus Gewohnheit werden diese Schwankungen um das Durchschnittsgesicht ohne weiteres hingenommen. Nur ein dieser Norm entsprechendes Gesicht vermag uns den seelischen Ausdruck eines Kranken glaubhaft und sozusagen ungestört zu vermitteln.
- Da man alles, was im Gesicht erscheint, gewöhnlich mit einem Ausdrucksinhalt für Seelisches verbindet, können auch *krankheitsbedingte Gewebe- und Gestaltveränderungen* im Gesicht einen Ausdruckswert erhalten, obwohl sie mit seelischen Inhalten nichts zu tun haben.

Differenzierung der Krankheitszeichen im Gesicht

Es lassen sich **zwei Gruppen von Krankheitszeichen** im Gesicht unterscheiden:
- Krankheitserscheinungen, denen lokale Prozesse zugrunde liegen, haben zunächst auch nur lokale Bedeutung. Wir nennen sie **autochthone Krankheitszeichen.** Sie sitzen aber an den ausdrucktragenden Linien und Flächen des Gesichts und stören oft die Einheit und Harmonie. Ihr Ausmaß und ihre Auswirkung sind verschieden. Im extremen Falle entwerten sie das Gesicht vollständig als Ausdrucksgelände. Autochthone Krankheitszeichen erlauben keinen Rückschluß auf ein seelisches Verhalten. Sie können aber Auswirkungen auf die Psyche haben, was sich sekundär im Gesicht z. B. als Schmerz oder Sorge ausdrückt.
- Krankheiten mit allgemeiner Auswirkung bringen nerval oder humoral **gesteuerte Krankheitszeichen** ins Gesicht. Die Krankheit erfaßt zunächst ein Organ oder ein Organsystem, dessen Funktionsstörung sich auf Gesamtkörper und Seele auswirkt. So entsteht das Gesicht der hormonellen Störung, der Herz- und Kreislauferkrankungen, der Stoffwech-

selkrankheiten, der Nierenerkrankungen, der Allgemeininfektion, um nur einiges zu nennen. Schon diese stichwortartige Aufstellung zeigt, in wie mannigfacher Weise die gestaltenden Faktoren der Krankheit am Gesicht angreifen können. An verschiedenen Abschnitten der Ausdrucksorganisation setzt der Krankheitsprozeß an. In Vielfalt gibt er sich im Ausdrucksgelände zu erkennen. Hiermit *kann, muß aber nicht unbedingt* eine Störung der Ausdrucksorganisation verbunden sein. Zumeist handelt es sich ja um den ganz natürlichen Ausdruck seelischer Inhalte, wie sie vom Gesunden geläufig sind, die eben hier die Krankheit oder die Krankheitssituation schafft.

Vorhergehende Abschnitte haben die psychologischen und medizinischen Grundlagen für ein tieferes Verständnis der Ausdrucksorganisation geschaffen. Hier kann die ärztliche Physiognomik und Mimik weitermachen, wenn man vor dem Gesicht des Kranken nicht auf der rein beschreibenden und registrierenden Linie von Krankheitssymptomen verbleiben will.

Die **Einteilung**, die wir nun im folgenden klinischen Teil zugrunde legen, ist in diesen Eingangskapiteln mehrfach schon in den theoretischen Ausführungen angedeutet und durch psychologische und medizinische Fakten vorbereitet:
- *Werkzeugstörungen*: Veränderungen im Ausdrucksgelände, die das Ausdrucksvermögen einschränken.
- *Erscheinungen* im Gesicht, die wie Ausdrucksphänomene auf den Betrachter wirken, aber *seelisch unfundiert* und somit eine Täuschung sind.
- Störungen im Bereich jener Hirnstrukturen, die wir Affekt- und Ausdrucksmotoren genannt haben. Sie führen zu einem komplexen Bild, das einerseits echt erscheinendes Ausdrucksbild, andererseits dazu identische seelische Inhalte vorgibt, ohne daß dies einer normalen Lebenssituation entspricht: *konjugierte Störung von seelischem Inhalt und Ausdrucksbild*.
- *Echte Ausdruckserscheinungen* für die Krankheit und die Lebenssituation des kranken Menschen, ein auf physiologischen Wegen entstandenes Äquivalent der seelischen Inhalte und Vorgänge.

An einem Beispiel, aus dem klinischen Alltag genommen, soll zunächst deutlich werden, **was die Krankheit alles an einem Menschen gestaltet**, wie sie mit seiner Person umgeht, ihn ins Leiden stürzt und wie sie ihn zusätzlich dadurch in Lebensschwierigkeiten bringen kann, daß sie ihm Fähigkeiten und Möglichkeiten beschneidet, seiner Umwelt sein Krankheitsgefühl in Wort und Mimik so auszudrücken, wie es ihn belastet. Ein 3½ Jahre alter Junge, einziges Kind einer Bauernfamilie, erkrankt an *Botulismus*. Aus der Stadt war der Patenonkel gekommen und die Familie ißt mit gutem Appetit, was eine gastfreundliche Küche auf einem Dorf hergibt. Der Vater hatte den größten Schinken aus der Kammer geholt. Die Mutter ist geschäftig dabei, wiederholt davon abzuschneiden, bemüht, ihre drei Männer zufriedenzustellen. Und man freut sich, daß der kleine Junge zwischen den zwei Männern so gut mithält. Am nächsten Morgen fühlen sich die drei Männer nicht wohl. Der Mutter geht es gut, sie hat nur wenig gegessen. Vater und Onkel klagen über Doppelbilder und sehen nicht so scharf wie sonst. Sie gehen zum Augenarzt und bekommen eine Brille verpaßt. Den kleinen Sohn findet man sehr hinfällig, man rechnet mit einer Magenverstimmung und wartet ab. Als es nach drei Tagen nicht besser wird, eine Verschleimung die Atmung erschwert, geht man zum Hausarzt, der unter der Diagnose Lungenentzündung ins Krankenhaus einweist. In der Klinik sieht man einen schlappen Jungen, der alles hängen läßt und oberflächlich-schlecht atmet bei rasselnder Bronchitis. Auch an seinem Gesichtsausdruck ist so etwas wie extreme Müdigkeit abzulesen. Das Gesicht ist schlaff, mimisch kaum bewegt. Die Augen schielen, die Augenlider stehen tief, die Pupillen sind weit. Nur träge folgen die Augen einem auffordernden Ruf (Abb. **73a**). Die wenigen Worte, die er versucht zu sprechen, sind so leise und schlecht artikuliert, daß man sie nicht versteht. Eine Lungenentzündung sieht man auf dem Röntgenbild nicht. Es handelt sich um eine Nahrungsmittelvergiftung mit dem Toxin des Clostridium botulinum aus dem ungenügend geräucherten Schinken. Der Junge ist apathisch, mitgenommen von der muskulä-

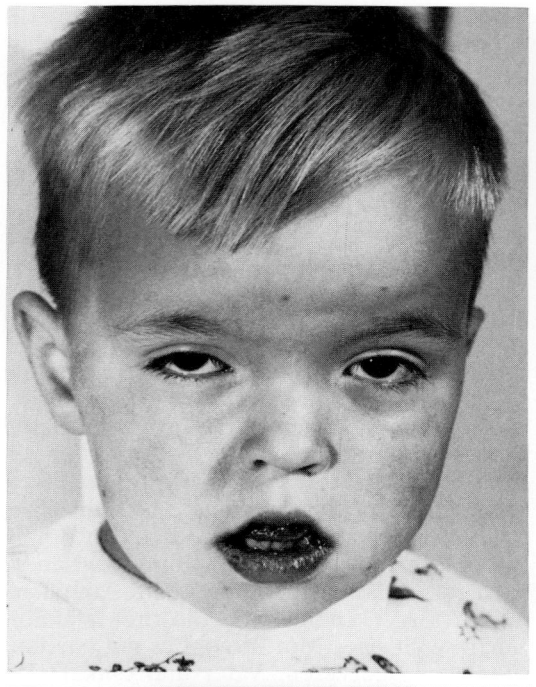

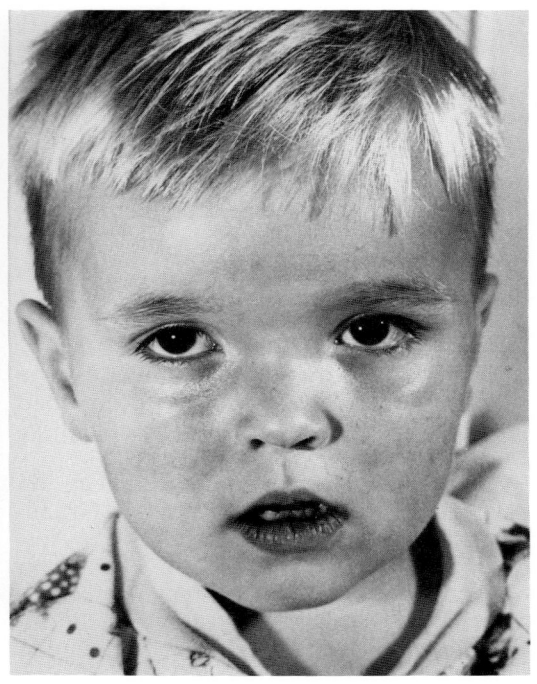

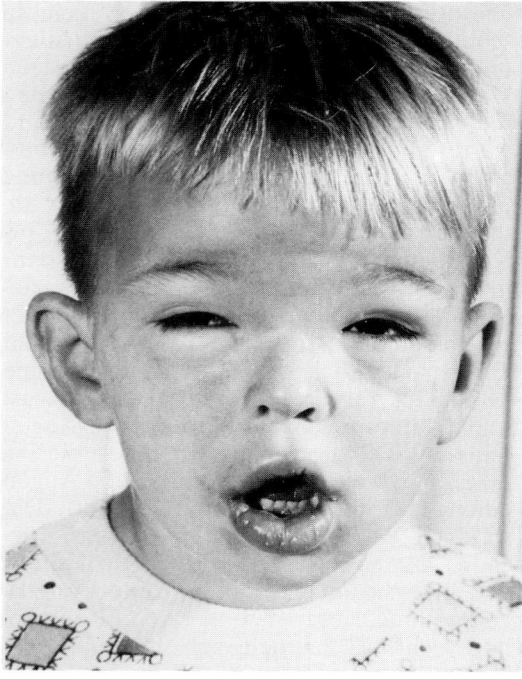

Abb. 73 **Die Krankheit ändert die Gesichtsmorphene. Beispiel: Verlauf eines Botulismus** (3½ Jahre alter Junge). Familienerkrankung durch ungenügend geräucherten Schinken. **a** Schlaffes Gesicht, Strabismus. **b** Wieder der normale Muskeltonus, fester Blick, klare Sprache. **c** Serumkrankheit, diffuses Gesichtsödem

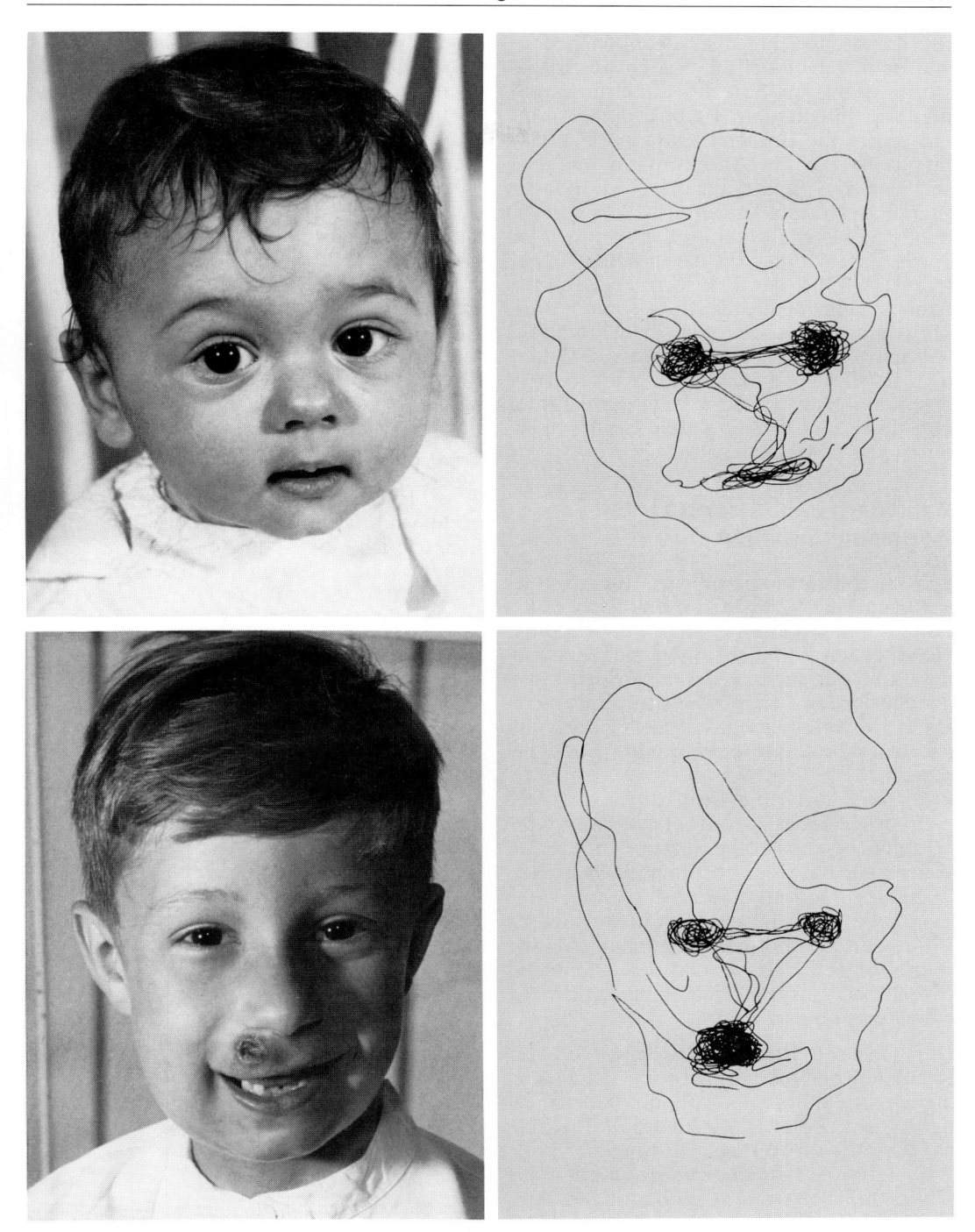

Differenzierung der Krankheitszeichen im Gesicht 95

Abb. 74 **Das abtastende Betrachten eines Gesichts, grafisch sichtbar gemacht.** Die Schwerpunkte liegen bei einem gesunden Gesicht anders (**a, b**) als bei einem mit einem Krankheitszeichen – Eiterpustel an der rechten Lippenseite – besetzten Gesicht (**c, d**)

ren Atemschwäche, aber dennoch bei Bewußtsein, wegen der mimischen Ausdrucksstörung und der Sprechbehinderung unfähig, sich mitzuteilen. Er bekommt Antitoxin, gegen die Bronchitis und zur Pneumonieprophylaxe ein Antibiotikum und bessert sich von Tag zu Tag. Nach drei Tagen sitzt er im Bett und macht in klarer Sprache deutlich, wie ungern er im Krankenhaus ist. Auch seine Mimik läßt daran keinen Zweifel (Abb. **73b**). Ab dem sechsten Krankenhaustag zeigt er die Zeichen einer Serumkrankheit (Folge des Antitoxins) mit Gelenkschwellungen und diffusem Ödem, u. a. im Gesicht (Abb. **73c**). Wieder ist er besonders belastet. Sein Befinden kann er nun zwar mit Worten, aber wieder nicht durch seine Mimik ausdrücken.

Behindern den Ausdruck: Werkzeugstörungen

Der komplizierte anatomische Bau des Gesichts und die Vielzahl empfindlicher Funktionen bieten pathologischen Prozessen die vielfältigsten Möglichkeiten, sich anzusiedeln und auszuwirken. Die ausdruckstragenden Linien und Flächen sind nur allzuleicht in Mitleidenschaft gezogen, was die **Ausdrucksfunktion einschränkt.** Dies geschieht
- *objektiv* durch die Insuffizienz des Ausdrucksgeländes, welches nicht mehr oder nur in einem herabgesetzten Umfang in der Lage ist, einen bestimmten seelischen Inhalt zu gestalten, oder
- *subjektiv*, indem der Betrachter dieses Gesichts von der pathologischen Bildung so sehr gefesselt ist, daß der eigentliche seelische Ausdruck daneben nicht mehr voll empfunden wird.

Der seelische Raum kann dabei von der Krankheit noch unberührt sein. Da also lediglich der mimische Apparat beeinträchtigt ist, sprechen wir, wie auch J. K. J. Kirchhof (1960), von **Werkzeugstörungen.**
Für die *Größenordnung*, in der das Gesicht betroffen sein muß, um an Ausdrucksfähigkeit einzubüßen, ist keine Regel aufzustellen. Es gibt Menschen, die nicht angeben können, was für ein Gesicht jemand gemacht hat, und damit auch den objektiven Reiz einer Persönlichkeit nicht empfunden haben, weil sie z. B. von einer Warze auf der Nase so gefesselt waren, daß sie immer dorthin sehen mußten. In der Abb. **74** soll diese Befangenheit anschaulich gemacht werden.

Der Arzt sieht aber demgegenüber immer wieder Gesichter, die großflächig so stark verändert sind, daß sie objektiv ihr Ausdrucksvermögen verloren haben (Abb. **75**). In solcher Situation spürt man schmerzlich die große Bedeutung des Gesichtsausdrucks für die menschliche Interaktion. Man unterhält sich mit dem Gesicht des anderen Menschen und würde glauben, an eine Wand zu reden, wenn man sich nicht bewußt machte, daß durch diese Fassade hindurch ein Mensch erreicht werden muß.

In anderen Fällen mit schweren Gesichtsveränderungen ist für ein verständiges Auge doch noch ein Ausdruck der seelischen Gegebenheiten zu erkennen (Abb. **76**). Der Blick des Therapeuten differenziert die eine Struktur von der anderen; konzentrierte, sorgfältige, geduldige und nahe Beobachtung ist der entscheidende Weg. Übung und lange Erfahrung im Kon-

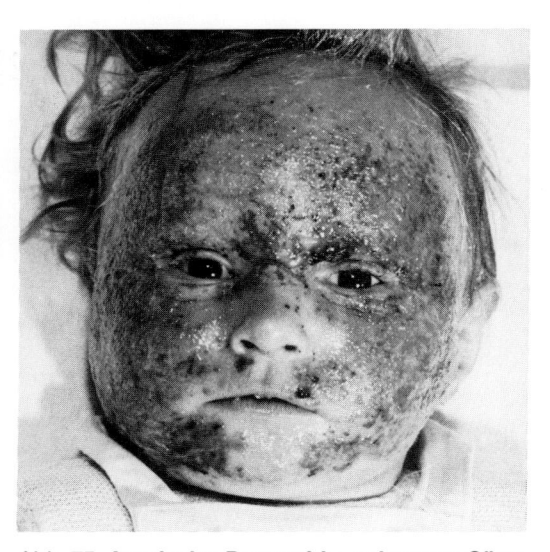

Abb. 75 Atopische Dermatitis, schweres Säuglingsekzem. Ausgetretenes, verkrustetes Hautsekret, allgemeine Weichteilschwellung. Unruhiges Kind, das sich das stark juckende Gesicht zerkratzen will

takt mit Kranken bringt sehr viel. Die Dominanz von autochthonen Gesichtsbefunden ist auch auf den fotografischen Bildern, die wir bringen, unverkennbar.

Objektive Wirkung von Werkzeugstörungen

Durch schwere generalisierte Veränderungen des Gesichts, z. B. ein nephrotisches Ödem (Abb. **77**) oder eine ausgedehnte atopische Dermatitis (Ekzem) (Abb. **75**), kann die Mimik weitgehend am Erscheinen verhindert sein. Hier wird die Werkzeugstörung besonders deutlich.

Gleich welche Größenordnung – immer ist die Senderfunktion des Gesichts beeinträchtigt. Die **Ursachen** seien kurz zusammengefaßt, es können immer nur Beispiele genannt sein (Einzelheiten s. Tab. **2**):
– Veränderungen der Hautstruktur und der Hautfarbe (Abb. **78, 79**),
– Veränderungen im subkutanen Raum (Abb. **80, 81**),
– Veränderungen am Gesichtskelett,
– Abnormitäten des Haupthaares, vor allem im vorderen Schädelbereich,
– vegetative Abweichungen, die an der Hautfarbe, der Schweiß- und Tränenabsonderung abzulesen sind,
– Besonderheiten an der Nase (Abb. **82**),
– Veränderungen im Mundbereich (Abb. **83–85**),
– Abweichungen in der Augenregion, die besonders stark ausdruckswirksam sind (Abb. **86–89**),
– Veränderungen an den Ohren,
– Lähmung oder erhöhte Spannung der mimischen Muskulatur,
– die zahlreichen konstitutionellen Abweichungen des Gesichtsbaues, z. B. Trisomie 21 (Mongolismussyndrom).

Wieweit und in welcher Weise diese Erscheinungen im einzelnen ausdruckswirksam sind, stellen wir in Bild und differenziertem Text später ausführlich dar. Zunächst soll ein prinzipieller Überblick über die *subjektiven Auswirkungen* vieler dieser Abweichungen gegeben werden. Man kann insgesamt drei subjektive Wirkungen, die somatische Krankheitszeichen im Gesicht haben, herausstellen.

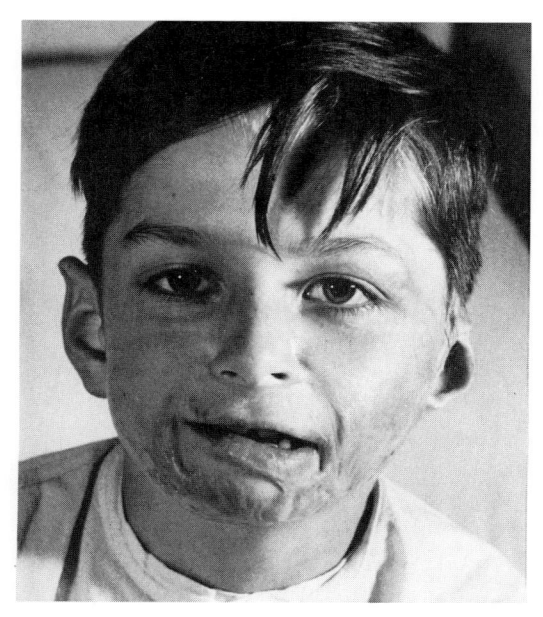

Abb. **76 Mundverziehung durch hypertrophische Verbrennungsnarbe.** 6jähriger Junge, älter wirkend. Im allgemeinen mehr still und in sich gekehrt, kann aber ohne Umstände aufgeschlossen und zugewandt sein. Vor zwei Jahren beim Spiel mit Petroleumflasche schwerste Verbrennungen. Beide Hände sind Stümpfe. Verständige, psychologisch geschickte und besorgte Eltern

Subjektive Wirkungen der Werkzeugstörungen

Die *Beeindruckbarkeit eines Mitmenschen* beim Anblick von lokalen Krankheitszeichen im Gesicht ist individuell sehr verschieden. Hiervon abgelenkt und beeinflußt, werden die daneben eventuell in vollem Ausmaß gegebenen Ausdruckserscheinungen nicht mehr in vollem Umfang erfaßt („Haloeffekt"). Man kann von einer **ersten subjektiven Wirkung der Krankheitszeichen**, einer *Wirkung beim Ausdrucksempfänger*, sprechen.

Es darf schon vor jeder Erfahrung am Kranken aus den Versuchsergebnissen der normalen Ausdruckspsychologie erwartet werden, daß die eindruckswirksamen Gesichtsbildungen wie Stirn, Augen, Nase, Mund und Kinn die größte Störanfälligkeit unter Krankheitsbedingungen haben (Abb. **90–92**).

98 Werkzeugstörungen

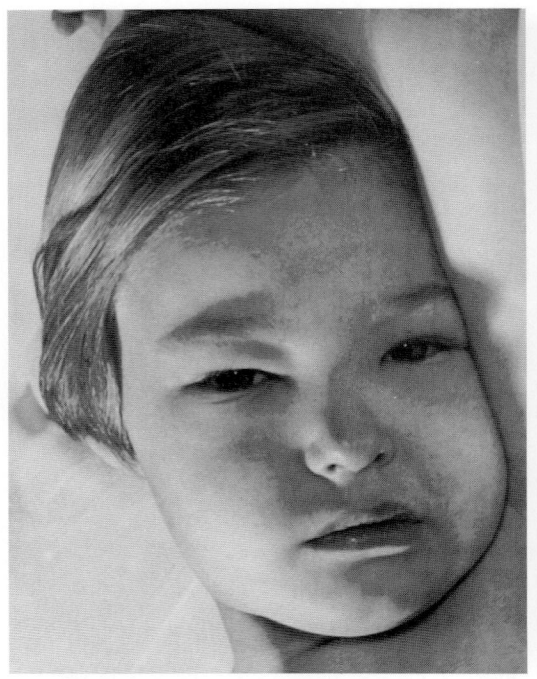

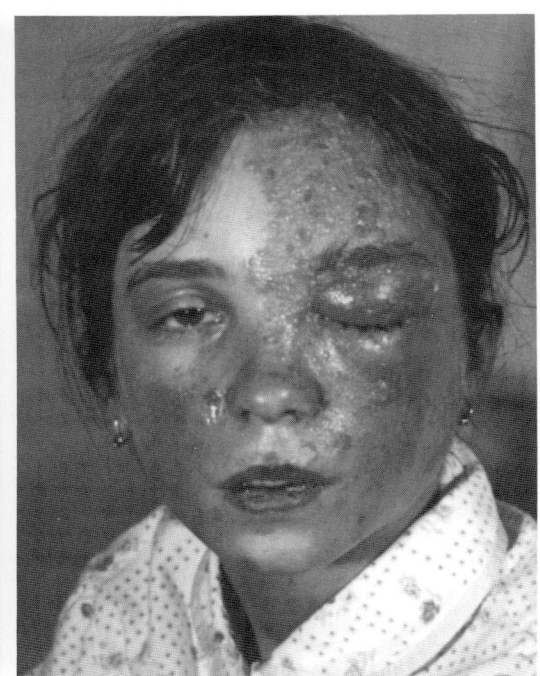

Abb. 77

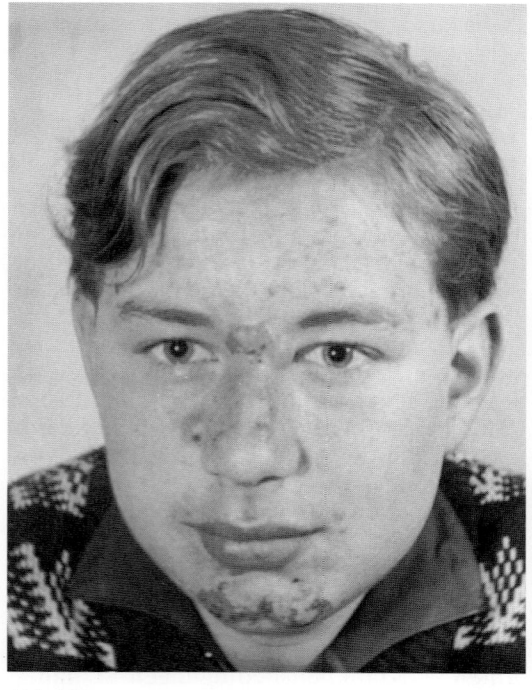

Abb. 78

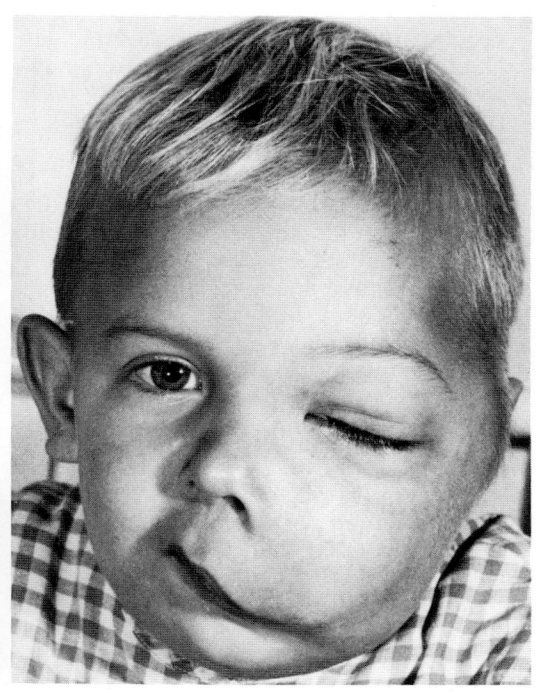

Abb. 79

Abb. 80

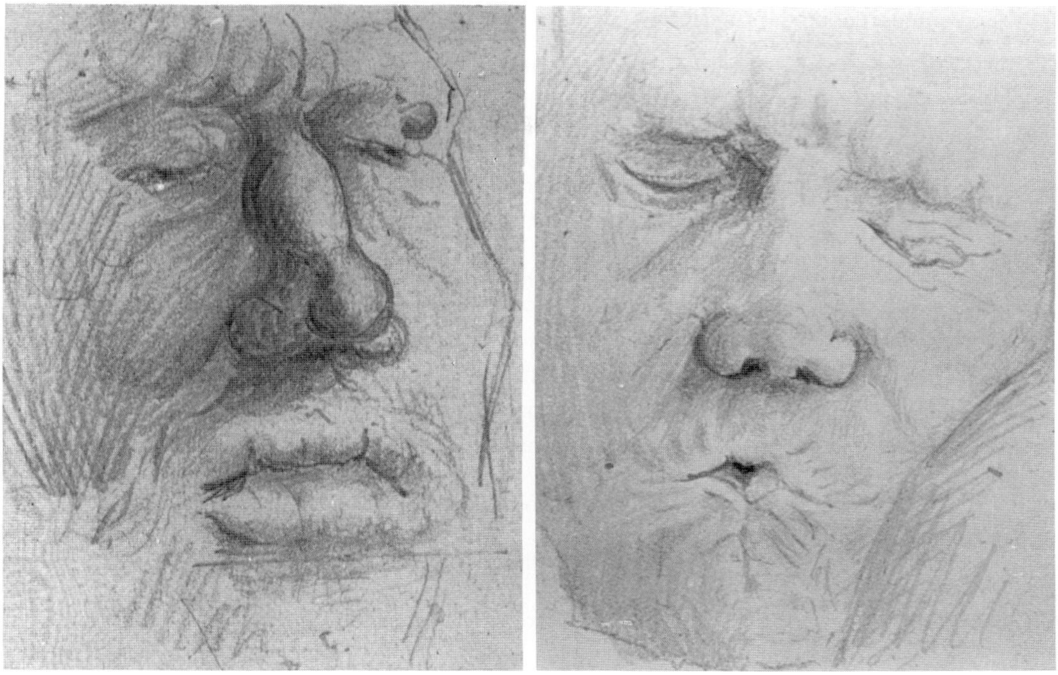

Subjektive Wirkungen 99

Abb. 81 Lepra, Entwicklung von Gesichtsherden. a zunächst Knoten an Stirn, Augenlidern und Lippen. **b** Knoten an der Stirn. Derbfibröse, absolut starre, narbige Verlötung der Weichteile des Mundes mit strahlenförmigen Narbeneinziehungen. Ernährung durch die kleine Öffnung an der Stelle des rechten oberen Schneidezahnes (Zeichnung: Paul Bergengruen, Beobachtung 1908 in Ostpreußen)

◁
Abb. 77 **Nephrotisches Syndrom.** Diffuses, schlaffes Gesichtsödem. Mimisch armes Gesicht, das nur von den Augen her Leben erhält. Träges, durch schweres Krankheitsgefühl gestempeltes Verhalten. 7jähriges Mädchen

Abb. 78 **Zoster im Bereich des 1. Trigeminusastes**

Abb. 79 **Pustulöse Akne bei schwerer Abwehrschwäche durch Panmyelopathie**

Abb. 80 **Rankenneurinom bei Neurofibromatose (Recklinghausen-Krankheit).** Derbe, teils grobknotige, teils perlschnurartig zusammengesetzte Geschwulstknoten, die gegenüber Haut und Knochen gut verschieblich sind. Verdrängung des linken Auges. Altersgemäß entwickelter, freundlicher 3jähriger Junge

Tabelle 2 **Veränderungen der Gesichtsstruktur.** Ursachen für Behinderung im Ausdrucksvermögen

Veränderungen der Hautstruktur und der Hautfarbe

Blässe: Anämie, Nephritis, Pyelonephritis, Aortenvitium, Kreislaufinsuffizienz (Hypotension), Sepsis und andere schwere Infektionen, blasse Asphyxie beim Neugeborenen

Blasige Veränderungen, Vesikel, Pusteln: Windpocken, Herpes simplex, Zoster, Impetigo contagiosa, Eczema herpeticatum, allergische Arzneimittelexantheme, Akne, Rosazea

Blutgefäßanomalien: Teleangiektasien, Hämangiome, Naevus flammeus, Sturge-Weber-Krankheit, Arteriitis temporalis

Blutungen: Störungen der Blutgerinnung aus verschiedenen Ursachen, schwere Infektionskrankheiten, insbesondere Meningokokkensepsis, durch Trauma oder Mißhandlung

Gelbsucht: Hepatitis, Neugeborenenikterus, hämolytische Anämie, Stauungsikterus, Karotinikterus

Geschwüre, Ulzera: tuberkulöser Primärherd, ekthymatöse Staphylodermien bei Immunparese

Hyperkeratosen: Ichthyosis vulgaris, Ichthyosis congenita

Knötchen, Papeln: Molluscum contagiosum (Dellwarzen), vulgäre Warzen, Tuberkulide, Lupus vulgaris, Adenoma sebaceum, Hautinfiltrate bei Leukämie, Prurigo, Arzneimittelexantheme

Narben: nach Unfällen, Verbrennungen, Infektionen oder Operationen

Pigmentanhäufungen: Sommersprossen (Epheliden), Pigmentnävus, Tierfellnävus, Urticaria pigmentosa, Addison-Krankheit, Café-au-lait-Flecken bei Neurofibromatose, postinflammatorische Hyperpigmentierungen, Sonnenbräune

Pigmentmangel: Albinismus, umschrieben als Vitiligo, postinflammatorischer Mangel, Pityriasis alba bei atopischer Dermatitis, Pityriasis versicolor

Rötung, blaurot, zyanotisch: Herzfehler mit Rechts-links-Shunt, schwere Herzinsuffizienz und Ateminsuffizienz, Asthma bronchiale, Fremdkörperaspiration, im schweren Keuchhustenanfall

Rötung, fleckig: Masern, Röteln, Erysipel, Dermatitis seborrhoides, Erythematodes, Hepatitis epidemica, atopische Dermatitis, Urtikaria, Dermatomyositis, allergische Exantheme

Rötung, hellrot: vegetative Labilität, Vergiftung mit Kohlenmonoxid und Atropin, am Neugeborenen

Rötung, hochrot: Fieber, Scharlach, Azetonämie und Coma diabeticum, Hochdruckkrankheit, bei schwerem Husten und Anstrengung der Bauchpresse

Schuppung: abklingende Exanthemkrankheiten, trockene atopische Dermatis, seborrhoisches Ekzem, Psoriasis, Mykosen

Tumoren: Basaliom, Plattenepithelkarzinom, Pigmenttumoren, Xanthom, seborrhoische Keratosen, kavernöses Hämangiom

Veränderungen im subkutanen Raum

Entzündliche Infiltrate: Furunkel, Knochenabszeß, Noma, Aktinomykose

Fettgewebe, Schwund: Dystrophie und Atrophie (der Bichat-Wangenfettpfropf bleibt lange), progressive Lipodystrophie, Sklerodermie

Fettgewebe, Zunahme: Adipositas, Lipom, Hyperkortizismus

Hautemphysem: Lungenbläschenruptur, Tracheostomabeatmung, Gasbrand

Lymphknotenschwellung (Kieferwinkel, vor dem Ohr): unspezifische Infektion, Tuberkulose, Morbus Pfeiffer, bei und nach Scharlach, Diphtherie, Lymphogranulomatose, Leukämie, Non-Hodgkin-Lymphom, Katzenkratzkrankheit, Toxoplasmose, Osteomyelitis; Entzündungen des Ohres, der Nebenhöhlen, der Mundschleimhaut und des Auges

Ödem: akute Glomerulonephritis, nephrotisches Syndrom, Hypoproteinämie aus verschiedenen Ursachen, schwere kardiale Stauung, Serumkrankheit, schwere Pertussis, schwerer Krupp, allergisches Exanthem, Myxödem, angioneurotisches Ödem (Quincke), Trophödem, Sklerödem, Erysipel

Speicheldrüsenerkrankungen (Parotis, Unterkiefer- und Unterzungendrüsen): Mumps, Parotitis nach Narkose, Tumoren, Speichelsteinverschluß, Leukämie (Mikulicz-Syndrom)

Tabelle 2 (Fortsetzung)

Tumoren: Atherom, Dermoid, Lipofibrom, eosinophiles Granulom, Neurinom, Osteosarkom, Lymphangiom, tiefliegendes Hämangiom, Infiltrate bei myeloischer und lymphatischer Leukämie (in der Ausdehnung bis hin zur Facies leontina, „Löwengesicht"), Kaposi-Syndrom, Erythema nodosum

Weichteilspannung (Turgor), Abnahme: Enteritis, Peritonitis, unstillbares Erbrechen

Veränderungen am Skelett

Auftreibungen des gesamten Schädelskeletts (Leontiasis ossea): chronische hämolytische Anämie

Dyskranie, Abweichungen der Hirnschädelform: regelwidrige Hirnentwicklung, vorzeitiger Schluß der Nähte und Fontanellen, intrakranielle Ansammlung pathologischer Blut- und Liquormengen; Schiefkopf (Plagiozephalus), zu großer Hirnschädel (Makrozephalus, Hydrozephalus), zu kleiner (Mikrozephalus), auffällig hoher (Turmschädel), hinten abgeflachter Schädel (Brachyzephalus) u. a.

Kieferanomalien: Mikrogenie, Progenie, Prognathie

Lokalisierte Störungen am Gesichtsskelett: eosinophiles Granulom, Osteosarkom, Osteomyelitis, Chlorome bei Leukämie, metastatisch bei Neuroblastom, infantile kortikale Hyperostose am Unterkiefer (Caffey-de Toni), Kieferentzündungen, Kieferfraktur und -luxation

Abnormitäten des Haupthaares

Haarausfall, diffus: starke Seborrhö, Hypothyreose, Akrodynie (Feer-Krankheit), atopische Dermatitis, Psoriasis, nach Infektionskrankheiten, nach Gravidität, bei Zytostatikabehandlung, physiologisch im Alter von 4–12 Wochen

Haarausfall, umschrieben: Mykosen, Lues, Alopecia areata, Lupus erythematodes, Lichen ruber, Psoriasis, atopische Dermatitis, Pseudopelade Brocq

Haarfarbe, auffällige: pigmentlos bei Albinismus, hellblond bei Phenylketonurie (Fölling-Krankheit), weiße Haarlocke (Leukismus), gelegentlich weißes Nachwachsen bei Alopecia areata

Vegetative Abnormitäten

Abweichungen der Hautfarbe und der Tränenabsonderung: s. Haut und Augen

Hyperhidrosis: fieberhafte Erkrankungen, oft bei Hypertension oder Hypotension, vegetative Labilität, Rachitis, Akrodynie (Feer-Krankheit), Osteogenesis imperfecta, schwerer Hydrozephalus und limbische Epilepsie (auch halbseitig), atopische Diathese

Pathologische Erscheinungen an der Nase

Auffälligkeiten, allgemein: laufende Nase bei Rhinitis oder durch Liquorfistel, Nasenbluten, Bewegung der Nasenflügel bei Ateminsuffizienz („Nasenflügelatmen"), weiche Nasenflügel (werden bei erschwerter Atmung ans Septum aspiriert)

Nasenform: Mißbildungen, Verbiegungen, Verbreiterung der Nasenwurzel durch Mukozelen der Siebbeinzellen oder Enzephalomeningozele, Rhinophym

Nasenskelett: eingesunkene Nasenwurzel durch Lues, Zerstörung der Nasenspitze durch Tuberkulose

Veränderungen im Bereich des Mundes

Entzündungen: Aphthen, allgemeine Stomatitis, Perlèche, Herpes labialis, Lues, Lichen ruber

Farbänderungen der Lippen: Blässe, Zyanose, verstärkte Pigmentierung (Peutz-Jeghers-Syndrom)

Fehlbildungen: starke Abweichungen der durchschnittlichen Mundgröße (Verkleinerung bis zur Atresie), Lippenspalte, Lippen-Kiefer-Gaumen-Spalte, Gesichtsspalten

Kieferschluß, pathologischer: Peritonsillitis, Mundbodenphlegmone, Parotitis, Frühsymptom des Tetanus (Trismus)

Lippennarben: nach Sturz oder Verbrennung, nach Lues connata (radiär verlaufend, Parrot-Narben), ähnlich Fibrosierung bei Sklerodermie

Tabelle 2 (Fortsetzung)

Mundschleimhautveränderungen: Gingivahyperplasie bei Leukämie oder Epilepsietherapie, Parodontose, Entzündungen, Tumoren, Einlagerungen (Bleivergiftung), Pigmentnävi

Saugleisten der Neugeborenen

Ständig offener Mund: Behinderung der Nasenatmung durch Choanalatresie oder -stenose, Rachenmandelhyperplasie, Nasentumoren, Nasenfremdkörper, schwere Rhinitis und Sinusitis, große Zunge wie bei Myxödem, große Tumoren im Mundbereich, Kiefergelenkluxation, bei schwerer Muskelhypotonie

Zähne: Karies, Schmelzhypoplasien, bandförmige Mineralisationsstörungen, Mikrodentie, Fehlstellungen, Lücken durch Zahnausfall oder Diastemastellung, Tonnengestalt bei Lues connata/tarda (Hutchinson)

Veränderungen der Augenregion

Auge, Bindehautbereich: Hyperämie bei Entzündungen, Fremdkörperreizung, Polyglobulie und Porphyrinstoffwechselstörung, Blutung bei Keuchhusten, Schädelbasisfraktur, Blutungsübel und Gesichtslage während der Geburt, Gelbfärbung bei Ikterus, bläulich durchscheinend bei schwerer Bindegewebeschwäche und Osteogenesis imperfecta, schwärzlich bei Alkaptonurie (Ochronose)

Auge, Größe: Mikrophthalmus z. B. durch konnatale Toxoplasmose, Hydrophthalmus

Auge, Hornhaut: Narben nach Entzündungen und Verletzungen, Trübungsfelder durch Vitamin-A-Hypervitaminose, Keratokonjunktivitis, Ulcus corneae serpens, Verletzung, Entzündung durch Fremdkörper und Einlagerung von pathologischen Stoffwechselprodukten

Auge, Iris: Fehlen (Aniridie), Kolobom, Pigmentdifferenz (Heterochromie), Fehlen des Pigments (Albinismus = rotes Auge)

Auge, Lidspaltenverkleinerung: Fettentwicklung, herabhängende obere Altersfalte, Ptose

Auge, Pupille: Engstellung durch Vergiftung mit Kodein und Morphin, Lähmung des Halssympathikus und zerebrale Affektionen, Weitstellung im Koma, bei zerebralen Affektionen und medikamentös durch Atropin, Entrundung durch Kolobom oder Synechien nach Entzündungen, weißlich erscheinend bei Linsenkatarakt oder Hornhautnarbe, hellroter Schein als Hinweis auf Retinoblastom („amaurotisches Katzenauge")

Auge, Verdrängung: nach unten bei Hydrozephalus („Sonnenuntergangsblick"), Tumoren der Orbita, Mukozele der Siebbeinzellen, Enzephalomeningozele

Auge, Verlust, Augenprothese

Augenlider, Entzündungen: Blepharitis, Gerstenkorn (Hordeolum)

Augenlider, Fehlbildungen: Lidkolobom, Epikanthus (bei Trisomie 21, aber auch isoliert bei Kleinkindern, was sich mit der Entwicklung der Nase verwächst)

Augenlider, Ödem: gleiche Bedingungen wie bei allgemeinem Gesichtsödem, Thrombose des Sinus cavernosus

Enophthalmus, tiefliegendes Auge: meist einseitig beim Horner-Komplex, schwerer Wasserverlust bei Enteritis, Toxikose, Erbrechen

Exophthalmus (Protrusio bulbi), vorgelagertes Auge: Orbitalphlegmone, Tumoren der Orbita (z. B. eosinophiles Granulom, Neuroblastom, Chlorom), hormonell bei Hyperthyreose (Basedow), Abflußstauung hinter dem Auge (Thrombose des Sinus cavernosus), Dysostosis craniofacialis Crouzon, Apert-Syndrom

Farbänderungen um das Auge: dunkle Ringe bei vegetativer Labilität, Kreislaufinsuffizienz und Überanstrengung, Hyperpigmentierung („Pigmentlarve" vor allem bei Frauen nach dem 40. Lebensjahr), Brillenhämatome bei Tumoren oder Schädelbasisfraktur

Nystagmus, meist horizontal: Labyrintherkrankungen, Enzephalitis, Hirnverletzung, Kleinhirnerkrankung, Hirntumoren, Friedreich-Ataxie, Schlafmittelvergiftung, enzephale Fehlbildungen, Blindheit, Albinismus

Schielen, Strabismus: gelegentlich und physiologisch in den ersten 10 Lebenswochen (vor Fähigkeit zu fixieren), kongenital durch Fehlbildung von Muskeln und Nervenversorgung, peripher-paralytisch bei Poliomyelitis, tuberkulöser Meningoenzephalitis, Diphtherie, Polyneuritis aus anderen Ursachen und Tumoren im Nervenverlauf, zentralnervös bei Tumoren, Enzephalitis und im Krampfanfall, Orbitatumoren

Tränensekretion, verstärkt: Konjunktivitis, Fremdkörper, Allergie, Pertussis, Neuralgien, Tränenkanalstenose

Subjektive Wirkungen 103

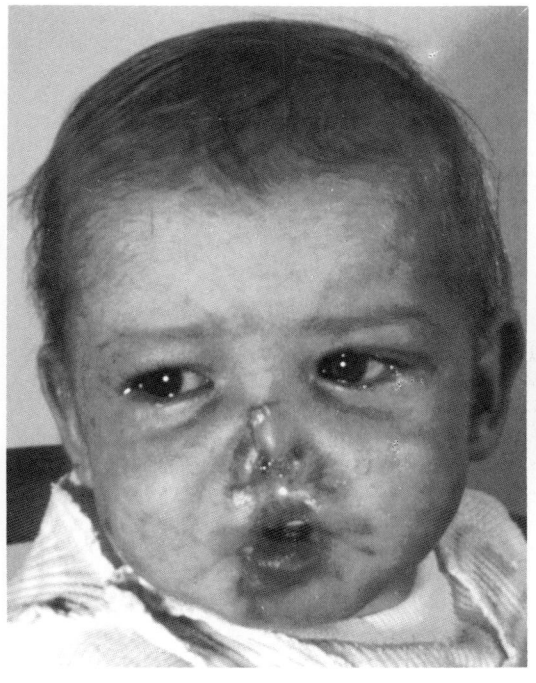

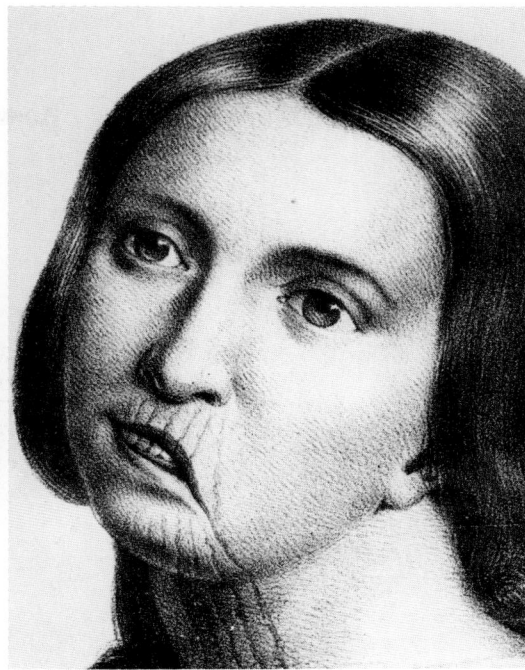

Abb. 82

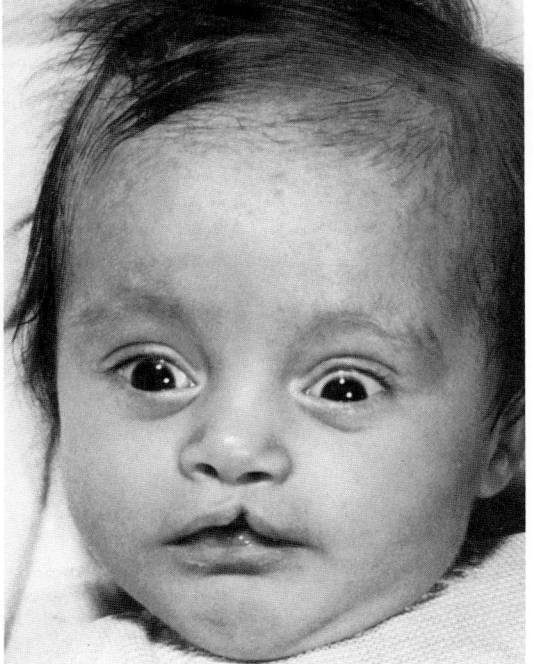

Abb. 83

Abb. 82 Zerstörung des knorpeligen Nasenabschnitts infolge lang anhaltender Entzündung bei Immunschwäche und elterlicher Verwahrlosung. 14 Monate altes Mädchen

Abb. 83 Gesichtsspalte, die vom linken Mundbereich ausgeht (aus Serre 1842)

◁
Abb. 84 Lippenkerbe, Andeutung einer Lippenspalte. Funktionelles Sonnenuntergangsphänomen an den Augen. Altersentsprechende Entwicklung, kein Hydrozephalus. Mädchen von 3 Monaten

104 Werkzeugstörungen

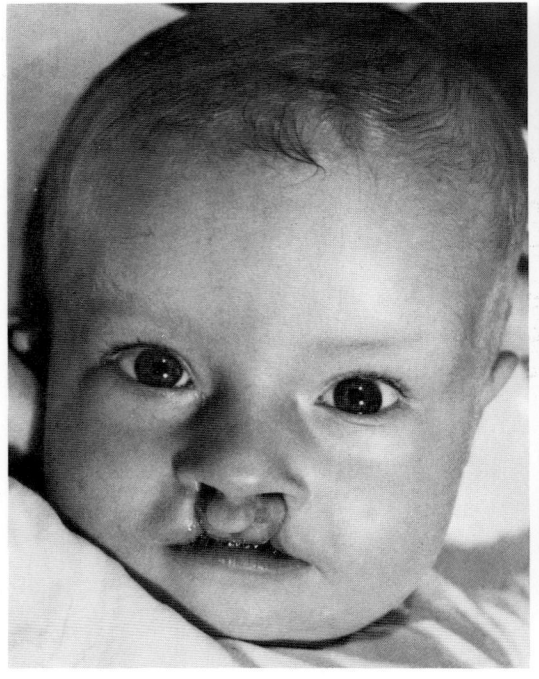

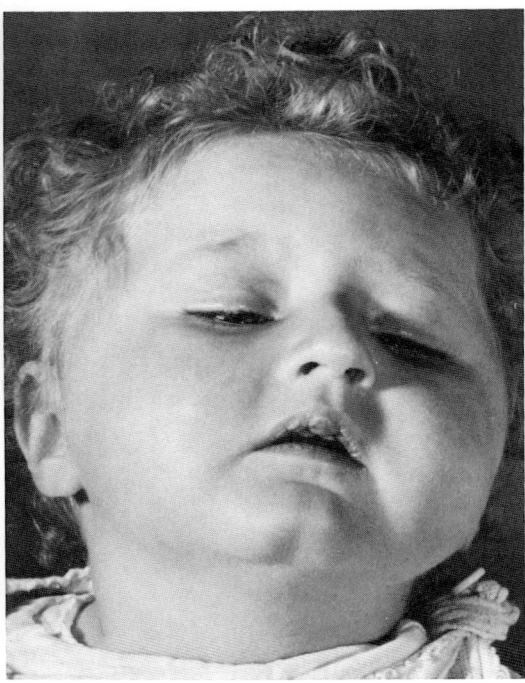

Abb. 85

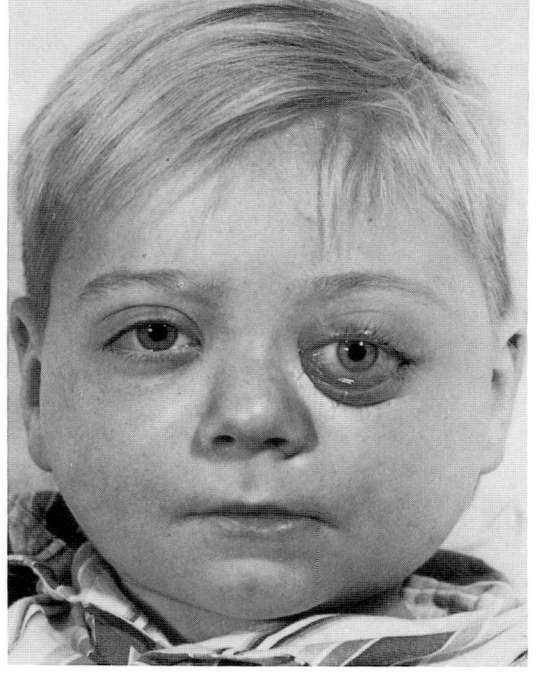

Abb. 86

Abb. 85 **Beiderseitige Lippen-Kiefer-Gaumen-Spalte** in einem sonst wohlgebildeten, ausgeglichenen Gesicht. 4 Monate alter Junge

Abb. 86 **Mikrozephalie und angeborene Lähmung der Lidheber**

◁
Abb. 87 **Lipidgranulomatose Hand-Schüller-Christian.** Granulationsgewebe in der linken Augenhöhle. Verdrängung des Auges nach unten

Subjektive Wirkungen 105

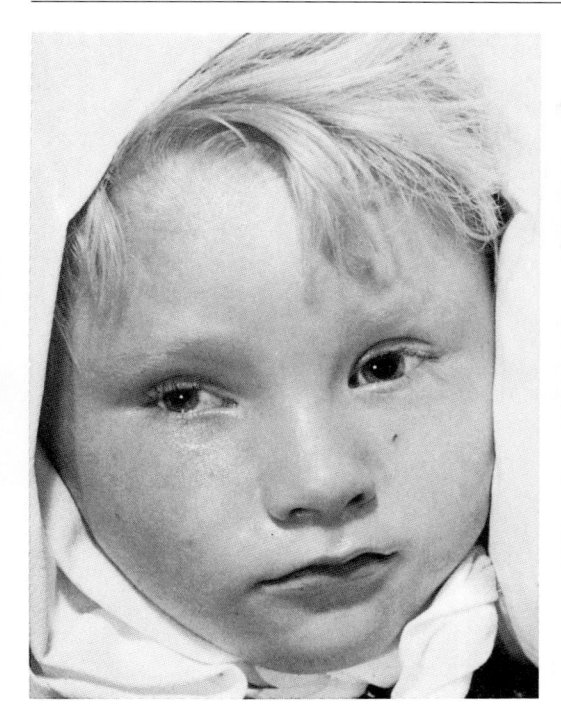

Abb. 88 Mikrophthalmus rechts, Staroperation auf der gleichen Seite. Wahrscheinlich durch Rubeolenembryopathie

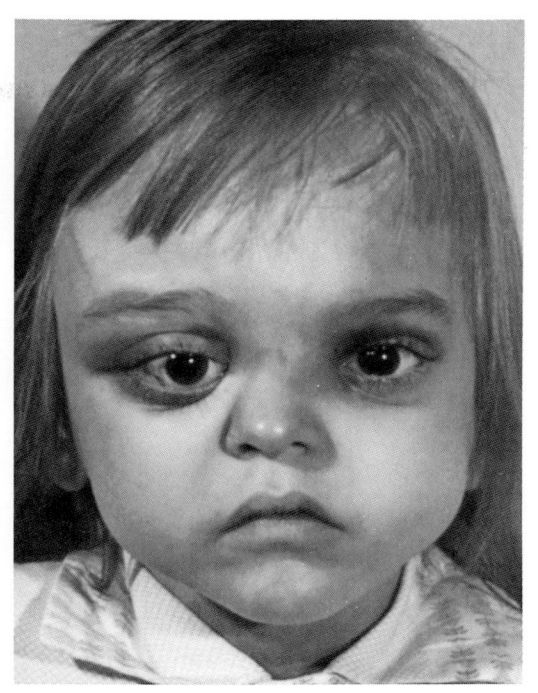

Abb. 89 Metastasierendes Neuroblastom nach dem Hutchinson-Typ. Tumormassen in den Augenhöhlen, die die Augen verdrängen. Blutungen im Lidbereich

Gewiß werden auch manche Krankheitserscheinungen, wenn die äußere Haut intakt geblieben ist und kein Farbwechsel hinzutritt, ohne ausdruckspsychologische Nebenwirkungen toleriert, so manches Ödem, manche Seitendifferenz der Augenstellung, des Mundverlaufs, des Gesichtsovals und manche Verbiegung des Nasenrückens. Es ist dann einfach die Streubreite einer aus dem täglichen Umgang geläufigen individuellen Prägung noch nicht überschritten und die Harmonie des Gesichts nicht gestört. Ein geläufiges Beispiel liefert die sehr verbreitete Links-rechts-Differenz des Gesichts, die mitunter erhebliche Ausmaße hat, in der Regel als physiologische Gesichtsasymmetrie noch dem Normbereich zugerechnet wird.

Anders wird die Situation, wenn das Krankheitszeichen sich durch Farbänderung, Umbau der Haut oder durch Zerstörung von Gesichtsorganen und ausdruckstragenden Gesichtslinien bemerkbar macht. Schon kleinste Veränderungen (Warzen, Atherome, Hämangiome, Lippenspalte, auch noch nach „befriedigendem" Operationsergebnis) können große Wirkungen haben (Abb. **93–95**).

Einer besonderen Besprechung bedürfen die *konstitutionellen Abartungen, die das ganze Gesicht betreffen*. Die bisher abgehandelten autochthonen Krankheitszeichen stehen mehr oder weniger isoliert in einem sonst normal gearteten Gesicht, dem Durchschnittsgesicht unseres Rassengemisches und unserer geographischen Breite, mit dem zu leben und das zu verstehen uns Gewohnheit ist. Aus Erfahrung wissen wir, wieviel zunächst sehr bewußtes Umschalten das Gesicht fremder Rassen von uns verlangt, bis wir nach längerem Umgang die gleiche Kommunikationsfunktion erleben wie im Gesicht der langgewohnten menschlichen Umgebung.

Konstitutionelle Abartungen wie das *Mongolismussyndrom* (Trisomie 21) stellen

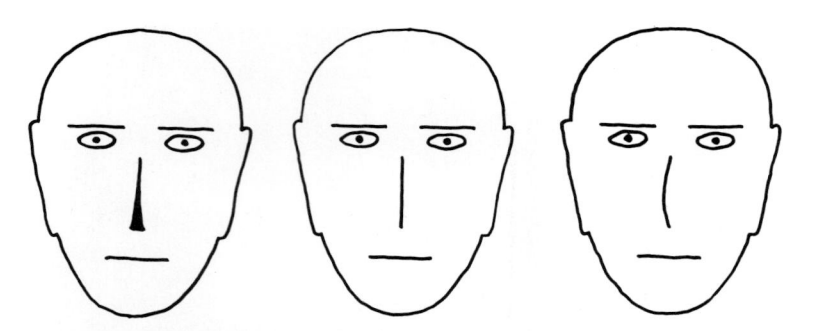

Abb. 90 Veränderungen an der Nase. a Verdickung und Farbänderung der Nase wie beim Schnupfen oder bei Rhinophym; **c** Verbiegung nach Trauma. In der Mitte: Normalgesicht (Abb. 28)

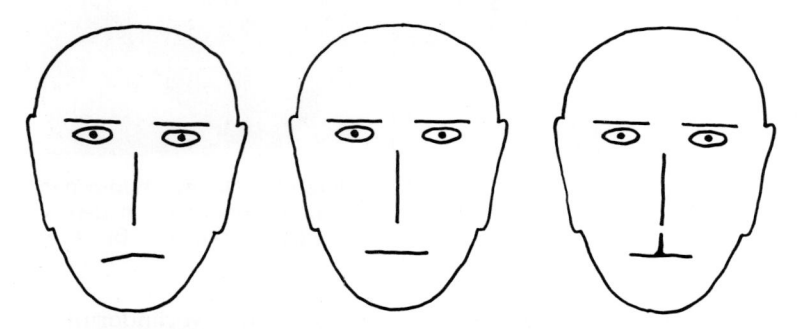

Abb. 91 Veränderungen im Lippenbereich. a hängender rechter Mundwinkel wie bei Lähmung des Fazialismundastes, „depressiver" Eindruck; **c** Lippenspalte

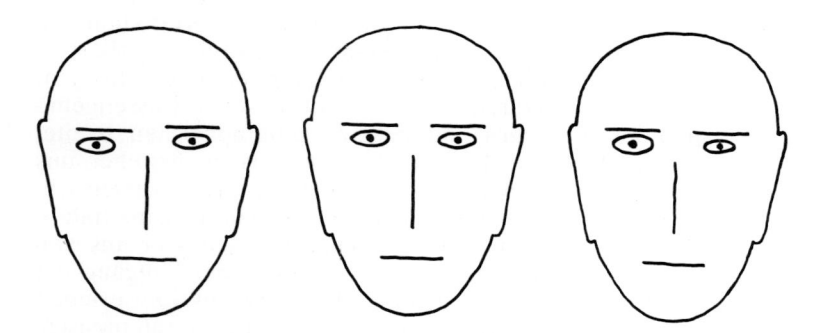

Abb. 92 Veränderungen der Augenstellung. a Verlagerung des Auges nach unten und außen; **c** die Augäpfel sind unterschiedlich sichtbar wie beim Horner-Syndrom oder bei einseitiger Lähmung des Lidhebers

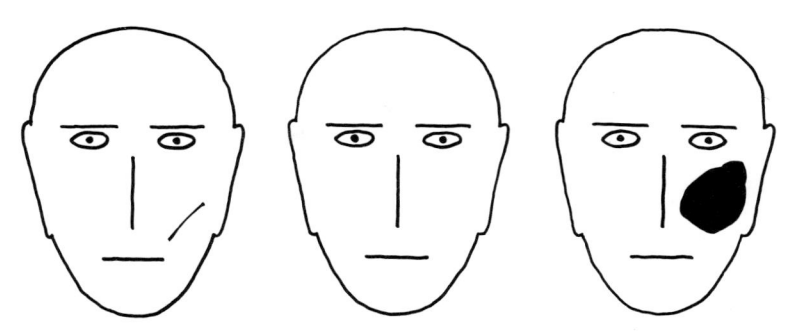

Abb. 93 Eindruckswirkung von Hautveränderungen. a Narbe; **c** großflächige, mit Hautverfärbung verbundene Erscheinung ähnlich einer Blutgefäßgeschwulst, einem Pigmentfleck oder einer Unterhautblutung

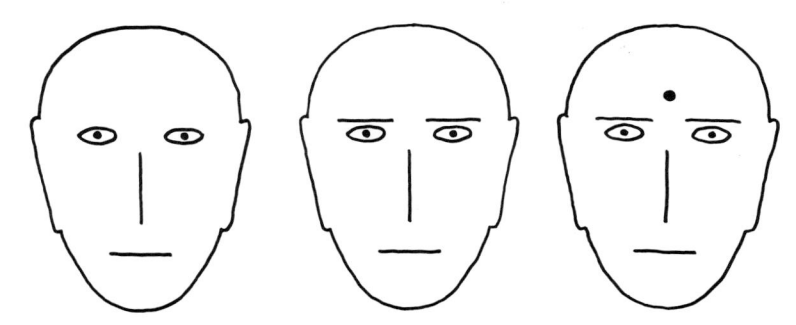

Abb. 94 Umschriebene Hautveränderungen und Haarverlust. a Ausfall der Augenbrauen macht ein Gesicht „offener", oft auch „jünger". **c** Eine umschriebene Hautveränderung, wie eine Warze oder ein Atherom, wirkt durch ihre Anwesenheit (lenkt vom Ausdruck ab) und in Abhängigkeit von ihrem Sitz. In unserem Schema wird die Stirn in ihren Ausdruckswirkungen betont. Vergleiche dazu Schönheitspflaster, wie sie vor allem im 18. Jahrhundert in Mode waren, Kastenzeichen an der Stirn bei Inderinnen, „Intelligenzknoten" an Buddha-Darstellungen, Stirnhöcker beim „Moses" von Michelangelo

uns vor das gleiche Problem. Das nicht seltene mongoloide Gesicht erhält seinen Namen von der schrägstehenden Lidspalte, einer zusätzlichen senkrechten Lidfalte am inneren Augenwinkel (Epikanthus) und der kleinen, plumpen Nase, so daß das Gesicht flach wirkt und die Jochbeine relativ prominent erscheinen (Abb. **96, 97**). Bei diesen Abartungen verlangt die andersartige Gesichtsbildung, sich auf eine ungewohnte Struktur des Ausdrucksgeländes umzustellen, so als lernte man den Menschen einer fremden Rasse kennen. Man wird nach gelungener Umstellung genauso wie in jedem anderen vertrauten Gesicht alle Feinheiten der mimischen Aussageinhalte erfassen und damit den gleichen Erfolg erzielen wie z. B. die Mütter mongoloider Kinder, die ja sogar dafür bekannt sind, daß sie ihren Kindern in einer besonderen Nähe zugetan sind. Auch bei ihnen geht der Kontakt zum Kind in erster Linie über das Gesicht.

Auf *weitere Dysmorphien*, die das ganze Gesicht betreffen, gehen wir auf S. 116 ff ein.

Die ärztliche Erfahrung zeigt übrigens gerade auch an diesen Beispielen, daß eine somatische Abartung keinen zwingenden Rückschluß auf eine seelische Besonderheit irgendwelcher Prägung zuläßt. Diese ist jeweils im Einzelfall erst zu erforschen und zu beweisen. So kann dem beispielsweise genannten mongoloiden Gesichtsbild durchaus – wenn auch selten – normale Intelligenz und unauffällige Emotionalität zugeordnet sein.

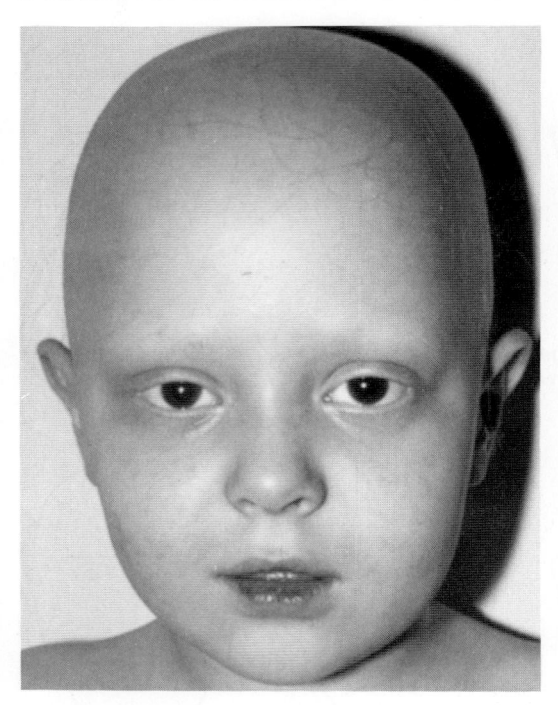

Abb. 95 Chronischer Hypoparathyreoidismus. Totaler Haarverlust

Zunächst sind hier Wirkungen einzuordnen, die sich aus den Erfahrungen beim Gesunden leicht verstehen lassen. Eine Verkleinerung des Hirnschädels, die zu einer niedrigen und oft auch schmalen *Stirn* führen muß, wird allzu leicht als Hinweis auf geistige Defekte gewertet, dagegen dem Träger einer hohen Stirn mehr Intelligenz als gebührlich zugestanden (Abb. **98**). Diese Beziehungen sind aber nicht zwangsläufig gegeben. Eine hohe Stirn z. B. kann auch durch einen leichten Hydrozephalus, eine abgelaufene oder noch floride Rachitis oder durch Chondrodystrophie begründet sein (Abb. **99–102**). Man sieht sie auch noch in den anhaltend frühkindlichen Proportionen des hypophysären Zwergwuchses, sozusagen als ein Relikt aus dem „Kindchenschema" (Abb. **103**, S. 111).

Die prinzipiell gleiche Täuschung ergibt sich bei der *Schielstellung der Augen* (Abb. **104**). Der Kontakt mit einem fremden Gesicht wird vollständig erst mit dem Ineinanderblicken der gegenüberstehenden Augenpaare. Das Schielen der Augen verhindert es. Man wird sich beim Betrachten eines schielenden Augenpaares nicht schlüssig, welches Auge das führende ist. Gibt das geradeaus schauende Auge den Hinweis auf den Fixpunkt des Gegenübers, das heißt auf das zentrale Interesse? Das ist die nur unsicher beantwortete Frage. Im einzelnen verknüpft sich mit der Konvergenz und der Divergenz der Sehachsen verschiedener Ausdruck. Bei Konvergenz der Sehachsen entsteht der Eindruck einer Schüchternheit und Beschränktheit sowie einer nahegelegenen Dingen geltenden Zu-

Autochthone Krankheitszeichen erhalten eventuell sogar die Funktion eines Ausdruckssenders, weil ihre Eigenart beim Ausdrucksempfänger *besondere Vorstellungen auslöst*. Mit diesen autochthonen Krankheitszeichen tritt sodann ein neuer Ausdrucksinhalt ins Gesicht, dessen Eindruck beim Betrachter mit der Befindlichkeit des Ausdrucksträgers nichts zu tun hat.

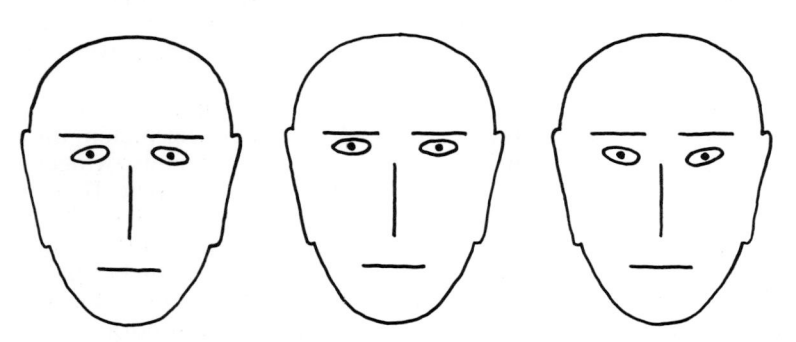

Abb. 96 Veränderung der Lidachsen. a Nasal gehobene Lidachsen („antimongoloid") wie beim Franceschetti-Syndrom; **c** nasal geneigte Lidachsen wie bei Trisomie 21, Mongolismussyndrom

Subjektive Wirkungen 109

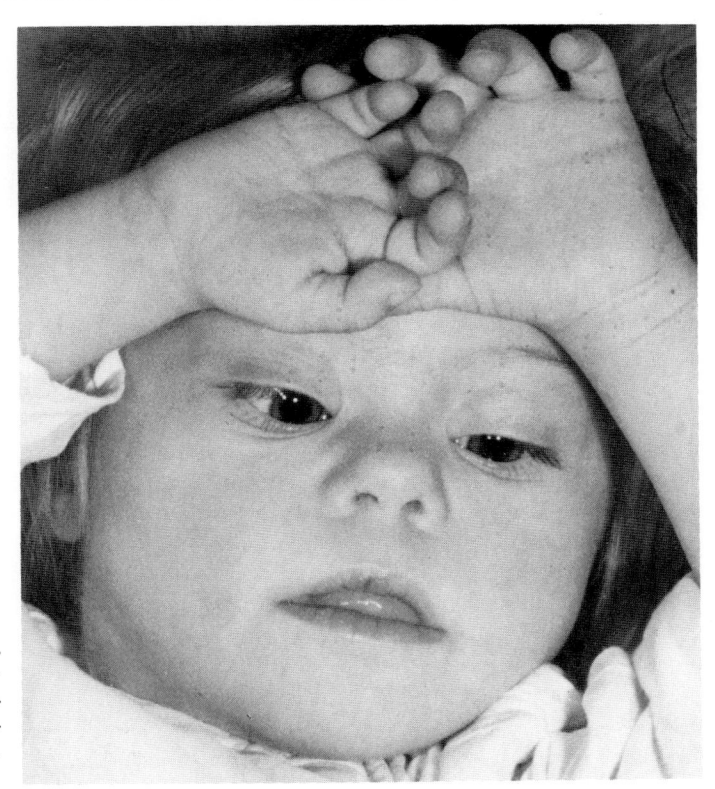

Abb. 97 **Trisomie 21, Down-Syndrom, Mongolismus.** Schwerer Schwachsinn. Typische Lidachsenstellung. Senkrechte Lidfalte am inneren Augenwinkel (Epikanthus). Vierfingerfurche an den Händen

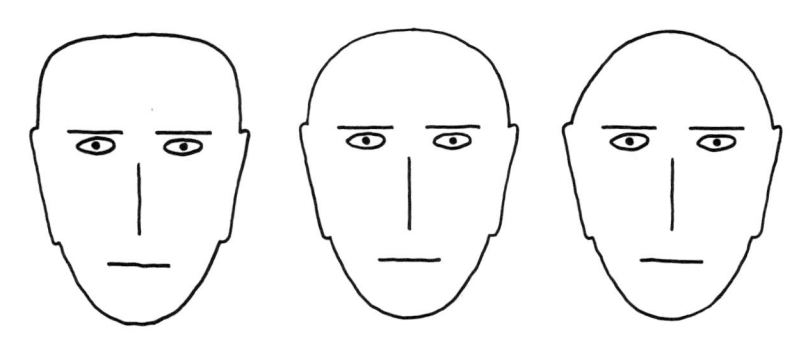

Abb. 98 **Abweichung der Schädelkonfiguration** wie bei Hydrozephalus (**a**) und bei Mikro(en)zephalie (**c**). Bei hoher Stirn wird mehr Intelligenz, bei kleiner Stirn weniger zugetraut. In der Mitte: Normalgesicht (Abb. **28**)

110 Werkzeugstörungen

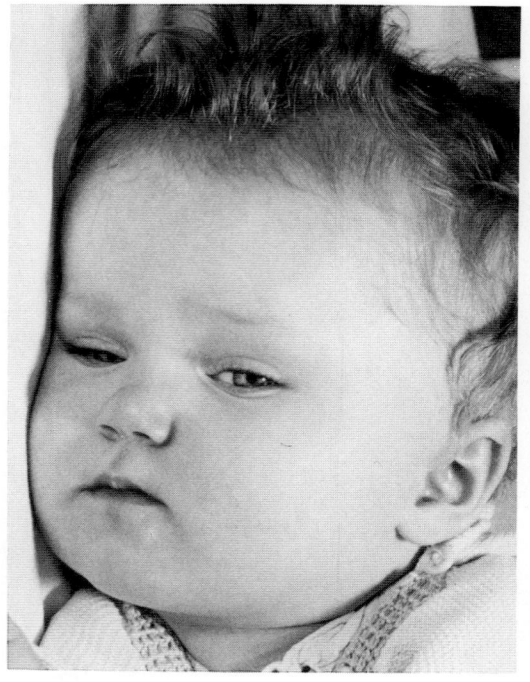

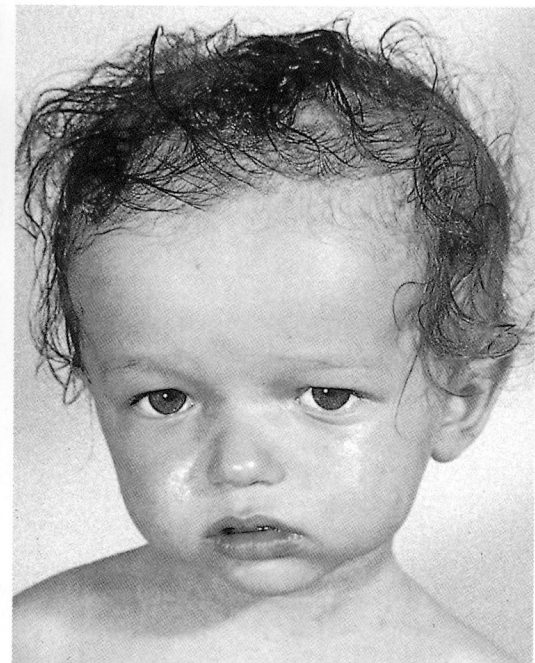

Abb. 99

Abb. 100

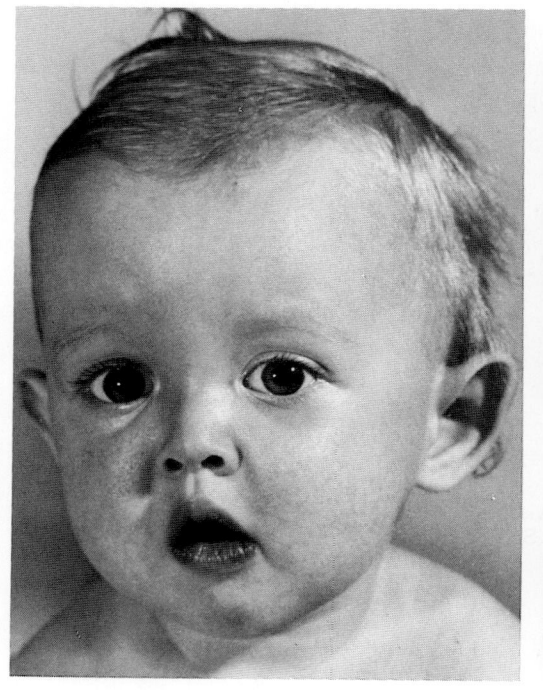

Abb. 101

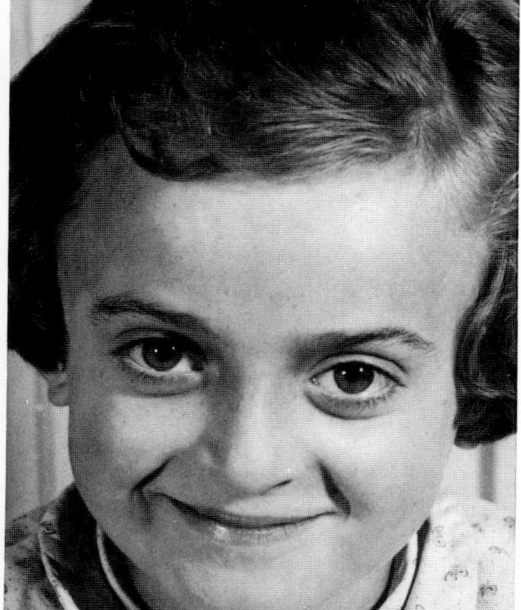

Abb. 102

Subjektive Wirkungen 111

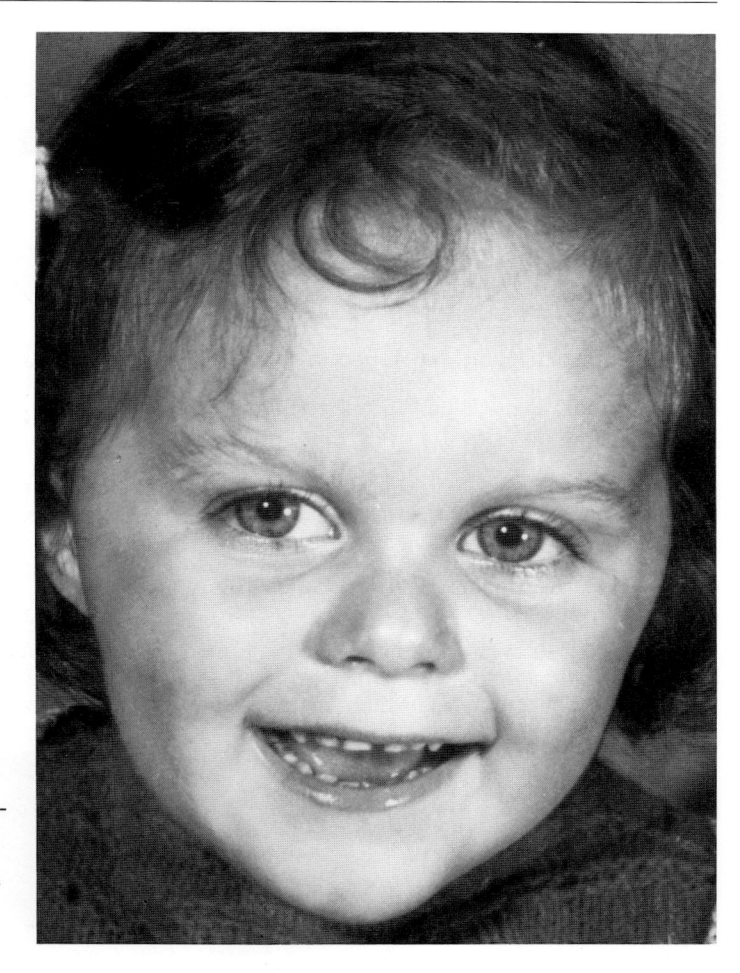

Abb. 103 Hypophysärer Zwergwuchs. 4 jähriges Mädchen mit altersgemäßer geistiger und statomotorischer Entwicklung. Fröhliches einfallsreiches Kind. Puppiges Gesicht. Erhebliche Untermaßigkeit, die ab dem Ende des ersten Lebensjahres auffiel

◁
Abb. 99 Hydrozephalus nach tuberkulöser Enzephalomeningitis. Meist glattes, gleichgültig indifferent geprägtes Gesicht. Die Augen scheinen zu fixieren. Kontaktaufnahme zum Kind nicht möglich. Keine Sprache. Einjähriges Mädchen

Abb. 100 Chondrodystrophie. Großer Hirnschädel („Olympierstirn") durch eine Knochenbildungsstörung. Auch der Vater ist chondrodystroph

Abb. 101 Hohe Stirn bei Vitamin-D-Mangel-Rachitis. 15 Monate altes Mädchen

Abb. 102 Hohe Stirn bei hypophosphatämischer, Vitamin-D-resistenter Rachitis. 10 jähriges Mädchen

wendung (wie bei der physiologischen Konvergenzreaktion beim In-die-Nähe-Schauen). Auswärtsschielen erscheint wie die übersteigerte Einstellung auf einen fernliegenden Punkt und bedingt den Eindruck eines weit über das Erdenhafte gehenden Blickes, einer abgewandten Nachdenklichkeit, einer mystischen Schau, eines Träumens und wohl auch einer Zerstreutheit (Abb. **105–107**).

Die Maler wissen um diesen Effekt. Einige Beispiele seien erwähnt. In Rembrandts „Anatomie des Dr. Tulp" (1632) erscheinen die beiden über den Kopf der Leiche gebeugten Herren besonders nachdenklich, ihr Blick zeigt leichte Divergenz. Albrecht Dürer porträtiert sich in seinem bekannten Selbstbildnis (im 28. oder 36. Lebensjahr) in der Vollansicht, weitblickend, nachdenklich – mit leichtem Strabismus divergens. Das

112 Werkzeugstörungen

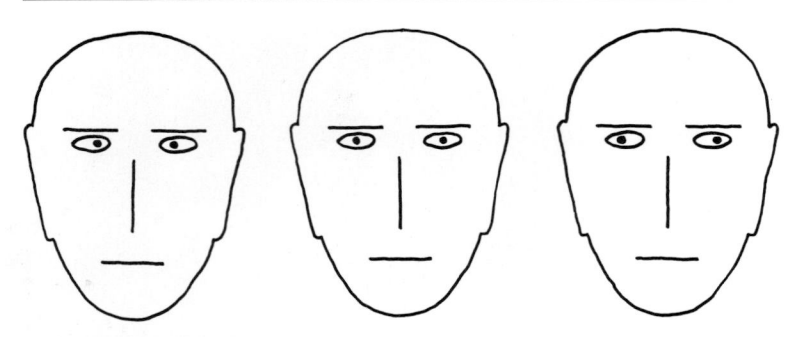

Abb. **104 Schielstellung der Augen. a** Strabismus convergens: „auf Naheliegendes orientiert", „beschränkt", „engherzig", „unintelligent"; **c** Strabismus divergens: „auf Fernliegendes schauend", „großzügig", „zerstreut". In der Mitte: Normalgesicht (Abb. **28**)

Ausgeliefertsein des „verspotteten Christus" von G. Rouault (1938) spricht insbesondere aus den divergierenden Augen. Paula Moderson-Becker malt den Kopf des schwerfälligen und schwerblütigen Torfbauernmädchens (um 1906) en face und mit auswärts schielenden Augen.

Fassen wir nun weitergehende, vor allem die *stark verunstaltenden Veränderungen* ins Auge. Solche Krankheitszeichen machen den Kranken zu etwas anderem, vielleicht zu etwas Besonderem. Nur ein normal gebauter, altersmäßig und geschlechtsentsprechend unauffälliger Mitmensch wird rückhaltlos von seiner Umgebung akzeptiert. Instinktiv verhält man sich gegen krankhafte Abweichungen der Körpergestalt negativ, kulturell und zeitbezogen wechselnd, und schnell knüpft sich daran eine gefühlgebun-

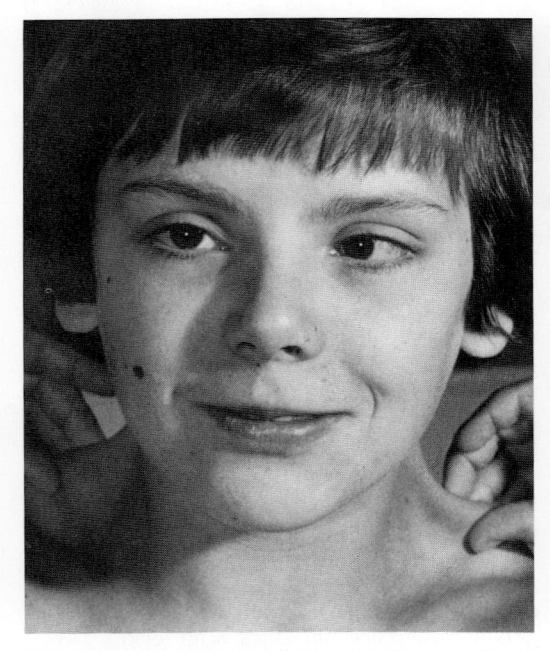

Abb. **105 Angeborene Abduzenslähmung links.** 15jähriges Mädchen mit Turner-Syndrom, Kerngeschlecht männlich, „Flügelfell" am Hals. Lebhaftes, kluges, zielbewußtes Mädchen

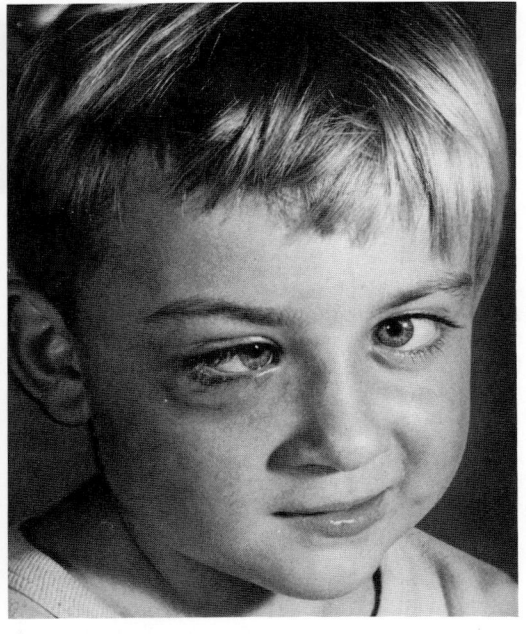

Abb. **106 Rechtsseitige Abduzenslähmung und mimische Fazialisparese nach Sepsis**

dene Entscheidung nach „schön – häßlich, gut – bös" (Lorenz 1954, Menzel 1991). Dieser intuitiv erzielten Täuschung unterliegt auch der Mensch von heute, wenngleich er sie, falls er klug und nüchtern genug ist, leichter als in früheren Zeiten auf dem Denkweg korrigieren kann.

„Hüte dich vor dem Gezeichneten!" „Pocken hat er im Gesicht, das bedeutet Gutes nicht" (Narben von Pocken waren gemeint: Vorurteil im Bänkelgesang, um 1750). Früher waren es mehr die gestaltlichen Assoziationen, an die man sich erinnert fühlte, die Gestalt der Hexe, des Teufels, des Räubers, wie sie im Märchen und Kaspertheater fortleben (Schlegel 1983). Heute entsteht beim Anblick entstellender Gesichtserscheinungen mehr der Eindruck eines Unangenehmen, eines unheimlich Fremden und auch eines Grauenvollen, und dieser schiebt sich wie ein Hindernis zwischen den Träger des Gesichts und sein mitmenschliches Gegenüber. Dies kommt auch in unserer Sprache zum Ausdruck, wenn man von „schrecklichen" Narben, vom „unheimlichen" Aussehen eines Kranken und auch, wenn von einem „Feuermal" gesprochen wird.

Wir erfahren somit von einer **zweiten subjektiven Wirkung der Krankheit**; sie ist *ebenfalls eine Wirkung beim Ausdrucksempfänger.* Eine bezeichnende Illustration dazu gibt das Bild eines Mannes, der zahlreiche Geschwülste an Gesicht und Hals, wahrscheinlich Neurofibrome, aufweist (Abb. **108**). Es stammt von Ribera (lo Spagnoletto), der von 1588–1652 lebte. Solche Krankheitszeichen brachten in der damaligen Zeit den Träger in Spott und in Verdacht teuflischer Gemeinschaft, und es mochte für ihn besser gewesen sein, in das schützende Narrenkleid unterzutauchen (Holländer 1921). Eine ebenso betrübliche, aber weniger gefährliche Erfahrung machte das Mädchen auf Abb. **109**.

Zuletzt ergibt sich durch physiognomische Veränderungen noch eine **dritte subjektive Wirkung.** *Auf seiten des Kranken –* beim Kind ebenso wie beim Erwachsenen – müssen sich Rückwirkungen auf die Reaktionen seiner Mitmenschen ergeben, die diese beim Anblick seiner Krankheitszeichen erkennen lassen. Darüber hinaus findet aber auch das eigene Sehen und Erleben krankhafter und eventuell verunstaltender Gesichtsbildungen im Kranken seinen seelischen Niederschlag. Was von allem

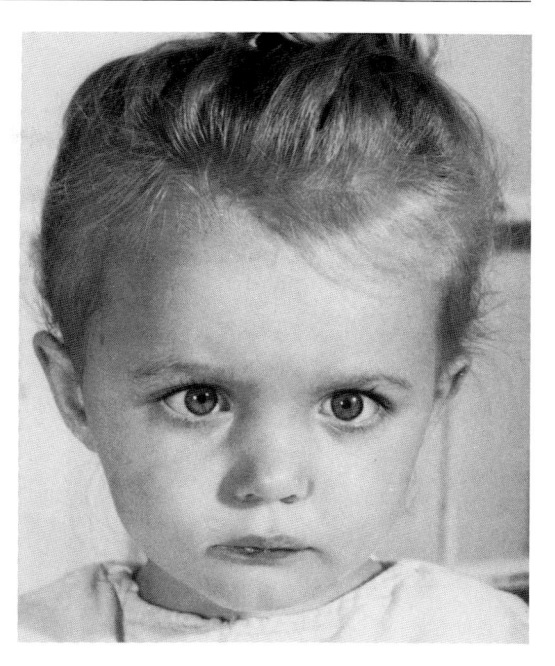

Abb. **107 Konkomitierendes Schielen.** Eindruck der Hilfsbedürftigkeit. 3jähriges, sehr sensibles Einzelkind, ohne Kontaktbemühung, mit geringer Kontaktbereitschaft. Bei kleinen Anlässen weinend. Fast unüberwindliche Appetitlosigkeit

Ausdruck findet, tritt mimisch und mit der Dauer eventuell auch physiognomisch in Erscheinung. Gerade auch das Bild des leidenden Mannes (Abb. **108**), der gewiß nicht zu clownhaften Späßen aufgelegt erscheint, ist hierfür ein Beispiel.

Anstelle einer weiteren Illustration und einer Zusammenfassung, was autochthone Krankheitszeichen im Gesicht beim Betrachter und im Kranken selbst bewirken können und was sie für beide bedeuten, sei eine Episode aus Goethes „Dichtung und Wahrheit" zitiert. Er begegnete seinem dann langjährigen Freund Johann Gottfried Herder zum ersten Mal im Treppenhaus des Gasthofes „Zum Geist" und war sogleich von seiner gepflegten Erscheinung eingenommen, „den ich für einen Geistlichen halten konnte". Und er beschreibt auch sein Gesicht: „Ein rundes Gesicht, eine bedeutende Stirn, eine etwas stumpfe Nase, einen etwas aufgeworfenen, aber höchst individuell angenehmen, liebenswürdigen Mund. Unter schwarzen Augenbrauen ein paar kohlschwarze Augen, die ihre Wirkung nicht verfehlten, *obgleich das eine rot und entzündet zu sein pflegte.*" Dieses „Augenübel", das so im

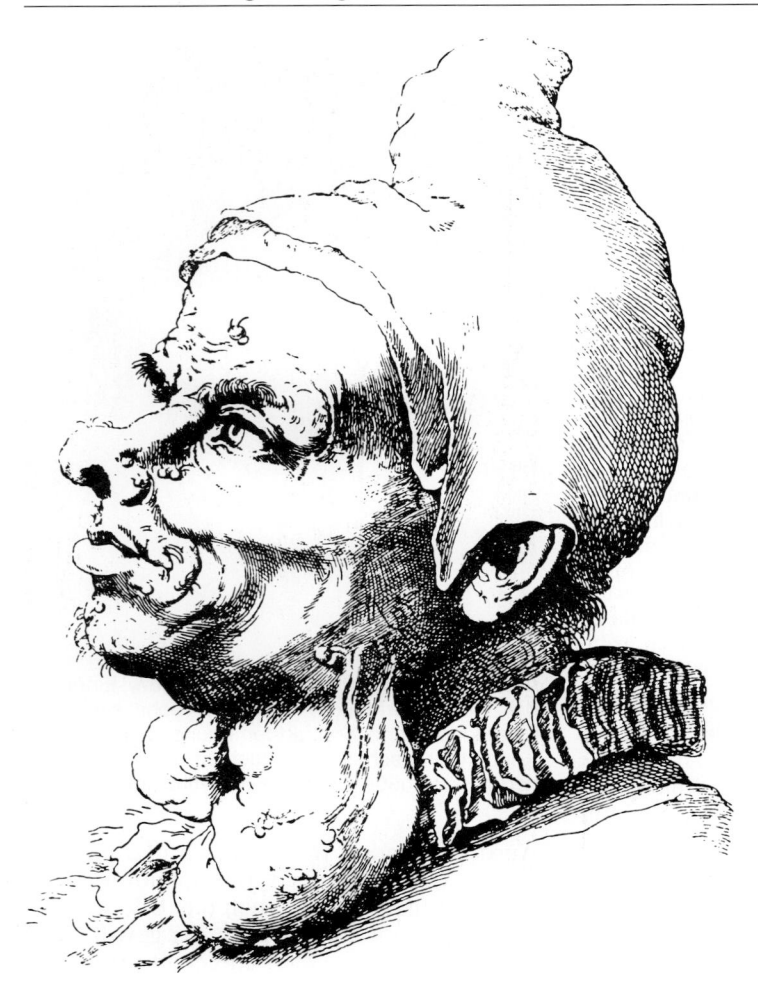

Abb. **108 Grotesker Kopf** von J. de Ribera (lo Spagnoletto, 1588–1652). Die Hauttumoren sind wahrscheinlich Neurofibromknoten

Schwarz-Rot-Kontrast der kohlschwarzen Augen und der Entzündungsröte stand und „ein so bedeutendes Angesicht entstellte", hatte für längere Zeit nicht nur Goethes und weiterer Freunde Aufmerksamkeit, sondern auch echte Anteilnahme und Hilfe. Dieses rote Auge wurde zu einem „konkreten, einmaligen Element im Gesicht" (v. Matt 1983). In der Gesichtsbeschreibung war es sichtlich vordergründiger und markanter als „rundes Gesicht ..., bedeutende Stirn ..., angenehmer Mund". Die Freunde bedauerten Herder, mußte doch das Übel „ihm um so ärgerlicher sein, als er ein vorzügliches Frauenzimmer in Darmstadt kennengelernt und sich ihre Neigung erworben hatte". Es handelte sich um eine entzündlich überlagerte Tränengangstenose, die nun in Straßburg geheilt werden sollte; Goethe beschreibt die Anatomie und die vorgesehene Sondierung durch ein Pferdehaar mit einer Akribie, wie dies ein Ophthalmologe nicht besser könnte. Herder nahm diese „schmerzliche, höchst verdrießliche und unsichere Operation" auf sich in der Hoffnung, dann „freier, fröhlicher, wohlgebildeter vor seine Halbverlobte zu treten". Aber der Erfolg blieb aus, die Wunde heilte nicht. Herder reagierte vorwiegend mißmutig, und es „schrieb sich das Übergewicht seines widersprechenden, bittern, bissigen Humors gewiß von seinem Übel und dem daraus entspringenden Leiden her". Auch für Goethe, der ihn täglich besuchte, war dies bald nicht mehr „behaglich", und Neigung zu ihm und Mißbehagen durch ihn lagen ständig untereinander im Streit. Kein Wunder, daß er diesen Bericht mit einigen Überlegungen zu Dank und Undank abschließt.

Abb. 109 Sturge-Weber-Krankheit. Ausgedehntes teleangiektatisches Hämangiom (Flammenfleck), Krampfanfälle, linksseitige Fazialislähmung, Diastemastellung der Zähne, Imbezillität. Dieses 7jährige Mädchen wird nach der Klinikaufnahme zunächst in ein Zimmer mit drei gleichaltrigen Jungen gelegt. Obwohl es sich um ein sehr freundliches Mädchen handelt, ja gerade deswegen, können die Jungen abends nicht einschlafen, und es ist die Lage erst beruhigt, als das Mädchen in ein anderes Zimmer gelegt wird. In der Dämmerung ist den Jungen dieses Gesicht unheimlich: die dunklen Hämangiomflecke, die weitfallenden dunklen Haare, das bewegliche Weiß der Augen und die hellblitzenden Zähne in dem lächelnd breit geöffneten Mund. Die verängstigten Jungen mußten etwas „Dämonisches" ablesen, bezeichnend für die Eindruckswirkung der Gesichtserscheinungen

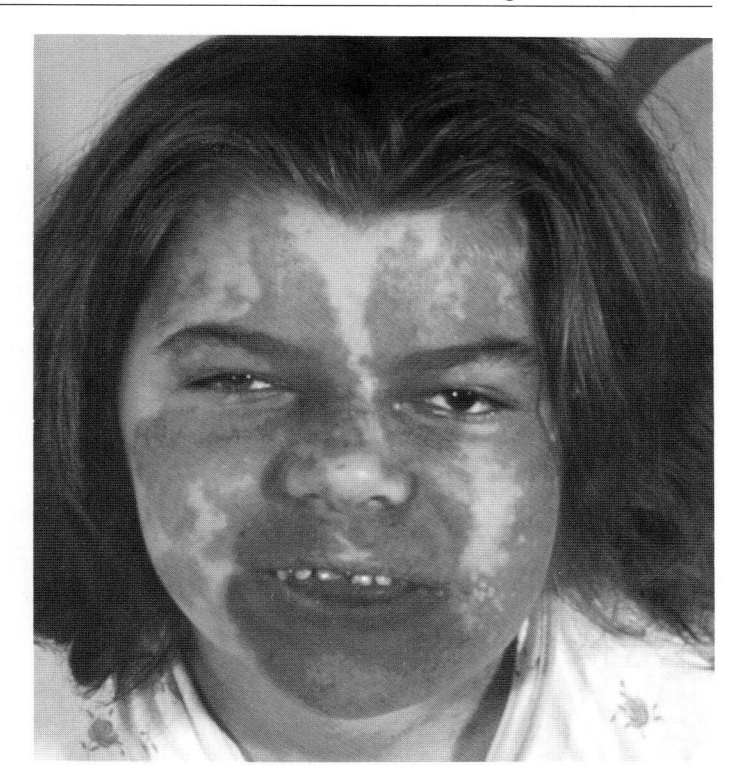

Spezielle Erscheinungsbilder: ihre Gestalt und Ausdruckswirkung

Änderungen der Kopfhaltung spielen bekanntlich in der pantomimischen Darstellung eine wichtige Rolle. Eine pathologische Stellungsfixierung fällt demgegenüber durch ihre Monotonie und Starre schnell als ungewöhnlich auf. Die verschiedenen *Ursachen des Schiefhalses* (muskulär, knochen- oder narbenzugbedingt) liefern meist sehr schnell die Begründung. Schwieriger sind die Bewegungseigentümlichkeiten infolge von *Augenmuskellähmungen und optischen Sehfehlern* zu analysieren, weil sie im dynamischen Blicken ein wechselndes Ausmaß haben. Bei konstant auffälliger Kopfhaltung ist auch *an erhöhten Hirndruck und an Weichteilprozesse* (Lymphknoten, Schilddrüse, Tumoren) zu denken. Solange noch das Kopfskelett – bei Kindern und Jugendlichen – plastisch reagieren kann, hat ein chronischer Schiefhals Gesichtsskoliose mit einer Wachstumsdifferenz der Gesichtshälften zur Folge.

Die **vegetativen Reizerscheinungen im Gesicht** beeindrucken den Träger manchmal noch mehr als den Betrachter. Die Gesichtsröte vieler *Hypertoniker* (roter Hochdruck im Gegensatz zum weißen bei einer Nephrosklerose) verführt, entweder von einem besonders „guten Aussehen" zu sprechen oder eine emotionale Labilität, ein schnelles Aufbrausen zu erwarten, was durchaus im psychophysischen Zusammenhang nicht selten zutrifft. Das Rotwerden „bei jeder Gelegenheit", wie die Patienten klagen, bei peinlichen Situationen, bei der kleinsten Lüge verunsichert gerade junge Frauen.

Anfallsweise wird das Gesicht rot und blaß bei *dienzephalen (limbischen) Anfällen*, die ausschließlich die vegetative Sphäre betreffen. Auch Schweißausbruch kommt in gleicher Abhängigkeit anfallsweise vor.

Gustatorisches Gesichtsschwitzen (Aurikulotemporalsyndrom) wird ein meist einseitiges Rotwerden mit starkem Schwitzen im Schläfenbereich (N. auriculotempo-

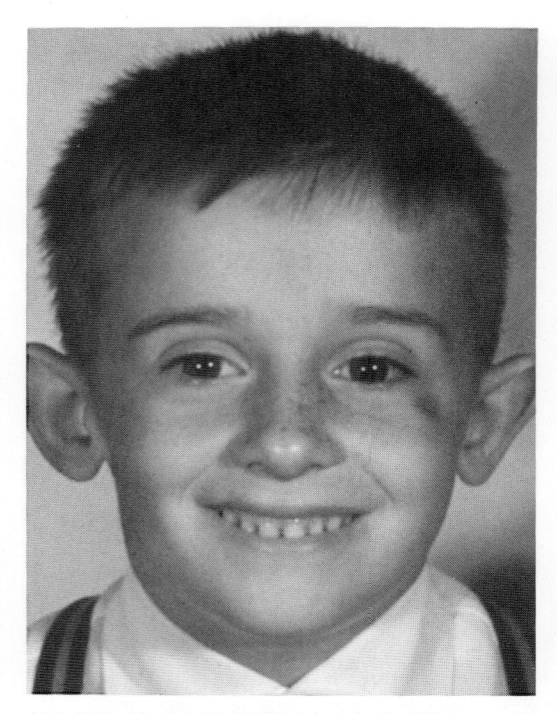

Abb. **110 Abstehende Ohren mit der Wirkung einer gewissen geistigen Beschränktheit.** Altersgemäß entwickelter, zuwendiger, frischer Junge

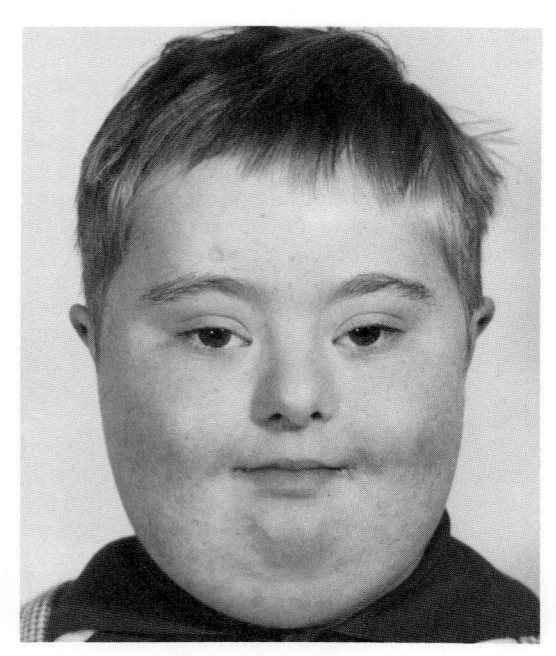

Abb. **111 Trisomie 21, Down-Syndrom**

ralis) genannt. Es wird ausgelöst beim Kauen und Essen sowie bei allen psychischen Vorstellungen, die zum Speichelfluß führen. Nahe verwandt ist das *gustatorische Weinen*, das Syndrom der Krokodilstränen. Nach legendärer Darstellung soll das Krokodil beim Verschlingen seiner Opfer weinen. Erkrankte müssen beim Essen oder Anblick von Speisen einseitig weinen. Meist ist es Begleiterscheinung einer Fazialislähmung, offenbar aber nicht mechanische Folge aufgrund des verminderten Augenlidtonus, sondern durch Innervationsstörungen der parasympathischen sekretorischen Fasern bedingt; es ist nämlich durch Atropin gut beeinflußbar.

Zu kleine, zu große oder schlecht modellierte **Ohren** machen sich bei der Enface-Beobachtung nur wenig bemerkbar, solange die Ohren gut am Schädel anliegen. *Ohranhänge* fallen eher auf. *Abstehende und dazu große Ohren* wirken befremdlich (Abb. **110**, s. Abb. 33). Sie unterstreichen in einem mimisch wenig bewegten und physiognomisch schlecht geprägten Gesicht den Ausdruck herabgesetzter Aufmerksamkeit und Intelligenz. Es ist nicht undenkbar, daß dieselbe Erscheinung in den Anfängen der menschlichen Entwicklung umgekehrt den Eindruck gespannter Aufmerksamkeit und Klugheit eines Gesichtes betonte, zumal differenzierte und kräftige Muskeln die Ohrmuscheln in lebhafter Bewegung den aktuellen akustischen Quellen zudrehen konnten. Auch heute verfügen manche Menschen noch über ungewöhnliche Beweglichkeit der Ohren. Ausdrucksleistungen verbinden sich damit aber nicht mehr.

Auf die mongoloide Fazies sind wir schon eingegangen (Abb. **111**). Noch weitere **charakteristische Gesichtsbilder** sollen genannt sein, weil ihr Erkennen eine *Blickdiagnose* erlaubt, eine Einordnung, die im differentialdiagnostischen Weg durch keine andere Methode zu ersetzen ist (ausführliche Darstellung der Dysmorphien des Gesichts: Leiber u. Olbricht 1981).

Crouzon-Syndrom, Dysostosis craniofacialis (Abb. **112**). Die abweichende Prägung des Gesichts entsteht durch Störung der Synostose vor allem der Kranznaht und Lambdanaht: Turmschädel, hohe Stirn, Unterentwicklung des Oberkieferknochens

Spezielle Erscheinungsbilder 117

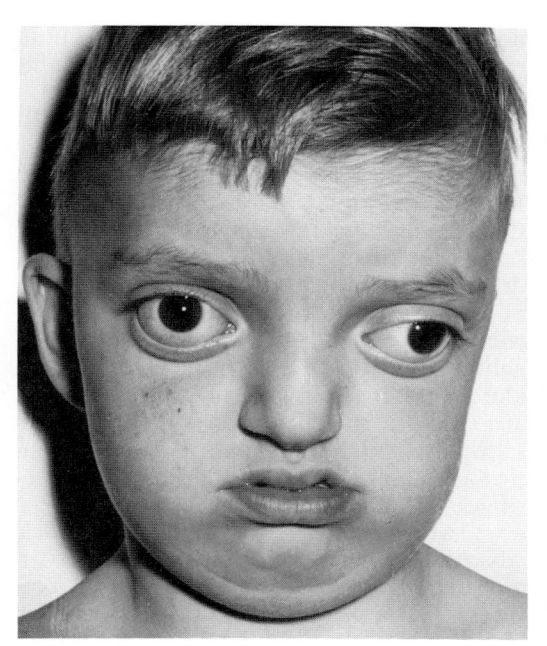

Abb. 112 Crouzon-Syndrom

und damit auch der Augenhöhlen. Unterhalb der hohen, stark gewölbten Stirn springt die Nase in kräftigem Bogen vor („Papageiengesicht"). Die Augen stehen weit auseinander (Hypertelorismus), liegen weitgehend vor den Augenhöhlen (Exophthalmus). Die Sehachsen divergieren nach außen. Durch den steigenden Schädelinnendruck (röntgenologisch Wabenschädel) ist ohne Kraniotomie Erblindung unvermeidlich.

Franceschetti-Syndrom, Dysostosis mandibulofacialis (Abb. 113). Fehlentwicklung im Bereich des 1. Kiemenbogens führt zu einer bezeichnenden Fazies: Hypoplasie des Unterkiefers und der Jochbeine, fliehendes Kinn, was die Profilansicht zum „Vogelgesicht" und zur „Fischmaulphysiognomie" werden läßt. Für die Einordnung ist der „antimongoloide" Lidspaltenverlauf (Abb. 96, S. 108, Schemazeichnung), eine Abknickung der Unterlidkante im seitlichen Abschnitt und der tiefe Ansatz der verbildeten Ohrmuscheln u. a. wichtig.

Robin-Syndrom, kongenitale Mikrognathie mit Glossoptose. Angeborene Hypoplasie des Unterkiefers läßt der Zunge zu wenig Platz. Folgen: Gaumenspalte, er-

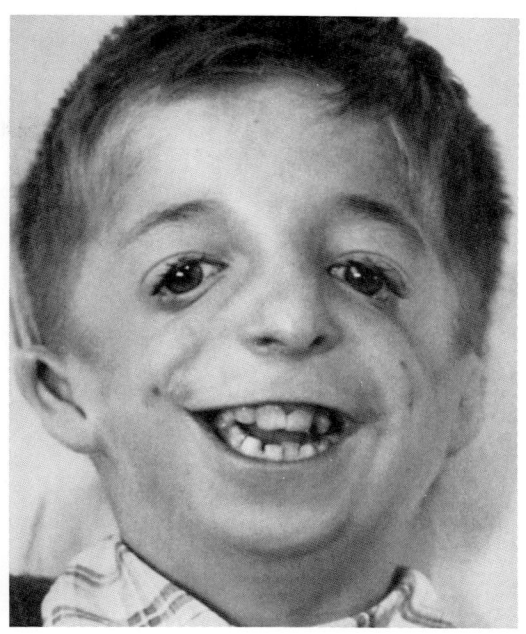

Abb. 113 Dysostosis mandibulofacialis, Franceschetti-Syndrom. Antimongoloide Lidstellung, Kolobom am Unterlid, großer Mund, offener Biß, Blindgänge in der Nähe der Mundwinkel, backenbartähnlicher Haarfortsatz auf den Wangen, zu kleines, zurückweichendes Kinn, tiefsitzende, mißgebildete Ohren. Ein freundlicher, offener, zugewandter Junge von 9 Jahren. Intelligenz normal (Beobachtung A. Franceschetti)

schwerte Nahrungsaufnahme, in Rückenlage Behinderung der Atmung durch zeitweilige Verlegung des Kehlkopfeingangs (Stridor).

Kardiovaskuläres Hyperkalzämiesyndrom, Williams-Beuren-Syndrom (Abb. 114). Das Gesichtsbild – eingezogene Nasenwurzel, nach vorn gerichtete Nasenlöcher, weiter Augenabstand, großer Mund und kleiner Unterkiefer („Kobold"- oder „Faungesicht") – ist mit supravalvulärer Aortenstenose und peripherer Pulmonalstenose verknüpft.

Enge Beziehungen bestehen zur **Akrozephalosyndaktylie, Apert-Syndrom** (Abb. 115, 116). Ebenfalls durch vorzeitige Verknöcherung einzelner Schädelnähte entsteht hier ein hoher Spitzschädel. Auch hier sind die Augenhöhlen nur flach ausgebildet, Exophthalmus und Hypertelorismus die Folge. Leitsymptom für die Einordnung zum Apert-Syndrom ist die Verwachsung

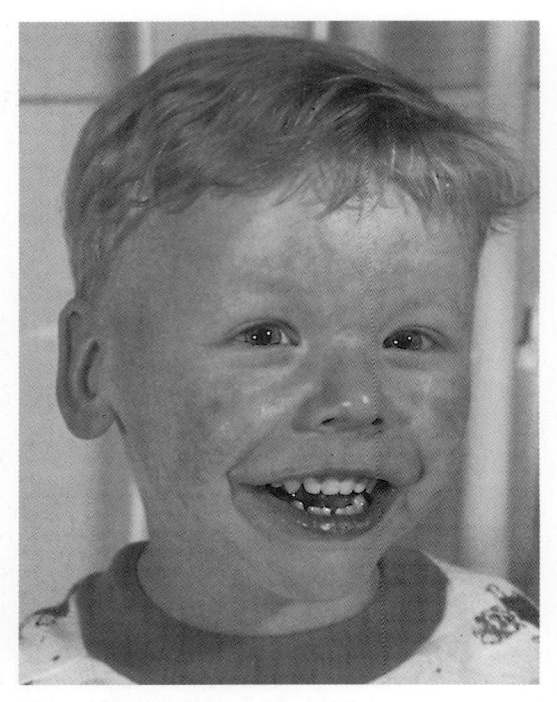

Abb. 114 Williams-Beuren-Syndrom

von Fingern und Zehen („Löffelhände"). Das Syndrom trägt den Namen von Apert, der es 1906 bekannt machte. Gewöhnlich gilt Wheaton (1894) als Erstbeschreiber. Eine allererste Bilddarstellung findet man schon in der „Krankenphysiognomik" von Baumgärtner (1842) (Abb. 115). Er deutet sein Bild als chronischen Hydrozephalus, hebt aber die geistig unauffällige Leistungsfähigkeit des zweijährigen Mädchens hervor.

Achondroplasie, Chondrodystrophie (Abb. 100). Infolge Störung der enchondralen Ossifikation, die auch Minderwuchs mit auffallend kurzen Extremitäten bewirkt, entsteht ein großer Hirnschädel über einer kurzen Schädelbasis, weshalb auch die Nasenwurzel eingezogen wirkt. Die Intelligenz ist normal. Mitunter sieht man diese Zwerge als Clowns im Zirkus auftreten. Auch der berühmte Heidelberger Zwerg Perkeo (um 1720) war chondrodystroph.

Die **Progerie (Hutchinson-Gilford-Syndrom**) zeigt das Bild vorzeitiger Vergreisung: pergamentartig dünne, runzelige Haut mit spärlichem Fettgewebe, starke Venenzeichnung am meist hydrozephal konfigurierten Kopf, schütteres Haar. Es besteht Zwergwuchs und Schwachsinn.

Cherubinismussyndrom (Abb. 117). Schon im Säuglings- und Kleinkindalter zeigt sich das typische Gesichtsbild. Die Kinder bekommen durch Auftreibung der Oberkieferknochen extrem dicke Pausbakken. Die Augen sind etwas nach oben gedrängt, die Sehachsen meist etwas nach oben gewendet, so daß ein Aufwärtsblick wie bei betenden Engeln besteht. Im Röntgenbild findet sich Auftreibung des Oberkiefers mit grobmaschiger Knochenstruktur aus folgenden Ursachen: Riesenzellgeschwülste, Osteoklastome, fibröse Dysplasie Jaffé-Lichtenstein, chronische Zahneiterung mit Zahnzysten u. a.

Akromegalie. Hier kommt es nach Abschluß des Wachstumsalters infolge vermehrter Absonderung des somatotropen Hormons (meist eosinophiles Adenom der Hypophyse) zur selektiven Größenzunahme der Akren (vorspringende Körperteile): Nase, Ohren, Kinn, auch Hände und Füße. Die Gesichtszüge wirken im ganzen plump. Die psychischen Veränderungen sind im Vergleich zu den körperlichen meist wenig bedeutend: Stimmungslabilität zum Heiteren oder Depressiven, bei erhöhtem Hirndruck aber dann Apathie.

Pfaundler-Hurler-Krankheit (Abb. 118). Die Mukopolysaccharid-Stoffwechselstörungen führen zu einer charakteristischen Gesichtsstruktur, die wegen gewisser Ähnlichkeiten vor allem an die Hypothyreose erinnert. Kinder zeigen das typische Gesicht am deutlichsten: ein großes, breites Gesicht mit starker Ausbildung der Weichteile und eingezogener Nasenwurzel auf einem kurzen Hals. Wegen der Ähnlichkeiten mit den Wasserspeiern an gotischen Domen (Gargoyl) wird das Krankheitsbild auch Gargoylismus genannt. Dieser stumpfe Gesichtsausdruck, die wenig bewegten Gesichtszüge lassen Schwachsinn vermuten, der aber nur in einem Teil der Fälle wirklich gegeben ist.

Melkersson-Rosenthal-Syndrom. Bei diesem ätiologisch noch unklaren Syndrom sind die Gesichtsweichteile durch ein anfangs rezidivierendes, später chronisches Ödem vergröbert und verdichtet. Besonders betroffen sind die Lippen („Tapir-

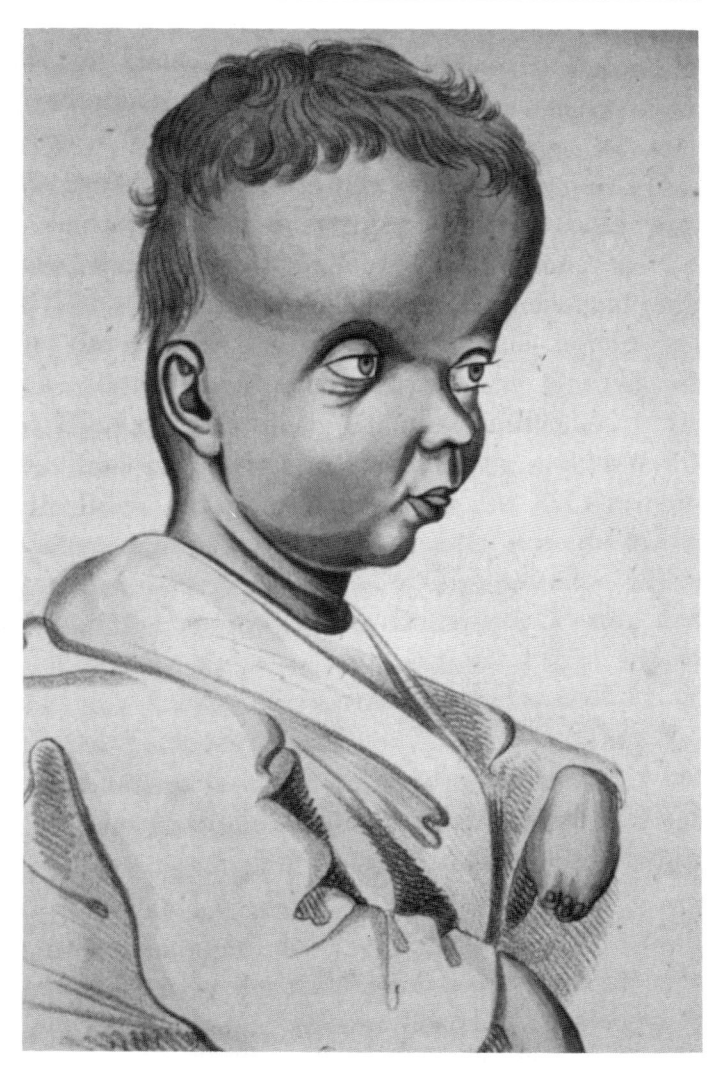

Abb. 115 **Apert-Syndrom.** Als „Wasserkopf, Hydrocephalus chronicus" von Baumgärtner (1842) beschriebenes 2jähriges Kind. Gesichtsbau und „Löffelhände" weisen auf das Apert-Syndrom

maul"). Die in gleicher Periodik und später anhaltend gegebene Fazialislähmung (vom peripheren Typ) ist wahrscheinlich ebenfalls durch das Ödem bedingt.

Bei einer reaktiven Hyperplasie des Knochenmarks, z. B. bei einer **chronischen hämolytischen Anämie**, kommt es zu einer allgemeinen Größenzunahme der Markräume, was sich im Gesicht vor allem durch eine Auftreibung der Jochbeine ausdrückt (*Facies leontina*). Wegen der gestaltlichen Ähnlichkeit zu asiatischen Rassen hat sich auch der Begriff *Facies asiatica* eingebürgert (Abb. **119**).

Das Gesicht der **Skrofulose** (*scropha*, lat.: Mutterschwein; *scrophulae*, Ferkel) ist heute nur noch selten anzutreffen (Abb. **120**). Noch vor 100 Jahren war es alltäglich. Es entsteht am Kreuzungspunkt einer akuten tuberkulösen Infektion, der exsudativen Diathese und mangelhafter elterlicher Fürsorge und Hygiene. Das ganze Gesicht ist vergröbert, die Augen sind lichtscheu und offenbar schmerzhaft zusammengekniffen; aus der geröteten klobigen Nase entleert sich Schleimeiter auf eine verdickte, rüsselförmige Oberlippe. Oft ist der infiltrierte Naseneingang durch das einge-

120 Werkzeugstörungen

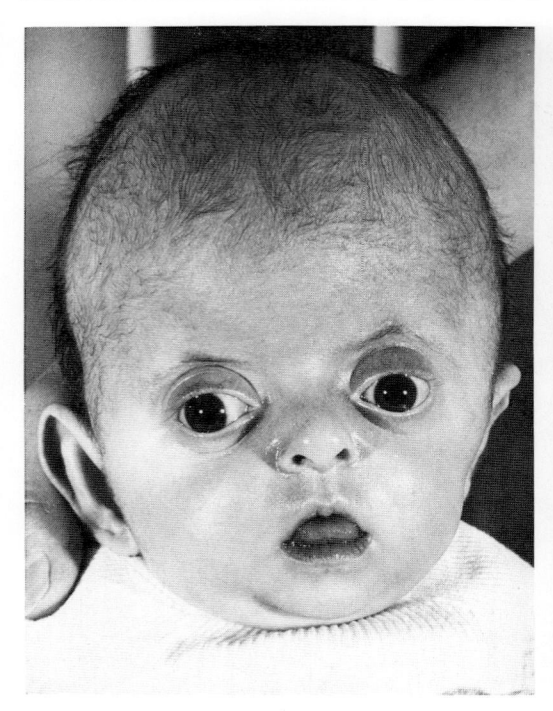

Abb. 116 **Apert-Syndrom, Akrozephalosyndaktylie**

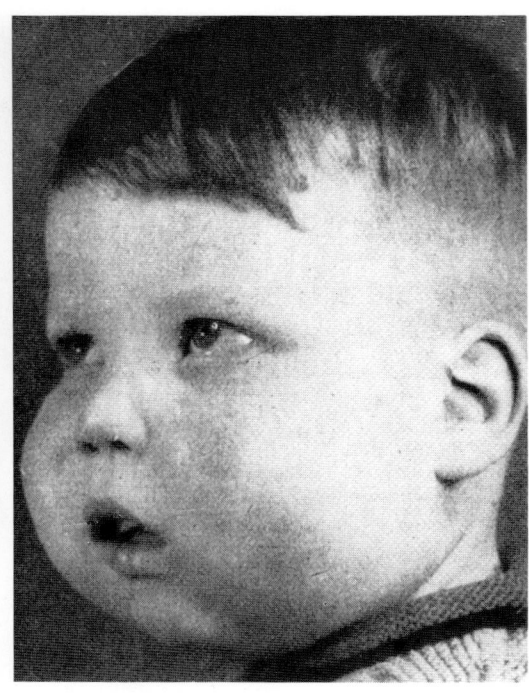

Abb. 117 **Cherubinismus durch Osteoklastom.** 3½jähriger Junge (aus Völkel 1957)

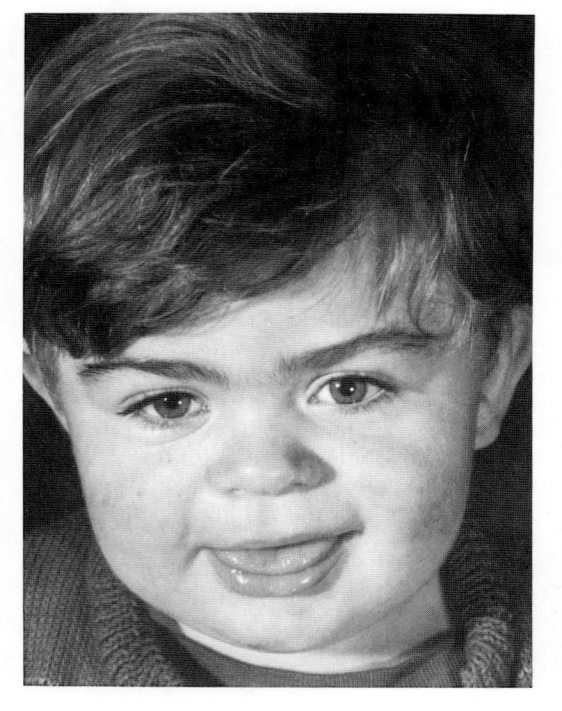

Abb. 118 **Gargoylismus, Dysostosis multiplex, Pfaundler-Hurler-Krankheit.** Breites Gesicht, grobe Gesichtszüge. Träges, schwerfälliges, gutmütiges Verhalten. Spielt gern mit anderen Kindern, bringt aber keine eigenen Motive dazu mit. Debilität bis Imbezillität

Spezielle Erscheinungsbilder 121

Abb. **119 Chronische hämolytische Anämie, Sphärozytenanämie.** Auftreibung der Knochen, vor allem der Jochbeine. Facies asiatica. 14jähriger Junge

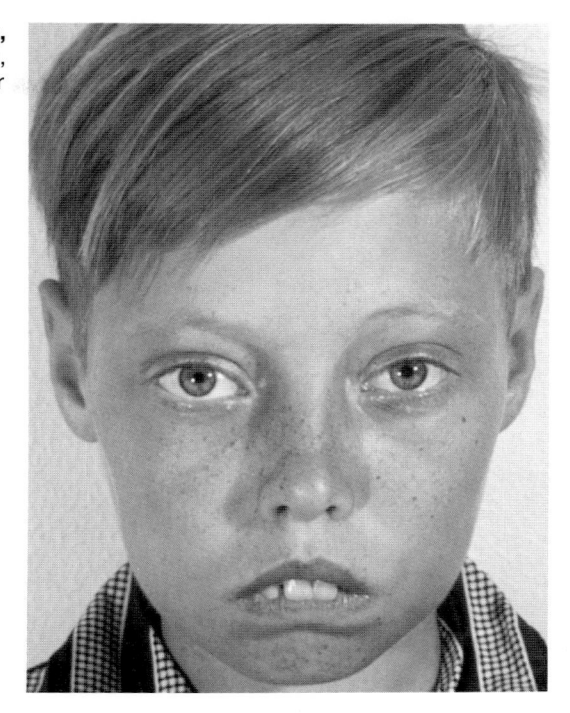

Abb. **120 Skrofulose, Skropheln, Scrophulae** (aus Baumgärtner 1842). „Ich war zweifelhaft, ob ich unter das vorliegende Bild Scropheln oder Tagblindheit setzen sollte. Wenn übrigens gleich das Bild vorzugsweise den letzteren Zustand zu erkennen gibt, so sind noch andere krankhafte Erscheinungen in ihm zu bemerken und die Tagblindheit ist ein Begleiter der Scropheln; ich wählte daher den ersteren Ausdruck. Die nach dem Boden gerichtete Stellung des Gesichtes, die stark zusammengepreßten Augenlider, die zum Schutze der Augen gewulsteten Augenbrauen und Stirn und die eigene Haltung der Hände, aus welcher hervorgeht, daß das kranke Kind nur mit Mühe zurückgehalten wird, die Augen mit denselben zu bedecken, zeigen an, wie wehe das Licht des Tages dem Sehorgan tut, und sind ein sicheres Symptom der scrophulösen Augenentzündung. Außerdem bemerken wir scrophulöses Wundsein an den Augenlidern zur Seite des rechten Auges und an der Oberlippe, und die Nase an ihrem, vorderen Teil und die Oberlippe sind etwas geschwollen."

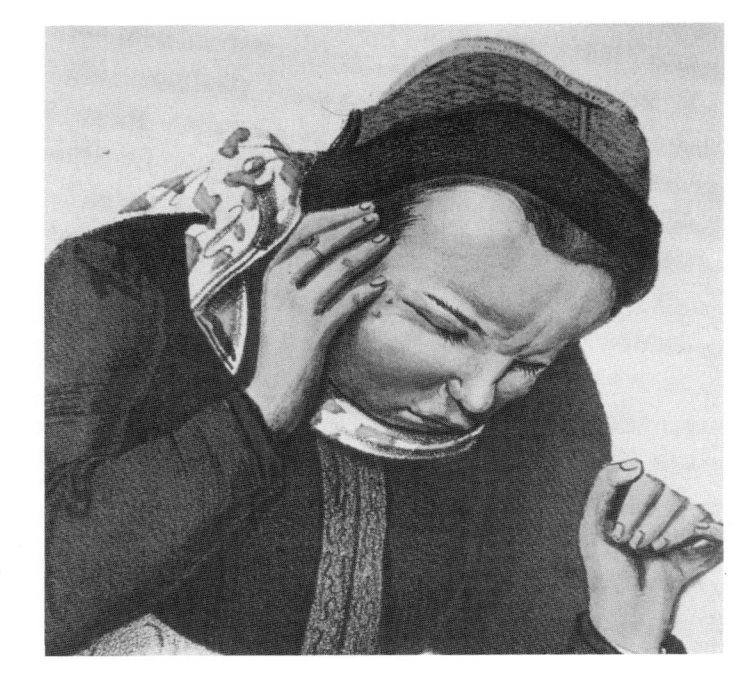

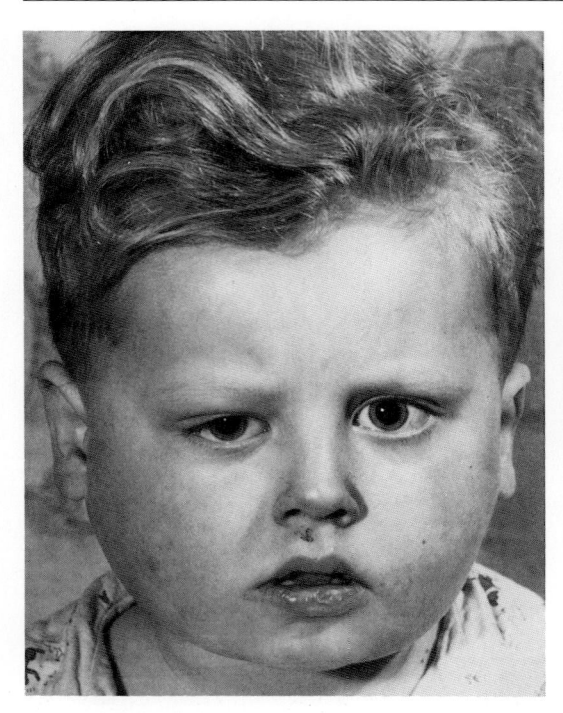

Abb. 121 Mikulicz-Syndrom

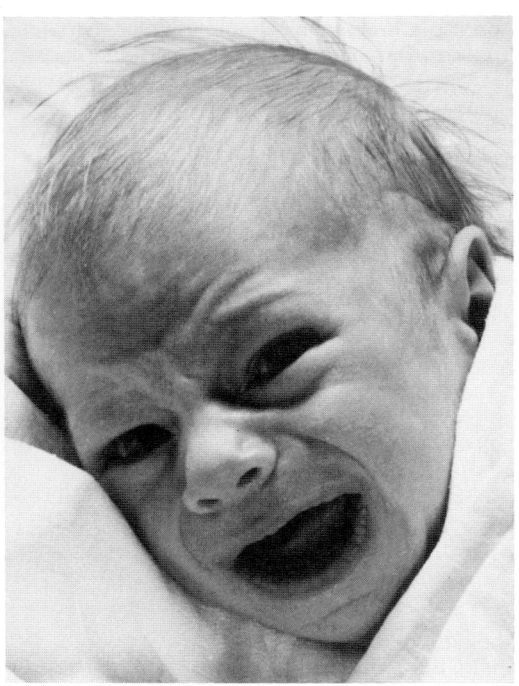

Abb. 122 Schwere hypertrophische Pylorusstenose. 4 Wochen alter Junge, der seit 10 Tagen im Strahl erbricht und an Gewicht verliert. Er zeigt ständig unzufriedenen, griesgrämigen Gesichtsausdruck, häufig mit Stirnrunzeln. Schreien wird offenbar durch Hunger und Magenkoliken ausgelöst

trocknete Sekret verborkt und durch Rhagaden schmerzhaft eingerissen. Die Kieferwinkellymphknoten sind geschwollen. Auf den Wangen finden sich oft lividrote Flekken und Knötchen, Tuberkulide. Der Blepharospasmus entsteht durch die Blepharokonjunktivitis mit Infiltraten am Hornhautrand (Phlyktänen). Die Physiognomie mit den zugekniffenen, vom Licht abgewandten Augen täuscht einen heimtückischen, verschlagenen Charakter vor; dabei ist alles durch die Lokalbefunde erklärt.

Mikulicz-Syndrom (Abb. **121**). Es besteht eine längerdauernde Schwellung aller Speicheldrüsen und der Tränendrüsen. Sie ist schmerzlos und belastet den Kranken in der Regel nur durch die oft erhebliche Entstellung. Ursache sind Zellmetaplasien bei der Leukämie oder entzündliche Veränderungen im Rahmen der Besnier-Boeck-Schaumann-Krankheit.

Leitsymptom: Abmagerung. *Dystrophie* eines Kranken ist in sehr vielen, aber nicht in allen Fällen auch am Gesicht abzulesen. Die Fazies erscheint dann gegenüber dem Hirnschädel klein, scharf konturiert und stark modelliert. Der Mund ist breiter als gewöhnlich und von einer tiefen Nasolabialfalte umzogen. Bei Kleinkindern ist seitlich davon oft noch der rundlich vorspringende Bichat-Fettpfropf erhalten. Auch die Haut um die Augen und an der Stirn ist faltenreich. Die Augen liegen eingesunken. Sie erscheinen groß und von dunklen Ringen umgeben. Die vielfältigen Ursachen der Dystrophie prägen meist weitere Krankheitszeichen ins Gesicht, so daß schon der Aspekt der differentialdiagnostischen Auftrennung weitere Wege weisen kann.

Die *Facies atrophica des kachektischen Kranken* mutet mit der faltenreichen, dünnen Haut greisenhaft an. Hervortretende, übergroß erscheinende Augen blicken altklug, ernst und scheinbar besondes verständig um sich. Die Stirn ist von Horizontal- und Vertikalfurchen durchzogen. Eine steile Falte steht oft zwischen den Augenbrauen. Tiefe Furchen ziehen von den Nasenflügeln um den Mund herum; beim Weinen oder Klagen verdeutlichen sie sich zu langen, dünnen Hautfalten von der Nase bis zum Kinn. Die Kranken liegen bewegungsarm, aber nicht somnolent oder gar bewußtlos wie bei der Toxikose. Der schmale Mund ist oft wie schmerzlich verzogen. Kräftig rote Lippen kontrastieren mitunter zur Blässe des Gesichts. Die Wangen sind eingefallen, der Mund tritt konisch hervor. Kranke mit so schlaffen Gesichtszügen sehen im Liegen besser aus als im Sitzen, z. B. im Stuhl sitzend, da die Schwerkraft die schlaffen Gesichtsweichteile nach unten zieht.

Bei Säuglingen ist der Bichat-Fettpfropf eingeschmolzen, die Fontanelle eingesunken. Kinder machen den Eindruck einer über das Alter hinausgehenden Reife, die vor allem die Augenregion vermittelt. Bei Kranken jeden Alters liegt im Gesicht infolge des Faltenreichtums der Ausdruck des Mürrischen, der sich bei kleinen Störungen grimassenhaft ins Koboldische verstärkt (Abb. **122**). Vor 200 Jahren sprachen französische Ärzte bei der Atrophie auch von einer „Physiognomie de Voltaire", was aber doch etwas hergeholt erscheint und die geistige Spannkraft dieses Mannes unberücksichtigt läßt (Vogel 1887) (Abb. **123**).

Akute Verminderung der Weichteilmasse geht nur über Wasserverlust, wie er durch profuse Durchfälle und heftiges Erbrechen einschließlich damit verbundener Nahrungskarenz möglich ist. Im Zusam-

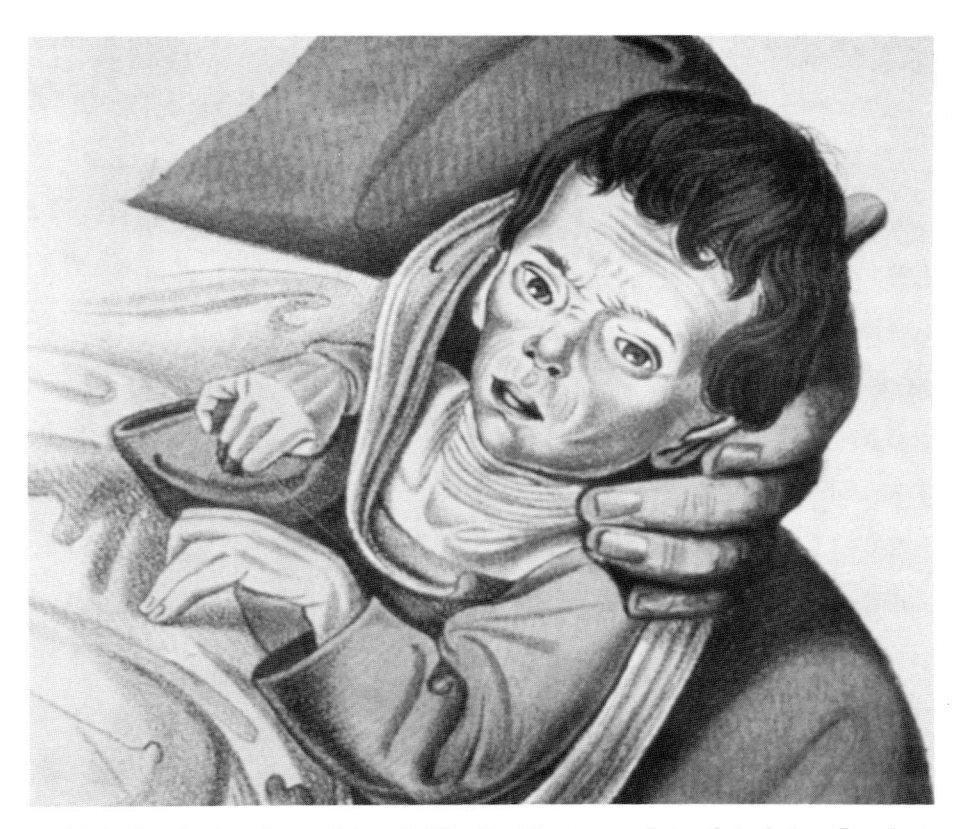

Abb. **123 Darrsucht der Kinder** (aus Baumgärtner 1842). „Das Kind, das auf dem Schoß einer Frau liegt, hat das Aussehen eines greisenhaften Mütterchens. Der Blick ist verständig, aber in ihm und in den Gesichtszügen liegt etwas Ernstes und Mürrisches."

menhang ist der Blutdruck infolge des Volumenmangels im Blutgefäßsystem erniedrigt. Ein lebensbedrohender Zustand ist erreicht.

In krassester Form ist dies für die *Cholera* bekannt, einerseits die seuchenhaft auftretende Cholera mit Vibrionen als Erreger, andererseits die Cholera infantum oder *Toxikose*, die in Einzelfällen bei den besonders empfindlichen Kleinkindern meist durch Viren ausgelöst wird. Innerhalb 24 Stunden können die Gesichtszüge vorher blühender Kinder sich so verändern, daß diese kaum wiederzuerkennen sind (Baumgärtner 1842, Biedert 1902). Im Grunde zeigt sich die gleiche gewalttätige Wirkung der Krankheit auch am Erwachsenen (Abb. **124, 125**). Was also hier durch den konsumierenden Prozeß im Gesicht Gestalt bekommen hat, bringt eine hochgradige Werkzeugstörung für den Ausdruck. Gewiß, die typischen seelischen Inhalte kommen noch zur Darstellung.

Wenn so diese Kranken mit ihrem verfallenen und abgemagerten Gesicht „das Aussehen der Großeltern" annehmen (Hoffmann 1797), erinnert vieles an die Fazies hippocratica, mit der Hippokrates das Bild des damals immer hoffnungslosen Verfalls eines Menschen beschrieben hat (S. 199f). Parallel dem Ausmaß der Stoffwechselstörung geht das psychische Bild: anfangs Unruhe und Unleidigkeit, zumal wenn Fieber und Bauchschmerzen bestehen, später Apathie, Verwirrtheit, schließlich Koma.

Leitsymptom: allgemeine Massenzunahme. *Adipositas* ist zunächst nur ein Symptom mit recht verschiedener Ätiologie (Mast, Stoffwechselstörungen, hormonelle Insuffizienz). Demgemäß weist die somatische Prägung wie die Ausdrucksgestalt des Gesichts recht verschiedene Charakteristika auf, die einer differentialdiagnostischen Trennung dienlich sein können.

Bei *Dystrophia adiposogenitalis* ist das Gesicht dieser minderwüchsigen Jugendlichen und Erwachsenen weniger als der Stamm von der Massenzunahme betroffen. Starker Fettansatz im Gesicht findet

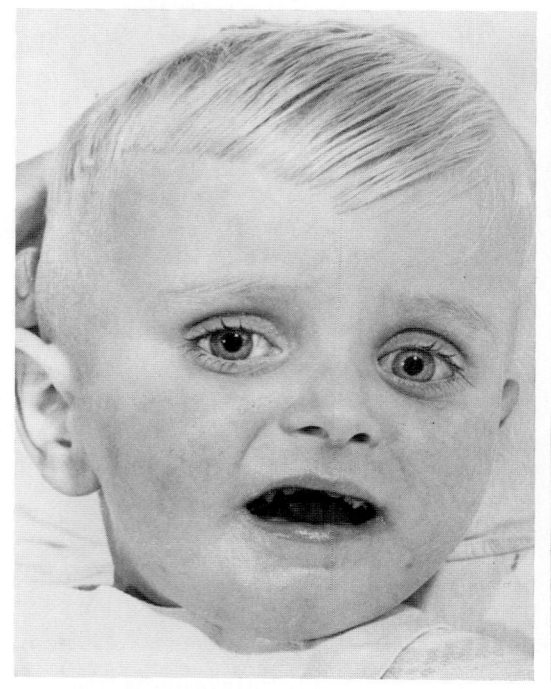

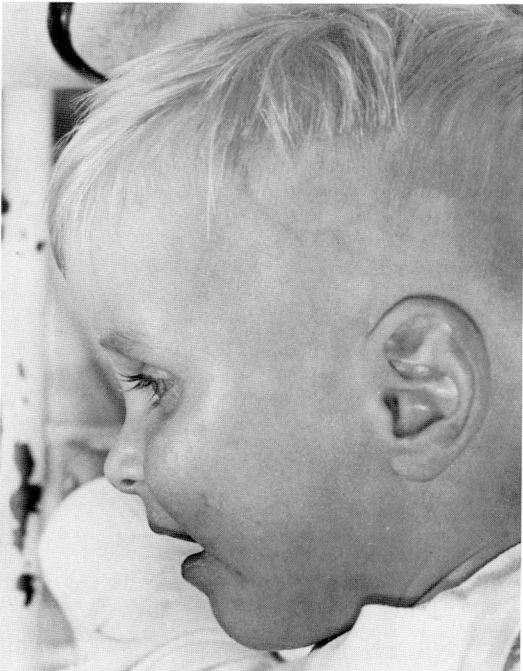

Abb. **124 Toxische Enteritis, Auslaufenteritis.** Schwere Exsikkose, eingesunkene Augen. Ausdruck des Angewidertseins. Schwere Bewußtseinstrübung. 5jähriger Junge

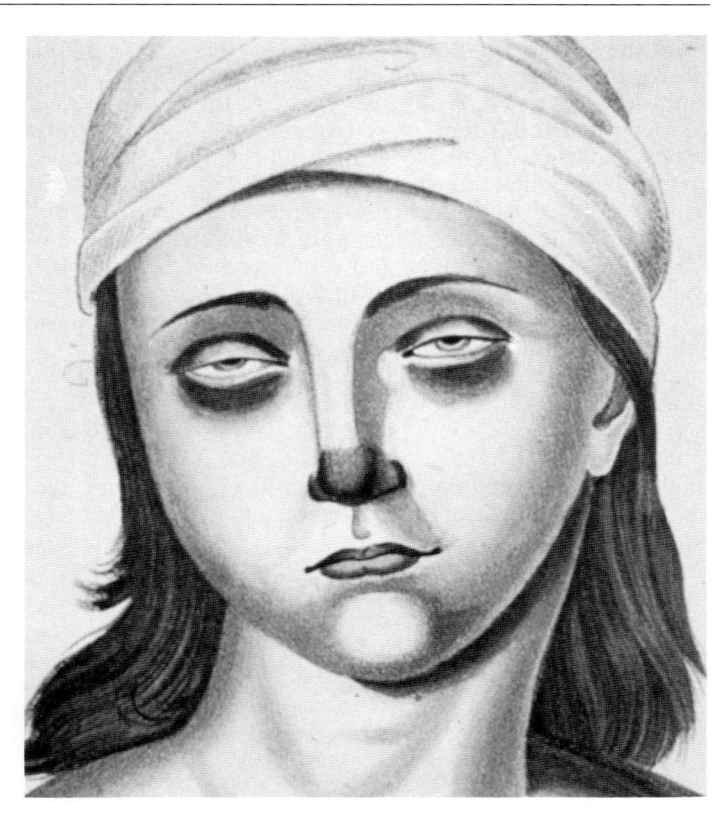

Abb. 125 Cholera durch Vibrionen. „Aus der Cholera-Epidemie in Paris im Jahre 1832", so schreibt Baumgärtner (1842), „schwebt mir noch manches Bild dieser schrecklichen Krankheit vor dem Geiste. Zu den konstantesten Erscheinungen gehörten die dunkel-violetten Ringe um die Augen, welche ... zuweilen selbst bei Individuen vorkamen, die auf den Wangen noch schönes Rot hatten, was einen überraschenden Anblick gewährte. In den höchsten Graden der Krankheit waren immer die Augen ... nach oben gekehrt, sie erhielten aber sogleich wieder die richtige Stellung, wenn man die Kranken mit lauter Stimme anrief, wodurch sie oft, bis nahe am Tode, wiederum auf Augenblicke zum Bewußtsein gelangten. In den höchsten Graden der Cholera war entweder das Gesicht blaß, wie eine Leiche, oder mehr oder weniger von violetter Färbung .. Dieses anmutige Geschöpf in der Fülle der Jugend hat auch das gewaltige Schicksal erfaßt. Das Gesicht ist mit Totenblässe übergossen, teilweise mit violetter Färbung, insbesondere die Augenlider und die benachbarte Haut unterhalb der Augen; die Nasenspitze aber ist schwarz von eingetretenem Brande. Die Augen liegen ... tief in den Höhlen, sind etwas nach oben gekehrt, und die Augenlider halb geöffnet. Der Schmerzausdruck im Gesicht hat sich größtenteils verloren, und insbesondere ist schon um den Mund die Ruhe verbreitet, welche der Tod, der Besänftiger aller Seelen- und Körperschmerzen, mit sich führt."

sich besonders bei der *Mastfettsucht,* beim *Laurence-Moon-Biedl-Bardet-Syndrom* (hochgradige Sehschwäche, 6. Zehenanlage), bei der *Glykogenose Typ Gierke* (kugelrunde Backen, kleine Nase = „Puppengesicht"), beim *Mauriac-Syndrom,* beim (primären) *Hyperkortizismus (Cushing-Syndrom)* und *Hyperkortisonismus*. Das Gesichtsbild der letztgenannten Störung wird unter ACTH- oder Kortisontherapie sehr häufig als Nebeneffekt gesehen. Das ganze Kopffleisch hat an Masse zugenommen, auch die Kopfhaut hat sich unter Fetteinlagerung verdickt. Das Gesicht erscheint rund durch die prallen, vorgewölbten Wangen („Vollmondgesicht") (Abb. **126**).

Das Mienenspiel der adipösen Kranken hat allein schon durch die Massenvermehrung im Gesicht an Beweglichkeit eingebüßt, jedoch ist auch primär mit diesem

Syndrom eine gewisse seelische Verflachung mit Einengung der Interessen und ein Nachlassen des Antriebs gegeben. Im zeitlich gerafften Ablauf des iatrogenen Hyperkortisonismus beobachtet man häufiger einen überraschenden Stimmungs- und Antriebswandel, indem vorher niedergeschlagene und wenig ausdrucksgeneigte Kranke lebhafter, zurückhaltende und schüchterne waghalsiger und aggressiver werden.

Für das Zustandekommen der Physiognomie beim *Myxödem (Hypothyreose)* bedurfte es verschlungener Wege, wie sie für das Gesicht der hormonellen Störung typisch sind. Die Massenvermehrung ist nur ein Merkmal (Abb. **127**). Sie ist sicher einer mimischen Bewegung mechanisch im Wege. Den komplexen Zusammenhängen gehen wir auf S. 126 im einzelnen nach.

Leitsymptom: Gesichtsasymmetrie. Leichte Differenzen der Gesichtshälften im Hinblick auf Weichteile, Skelettaufbau und Mimik sind bei sehr vielen Menschen als *physiologische Erscheinung* zu finden.

Mimische Gesichtsdifferenz entsteht aus pathologischen Gründen durch Fazialislähmung, Fazialisspasmus, Kontrakturen, Hyperkinesien und durch Schielen.

Bei vielen *Säuglingen* sieht man Gesichtsasymmetrie als Teil der Schädelasymmetrie *durch einseitig betonte Lagerung*, vor allem dann, wenn eine Rachitis besteht. Diese Störung ist durch konsequente Lagerung auf die andere Seite und Rachitisbehandlung innerhalb einiger Wochen zu beheben.

Hemihypoplasien, einseitige Gesichts- und Schädelentwicklung, sind häufiger als Hemiatrophien und meist Teil einer totalen Hemihypoplasie (Abb. **128**). Isoliert kommt die Hemihypoplasie des Gesichts am häufigsten beim Schiefhals vor, wobei der kleinere Gesichtsteil auf der Seite des verkürzten Sternokleidomastoideus liegt.

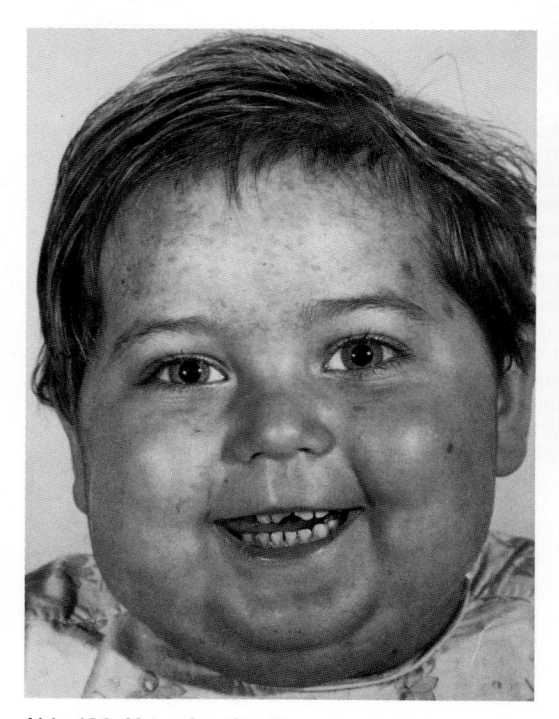

Abb. **126 Hyperkortisonismus,** ein Bild, das dem **Hyperkortizismus** (Nebennierenrindenüberfunktion) entspricht. Akne auf der Stirn

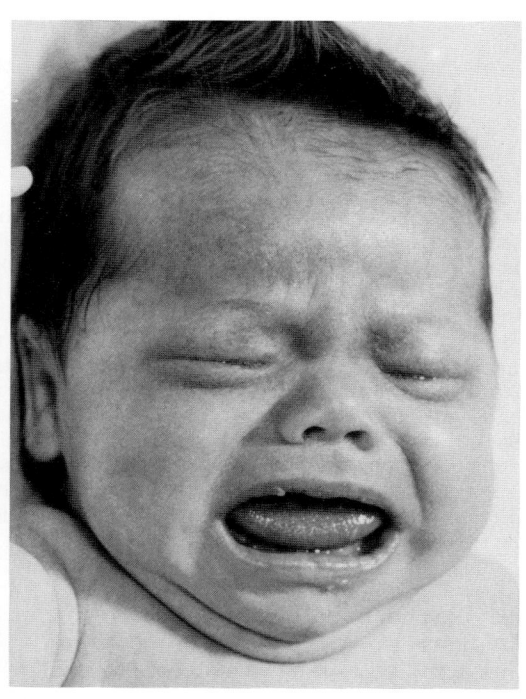

Abb. **127 Myxödem.** Blasses, breites Gesicht. Ödem des Unterhautzellgewebes. Tief in die Stirn reichendes Haupthaar, aufgebogene kurze Nase, großer Mund mit breiter Zunge, kurzer Hals. Das Charakteristische des Myxödemgesichts kommt beim Schreien des Kindes oft besser heraus. 13 Monate altes Mädchen

Weitere Ursachen sind Hemiparesen und anhaltende vegetative Innervationsstörungen (z. B. Horner-Komplex) in frühester Kindheit, die zu verzögertem Wachstum der betroffenen Gesichtsseite führen.

Hemiatrophien entstehen nach einseitiger, anhaltender Fazialislähmung, beim Romberg-Syndrom, bisweilen beim Horner-Syndrom und über eine einseitig ausgedehnte Sklerodermie (Küster u. Mitarb. 1987). Außer bei der Fazialislähmung werden alle physiognomischen Bestandteile der Gesichtshälfte betroffen, so daß es zu Verlust des Fettgewebes, der Wimpern, Brauen und Haupthaare und zu Pigmentstörungen kommen kann (Trophoneurose).

Beim *okulopupillären Symptomkomplex (Horner)* besteht enge Pupille (Miosis), enge Lidspalte (Ausfall des M. tarseus) und Enophthalmus (Lähmung des M. orbitalis). Eventuell kann auf der gleichen Seite die Tränen- und Schweißabsonderung gestört, der Augapfel hypoton, die Iris heterochromatisch gegenüber der gesunden Seite gefunden werden. Setzt die Störung schon im frühen Wachstumsalter bleibend ein, führt sie zur Hemiatrophia faciei. Der Horner-Komplex ist meist durch tumoröse Prozesse im oberen Brustkorbbereich nahe der Wirbelsäule, durch Zerstörung von prävertebralen sympathischen Ganglien ausgelöst.

Hemihyperplasie, systematische Hypertrophie einer Gesichtshälfte, kommt sehr viel seltener vor als eine Hemihypoplasie. Man spricht von partiellem Gigantismus oder einseitiger Makrosomie. Von der einseitigen Vergrößerung durch chronisch entzündliche Knochenprozesse, Tumoren oder Trophödem hilft das Röntgenbild der Nebenhöhlen abgrenzen: Bei einer echten Hemihyperplasie muß ihr anatomisches Ausmaß die Normalverhältnisse wesentlich überschreiten.

Enzephalokutane Agiomatose, Sturge-Weber-Syndrom (Abb. **109**). Im Ausbreitungsgebiet des Trigeminusnervs, meist einseitig, besteht ein kavernöses oder teleangiektatisches Hämangiom, und zwar nicht nur im Gesicht, sondern auch intrakraniell über der Hemisphäre, was häufig zu Krampfanfällen, meist zunächst nur auf der gegenüberliegenden Seite dieses Gefäß-

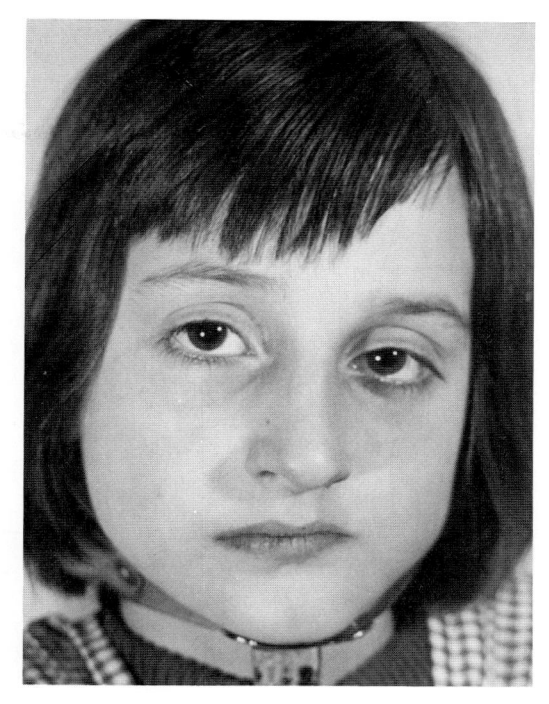

Abb. **128 Hemihypoplasie der linken Körperseite,** mehrere Jahre nach Enzephalomeningitis

flechtes führt (Jackson-Typ). Der Gesichtsausdruck hängt weitgehend vom Intelligenzstand ab, der mit der Dauer des Krampfleidens und wegen des Ausmaßes der inneren Angiomatose erhebliche Einbuße erfahren kann.

Einseitige Lähmung und Hyperkinesie der mimischen Muskulatur

Mimisch wirksame Muskeln sind, wie auf S. 21ff ausgeführt, nicht nur die Hautmuskeln des Gesichts, sondern auch die äußeren Muskeln des Auges, die Kieferschließer und Kieferöffner.

Die **Lähmung von Augenmuskeln** ist zum Teil schon im Zusammenhang mit dem *Horner-Komplex* besprochen; Verengung der Lidspalte und Einsinken des Augapfels ergibt sich durch Ausfall der vegetativ-motorischen Innervation. Werden die *äußeren Augenmuskeln*, die den Blick lenken, gelähmt, tritt das betroffene Auge in Schielstellung, das beidäugige Fixieren eines

Punktes ist nicht mehr möglich. Will der Kranke mit dem befallenen Auge etwas anblicken, muß er eine entsprechende Halsbewegung machen, um die Sehachse auf den Gegenstand zu richten. Vor allem der Abduzensnerv kann geschädigt werden, offenbar wegen seines langgestreckten Verlaufs nach Austritt aus dem Hirnstamm; bei seinem Ausfall entsteht Innenschielen.

Die **Fazialislähmung** beeinträchtigt das gesamte, vielgliedrige Hautmuskelsystem des Gesichts.

In der *Abstufung der Lähmungsintensität* unterscheidet man bei einseitiger Fazialisstörung
– den vollständigen Muskelausfall (Paralyse),
– die hochgradige Schwäche, wobei also noch ein Rest an Bewegungsfähigkeit verbleibt, aber auch in Ruhe eine Tonusdifferenz der Gesichtshälften sichtbar ist (Parese), und schließlich
– die minimale Läsion, die weder in Ruhe noch bei stärkster Innervation erkennbar ist, sondern nur bei einer mimischen Feineinstellung, z. B. beim Lächeln oder Sprechen (mimische Fazialisparese).

Das mehrgliedrige System der Impulsübertragung vom Großhirn über den Hirnstamm bedingt zwei Typen der Fazialislähmung, den zentralen und den peripheren (Bell 1806) (Abb. **129**).

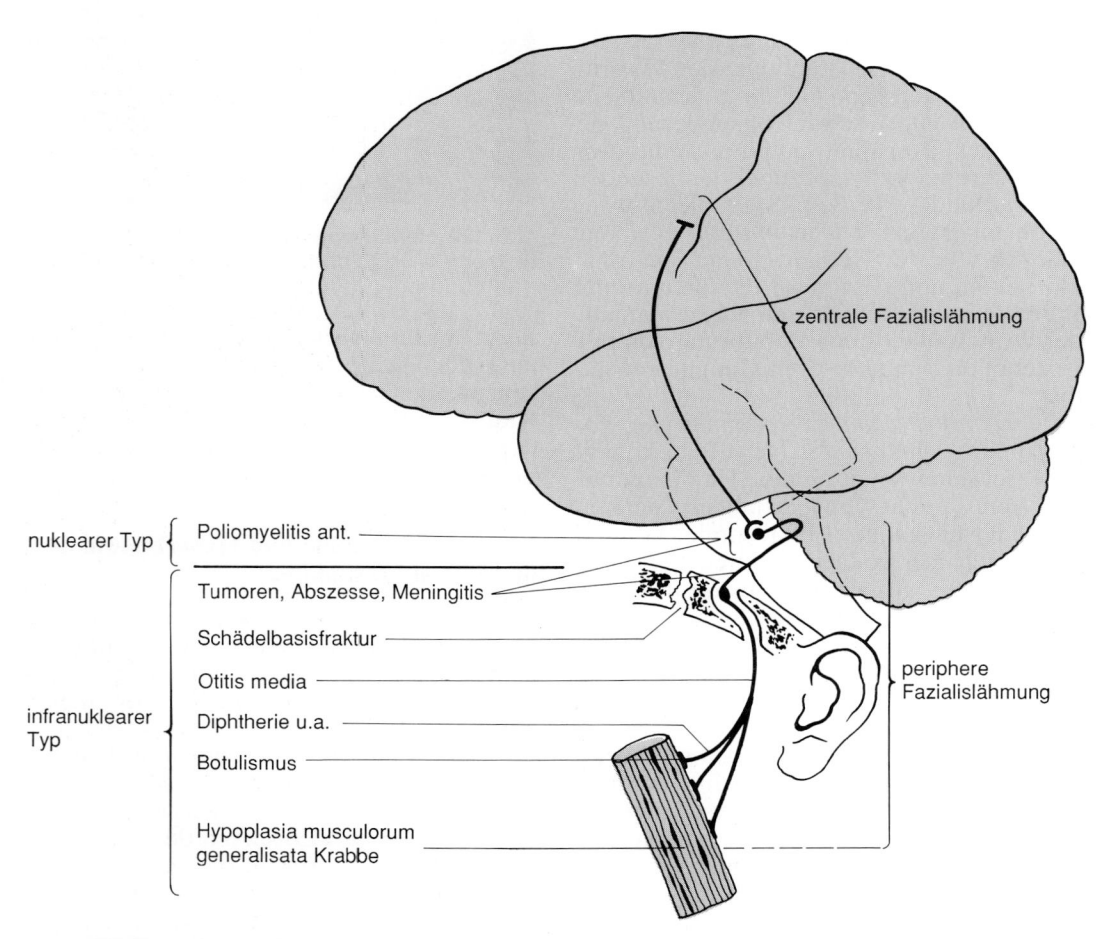

Abb. **129 Parese oder Paralyse der mimischen Muskulatur, soweit sie vom Fazialisnerv versorgt ist.** Lokalisation der Läsionen

Die **zentrale (supranukleäre) Fazialislähmung** betrifft das erste motorische Neuron der willkürmotorischen Bahn auf dem Weg von der Großhirnrinde durch die innere Kapsel und das Mittelhirn zur Medulla oblongata. Lidschluß und Stirnbewegung bleiben weitgehend intakt, da die Fazialiskerne jeweils aus beiden Zentralregionen Impulse erhalten. Bei der mimischen (unbewußten, extrapyramidalmotorisch veranlaßten) Ausdrucksbewegung fällt die Lähmung meist nur wenig, bei Willkürinnervation aber deutlich auf.

Hält die Schädigung des ersten motorischen Neurons an, kann sich eine *spastische Dauerkontraktur* der gelähmten Seite einstellen, was bedeutet, daß dann in Ruhe die erkrankte Seite kontrahiert und das Gesicht auf diese Seite verzogen erscheint. Die Lidspalte ist nun verkleinert, das Lippenrot verbreitert, Hautfurchen sind vertieft, Nasenspitze und Lippenscharte (Philtrum) auf die kranke Seite verzogen (Abb. **132**, S. 132).

Die **periphere Fazialislähmung** entsteht durch Läsion des Kerns oder des Neuriten (zweites motorisches Neuron) auf der Strecke Medulla oblongata (verlängertes Mark) – Liquorraum an der Hirnbasis – Felsenbein – Mittelohr – Parotisgegend (Abb. **129–131**). Die resultierende Lähmung der gesamten mimischen Muskulatur der kranken Seite betrifft auch den Stirnast. Der Augenschluß gelingt nicht, beim Versuch sieht man das Bell-Phänomen (physiologische Augendrehung nach oben). Das Auge bleibt also unbedeckt sichtbar, was man Lagophthalmus genannt hat (der Hase soll angeblich mit offenen Augen schlafen). Das Lippenrot dieser Seite ist verschmälert. Der Mundwinkel hängt, Speichel kann ausfließen. Die Nasen-Lippen-Falte ist verstrichen, auch andere Furchen und Linien wirken wie verwischt. Bei einer Teillähmung ist meist nur der Mundast betroffen. Schwierig wird das Essen. Beim Kauen können die Speisen schlecht auf die Zahnreihe gebracht werden, sie rutschen in die Backen-

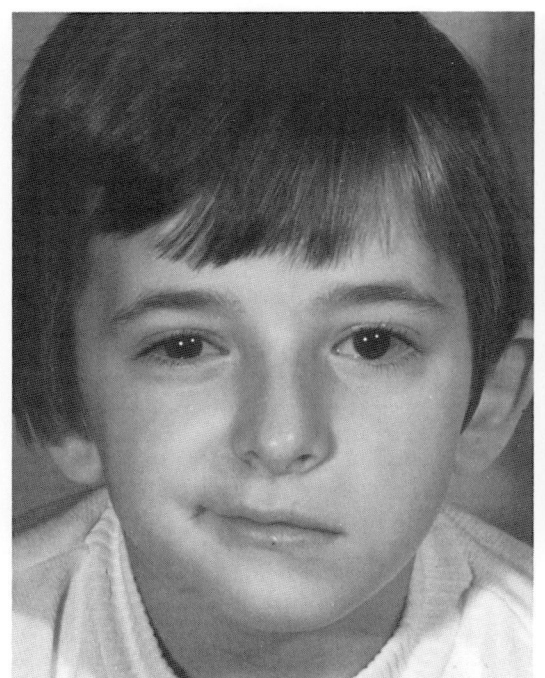

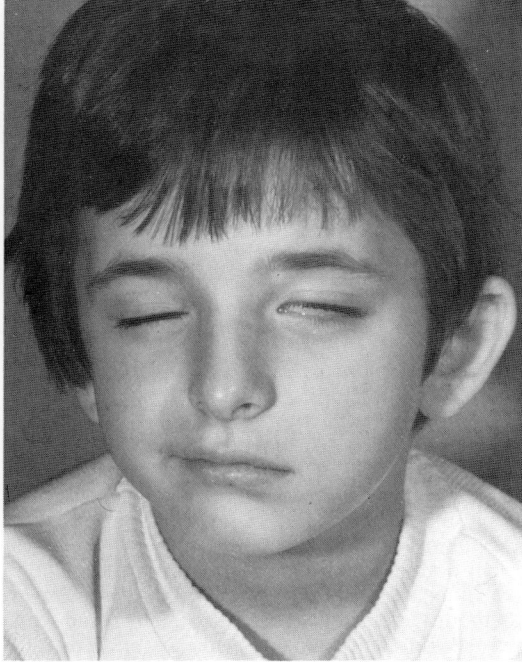

Abb. **130 Sogenannte rheumatische Fazialislähmung auf der linken Seite. a** Einseitig weite Lidspalte, hängender Mundwinkel, Fehlen der Nasen-Lippen-Kinn-Furche. **b** Beim Versuch, die Augen zu schließen, auf der kranken Seite das Bell-Phänomen. 6jähriger Junge

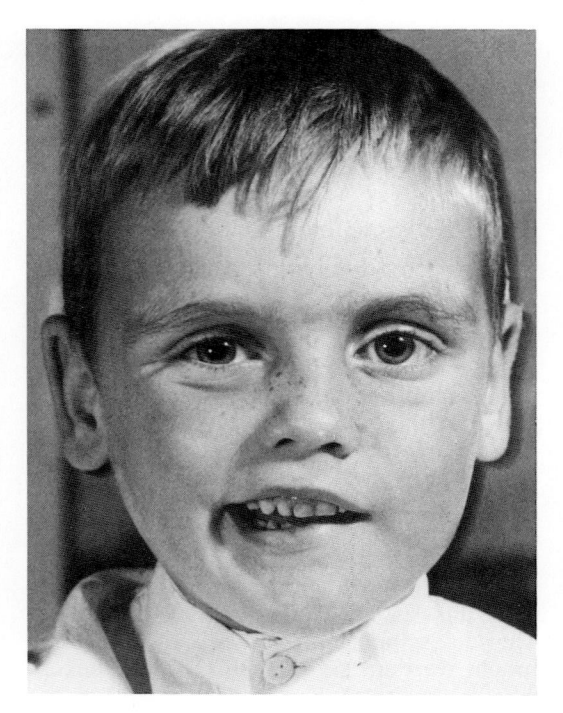

Abb. 131 Fazialislähmung bei Poliomyelitis. Die mimische Differenz ist beim Lachen am deutlichsten. 4jähriger Junge

tasche. Die Sprache wird undeutlich, Lippenlaute gelingen nicht. Beim Versuch, unter Druck zu blasen, entweicht die Luft sogleich.

Die für den Betrachter zunächst rätselhafte Erscheinung, daß sich nun beim Versuch, die Augen zu schließen, der Augapfel nach oben dreht und die Hornhaut unter dem Oberlid verschwindet, hat einen guten Sinn, sogar noch unter diesen pathologischen Bedingungen. Dem Londoner Chirurg Charles Bell (1774–1842), der zur normalen und gestörten Mimik wertvolle Arbeiten schrieb, verdanken wir Beschreibung und Erklärung (1806). Die Hornhaut soll normalerweise beim Lidschluß vollkommen abgedeckt sein. Ohne die Aufwärtsdrehung würde die Sehachse gerade im Lidspalt liegen und immer noch etwas Licht einfallen können. Ferner würde sich, falls die Lider wie im Schlaf längere Zeit geschlossen bleiben, verkrustete Tränenflüssigkeit gerade auf der empfindlichen Hornhautfläche anhäufen und Sehunschärfen bewirken. So liegt in dieser Unterschlupfbewegung die Möglichkeit, die Hornhaut ständig feuchtzuhalten und durch die Wischbewegung zu reinigen. Normalerweise sehen wir diese Bulbusdrehung bei Augenschluß nicht, erst bei einer Lähmung des Ringmuskels um das Auge.

Die wichtigsten **Ursachen der Fazialislähmung** sind in Tab. 3 zusammengefaßt.

Die **Ausdruckswirkung einer Fazialislähmung** ist auf andere Menschen irritierend, oft erschreckend. Ratlosigkeit ergreift den Kranken, der plötzlich morgens – wie nicht selten – sein Spiegelbild in einer so unglaublichen Weise verändert sieht, und er versteht es um so weniger, als er sich oftmals darüber hinaus nicht krank fühlt. Die Regenerationsfähigkeit der Fazialisfunktion ist ziemlich gut, in vielen Fällen kommt es innerhalb mehrerer Wochen zur Remission – aber es ist doch, im Alltag lebend, eine lange Zeit bis dorthin. Die Kranken bemühen sich intensiv um Behandlung. Sie versuchen, das Ausmaß ihrer mimischen Bewegungen zu beschränken, um Seitenunterschiede nicht so deutlich hervortreten zu lassen. Sie gehen Bekannten aus dem Weg oder wenden in Gesprächen mehr die gesunde Seite zum Partner. So gehört die Fazialislähmung, „sein Gesicht verlieren", in sozialer Hinsicht zu den furchtbarsten Entstellungen.

Der **Fazialisspasmus** hat im Bild *Ähnlichkeit mit einer Kontraktur* der mimischen Muskulatur. Man muß aber in der Sache und nomenklatorisch *scharf trennen*.

Kontraktur im Versorgungsgebiet des Fazialisnervs ist ein statischer Endzustand (Abb. **132**). Bei einer Lähmung im ersten motorischen Neuron kommt es typischerweise zur anhaltenden spastischen Hypertonie, die durch bindegewebige Schrumpfungsvorgänge noch weiter in diesem Zustand verstärkt und fixiert wird. Eine mimische Bewegungsfähigkeit, gesteuert vom extrapyramidalmotorischen System, ist prinzipiell zwar noch möglich; sie kommt aber in den meisten Fällen wegen der schon weit fortgeschrittenen Kontraktion nicht oder nur wenig zur sichtbaren Auswirkung.

Der **Begriff Fazialisspasmus** muß reserviert werden für einen halbseitig, blitzartig einschießenden Spasmus der mimischen Muskulatur (Hemispasmus) (Abb. **133**). Dieser ist ohne Zusammenhang zu einem Affekt, so daß der Kranke dies wie ein äußeres Ereignis erlebt und sich innerlich da-

Tabelle **3 Ursachen der Fazialislähmung.** Es ist zusätzlich vermerkt, ob es sich dabei um den peripheren (p) oder den zentralen (z) Typ handelt

Angeborene Lähmungen
Konnatale Fehlbildungen des Fazialiskerns
- Moebius-Syndrom (p)
- im Rahmen des Bonnevie-Ullrich-Syndroms (p)

Geburtstraumatische Schäden
- intrakranielle Blutung (z, seltener p)
- Druckschädigung durch Geburtszange (p)
- Schädelfraktur (p)

Später erworbene Lähmungen

durch Trauma und Blutgefäßerkrankungen
- Schädelbasisfraktur (p)
- Hirnblutung (z, seltener p)
- Kontusions- oder Ischämieherde (z)
- chirurgische Eingriffe an Parotis, Mittelohr und Mastoid (p)
- Druckschädigung bei Narkose (p)

durch Erkrankungen im Bereich der Schädelbasis
- Osteomyelitis, die vornehmlich vom Mittelohr ausgeht (p)
- Schädelbasistumoren (p), Osteopetrosis Albers-Schönberg (p)

durch intrakranielle Tumoren
- im Bereich der Hemisphären und des Zwischenhirns (z), der Brücke (p, seltener z), im Kleinhirnbrückenwinkel (p)

durch extrakranielle Tumoren
- Parotistumoren (p), Osteosarkom (p)
- Non-Hodgkin-Lymphom (p)
- leukämische Infiltrate (p)

durch Entzündungen und Infektionskrankheiten
- Otitis media mit oder ohne Mastoiditis (p)
- Poliomyelitis (p)
- Infektion durch Borrelien, Coxsackie- oder Echoviren (p)
- Meningitis, vor allem durch Tuberkulose (p)
- Enzephalitis verschiedener Ätiologie (z, seltener p)
- Zoster, ferner Mumps und Diphtherie (p)

durch herdbetonte zerebrale Anfälle (Grand mal) als meist flüchtige postparoxysmale Lähmung (z)

durch Toxinwirkung beim Botulismus (p)

oder aus ungeklärten Ursachen
- idiopathische Fazialislähmung (p), häufig als rheumatische Fazialislähmung bezeichnet und durch Kompression des Fazialisnervs im Felsenbeinkanal erklärt
- infolge Gesichtsödem beim Melkersson-Rosenthal-Syndrom

von distanzieren kann. Gewiß, die Peinlichkeit dieses Ereignisses, falls es auch andere erleben, ist damit nicht genommen. Diese Attacken können solitär kommen oder zu Serien mit unterschiedlichen Amplituden verkoppelt sein. Sie sind den Schmerzanfällen der Trigeminusneuralgie vergleichbar. Der motorische Krampf ist allerdings schmerzlos. Er kann höchstens durch den Lidschluß auf das Auge mechanisch irritierend wirken. Nach Kirchhof (1960) handelt es sich offenbar um ein reflektorisches Geschehen, das durch eine chronische Irritation im segmental zugeordneten sensiblen Areal des Trigeminusnervs aufrechterhalten wird und über einen pontinen Reflexbogen von Zeit zu Zeit zur motorischen Entladung führt. Zunächst ist nur der untere Abschnitt des Augenringmuskels von fibrillären Zuckungen geringer Intensität betroffen. In

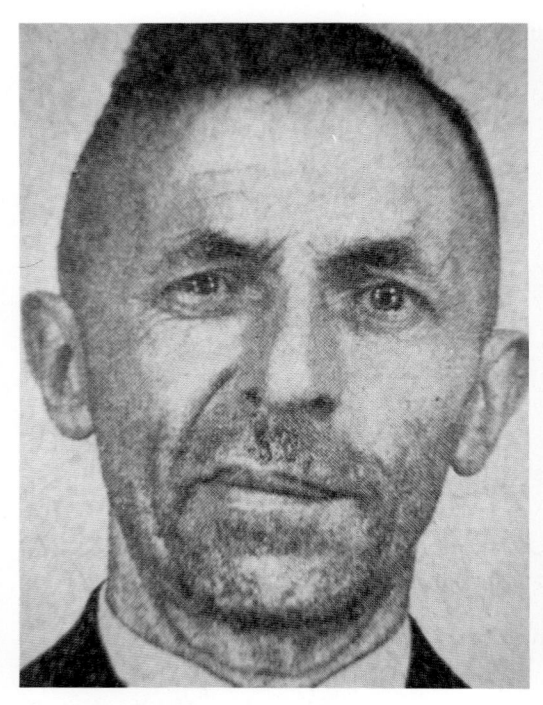

Abb. 132 Kontraktur der rechtsseitigen mimischen Muskulatur, die zunächst schlaff gelähmt war (aus Kirchhof 1960)

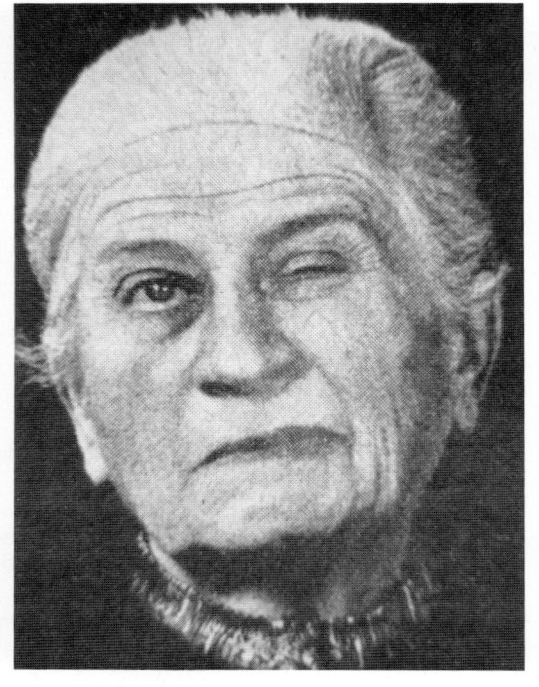

Abb. 133 Fazialisspasmus. Einseitige, krampfhafte mimische Kontraktion auf dem Höhepunkt einer Attacke. Die grundsätzliche Ähnlichkeit zum Bilde der Kontraktur fällt auf (aus Kirchhof 1960)

diesem Stadium könnte man noch durch Eliminierung in Frage kommender entzündlicher Herde eine weitere Ausdehnung verhindern.

Im Gegensatz zum *Krampfanfall des Jackson-Typs* ist der Spasmus uniform, streng auf den Fazialis eingeengt, und Kau-, Zungen- und Schultermuskulatur sind nicht betroffen; wie schon gesagt, ist das Bewußtsein nie beeinträchtigt (Abb. 134). Von einer extrapyramidalmotorisch gesteigerten Mimik trennt die Einseitigkeit und das Fehlen eines affektiven Auslösers ab; nochmal ist auch die Erfahrung bedeutsam, daß der Kranke diesen Spasmusanfall distanziert an sich geschehend erlebt. Extrapyramidalmotorische Abläufe hätten die Bindung an einen Affekt, selbst wenn dieser unter dem Bild von *Chorea oder Athetose* vergröbert dargestellt wird; vom wechselnden Affekt her gesehen würde auch ein variables Bild produziert. Mit einem *Tic nerveux* besteht insofern Ähnlichkeit, als es sich auch bei ihm um eine blitzartig auftretende Zuckung handelt, die der Betroffene als fremdartige Störung erlebt.

Das Wort **Tic** findet man in vielen Sprachen lautmalend für ein kurzes Klopfen oder für ein Zucken. Es steht hier für ein stereotyp, irregulär und plötzlich einsetzendes, rasch verlaufendes Reizphänomen innerhalb der mimischen Muskulatur oder auch des ganzen Schulter- und Kopfbereichs: Zuckung am Mund, Blinzeln, Stirnrunzeln, Zähnefletschen, Kopfschütteln, Schulterzucken. Tics häufen sich in der Affektbelastung. Sie sind an eine besondere psychische Struktur neurotisch gebunden, kommen allerdings ausnahmsweise auch einmal bei Stammhirnaffektionen vor.

Sowohl von einer Kontraktur, einem fokalen Anfall, von Tic und einseitigem Fazialisspasmus, wie wir ihn oben definierten, weicht das **„schiefe Schreigesicht"** (*asymmetric crying facies*) ab. In dieser Form wird es nur bei Kleinstkindern beobachtet. Was

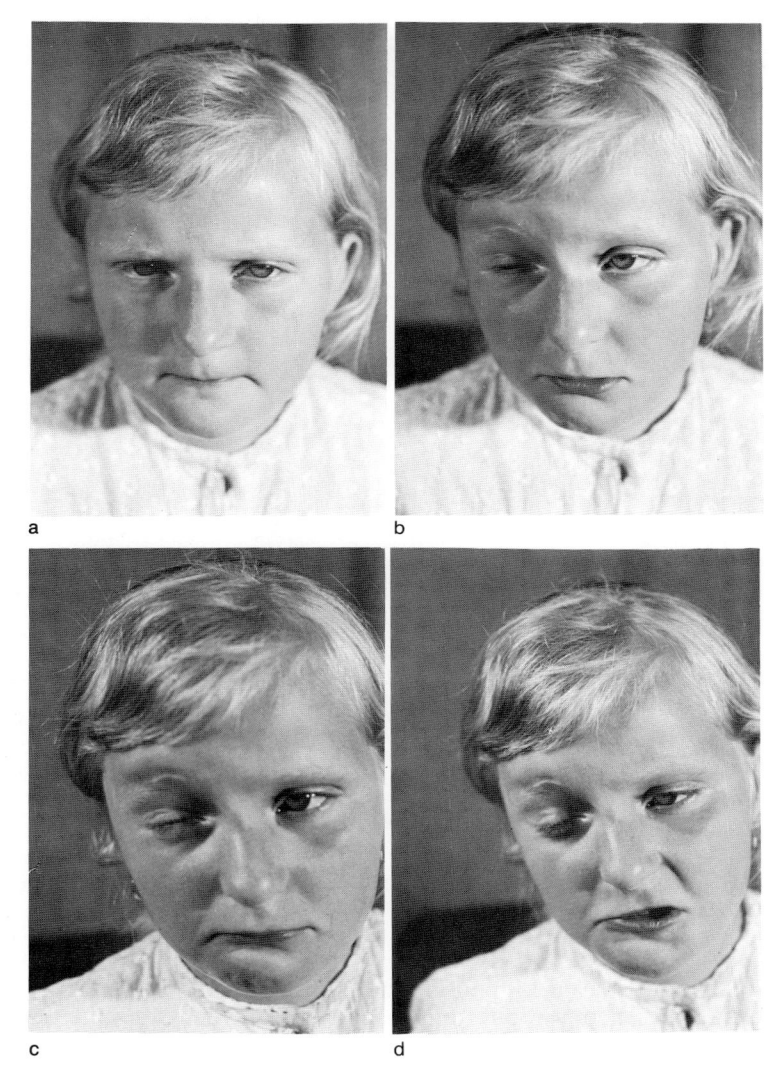

Abb. 134 **Motorischer Jackson-Anfall im rechten Fazialisgebiet** bei 12jährigem Mädchen. **a** Vor dem Anfall ; **b** Anfallsbeginn mit Kontraktion des Augenschließmuskels und des Stirnmuskels; **c, d** Übergang der Krampfbewegungen auf die unteren Fazialisäste. Bewußtsein nicht gestört (aus Matthes 1984)

damit gemeint ist, wäre allerdings noch besser mit *„schiefem Schreimund"* bezeichnet (Kosenow u. Staude 1978). Bei den wenigen älteren Kindern oder Erwachsenen (s. später), die dieses Phänomen zeigen, könnte man (zur Unterscheidung von der Fazialislähmung) vom *„aktiven Schiefmund"* sprechen. Das Erscheinungsbild läßt sich mit Abb. **135** gut darstellen und diskutieren.

In Ruhe ist das Gesicht eines solchen Kindes (oder Erwachsenen) unauffällig. Schreien oder Weinen wird mit der üblichen Mimik gestaltet, aber mit dem eindrucksvollen Unterschied, daß „ein Mundwinkel herabgezogen und die betreffende Hälfte der Unterlippe nach außen gewendet wird, ohne daß eine Fazialislähmung der anderen Seite dabei im Spiel ist" (Ibrahim 1931). Wichtig ist, daß während dieses mimischen

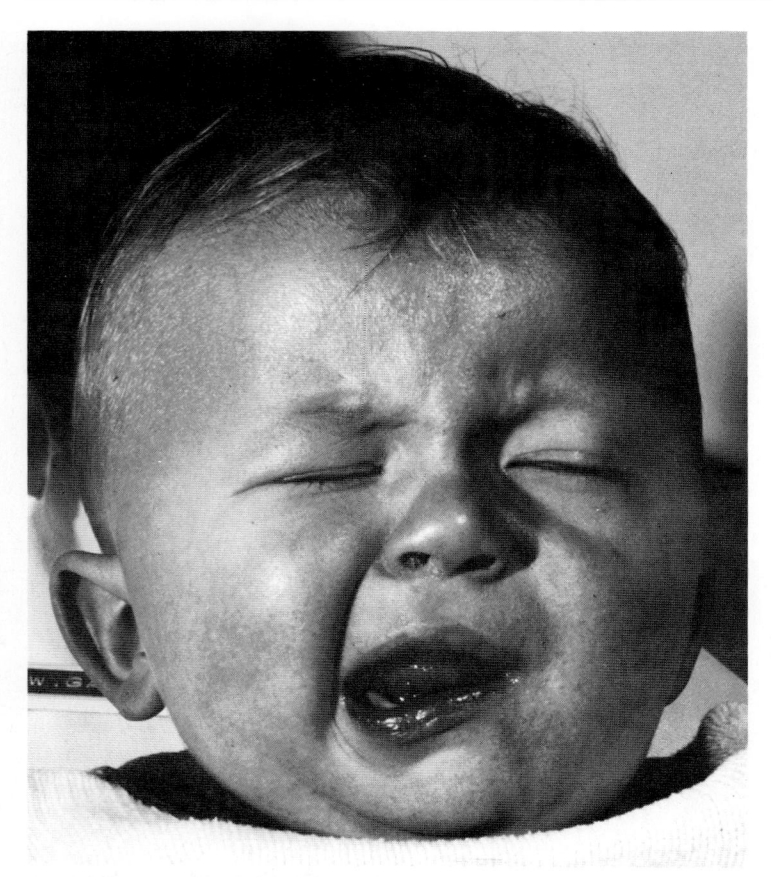

Abb. 135 „Schiefer Schreimund". Der rechte Mundast des Fazialisnerv ist betroffen. 7 Monate altes Mädchen (aus Hertl 1986)

Bildes die Nasen-Lippen-Furche auf der nicht verzogenen Seite eindeutig ausgeprägt ist, was eine Fazialislähmung dort ausschließt.

Die erstbeschreibenden Autoren Variot und Bonniot (1909) sprechen von *„Hémispasme congénitale de la lèvre inférieure"*, was dem lokalen Kontraktionsmoment näher kommt als die sich neutraler haltende Beschreibung *„einseitige Hängelippe"* von Bergmann-Grunwald (1914). So sind wir im Grunde schon mitten in den *Erklärungsschwierigkeiten*, die auch schon Kosenow (1979) angesprochen hat.

Offenbar muß man zwei Formen innerhalb des gleichen Erscheinungsbildes trennen. Geschieht eine verstärkte Muskelkontraktion an dieser umschriebenen Stelle? Oder liegt auf der kontralateralen Seite eine umschriebene Muskellähmung oder eine Muskelaplasie vor, so daß die gesunde Seite im Ungleichgewicht vergröbert arbeitet? Ist es etwas genetisch Angeborenes oder Erworbenes?

Überblickt man eigene Erfahrungen und die Literatur, ist zunächst die **Altersgruppe der Säuglinge** anzusprechen, in der man diese spastische Mundverziehung beim Schreien nicht selten beobachten kann (0,7 % nach Perlmann 1973). Die Kinder sind dabei fast immer neurologisch unauffällig und geistig normal entwickelt. Es ist ferner eine typische Erfahrung, daß diese Mundverziehung zum Ende des ersten Lebensjahrs bleibend verschwindet. Alles spricht meines Erachtens dafür, daß es sich auf der Seite der Mundverziehung um eine *Hyperkinesie*, um eine anormale, übersteigerte Muskelkontraktion handelt und nicht auf der Gegenseite um eine umschriebene Muskellähmung.

In der emotional ausgelösten Innervation des Mundgebietes spricht die eine Seite in höherem Maße motorisch an, sie bringt ein übersteigertes mimisches Bild. Verfolgt man den mimischen Ablauf, sieht man, wie das Kind zunächst in geläufiger Weise in den Ausdruck des Mißbehagens hineingeht, wie dabei das Gesicht in den ersten feinen Abstufungen weitgehend ausgeglichen bleibt, wie sich dann aber die Affektzeichen bis zum Schreien übereinanderbauen und schließlich in der besonders intensiven Verziehung der einen Mundseite gipfeln (Abb. **136**).

Es handelt sich hier sichtlich um eine hyperkinetische Reaktion, wie man sie in vergleichbarer Prägung bei Säuglingen mit zentraler Koordinationsstörung sieht, wenn sie in schreiender Erregung extrapyramidalmotorisch einschießende Muskelhypertonie zeigen und dabei auch die charakteristische Schulterretraktion bieten. Solange keine Zeichen einer ausgesprochenen spastischen Zerebralparese erscheinen, ist die Prognose solcher Symptome absolut gut, wie offenbar der „Schreimund" auch.

Anatomisch (Abb. **22**) ist diese Hyperkinesie den Muskeln Triangularis (Depressor anguli oris nach anderer Nomenklatur) und Quadratus labii inferioris (Depressor labii inferioris) zuzuordnen, die normalerweise die Unterlippe herunterziehen und etwas nach außen stülpen. Sie rufen damit den Ausdruck der Verdrießlichkeit hervor. Ihnen arbeitet nun noch der Kinnmuskel (M. mentalis) zu. Er zieht die Kinnhaut in die Höhe und schiebt sie der Unterlippe zum Vorstrecken zu. Läuft dieser Mechanismus *beiderseits seitengleich*, entsteht übrigens der *Schippenmund oder die Schnute*, wie sie manche Kleinkinder beim Heraufziehen des Weinens machen (Abb. **136 d, e**) – wobei man sich bei der Seltenheit dieses Bildes nun fragen kann, ob es sich nicht auch hierbei um eine umschriebene Hyperkinesie handelt – unter dem gleichen Mechanismus, aber eben beiderseits.

In anderen Fällen der Literatur (Papadatos u. Mitarb. 1974, Kosenow u. Staude 1978, Miller u. Hall 1979, Evers u. Fröhlich 1982) sind die **Kinder bis ins Schulalter auffällig** und ist auch **Familiarität** (Geschwister, Elternteil) in mehreren Fällen nachweisbar. Hier wird von den genannten Autoren eine *angeborene Hypoplasie oder Aplasie* des Depressor anguli oris (Triangularis) beziehungsweise des Depressor labii inferioris (Quadratus labii inferioris) angenommen. Damit wird die Seite der Mundverziehung zur gesunden, die andere Seite zur kranken erklärt. Betrachtet man die dokumentierenden Bilder von diesen Kindern und Erwachsenen, so fällt schon bei relativ geringer Gesamtmimik (geringer Affektbelastung) eine sehr deutliche Lippenverziehung auf. Muß es sich in jedem Fall und unbedingt um eine Muskelschwäche oder -aplasie auf der *anderen* Seite handeln? Es ist doch wohl auch bei diesen Fällen, in diesem mimischen Feld, eine hyperkinetische Ausdrucksprägung zu diskutieren, ist hier – so wie bei den beschriebenen Säuglingen erworben und passager – auch familiär und bleibend eine funktionelle Abart denkbar, zumal einige dieser Kinder weitere neurologische Besonderheiten haben.

Unabhängig von einer Altersgruppe haben Evers u. Fröhlich (1982) das **HAODM-Syndrom** (Hypoplasia anguli oris depressor muscle syndrome) in folgende individuelle Beziehungen gebracht: ohne weitere Komponenten, in familiärer Häufung, in Kombination mit weiteren leichteren Anomalien, mit Herzfehler als kardiofaziales Syndrom, mit schweren weiteren Defekten.

Das Groteske des Bildes ist in Fastnachtsmasken und in andere künstlerische Darstellungen übernommen worden (Abb. **137, 138**).

Folgerungen für den Therapeuten

In diagnostischer Hinsicht. *„Erscheinen wird erlebt"* (Rudert). Den Eindrucksinhalten, die ein Gesicht hervorruft, kann sich der Mitmensch nicht entziehen, wenn ihm auch eine Korrektur dieser Eindrucksinhalte in der weiteren Beobachtung möglich ist.

Schon unter normalen (physiologischen) Verhältnissen ist der Gesamteindruck, den ein Gesicht macht, wesentlich von den statischen Gesichtsstrukturen, von

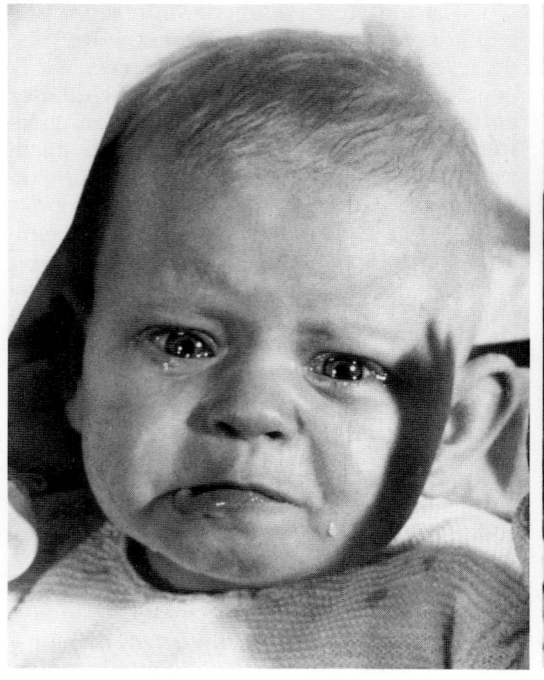

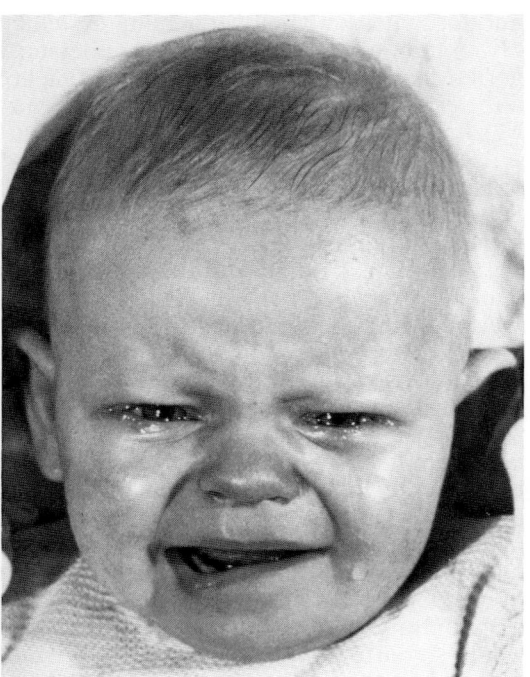

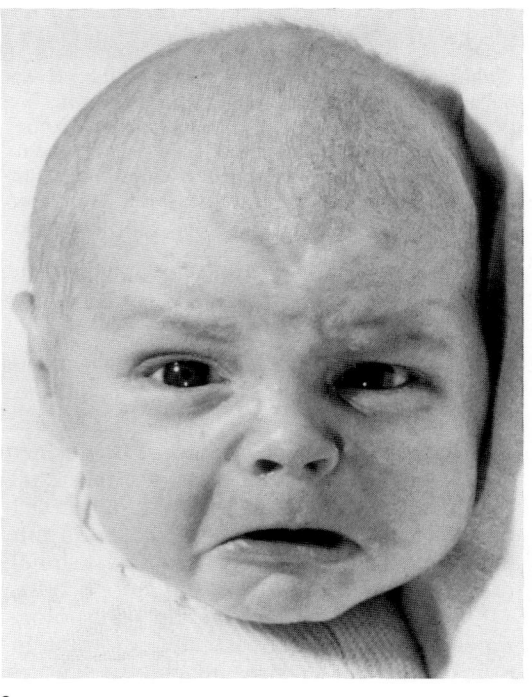

Abb. 136 Unter Verstimmung, Ablehnung und Weinen entwickelt sich der „schiefe Schreimund" (a, b). Es ist seitenbetont mehr, als man sonst beim Heraufziehen des Weinens sieht (c). Es hat Ähnlichkeit mit dem sogenannten Schippenmund (d), der übrigens gelegentlich seitendifferent beginnt (e)

Abb. **136** d   e

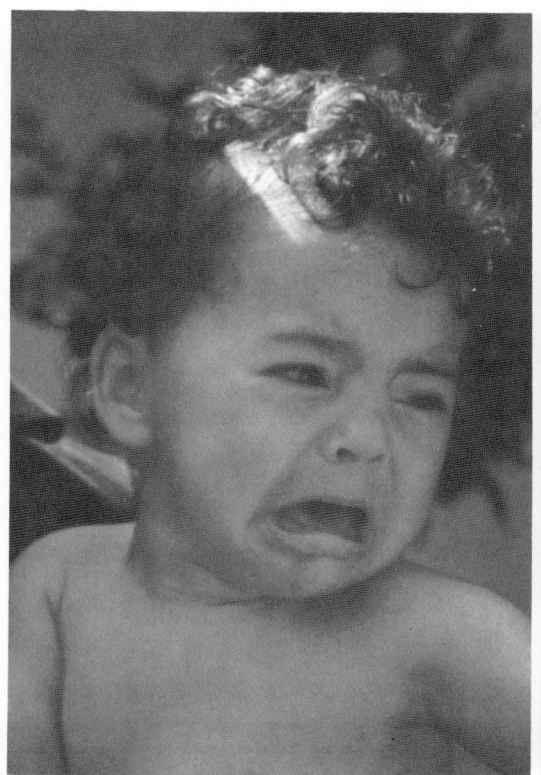

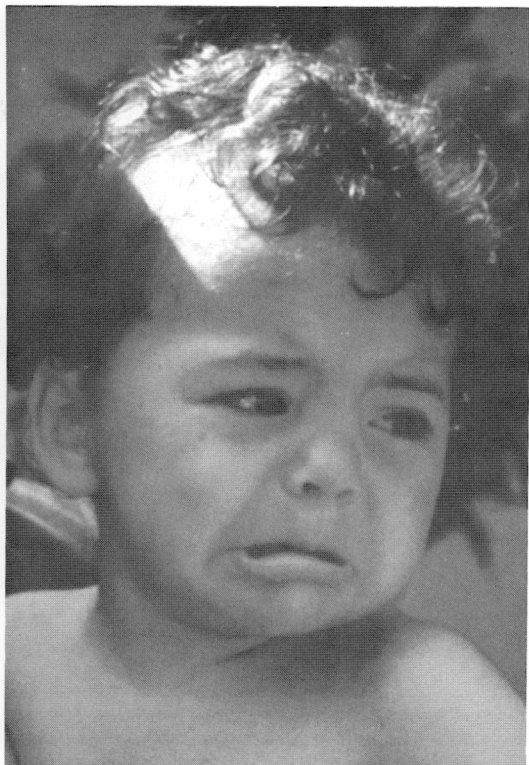

der Physiognomie, abhängig. Die *Zuverlässigkeit der Eindruckswerte der Physiognomie* ist sehr beschränkt und höchstens für die im Laufe des Lebens, von Schicksal und Wesen abhängig entstandenen Gesichtszüge bei Kenntnis der Lebensgeschichte gegeben. Insofern können auch die bleibenden Spuren längerdauernder Krankheitsprozesse diagnostisch bedeutsam sein. *Nur das mimische Spiel* sagt über aktuelle seelische Inhalte und Vorgänge aus. Es kann durch die physiognomischen Eigentümlichkeiten in seiner Aussagespezifität sowohl akzentuiert als auch abgeschwächt werden.

Ruft die Krankheit Strukturveränderungen im Ausdrucksgelände Gesicht hervor, kann durch diese das Ausdrucksvermögen objektiv eingeschränkt oder sogar vollständig genommen sein, weil die mimische Einstellung nur beschränkt oder gar nicht möglich ist. Es ist dabei für den Ausdrucksempfänger bewußtzuhalten, daß seelische Inhalte und Vorgänge trotzdem in der normalen Weise weiter existieren können.

Lokale Krankheitszeichen können – abhängig von ihrem Sitz, ihrer Form und ihrem Ausmaß – den Betrachter eines Gesichts beeindrucken und vom seelischen Ausdruck ablenken, so daß dieser, selbst wenn er noch in vollem Ausmaß objektiv ungestört gegeben sein sollte, in Gefahr wäre, nicht mehr ganz erfaßt zu werden. Es ist daher eine genügende Sensibilität des ärztlichen Unterscheidungs- und Trennungsvermögens nötig, damit die trotz aller krankheitsbedingter Veränderungen im Ausdrucksgelände noch vorhandenen Ausdruckserscheinungen einen Zugang zum seelischen Raum des Kranken vermitteln können.

Spezifische Eindruckseffekte, die Krankheitszeichen aufgrund ihrer Farbe, ihrer Form, ihres Ausmaßes und ihres Sitzes hervorrufen (zweite subjektive Wirkung au-

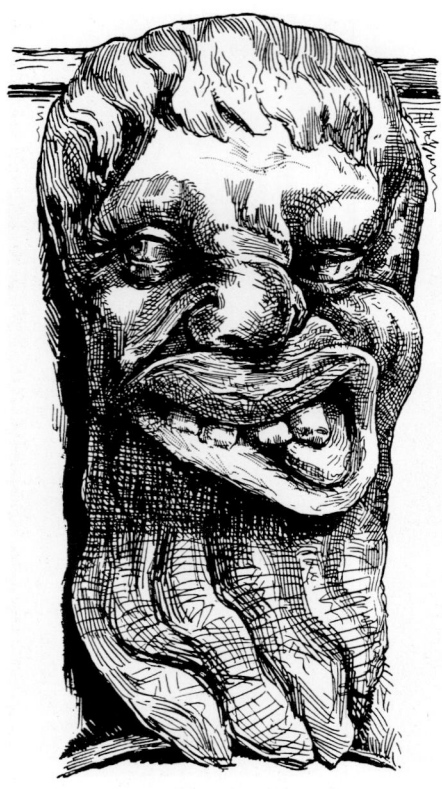

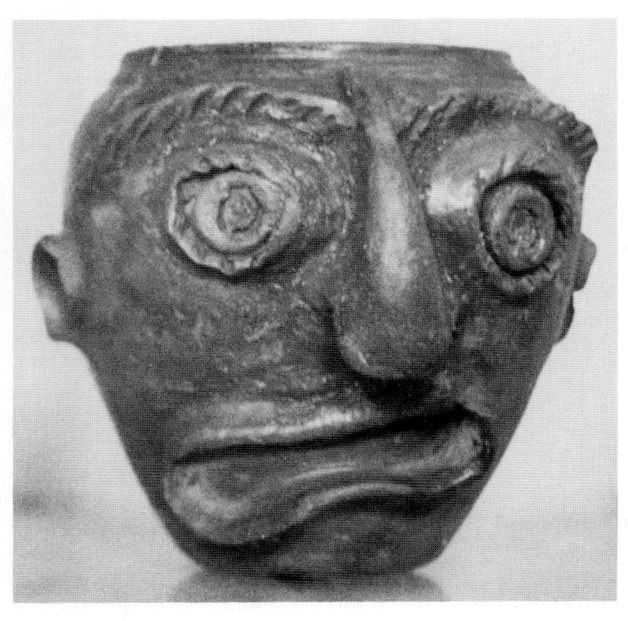

Abb. 137 Hyperkinesie des linken Mundastes, Zungennervlähmung der rechten Seite, Blickwendung nach rechts. Mehr rechtsseitig ausgebildeter Hirntumor im Mittelhirn-Brücken-Bereich? Von Raulin (1900) als Hemispasmus beschrieben. Grotesker Kopf an der Kirche Santa Maria Formosa, Venedig

Abb. 138 „Aktiver Schiefmund" an einer römischen Vase aus dem Grabungsfeld am Magdalenenberg bei Klagenfurt/Kärnten

tochthoner Krankheitszeichen nach unserer Einteilung), sind grundsätzlich zwar nicht auszuschalten, im Ausmaß ihres Entstehens aber von der Persönlichkeit des Ausdrucksempfängers abhängig und immer im bewußten Denkvorgang zu korrigieren. So kann dann Anschauen z. B. eines Hautkranken, was schnell auch einmal den Eindruck von Anstarren macht, einfach nur einer wertungsfreien Informationssuche gedient haben, wie es Hünecke u. Bosse (1987) an einer Gruppe von Probanden analysierten. Im übrigen haben heute auch viele gelernt, negative Gefühle gegenüber Behinderten nicht offen zu zeigen (Eixelberger 1985).

In therapeutischer Hinsicht. Auch der Kranke erlebt seine Krankheitserscheinungen im Gesicht (dritte subjektive Wirkung). Es gilt so auch für Krankheitszeichen der weitere Satz von Rudert: *„Erscheinen wird gelebt."*

Dies zeigt sich beim einzelnen Patienten nicht nur bei schweren angeborenen Verunstaltungen, nach Unfall und Kriegsfolgen, sondern auch schon bei kleineren, für den Durchschnittsmenschen vielleicht unbedeutenden Veränderungen (z. B. nur Sommersprossen!) (Abb. **139**).

Man setzt sich mit den körperlichen Mängeln auseinander. Je nach eigener Sensibilität und auch abhängig von der augenblicklichen Lebenssituation werden Verhalten, Stimmung, eventuell auf Dauer Charakter und Persönlichkeit davon geprägt.

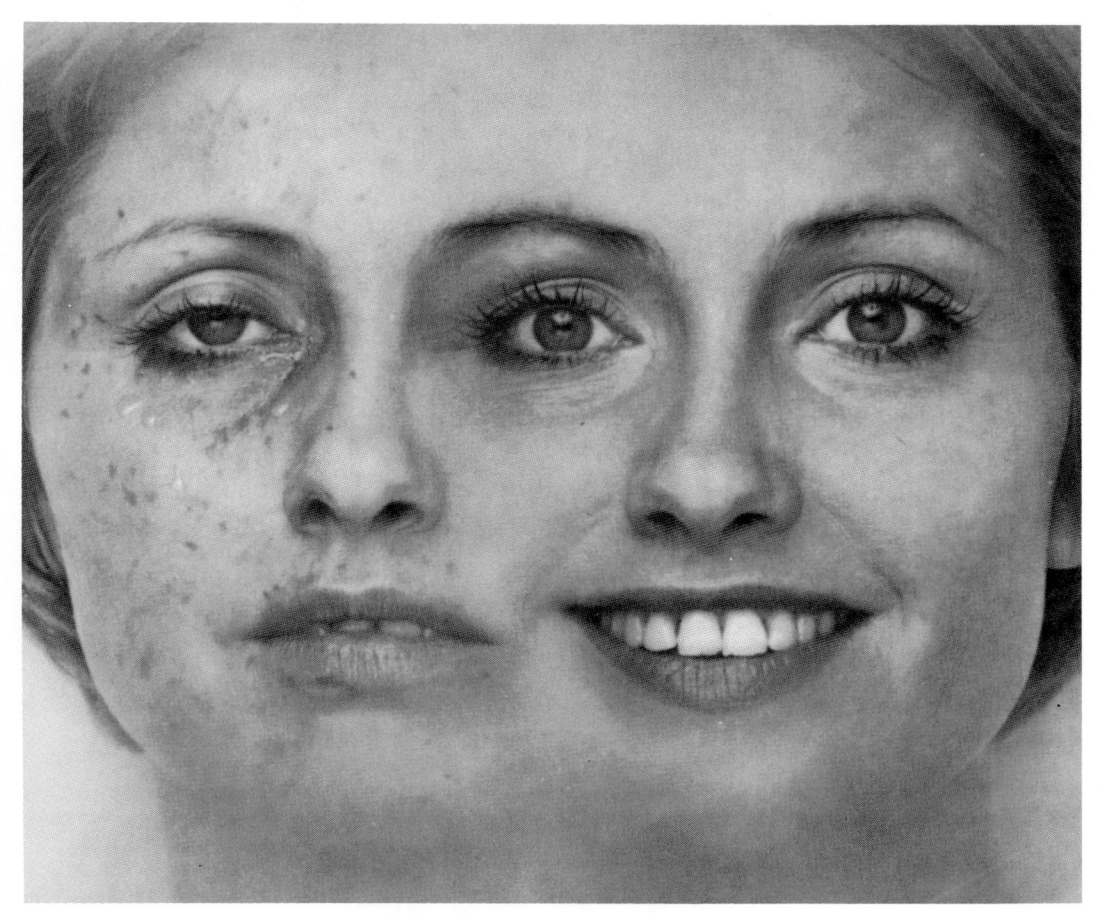

Abb. 139 Akne. Wie sie eine junge Frau belastet (aus einer Tropon-Broschüre)

Dies gilt für alle Altersgruppen, für Kinder und Jugendliche fast noch in erhöhtem Maße, weil sich diese weniger als Erwachsene in wirksame ärztliche Hilfe begeben und nicht mit kompensativem Nachdenken und Aussprechen helfen können. Vor allem unter kosmetischen Entstellungen im Kopf- und Gesichtsbereich leiden viele, Frauen und Jugendliche in der Individuationsphase besonders. Selbstwertskrupel bringen Selbstunsicherheit, hypochondrische Mutlosigkeit, machen kontaktscheu und bewirken die paranoide Vorstellung, man wäre Gegenstand allseitiger Beobachtung und Ablehnung. Depressive Reaktionen ziehen in Suchtgewohnheiten hinein und führen sogar zum Suizid. Kompensatorische Erfolgserlebnisse, die für Frustrationen entschädigen sollen, können gerade bei Jugendlichen mit kriminellen Handlungen verknüpft sein (Dysmorphophobie; Masters-Greaves 1962: Quasimodo-Komplex nach der Figur des Glöckners von Notre Dame von Victor Hugo; Stutte 1971: Thersites-Komplex, nach Homer der häßlichste Mann im griechischen Heer vor Troja, frech und unbeliebt).

Dies hat die „kleine" und die „große" Psychotherapie zu berücksichtigen. Mitunter müssen auch Eltern eines verunstalteten Kindes oder nahe Angehörige eines kranken Erwachsenen in die Therapie einbezogen werden.

Fühlen und Verhalten des Kranken werden *wesentlich durch die Diagnose mitge-*

prägt, die der Arzt mitteilt und wie er es tut. So mancher Patient hat in einem Nebensatz ohne primäre Besorgnis auf einen in der letzten Zeit wachsenden Pigmentfleck hingewiesen und ist erschüttert und gebeugt unter der Diagnose Melanosarkom nach Hause gegangen. Im übrigen kann man als Arzt eine Wirklichkeit verschieden darstellen, selbst aus hoffnungslosen Situationen mit übertragenem Optimismus noch das Beste machen, Zukunft geben oder auch jemanden mit Erscheinungen ohne Krankheitswert in Depressionen fallen lassen.

Wenn man sich die ausdruckspsychologische Wirkung physiognomischer Strukturen klarmacht, vermag man erst in vollem Ausmaß die *Bedeutung strukturverändernder ärztlicher Eingriffe am Gesicht* zu überschauen. Wagnis – in mehreren Beziehungen – wie Wert des erfolgreichen Handelns sind höher einzuschätzen als bei vielen anderen ärztlichen Leistungen.

Beim Gebißersatz, bei Beseitigung von Tumoren und entstellenden Narben, bei sorgfältiger Versorgung von Unfallverletzungen und Verbrennungswunden, mit dem Einsetzen eines Glasauges, bei Therapie von Hautkrankheiten wird etwas wiederhergestellt, was zerstört war (Abb. **140, 141**). Gelingt das Ziel in vollkommener Weise, wäre die leib-seelische Einheit eines Menschen in ausdruckspsychologischer Hinsicht glücklich wiedererlangt. Anders ist die Ausgangslage bei Maßnahmen zur Gebißregulierung, bei kieferchirurgischen Korrekturen von Progenien oder plastischen Operationen nach schwersten Unfallfolgen, bei angeborenen Spaltbildungen oder am Ohr, bei Nasenplastiken oder Nasenkorrekturen, bei Korrektur des angeborenen Schielens oder angeborener beziehungsweise entstandener Oberlidlähmung, bei Straffung schlaffer Gesichtshaut. Hier wird ein neues Erscheinungsbild eines Menschen geschaffen.

Bei Mißbildungen und schweren Verunstaltungen wird auf diesem Wege die mehr oder weniger freie Entfaltung eines Menschen oft erst ermöglicht und in den meisten Fällen auch dann ein neues Leben eröffnet, wenn die Operationsspuren sichtbar bleiben.

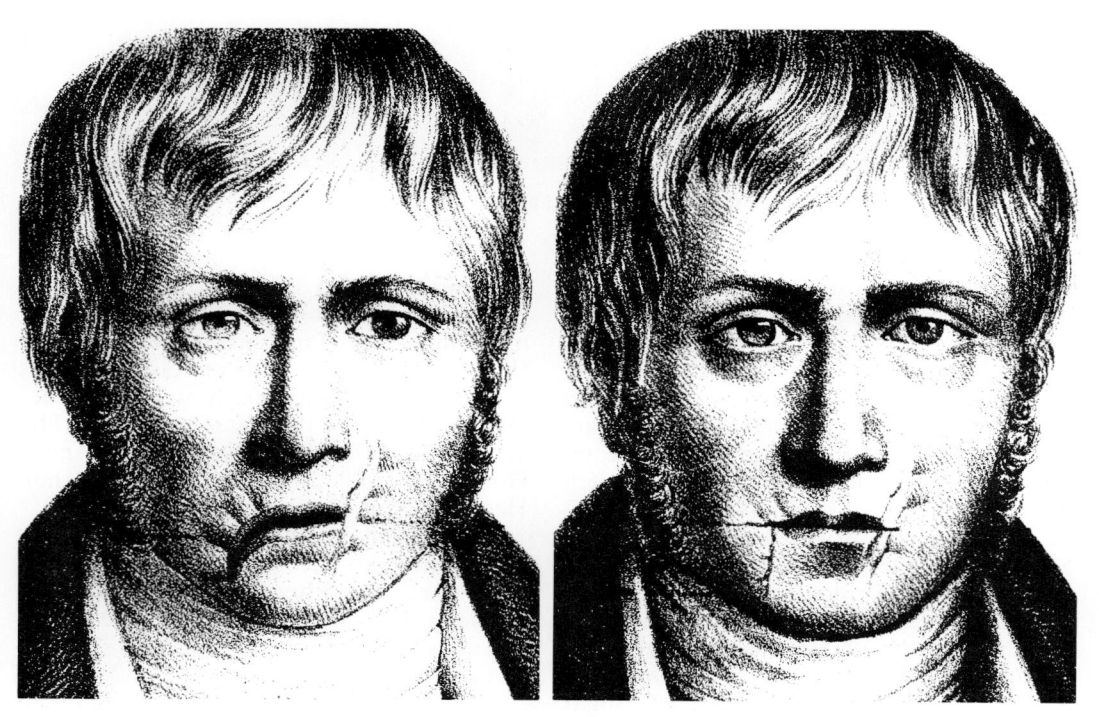

Abb. **140 Großer verzogener Mund und Gesichtsspalte, vor und nach der Operation** (aus Serre 1842)

Aber nach welchen Vorlagen sollen ein Kinn oder eine Nase korrigiert, nach welchem „Bild und Gleichnis" ein neuer Mensch geschaffen werden? Es darf angezweifelt werden, daß sich viele Operateure die Mühe machen, vor korrigierenden Operationen Wesenszüge und Charakter ihres Patienten selbst oder durch psychologische Hilfe zu analysieren, um dann den Gesichtsschnitt anzustreben, dessen Eindruckswert den Wesenszügen am nächsten käme und mit dem Ausdruck der individuellen Verhaltensweisen am harmonischsten zusammenpassen könnte. Es wird in der Regel einfach ein „Mittelgesicht" angestrebt, das dem Operateur vorschwebt (Abb. 142). Selbst dieses Ziel kann in der Schwierigkeit der operativen Situation nur in den wenigsten Fällen voll befriedigend erreicht werden (Abb. 143). Auch die beste operative Technik kann sich gegenüber der Feinheit und Empfindlichkeit der ausdruckswirksamen Struktur nur als ziemlich grob und plump erweisen.

Es wäre also eine zu theoretische Forderung, vor jeder gestaltändernden Gesichtsoperation den Psychologen oder die Psychologie zu Rate ziehen zu sollen. Trotzdem kann die Beschäftigung mit ausdruckspsychologischen Fragen niemandem mehr empfohlen werden als jenem, der bei der Therapie pathologischer Gesichtserscheinungen über geradezu schöpferische Kräfte verfügen kann. Nur in der richtigen Bewertung individueller psychischer Situationen, technischer Möglichkeiten und ausdruckspsychologischer Wirkungen sind die Fragen kosmetischer Therapie, vor allem kosmetischer Chirurgie, individuell befriedigend zu lösen.

Wirkt wie Ausdruck: seelisch unfundierte, pseudoexpressive Erscheinungen

„Die Maske erstickt das Menschliche." Was den Ausdruckspsychologen kaum beschäftigt, ist für den Arzt, der unter patho-

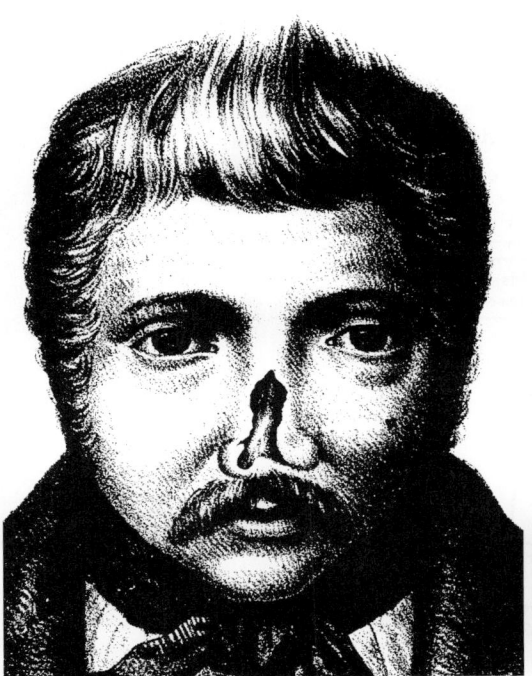

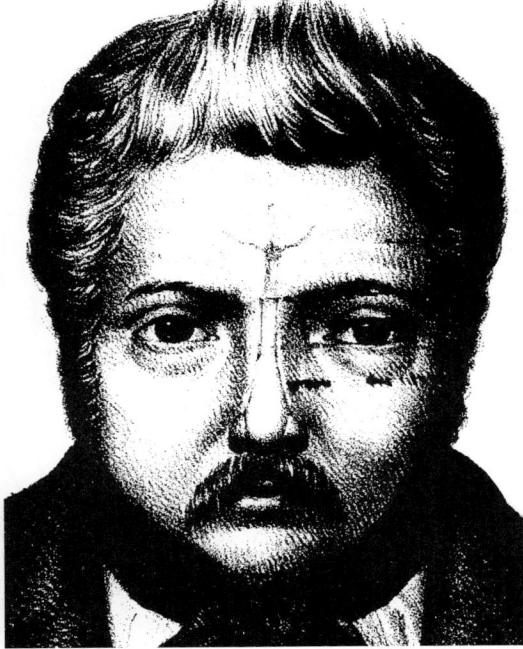

Abb. **141 Nasendefekt im unteren Abschnitt wird durch einen Stirnlappen gedeckt** (Stielplastik) (aus Serre 1842)

142 Seelisch unfundierte pseudoexpressive Erscheinungen

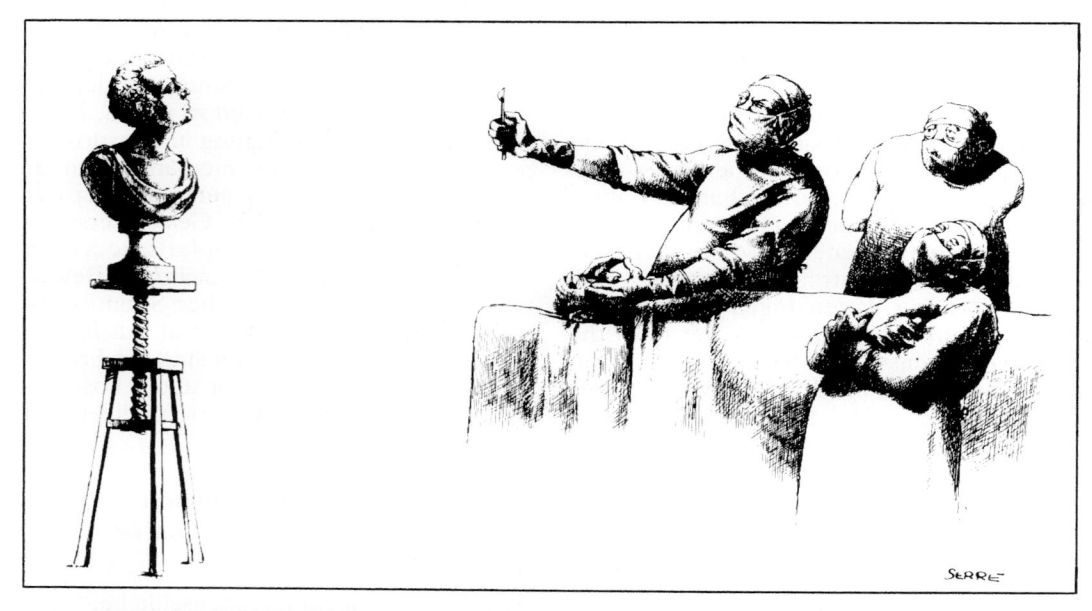

Abb. 142 Ein klassisches Maß für die Nasenplastik (aus Serre, C.: Weiße Kittel – leicht geschwärzt. Stalling, Oldenburg)

logischen Bedingungen ein Gesicht studiert, die große Frage: Ist das, was ein Gesicht auszeichnet, was sich als seelischer Ausdruck gibt, wirklich mit einem seelischen Inhalt verknüpft? Seine Erfahrung lehrt ihn, daß die „mimische Leere" durchaus nicht mit einem „seelischen Nichts" korrespondieren muß, und er sieht, daß auch die mimische Bewegung mit ihrem oft spannungsreichen Ablauf nicht immer einem seelischen Inhalt gleichzusetzen ist oder auf ihn zurückgeht.

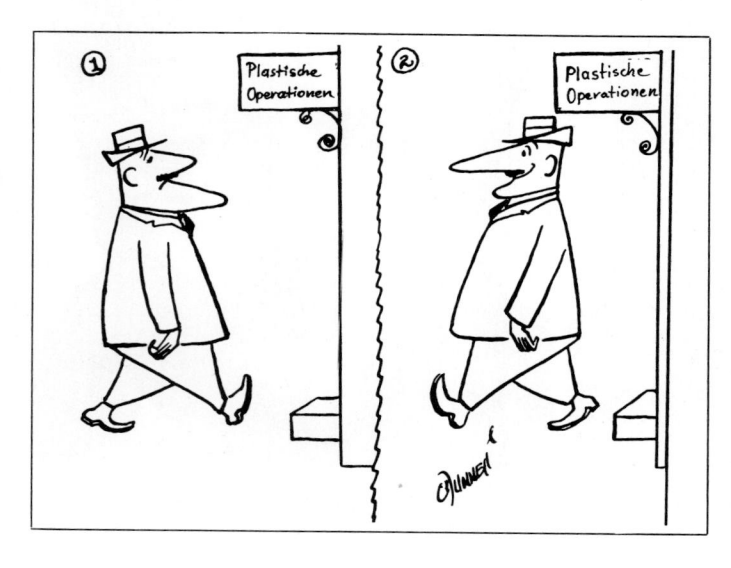

Abb. 143 Das Ideal, wie es dem Patienten vorschwebt (aus Medical Tribune Nr. 40/1968)

Aber zunächst steht der Therapeut vor einem Gesicht, dessen Ausdruck-Sendeeffekt auf ihn als den Empfänger dieser Mitteilung einfach zukommt. Bei den Erscheinungen, die in diesem Abschnitt besprochen werden sollen, sind diese äußeren Bedingungen wie im normalen Leben erfüllt. *Sie wirken wie Ausdrucksphänomene. In Wirklichkeit fehlt ihnen aber der entsprechende seelische Hintergrund.*

Geht man also vom hier mangelnden seelischen Inhalt aus, hat man von **seelisch unfundierten, pseudoexpressiven Erscheinungen** zu sprechen. J. K. J. Kirchhof (1960) stellt das Geschehen im Ausdrucksgelände in den Vordergrund, das nun entwertet ist, und spricht deshalb von *pseudomimischen Veränderungen*. Eine Kurzform für den Inhalt dieser Begriffe zu finden, ist nicht leicht. Der letztere Begriff mag dem nichtärztlichen Ausdruckspsychologen mehr liegen als der erstgenannte; er ist kürzer und prägnanter. Wir gebrauchen ihn aus zwei Gründen nicht:
– Er ist zu eng. Nicht nur Mimisches ist hier mit expressiver Wirkung gegeben, sondern auch Physiognomisches.
– Aus ärztlicher Sicht steht im Vordergrund der Beurteilung nicht das Ausdrucksbild, sondern der seelische Inhalt und Vorgang. Daß er fehlt, soll mit dem Wortbegriff sofort klar sein.

Früher sprachen wir daher unter der gleichen Definition von *seelisch unfundierten Ausdrucksphänomenen*. Der Begriff „*pseudoexpressive Erscheinung*", in einer Diskussion von R. Kirchhoff vorgeschlagen (1963), ist jedoch besser.

Symmetrische Werkzeugstörungen mit Ausdruckseffekt

Knüpfen wir am Inhalt des vorigen Abschnitts an. Die Werkzeugstörungen waren unterteilt,
– in umschriebene Gesichtsveränderungen, die an physiognomisch wichtiger Lokalisation die Ausdrucksmitteilung beschränken, selbst wenn die Ausdrucksgestaltung ungestört verläuft,
– ferner in so weitgehende und ausgedehnte Veränderungen, daß das Gesicht als Ausdrucksträger nicht mehr funktionieren kann.

Immer ist dabei das Pathologische der Bildung eindeutig und mit dem ersten Blick erkennbar und seine Erscheinung nie mit einem Ausdrucksphänomen zu verwechseln. Eine Ausnahme macht der Befall der mimischen Muskulatur im weitesten Sinne.

Ein *Teil der autochthonen Krankheitszeichen* kann aber doch *pseudoexpressiv* wirken, wenn folgende Bedingungen erfüllt sind:
– große Ausdehnung,
– symmetrische Anordnung,
– Intaktbleiben der Gesichtsoberfläche.

In diesem Sinne verknüpft sich mit **diffusen Gesichtsödemen** der Eindruck geringer seelischer Bewegtheit, mit der Schlaffheit des Gesichts bei **beiderseitiger Fazialislähmung** der Eindruck mangelnder affektiver Zuwendung und depressiver Stimmung. Das rote Gesicht eines **Hypertonikers** läßt manchmal irrtümlicherweise an einen zornmütigen Menschen denken. Auch das feiste, rote Gesicht beim therapiebedingten **Hyperkortisonismus** könnte dazu verleiten. Die **Erkrankung der mimischen Gesichtsmuskulatur** täuscht naturgemäß in ganz besonderer Weise in jeder Modifikation eine Ausdrucksgegebenheit vor, sei es aufgrund einer Tonusänderung (physiognomisch) oder einer besonderen Bewegungsform (mimisch). Aus dieser Sicht muß auch noch einmal auf das Gesichtsbild bei der **Dermatomyositis** eingegangen werden.

Es ist noch auf weitere Werkzeugstörungen mit pseudoexpressivem Effekt einzugehen:

Myopathien. Bei der *Dystrophia musculorum progressiva (Erb)* kommt es zur Atrophie, teilweise auch zur Pseudohypertrophie der mimischen Muskulatur. Weniger bei der aufsteigenden oder Beckengürtelform (Typ Duchenne), sondern eher bei der selteneren absteigenden oder Schultergürtelform verliert im Laufe der Krankheit auch das Gesicht an Spannung und Bewegungsfähigkeit. Die Haut wird weich und schlaff. Weite Lidspalten ergeben sich durch die Hypotonie des Augenringmuskels. Die Lidheber funktionieren noch gut, aber wie die äußeren Augenmuskeln nicht lebhaft. Beim Lidschluß, der nur unvollständig gelingt, ist das Bell-Phänomen sichtbar. Der Mund ist ohne Spannung, die Unterlippe ragt etwas vor, was durch die Atonie des Mundringmuskels oder durch pseudohypertrophische Massenvermehrung erklärt wird. Im ganzen ist der Gesichtsausdruck spannungslos, müde, schlaff, indifferent, der Blick weich und energielos (Facies myopathica, Sphinxgesicht). Tatsächlich sind die Kranken meist geistig verlangsamt, minderbegabt und affektiv lahm, aber der äußere Eindruck überschreitet praktisch

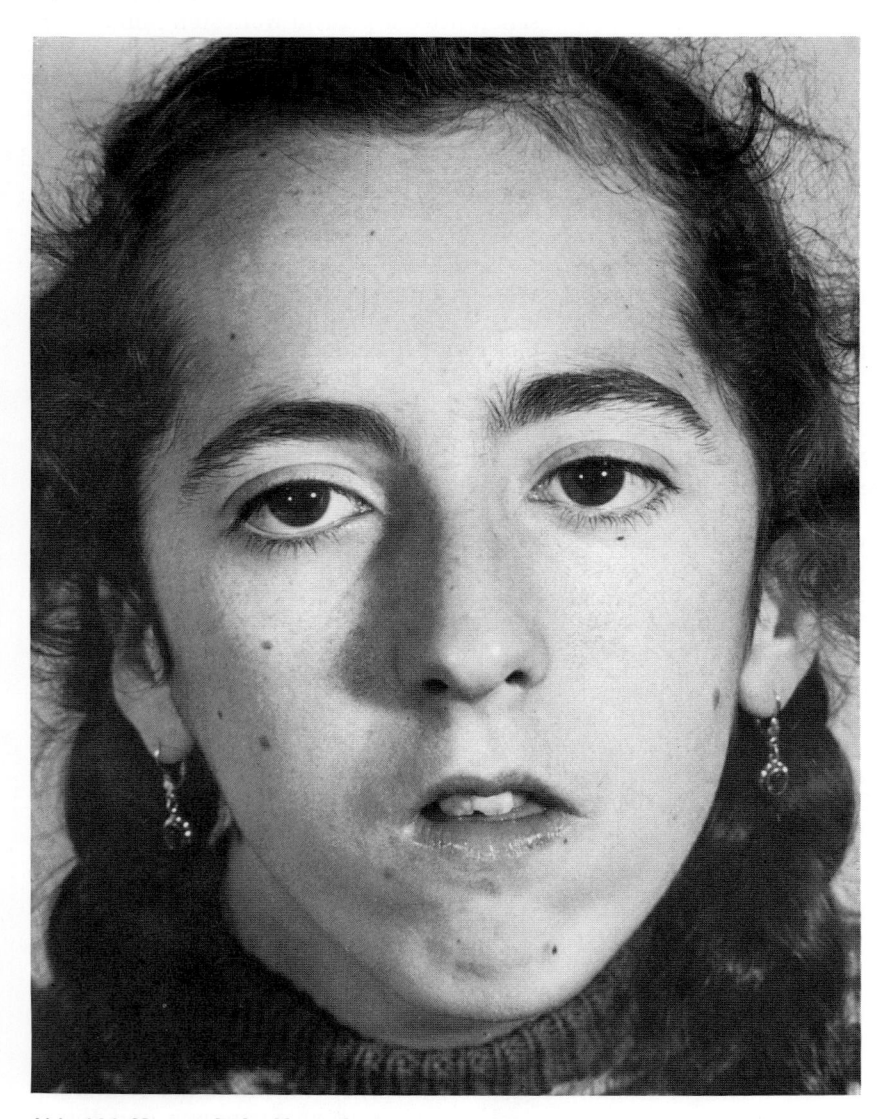

Abb. 144 **Kongenitale Hypoplasie und Hypotonie der gesamten Skelettmuskulatur, Hypoplasia musculorum generalisata Krabbe,** führt zu einem mageren, „knochigen" Gesicht mit geringer mimischer Bewegtheit. Jedoch bestehen keinerlei Paresen. Affektgetreue Bewegungen werden allerdings in wesentlich geringerer Intensität als normal ausgeführt. Freundliches, zugewandtes 16jähriges Mädchen mit hoher Intelligenz, die Beste der Klasse

immer das Ausmaß des psychologisch Nachweisbaren.

Bei der *Hypoplasia musculorum generalisata (Krabbe)* handelt es sich, wie der Name sagt, um eine angeborene ausgedehnte schwere Muskelschwäche. Auch die Mimik ist in die Schlaffheit und Leistungsbeschränkung einbezogen. Die im normalen Ausmaß intelligenten Kinder und Erwachsenen bieten den Ausdruck von Pseudodebilität (Abb. **144**).

Bei der *Myasthenia gravis pseudoparalytica* ist die Impulsübertragung vom Nerv zum Muskel gestört (Antikörper gegen Azetylcholinrezeptoren oder Transmitter). Nach Beanspruchung der Muskulatur wird die Gesichtsstruktur infolge der krankhaft gesteigerten Ermüdbarkeit glatt, schlaff und verwaschen. Tiefstehende Augenlider behindern den Blick. Die Augen folgen nur unsicher und zitternd den richtenden Impulsen. Der Blick wirkt kraftlos und müde. Die Stimme ist leise, die Sprache undeutlich. Morgens nach der Nachtruhe gelingen die Bewegungen noch am lebhaftesten und sichersten. In schweren Fällen bietet das tonuslose Gesicht mit den hängenden Augenlidern, dem leblosen Mund und den spannungslosen Wangen, verbunden mit dem Eindruck allgemeiner Hinfälligkeit ein trostloses Bild („eulenhaftes Gesicht", „Totenmaske"). Prostigmin bessert die Muskelschwäche sofort, aber nur vorübergehend (Abb. **145**).

Myotonia congenita (Thomsen). Jede willkürliche Bewegung der Gesichtsmuskeln mündet in eine Starre ein, die sich nur langsam löst, bei wiederholter gleichartiger Kontraktion dann aber von immer kürzerer Dauer ist. Besonders deutlich ist dies an den Augenlidern zu beobachten. Nach dem Aufwärtsblicken bleiben die Oberlider noch oben, so daß oberhalb der Iris die Bindehaut sichtbar wird; nach dem Lidschluß öffnen sich die Augen mit Verzögerung.

Die *dystrophische Myotonie (Curschmann-Steinert-Syndrom)*, ebenfalls eine degenerative Erbkrankheit, hat Schwerpunkte an Kaumuskulatur, Zunge und mimischer Muskulatur. Vor allem die Ringmuskeln um Augen und Mund sind von der Dystrophie betroffen. Zudem ist das Unterhautfett weitgehend geschwunden, so daß die Kranken völlig abgezehrt und wie Menschen vor dem Hungertod aussehen. Die Augen liegen tief, von den Lidern halb bedeckt, so daß sich der Eindruck leichter Ptose ergibt. Im ganzen entsteht damit ein müder und hinfälliger Eindruck. Bei näherer Beobachtung sieht man aber die lebhaften Augenbewegungen, was mitunter inmitten des leblosen Gesichts wie argwöhnisches Beobachten wirkt. Die verwaschene, zuweilen völlig unverständliche Sprache ergibt sich durch die Zungenschwäche und die mangelhafte Formung der Lippenlaute. Psychisch sind die Kranken natürlich von ihrem schlechten Kräftezustand geprägt, sie zeigen sich deshalb auch mürrisch und wenig interessiert. In der Regel ist Debilität gegeben, aber das Erscheinungsbild täuscht

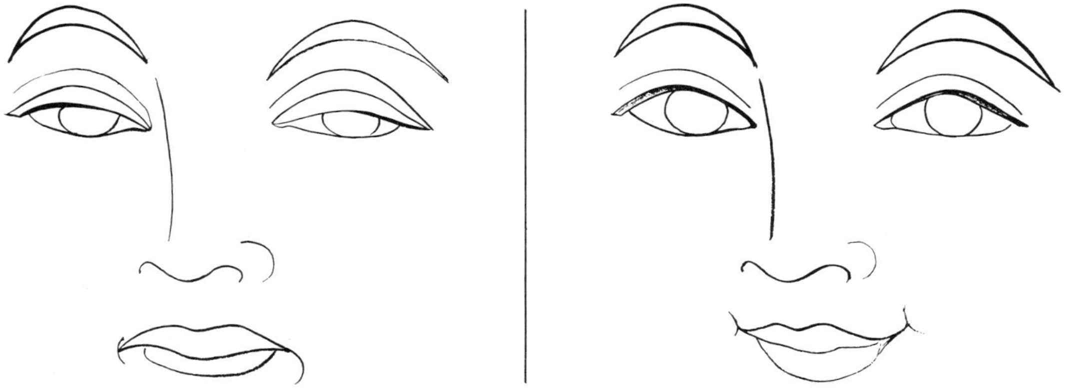

Abb. **145 Die erschlafften Muskeln des Myasthenikers (a)** spannen sich durch Prostigmin-Injektion für einige Stunden (**b**) (aus Legewie: Selecta Nr. 47/1966)

erheblich mehr vor, als sich bei näherer Prüfung beweist.

Zu den frühen Symptomen der **Dermatomyositis, Lilakrankheit** (Glanzmann), einer Kollagenose, gehört eine blauviolette Verfärbung der Haut um die Augen, an der Stirn und an den seitlichen Nasenflächen (Abb. **146**). Die Haut ist dabei ödematös geschwollen. Innerhalb der teleangiektatischen Eryteme können sich weißliche Flächen, Sklerodermien, befinden. Die befallenen Muskeln sind spontan, auf Druck und bei Bewegung schmerzhaft, so daß die Mimik nur sehr eingeschränkt und verlangsamt abläuft (Myasthenia dolorosa). Trotz dieser maskenhaften Starre gehört die volle Aufmerksamkeit den Dingen der Umwelt, was man am besten an den Augen ablesen kann.

Hier ist auch das Krankheitsbild des **Botulismus** einzuordnen. Durch das Toxin aus verdorbenen Nahrungsmitteln wird die Impulsübertragung an den Nervenkernen des verlängerten Marks und an den motorischen Endplatten schwerst behindert. Einzelheiten S. 93 f.

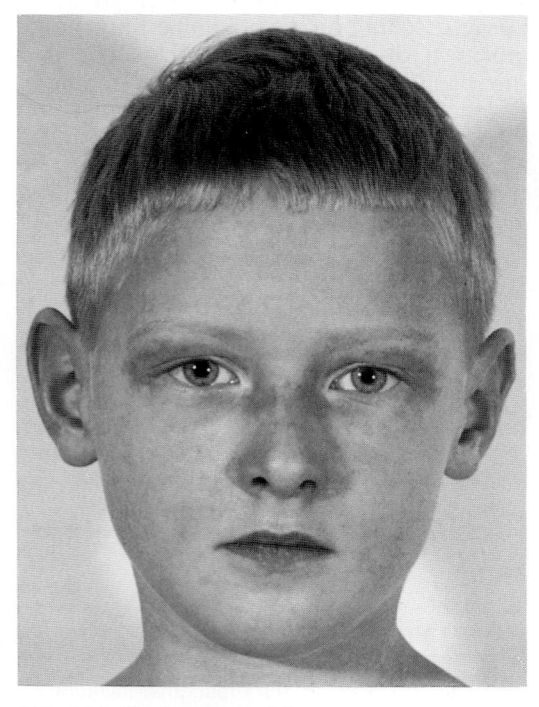

Abb. **146 Dermatomyositis**

Progressive spinale Muskelatrophie (Werdnig-Hoffmann) (Abb. **147**). Der schon früh einsetzenden infantil-hereditären Form erliegen die Kinder nach einigen Jahren, meist im Zusammenhang mit einer Lungenentzündung, die sich bei der gegebenen Atemmuskelschwäche verhängnisvoll auswirken kann. Infolge der Degeneration der motorischen Ganglien verfällt auch die Gesichtsmuskulatur der Atrophie. Das kindliche Fett erhält das Gesicht noch lange wohlgeformt, jedoch wirkt dieses leblos und erstarrt (Sphinxgesicht). Am deutlichsten zeigen sich die Paresen an den Ringmuskeln.

Hypertonie der mimischen Muskulatur. Bei der *zerebralen Kinderlähmung (infantile Zerebralparese)* steht das zweite motorische Neuron unter erhöhtem Tonus. Wird auch der Fazialisbereich ergriffen, ist das Gesicht in Ruhe maskenhaft starr, glatt und ausdrucksarm. Das Bild legt affektive Indolenz und Intelligenzmangel nahe, der auch häufig in verschiedenem Ausmaß gegeben ist. Affektabhängige mimische Bewegungen fallen meist vergröbert aus.

Bei der *hypokalzämischen Tetanie und bei Tetanie anderer Genese* liegt im Gesicht eine auffällige Spannung. Die Kranken sind unruhig, mißlaunig, leicht zu verstimmen, auffällig schreckhaft. Das Gesicht wechselt mit einer gewissen Trägheit von einem kritischen, gequälten zu einem ängstlichen und sorgenvollen Ausdruck. Zweifellos entspricht dies nicht unbedingt einem Ablauf seelischer Inhalte. Die Lippen können zum runden Mund gespitzt oder zum „Karpfenmund" vorgedrängt sein. Eventuell schielen die Augen. Bei *Hyperventilationstetanie* stehen die Kranken unter dem Zwang intensivster Atembewegungen. Die Finger haben eine eigenartig zusammengeführte Stellung („Geburtshelferhand"). Zum Vollbild der *Spasmophilie* gehören noch krampfartige Zuckungen einer oder beider Gesichtshälften. Das eigenartige Bild der *Distorsionstetanie* wird durch Psychopharmaka (in absoluter oder relativer Überdosierung) ausgelöst (Abb. **148**). Allgemeine Gesichtsverspannung und meist nach oben gerichteter Blick sind mit deutlicher Drehspannung der Wirbelsäule verknüpft. Die extrapyramidale Spannungssteigerung erschwert auch das Sprechen.

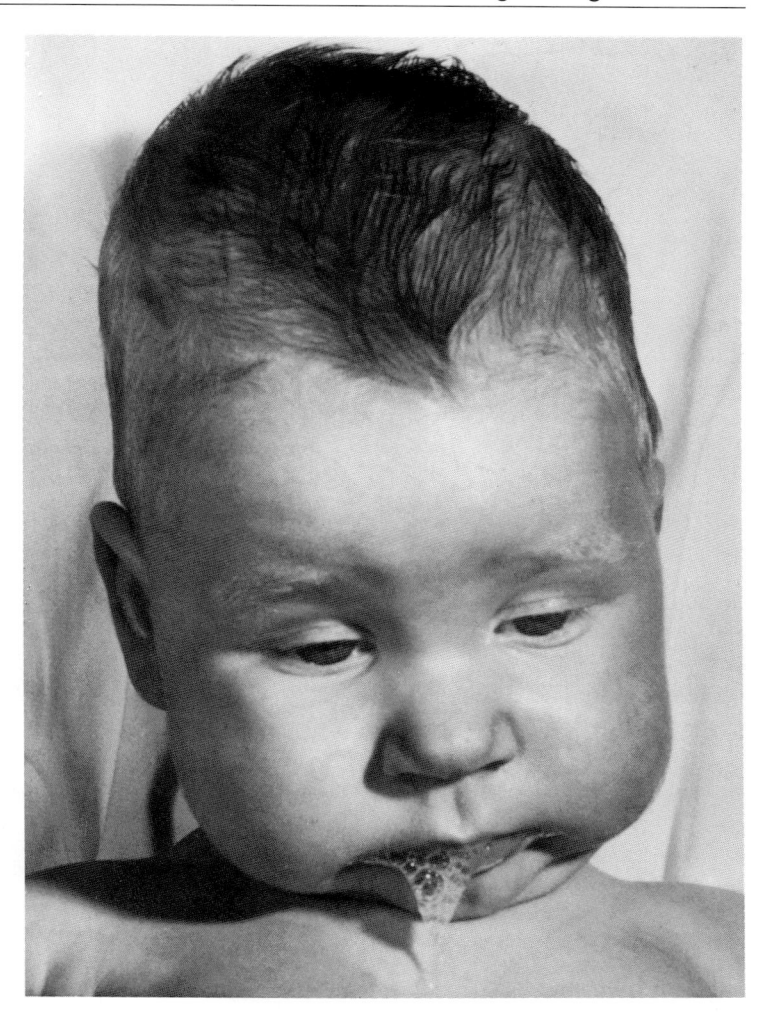

Abb. 147 **Spinale Muskelatrophie Werdnig-Hoffmann.** Allgemeines Versagen der Muskeln. Muskuläre Ateminsuffizienz, die nur noch im Ausdruck der Apathie erscheinen kann. Schlucklähmung

Beim *Wundstarrkrampf* ist die Gesichtsmuskulatur im allgemein kontrahierten Zustand erstarrt (Facies tetanica) (Abb. **149, 150**): Falten auf der Stirn, verkrampft geschlossene Augen oder wie in Lichtscheu und Geblendetsein nur wenig geöffnete Lidspalten, geraffte, lebhaft gerötete Wangen, verkniffener Mund mit nach unten gezogenen Winkeln, fest verschlossener Kiefer (Trismus). Das Bild resultiert aus dem Kräfteverhältnis der einzelnen Muskeln. Beim Säugling ist der Mund nicht selten vorgespitzt und gekräuselt („Fischmaul"). Das erste Kontrakturzeichen pflegt der Trismus zu sein, die Schwierigkeit, den Kiefer zum Essen zu öffnen, beim Säugling, um Sauger oder Brust zu fassen. Wenn neben der tonischen Starre noch anfallsweise klonische Tetanusstöße den Körper erfassen, verfärbt sich die Gesichtshaut blaß-zyanotisch, die Augen funkeln (vermehrte Tränensekretion), die Nasenflügel spreizen sich ab – Ausdruck der respiratorischen Insuffizienz. Ein furchtbares Schicksal, das, unbehandelt, vom Kranken voll erlebt wird. Es ist heute geläufig, daß dieser Gesichtsausdruck durch den schweren motorischen Reizzustand erklärt ist und er „nicht hinweist etwa auf ein ängstliches, kummervolles, schmerzhaftes,

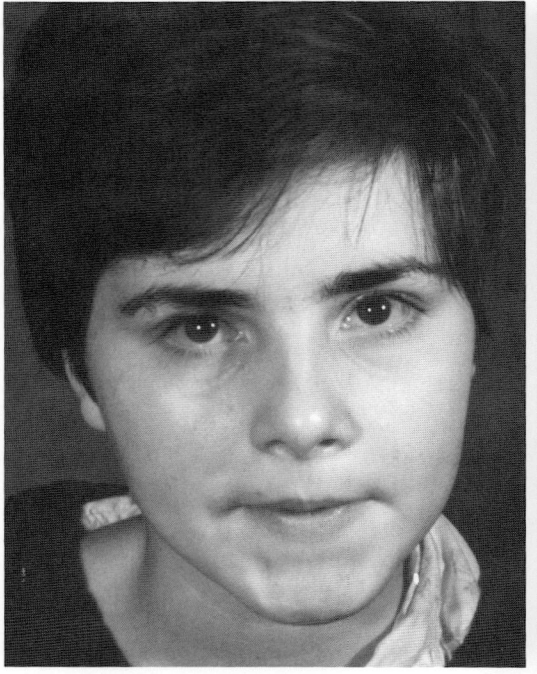

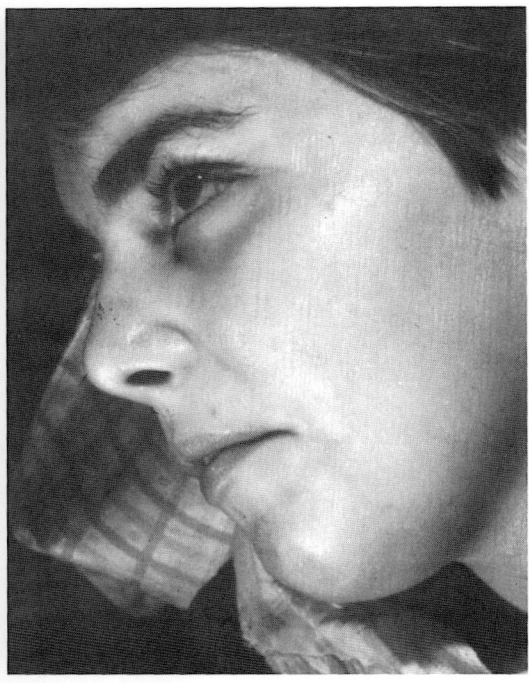

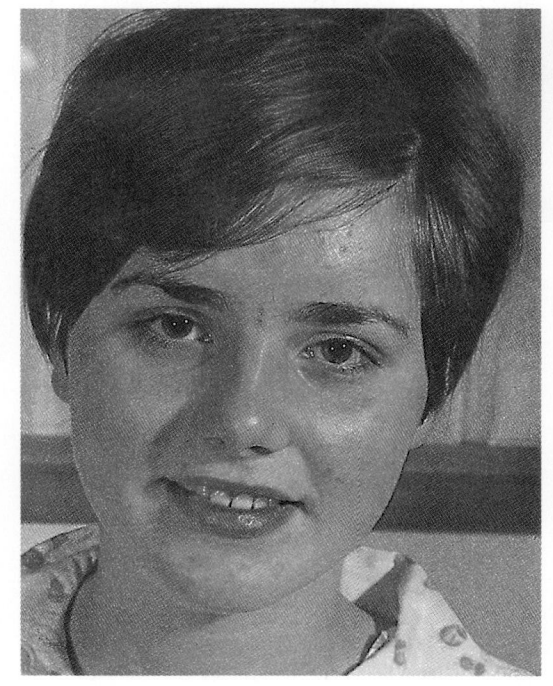

Abb. 148 Distorsionstetanie durch ein Psychopharmakon. a, b Maskenhaft starre Mimik, nach oben gedrehte Augen. Spannungslösung durch Akineton. **c** Am übernächsten Tag. 15jähriges Mädchen

wildes oder höhnisches Verhalten, wie in der Literatur beschrieben" (Soltmann 1887).

Früher spricht man, phänomenologisch urteilend, vom Spasmus cynicus und vom Risus sardonicus. Alte Schriftsteller beziehen dieses sardonische Lächeln auf Sardo, eine Stadt der Phönizier, wo man das Problem des Alterns dadurch löste, daß die Kinder ihre betagten Eltern im Rahmen einer religiösen Feier in den Tod schickten, den diese obendrein noch würdig und lächelnd zu erleiden hatten. Nach anderen wahrscheinlicheren Überlegungen soll der Name von einem Kraut, Sardonia, kommen, das Gesichtszuckungen hervorruft.

Facies adenoidea (Abb. **151**). Im Kindesalter führt die chronische Behinderung der Nasenatmung zu einer weitgehenden Wachstums- und Differenzierungsstörung des Schädelskeletts: schmales hohes Ge-

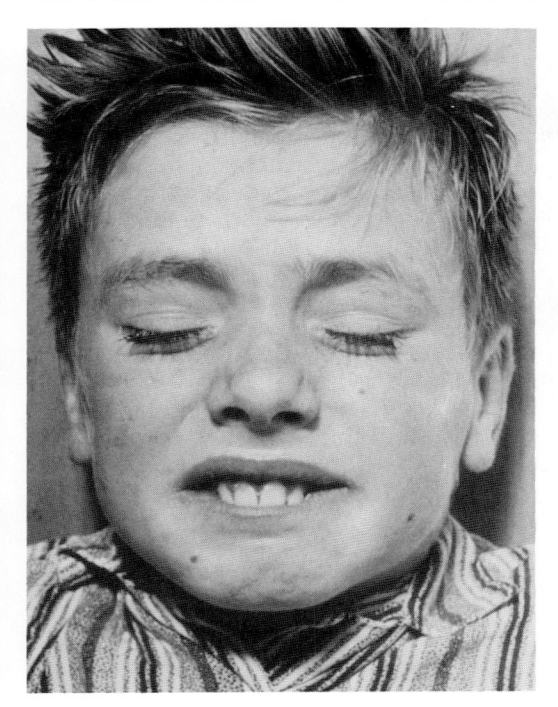

Abb. 149 Facies tetanica, Wundstarrkrampf.
Krampfhaft geschlossene Augen, hochstehende Brauen, gehobene Oberlippe mit betonter Nasolabialfurche, breiter Mund, wie beim Lächeln angehobene Mundwinkel (Risus sardonicus), festgeschlossene Kiefer (Trismus). 12jähriger Junge (Beobachtung J. Ströder)

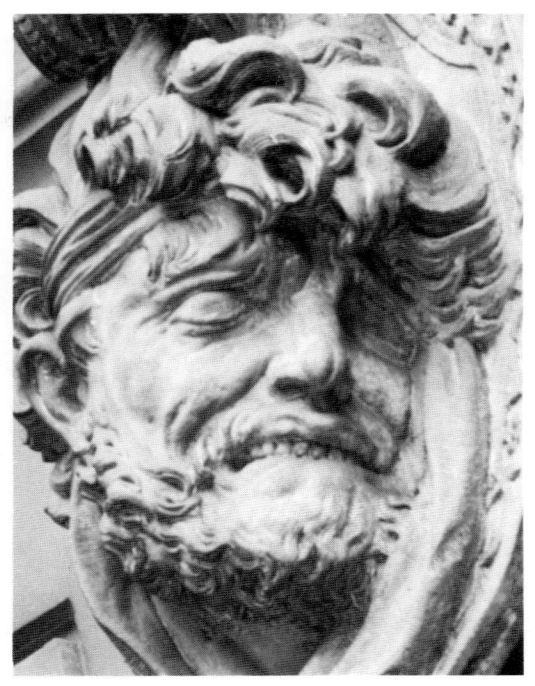

Abb. 150 Maske eines sterbendes Kriegers von Andreas Schlüter (1696) im Lichthof des Berliner Zeughauses. Typischer Trismus und Risus sardonicus des Wundstarrkrampfs

sicht mit kleiner schmaler Nase. Der häufig offene Mund und die mimische Bewegungsarmut induzieren den Gesichtsausdruck eines schwachsinnigen Kindes (Pseudodebilität); allerdings sind die Kinder durch Schlafstörung und Appetitmangel – aufgrund der behinderten Luftführung durch die Nase – häufig schneller ermüdbar und damit geistig weniger leistungsfähig. Ursachen: insbesondere Rachenmandelvergrößerung, Polypen der Nasenschleimhaut, Tumoren des Nasen-Rachen-Raumes.

Der Frage, wie diese Gesichts- und Schädelform zu erklären ist, wird die Theorie von Kantorowicz (1931) weitgehend gerecht. Wir wollen sie skizzieren, da sie die Entstehung einer physiognomischen Individualität vom Somatischen her beispielhaft zeigen kann. Durch die Enge im nasalen Luftkanal kann die Luft nur in einem verlangsamten Strom in die Lunge eingezogen werden. Der relative negative Druck (gegenüber der Atmosphäre) bleibt somit länger als normal erhalten. Er ist in allen kommunizierenden Lufträumen hinter der Engstelle, also auch in der Mundhöhle, gegeben. Die Druckdifferenz zwischen Mundhöhle und Außenluft bewirkt, daß für die Zeit ihres Bestehens Wangen und Lippen von außen an die Zahnreihen gepreßt werden. Dieser Druck setzt sich auf die Kiefer fort. In der Ausatmungsphase besteht wegen der Enge im Atemweg umgekehrt eine Drucksteigerung in denselben Räumen. Die weichen Lippen und Wangen haben bei der jetzt gegebenen Angriffsrichtung der Druckdifferenz kein Widerlager zur Verfügung und geben nach. Somit hält der Druck nur kurz an. Die für das Zustandekommen der Facies adenoidea bedeutsamen inspiratorischen Kräfte wirken sich vor allem am Oberkiefer aus. Es entsteht Prognathie und hoher, spitzbogenförmiger Gaumen.

Die **systemische Sklerodermie** (Abb. 152), deren Ätiologie noch ungeklärt ist, kann einen Schwerpunkt an Händen, Gesicht und

Seelisch unfundierte pseudoexpressive Erscheinungen

Gesichtsausdruck bei Erblindung

Die Erblindung beider Augen führt zu einem charakteristischen Gesichtsausdruck, der allerdings ohne nähere Kenntnis von der Sehleistung des Kranken nicht immer richtig erfaßt, sondern meistens nur als „eigenartig" empfunden wird. Finden sich lokale Erscheinungen am Auge, vor allem an der Hornhaut, ist die Diagnose Amaurose schon angeboten. Daher sollen jetzt nur die Fälle betrachtet sein, wo das Auge äußerlich unverändert, normal beweglich, in seiner Funktion aber ausgefallen ist.

Das Obergesicht ist auffallend glatt und mimisch verarmt. Der Blick des Kranken richtet sich zwar oft, vom Gehör geleitet, ins Gesicht des Gesprächspartners, er fixiert aber nicht fest und wirkt wegen dieser fehlenden Objekthaftung leer. Dies dürfte dadurch bedingt sein, daß die Sehachsen leicht divergieren.

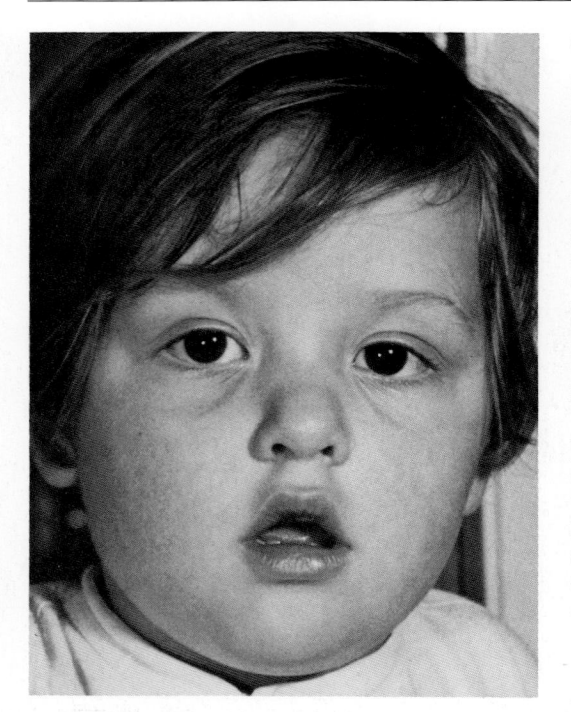

Abb. **151 Facies adenoidea.** Mundatmung durch Rachenmandelhyperplasie. Offener Mund, langes glattes Gesicht mit geringer mimischer Bewegtheit läßt geringe affektive Bewegtheit und Intelligenzmangel vermuten. Tatsächlich besteht leichte Ermüdbarkeit, unruhiger Schlaf und Appetitminderung, was die Vitalität des Kindes beschränkt. Sprachliche Entwicklung, Situationsverständnis und affektive Reaktionen entsprechen aber ganz dem Alter. 3jähriges Mädchen

Hyperkinesien

Hyperkinesien sind *Abweichungen in der Bewegungsführung im Sinne der Übersteigerung*. Die Unangemessenheit der Ausführung widerspricht der Bewegungsvorgabe, die eine angepaßte Motorik der Körperbewegung und Mimik anstrebt. Es können Störungen der Tiefensensibilität zugrunde liegen, z. B. bei der Tabes dorsalis, für die der schleudernde Gang ein charakteristisches Bewegungsbild ist. Die Störung kann ihren Schwerpunkt im extrapyramidalmotorischen System haben, so bei choreatiformen und bei athetoiden Bewegungsbildern.

Die **Ursachen** solcher Hyperkinesien wirken sich auf das gesamte seelisch-geistige Gefüge eines Kranken aus; dies nicht nur primär, indem mit dem Krankheitsbild von vornherein auch affektive und intellektuelle Abweichungen verknüpft sein können, sondern auch sekundär in der Verarbeitung dieser belastenden Lebenssituation. Und doch, das eindrucksvolle hyperkinetische Bild ist mit den seelischen Inhalten nicht deckungsgleich, das Ausdrucksbild dieser Kranken somit pseudoexpressiv.

Choreatische Bewegungsstörung, Facies choreatica. Das Ausdrucksgeschehen

Ösophagus haben und verläuft dann sehr langsam (Krieg u. Mitarb. 1992). Mit Altersgipfel bei 45–65 Jahren sind vor allem Frauen betroffen. Zunehmend verhärtet sich Haut- und Unterhautgewebe. Das Gesicht wirkt mit seiner straffen, dünnen Haut maskenhaft und mumienartig. Mit fortschreitender Kontraktur fältelt sich vor allem die Region um den Mund. Dieser ist klein. Die Lippen sind schmal. Der Gesichtsausdruck bekommt etwas Verkniffenes, Hartes und Verbissenes, was mit dem wahren seelischen Grundgefühl dieser sehr darunter leidenden Kranken nichts gemein hat.

Hyperkinesien 151

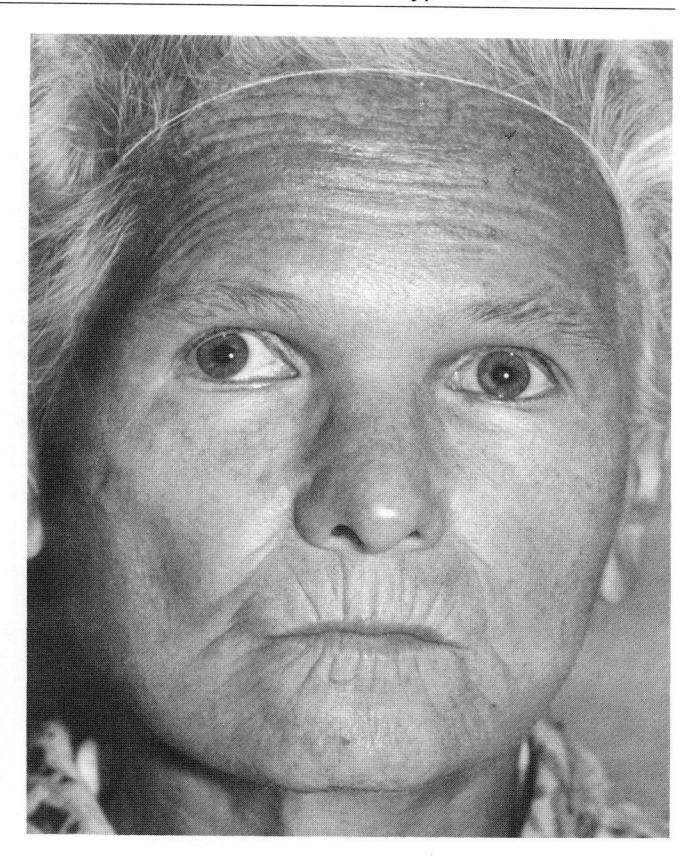

Abb. 152 **Sklerodermie.** So sehr das Gesicht verkniffen und verschlossen erscheint: eine geistig bewegte, freundlich aufgeschlossene Frau von 60 Jahren. Als Nebenbefund Auswärtsschielen; das linke Auge der Patientin ist das führende (Beobachtung R. Hild)

z. B. bei der *Chorea minor* (Abb. 153) wird von drei Symptomen bestimmt,
- der hochgradigen motorischen Unruhe,
- der Schlaffheit (Hypotonie) der Muskulatur und
- der gesteigerten Affekterregbarkeit und Stimmungslabilität.

Das Gesicht ist in den kurzen Ruhepausen und im Schlaf schlaff und glatt. Das Übersteigerte und Vergröberte der Gesichtsbewegungen wird ohne weiteres klar, wenn man diese atone Ausgangslage bedenkt, auf die nun ein übersteigert empfundener seelischer Inhalt mittels potenzierter nervöser Impulse trifft. Kein Wunder, daß die Mimik ungezügelt und abrupt erscheint, das Gesicht zu einer Grimasse verzerrt wird, die Augen mit nur kurzer Haftung von einem Objekt zum anderen eilen, die Sprache stoßweise, leise und undeutlich herauskommt. Hinzu treten heftige Kopfbewegungen, die mit der pantomimischen Unruhe konform gehen. Es ist wie die Arbeit mit einem wackeligen mechanischen System, wie ein Fahren „mit entspannten Federn und gelockerten Schrauben" (Gamper, Kirchhof), mit Gerät, das für präzise Leistungen nicht geeignet ist. Zudem bringt die Psycholabilität ständig wechselnde seelische Inhalte gegensätzlichster Natur (Euphorie, Weinerlichkeit mit übersteigerten seelischen Reaktionen bei erhöhter Reizbarkeit).

Beim **athetotischen Syndrom** (angeborene oder erworbene extrapyramidale Erkrankung, ein- oder doppelseitig, selbständig als Athetose double) hat die Mimik etwas Grobes, Zähverlangsamtes, Plumpes, als würde sich die Einzelaktion nur „langsam fortschraubend" (Kirchhof) entwickeln (Abb. 154). Auch die Sprache wird mühsam und schwerfällig (Dysarthrie). In

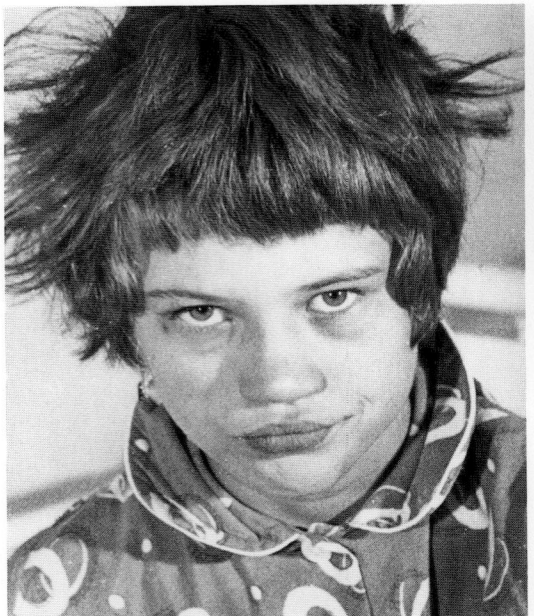

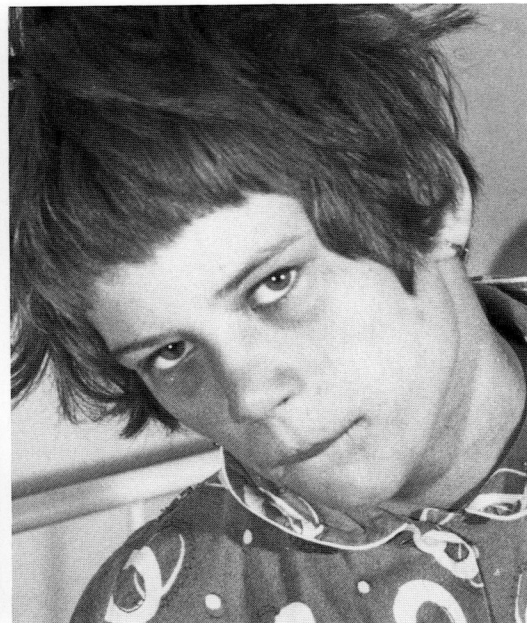

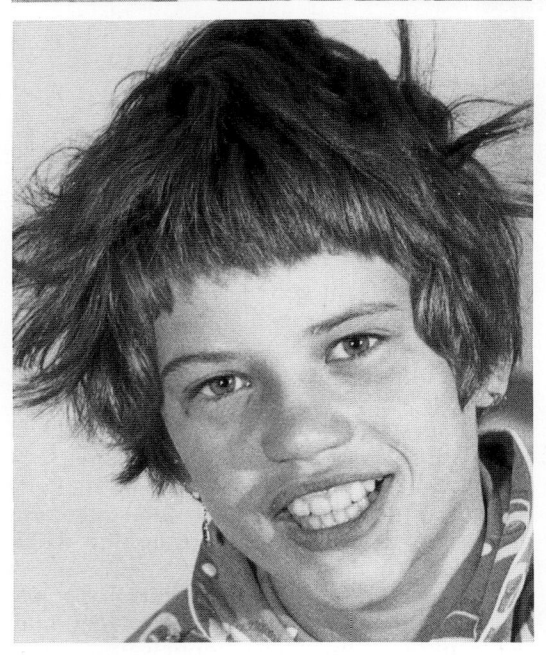

152 Seelisch unfundierte pseudoexpressive Erscheinungen

Abb. 153 Chorea minor. Das Vorhaben, sie zu fotografieren, bringt das 13jährige Mädchen vollends in Aufruhr: vermehrte, ausfahrende Bewegungen seiner Arme und Hände, Herumwerfen und Hinrücken des Körpers, stark bewegtes Gesicht, schlecht artikuliertes, lebhaftes Sprechen. Das sonstige seelische Verhalten läßt sich durch auffällige Empfindlichkeit, Stimmungslabilität, unkonzentriertes und ungeduldiges Spielen und mangelnde Haftung am Gesprächsthema charakterisieren

ausgeprägten Fällen suggeriert das Ausdrucksbild schwersten Schwachsinn. In Ruhe wirkt das Gesicht vielleicht etwas starr, aber nicht unbedingt. Um so erstaunlicher, wenn man sieht, wie sich ein Affekt nach einer zunächst verhaltenden Phase so übersteigert ausdrückt. Die Intelligenz kann bei symptomatischen Formen eingeschränkt sein. In jedem Fall kommt aber ein Erscheinungsbild zustande, das in einem manchmal erschütternden Maße diesen Kranken an der Übermittlung seiner Gefühle und Gedanken hindert.

In einem Mischbild **Choreoathetose** verbinden sich schleudernde Bewegungsführung der Extremitäten, bizarre Haltung der Hände und schwergängige Mimik. Man findet es häufig bei der infantilen Zerebralparese, die als Folge von Geburtsschäden und früher Enzephalitis u. a. nicht nur das Leben von Kindern und Jugendlichen, sondern schließlich auch von erwachsenen Kranken prägt. Am deutlichsten und für eine Kommunikation am schwierigsten wird dies, wenn die Kranken aus einem drängenden Affekt heraus etwas sagen wollen. Dann wird zu schnell einfach etwas Turbulentes daraus („perverse Mimik", de Sanctis 1906), mit dem der Kranke und sein Partner nichts anfangen können und beide unglücklich, vielleicht aus Enttäuschung ungehalten sind. Macht man sich selbst zunächst geduldig, toleriert man die übersteigerte Mimik, gibt man dem Kranken von der eigenen Ruhe, dann kann er sich besser artikulieren und aus sich herausgehen im wahren Sinne des Wortes. Hört man dann hin auf die undeutlich und abgerissen gesprochenen Worte, wird man zunächst stutzig, weil der Behinderte in überraschend gewählten Worten feingestufte Gedanken zu erkennen gibt, die vielleicht sogar ein besonderes Wissen, wiederum überraschend, voraussetzen lassen. Das hat man nicht erwartet, und man ist fast beschämt, weil man spürt, wie sehr jetzt nur die Geduld im Zuhören diese Erkenntnis gebracht hat und man sich selbstkritisch sagen muß, wie oft man wohl mangels dieser Geduld bei einem Kranken schon versagt hat. Hier wird das menschliche Unglück in der Krankheit besonders deutlich. Man sieht an diesem Beispiel, welch verhängnisvolle Auswirkung schon eine so umschriebene Schädigung der Muskelspannung und Bewegungsführung auf das Wirkungs- und Erscheinungsbild eines Menschen haben kann – eine dann trostlose Abhängigkeit der Seele vom kranken Bruder Leib.

Die Tonusstörung der extrapyramidalmotorischen Zentren bei den choreatisch-athetotischen Hyperkinesien ist konstant. Deshalb ist es leicht, die folgenden kurzdauernden motorischen Störungen und auch motorische Krampfanfälle abzugrenzen.

Da **Ticbewegungen**, blitzartig auftretende, monotone Reizphänomene, meist unsymmetrisch gestaltet auftreten, sind sie schon im Abschnitt Werkzeugstörungen genannt (S. 132).

Myoklonische Zuckungen setzen ebenfalls plötzlich und mit kürzester Dauer ein, können aber regellos an allen Muskeln beobachtet werden. Sie finden sich im Rahmen striärer Reizsyndrome, als epileptische Sonderform oder physiologisch als Schlafzuckung.

Bestimmte mimische Automatismen, die sich im Bereich des Mundes abspielen, hat man **mastikatorische Anfälle** genannt. Es sind dem Bilde nach physiologische Bewegungskomplexe wie Kauen, Schlucken, Gurgeln, Lecken und Schlürfen, und man geht nicht fehl, sie der Zwischenhirnorganisation mit den dort en bloc auslösbaren Bewegungskomplexen zuzuordnen. Das Bewußtsein kann dabei ungestört sein, was von einem typischen psychomotorischen Anfall abgrenzt. Andererseits gibt es solche Bilder auch im Rahmen einer Enzephalitis, im frühen Insulinkoma (Kirchhof), in Komata anderer Genese oder bei leichter Schlafmittelintoxikation. In tiefer Bewußtlosigkeit sistieren diese Bewegungen.

Den Myoklonien nahe verwandt, auch extrapyramidal ausgelöst, sind die **„Stäupchen"**, ruckartige Zuckungen der Augen, der Lider und des Mundes bei Neugeborenen, vor allem bei frühgeborenen Kindern. Man führt sie auf das Trauma der (normalen) Geburt zurück und möchte ihnen keine besondere Bedeutung zumessen. Sie sind aber im Einzelfall durchaus nicht zu bagatellisieren und verlangen genaue neurologische Diagnostik und vorsichtige

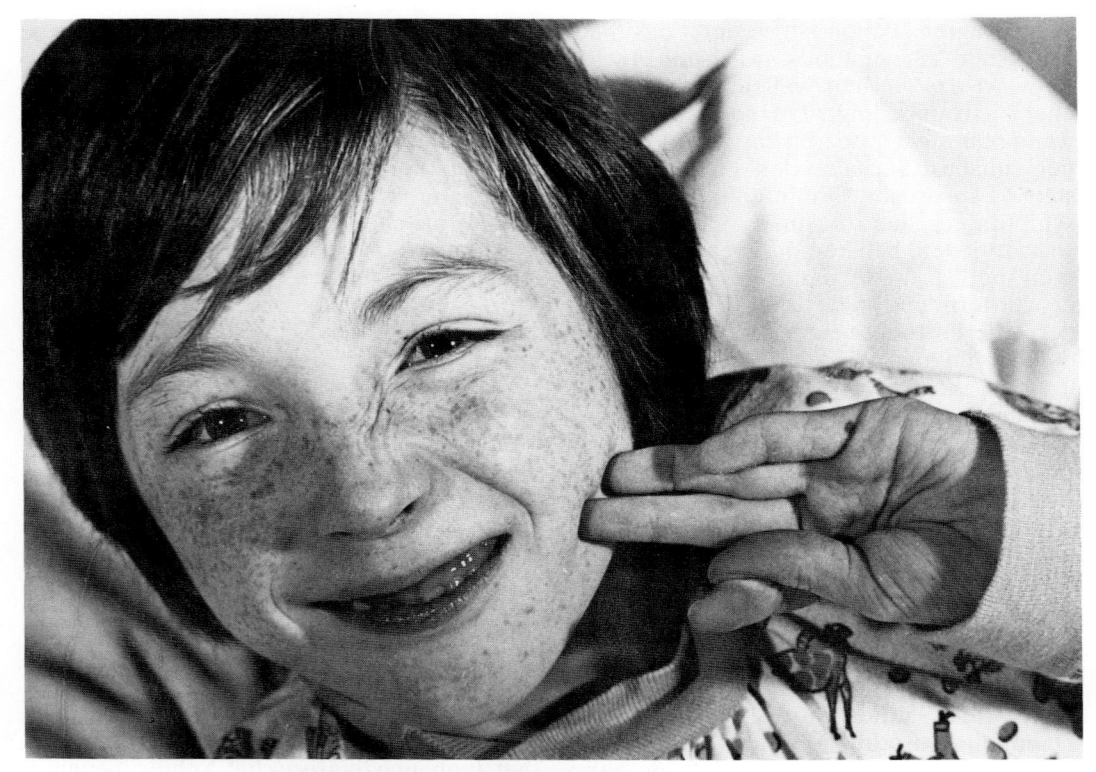

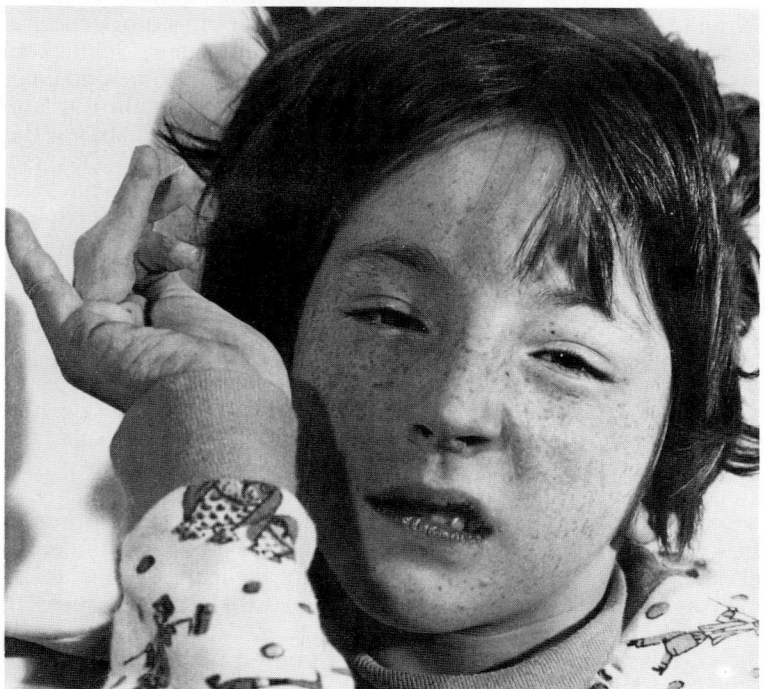

Seelisch unfundierte pseudoexpressive Erscheinungen

Abb. 154 Athetoide Bewegungsstörung nach Kernikterus. Übersteigerte Mimik, überdreht verzerrte Handbewegungen. 9jähriges Mädchen

Prognose. Entsteht beim Verziehen der Mundwinkel bisweilen der Eindruck eines ersten Lächelns oder eines Unbehagens, wird erkennbar, wie fließend der Übergang zur physiologischen Mimik dieser Altersgruppe ist (S. 48 ff).

Zerebrale Krampfanfälle mit pseudoexpressiven Wirkungen

Der **große epileptische Anfall (Grand mal, Eklampsie)** beginnt mit einem scharfen Schrei (Verkrampfung der exspiratorischen Muskulatur und der Stimmritze) und mit bewußtlosem Zusammensinken. Zugleich zeigt sich das Gesicht tetanisch verzerrt mit meist aufgerissenen, verdrehten Augen, weiten, auf Licht reaktionslosen Pupillen und fortschreitender Zyanose. Nun folgen klonische Kontraktionen in zunächst schneller Frequenz, die dann immer langsamer aufeinander kommen und schließlich enden (Abb. 155). Die Gesichtszyanose entsteht durch den anhaltenden Kontraktionszustand der Atemmuskeln, durch Stauung venösen Blutes in den Kopfbereich und durch Beeinträchtigung des Atemzentrums. Häufig sieht man vermehrten Speichelfluß, eventuell Schleimhautblutung durch Biß und Schaum vor dem Mund, entstanden durch das klonische Schlagen der Zunge. Der Anfall endet nach allgemeiner Entspannung in einem längeren Schlaf. Abortivformen des geschilderten Anfallbildes und Seitendifferenzen kommen vor. Postparoxysmal können für Stunden Muskellähmungen, z. B. eine Fazialislähmung, bestehen.

Fokale Anfälle vom Jackson-Typ verlaufen zunächst stets bei erhaltenem Bewußtsein, solange der Entladungsherd streng auf Teile des motorischen Rindenfeldes beschränkt bleibt. Sie können aber in einen generalisierten Anfall mit Bewußt-

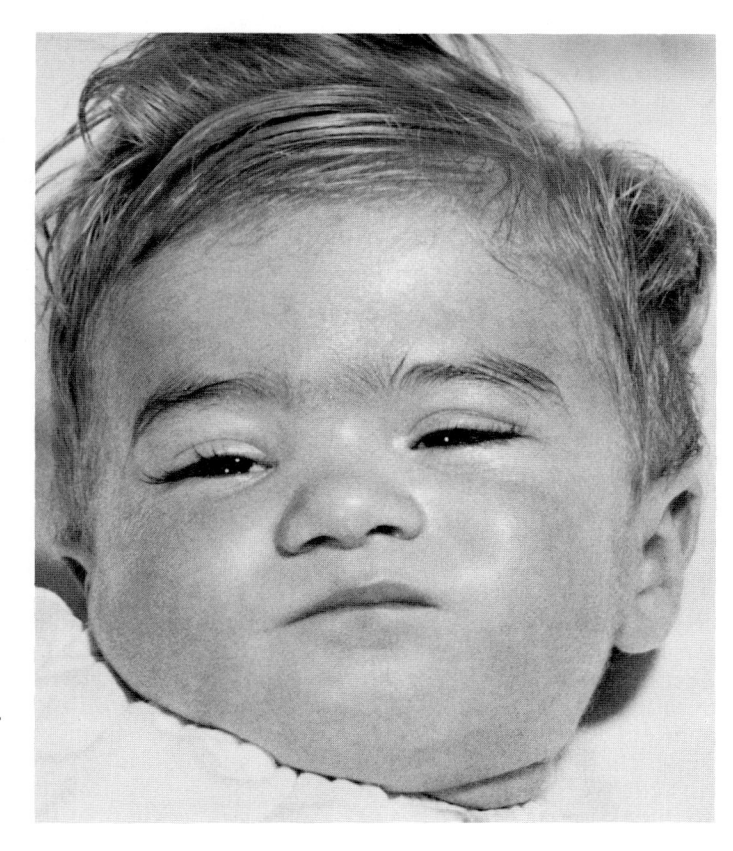

Abb. 155 Klonisches Stadium eines Krampfanfalls bei einem 14 Monate alten Jungen mit Enzephalomeningitis. Tiefe Bewußtlosigkeit, Zähneknirschen, Auswärtsschielen. Unterschiedliche mimische Spannung

seinsverlust einmünden. Ist das Gesicht betroffen, verfällt die mimische Muskulatur regionsweise in klonische Zuckungen (Mundast, ganze Gesichtshälfte).

Absencen, kurzdauernde Bewußtseinspausen, die *Aura des großen Anfalls und psychomotorische Anfälle, Narkolepsie und Pickwickier-Syndrom*, die verschiedenen *Bewußtseinsstörungen* mit ihrer Begründung sind im nächsten Abschnitt abzuhandeln. *Respiratorische Affektkrämpfe* können in den Abschnitt der physiologischen Ausdruckserscheinungen in der Krankheit eingeordnet werden.

Seelisch Unfundiertes bei Zwischenhirnprozessen

Bei dieser Gruppe ist ebenfalls eine Diskrepanz des Ausdrucksbildes zu den nachweisbaren seelischen Inhalten und Vorgängen gegeben. So ist Wesentliches am Ausdrucksbild seelisch unfundiert. Der auslösende pathologische Ansatz ist an einer gut definierbaren Stelle in der physiologischen Induktionskette des Gesichtsausdrucks zu suchen. Klinische, experimentelle und pathologisch-anatomische Erfahrungen sprechen dafür, daß es *in Höhe des Zwischenhirns geschieht*. Zwischenhirn ist nicht mit seinen deskriptiv-anatomischen Grenzen gemeint, sondern als funktioneller Begriff, als Auslöse- und Integrationszentrum für vegetativ-nervöse und hormonale, für somatosensible und extrapyramidalmotorische, für bewußte und nur dem Tiefen-Ich aktuelle psychische Leistungen. Es ist der Ort, an dem wir in den einleitenden Kapiteln auch die „Affektrealisatoren" und „Ausdrucksmotoren" angesiedelt und die wichtige Verknüpfungsleistung des limbischen Systems herausgestellt haben.

Im jetzigen Zusammenhang interessieren insbesondere die *Beziehungen zur Psyche und zum Ausdruck*. Man weiß aus der Klinik organischer Zwischenhirnprozesse von Störungen des Antriebs, Verlust geistiger und motorischer Initiative (Apathie), von Änderungen der Stimmung (Euphorie, Depression) und durch die mit feinster Technik durchgeführten Reizungs- und Ausschaltversuche von W. R. Hess von Triebreaktionen wie Abwehr, Agression, Freßgier, Sanftmut u. a. Noch bleibt bis heute offen, wo sich genau die somatisch-neuronale Grundlage unserer menschlichsten geistigen Leistungen befindet, der bewußten Wahrnehmung, Orientierung, Einordnung, des Gedächtnisses und der kombinatorischen Verarbeitung. Was daran lokalisierbar ist, muß aus dem Zwischenhirn heraus führen, offensichtlich in die Großhirnrinde, wie die herrschende Meinung glaubt.

Für Bahnen vom und zum Zwischenhirn hat die anatomische und physiologische Forschung und das Experiment Krankheit schon genug Hinweise gebracht. Sie bestätigen einerseits – aus der Sicht des Zwischenhirns – das alte Wissen um die starke Abhängigkeit unseres Willens und unserer Denkleistungen von Stimmungen, Trieben und vegetativen Grundfunktionen. Sie zeigen andererseits – aus der Sicht der Hirnrinde – gleich deutlich die herrscherische Funktion unserer höheren Bewußtseinsqualitäten über das Zwischenhirn. Tatsächlich fehlt allen Erscheinungen, welche die Hess-Versuche hervorbrachten, noch der richtende Impuls und das vernünftige Bedenken, das dafür sorgt, daß diese zum richtigen Zeitpunkt, in der richtigen Situation mit ihrem nur dann sinnvollen Effekt eingesetzt werden. Dann verschlingt das Tier in seiner Freßgier nicht alles, was vor die Schnauze kommt, ob genießbar oder nicht; dann richtet sich die Aggression der Katze nicht gegen die vertraute Pflegerhand, sondern gegen den Hund, von dem sich Seins-Charakteristika als Erfahrungen im Gedächtnis niedergeschlagen haben; dann erfolgt die Kotentleerung erst, wenn sich das Tier nach allen Seiten vor Feinden abgesichert hat; dann geschieht dies – um bei diesem instruktiven Beispiel von W. R. Hess zu bleiben – nicht allein aufgrund der Anspannung der Dickdarmwand, sondern je nach den Umweltbedingungen später oder auch früher, falls man die Ungunst eines späteren Zeitpunktes voraussehen kann.

Für die ärztliche Physiognomik und Mimik ist es nun nötig, eine wichtige Trennungslinie zu ziehen. Es gibt im Gesicht des Kranken Ausdruckskomplexe, die wie aus einem Guß wirken und intuitiv als seelischer Ausdruck empfunden werden. Ihr Erscheinungsbild spricht dafür, daß sie die Zwischenhirnorganisation durchlaufen haben; sie unterscheiden sich aber vom physiologischen Ausdruck dadurch, daß hinter ihrer Fassade nicht der entsprechende seelische Inhalt steht. Daraus ist zu folgern, daß das bewußtwerdende Trieb- und Affektleben von den Ausdrucksmotoren in gewisser räumlicher und funktioneller Trennung stehen muß. Auf S. 56 und 61 haben wir dies schon dargestellt. Solche dissoziierte Störung ist bei einer erstaunlich langen Reihe von Erkrankungen anzunehmen: Hyperthyreose, akute Enzephalitis und Parkinsonismus, Frühstadium der Poliomyelitis, besonders deutlich bei der Leukoenzephalitis und beim Morbus Wilson, in Einschränkung beim Myxödem.

Hyperthyreose, Basedow-Krankheit (Abb. **156**). Das Gesicht hat auf den ersten Blick große Ähnlichkeit mit dem Ausdruck größten Schreckens, so daß man vom „Gesicht des gefrorenen Schreckens" gesprochen hat. Die Augen sind weit aufgerissen und vorgetrieben (Exophthalmus). Sie glänzen in auffälliger Weise. Die Pupillen sind weit. Die gesamte mimische Muskulatur befindet sich in einem erhöhten Spannungszustand. Der Blick wirkt stier, der Mund ist gerade und schmal. Die Haut ist vermehrt durchblutet, bei kleinster Anstrengung glänzt sie feucht. In schweren Fällen finden sich folgende Augensymptome: Einer Bewegung des Auges nach unten folgt das Oberlid nur zögernd, so daß ein Bindehautabschnitt oben sichtbar wird (Graefe-Zeichen). Sollen sich die Augen aus der Ferne auf einen Nahpunkt einstellen, tritt nur ein Auge in Konvergenzstellung, das andere weicht nach außen ab (Moebius). Seltener Lidschlag (Stellwag). Die mimischen Bewegungen sind unruhig, hastig, wie gehetzt, entsprechend der psychischen Labilität, der erhöhten Reizbarkeit und der mangelnden geistigen Haftfähigkeit, die bis zur Ideenflucht getrieben sein kann. So ausdruckswirksam das Gesichtsbild ist, es entspricht qualitativ und quantitativ niemals der gegebenen seelischen Stimmung des Kranken. Insbesondere sind Angst und Schrecken ihm im allgemeinen fern, wenn es auch Angstzustände verschiedener Inhalte dabei gibt.

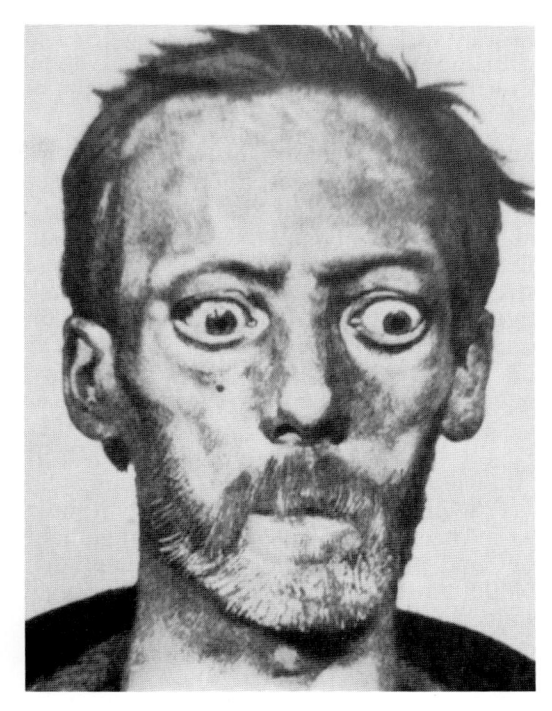

Abb. **156** Hyperthyreose, Basedow-Krankheit. Die Augen treten merklich hervor. Die Bilddarstellung erfolgt während des Abwärtsblickens, so daß das Zurückbleiben des Oberlids gut erkennbar ist. Leichtes Auswärtsschielen. 43jähriger Mann. „Der Kranke wirkt mitgenommen und dezimiert. Er ist ausgesprochen nervös und sehr leicht erregbar." Er klagt über Herzklopfen, Kurzatmigkeit, Schwäche und häufigen Durchfall (aus Bramwell 1891; Gemälde nach einer Fotografie)

An dieser Stelle ist auch das Gesicht des **Myxödems, der schweren Hypothyreose** zu erwähnen, weil ein Teil der Gesichtsgestaltung zwischenhirninduziert ist.

Man hätte dieses Krankheitsbild wegen der eindrucksvollen und namengebenden Veränderungen im Unterhautgewebe auch ins Kapitel der autochthonen Werkzeugstörungen stellen können (S. 126; Abb. **127**). Wenn wir es hier behandeln, dann gleichzeitig mit dem Versuch, die Komplexität jener Erscheinungen darzustellen, die insgesamt dann das Krankheitsbild repräsentieren. Hier überlappen, durchwachsen oder summieren sich verschiedene Störungen an der Ausdrucksorganisation.

Das Hormon der Schilddrüse hat eine Lokalwirkung an jeder Zelle und eine weitere spezifische Wirkung am Zentralnervensystem, so daß sich bei der Hypothyreose auch noch vegetativ-nervöse und psychosomatische Stigmata im Gesicht zeigen müssen.

Das graugelbliche Gesicht ist breit, plump, schwammartig gedunsen und bewegungsarm. Der kurze Kopf sitzt fast ohne Hals auf der Brust, oft ragt ein Doppelkinn vor. Das Kopfhaar ist spärlich, trocken und struppig, es reicht weit auf die niedrige, faltige Stirn hinab. Kleine Augen schauen durch schlitzartige Lidspalten „ohne Feuer und Glanz und ihr Blick fällt wohl auf uns, aber nichts sagend und dringt nicht in unser Inneres"; so beschreibt Baumgärtner (1842) sein Bild Nr. 71 mit der Unterschrift „Blödsinn, Idiotismus", das eindeutig ein Myxödem darstellt (Abb. **157**). Die Stimme ist infolge des Myxödems der Schleimhaut tief und rauh. Das Mienenspiel zeigt sich blöde, Ausdruck des oft bis zur Idiotie gesteigerten Schwachsinns, der Antriebslähmung und eines Fehlens differenzierter Reizempfänglichkeit und wesentlicher Stimmungsmotive. Diese Erscheinungen weisen große Ähnlichkeit zum dienzephalen Ausschaltungssyndrom von W. R. Hess auf, wofür auch die Erfahrungen von Schellong und Lüderitz sprechen, wonach Hypothyreosekranke nach Injektion von B-Tetrahydronaphthylamin, einem Zwischenhirnanaleptikum, lebhafter, gesprächiger und interessenreicher werden.

Für das Zustandekommen der Myxödemfazies zeichnen sich letzten Endes also drei Wege ab: die fehlende Lokalwirkung des Thyreoidins an den Weichteilen des Gesichts, die Dysbalance im Zwischenhirn infolge des Hormonmangels, was zur Stimmungs- und Antriebsänderung führt und von sich aus schon ausdruckswirksam ist, und schließlich die eingeschränkte Ausdrucksprägung infolge des Mangels sie induzierender, bewußter seelischer Inhalte.

Die *meisten Kranken mit Schilddrüsenunterfunktion* weisen dieses schwerste Ausfallsyndrom glücklicherweise nicht auf. Ihr Erscheinungsbild ist daher nur von Ausschnitten daraus geprägt (Abb. **158**).

Hepatolentikuläre Degeneration, Wilson-Krankheit (Abb. **159**). Degenerationsherde in Mark und Rinde, in Putamen und Pallidum sind die morphologische Grundlage schwerer extrapyramidalmotorischer Störungen wie Tremor, Rigor, ferner von Sprachstörungen, von Zwangsaffekten (Weinen, Lachen) und fortschreitendem geistigen Verfall. Der meist gegebene Gesichtsausdruck weckt auf den ersten Blick nicht den Eindruck einer destruierenden Erkrankung des Zentralnervensystems. Häufig sind die Züge ausgewogen zu einem feinen Lächeln gestaltet. Man merkt aber bei der Unterhaltung und bei weiterer Beobachtung, daß das Gesicht mimisch verarmt an wenigen Ausdrucksformen festhält, die zudem nicht mit entsprechendem seelischen Inhalt gefüllt sind. Auffällig ist die Verlangsamung und Verspätung aller in Gang kommender mimischer Regungen (wie aller muskulären Abläufe), die dann ungehemmt bis ins Extrem hinein grimassenhaft verlängert werden. Bedeutsam für die Diagnose ist der erhöhte Glanz der Haut (Salbengesicht), der vermehrte Speichelfluß und der goldgelb bis grünlichblau schillernde Kayser-Fleischer-Kornealring (Kupferspeicherung).

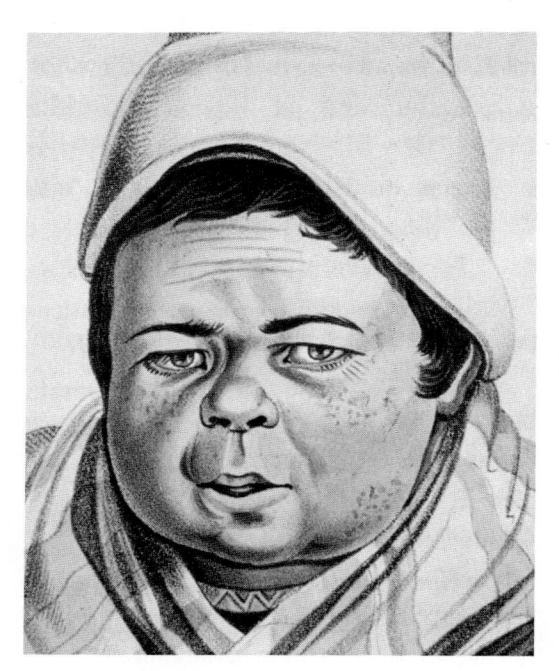

Abb. **157 Myxödem, schwerste Hypothyreose.** 30jähriger Mann, von Baumgärtner (1842) als „Blödsinn, Idiotismus" vorgestellt.

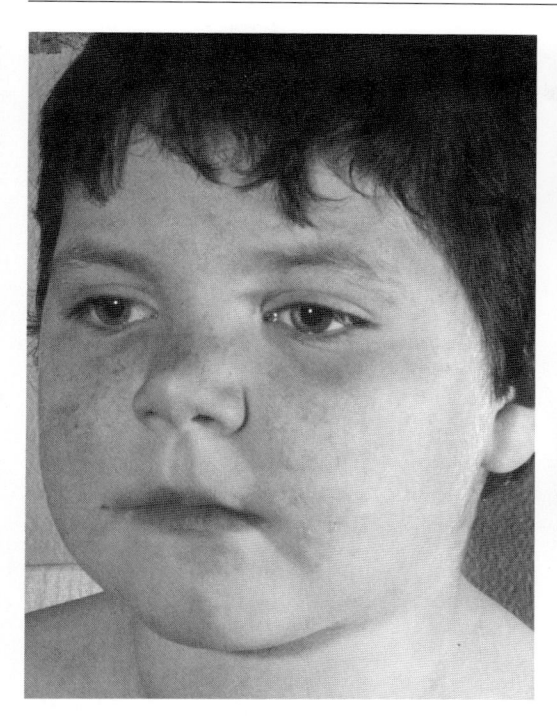

Seelisch Unfundiertes bei Zwischenhirnprozessen

Abb. 158 Hypothyreose nach längerer Einnahme eines Medikamentes gegen Rheumatismus. Vergrößerung der Schilddrüse. Ein sehr träges, wenn auch freundlich ansprechbares Mädchen von 11 Jahren

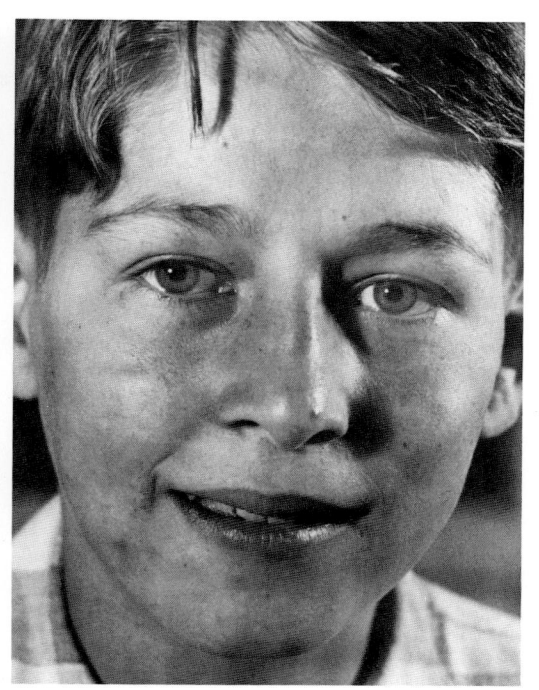

Abb. 159 Hepatolentikuläre Degeneration, Wilson-Krankheit. Auf maskenhaftes, „gefrorenes" Lächeln eingestelltes Gesicht. 12jähriger Junge. Kayser-Fleischer-Hornhautring, fettig glänzende Haut. Inkonstantes, zeitweise hilfsbereites und freundliches, zeitweise ungebärdiges und bedrohliches Verhalten; Affektivität aber im ganzen lahm und farblos wirkend. Monotone, artikulatorisch gestörte Sprache macht die Verständigung schwierig, weswegen der Junge mitunter in Zorn gerät. Die Intelligenz erscheint nur mäßig abgebaut, neben sehr guten werden auffallend schlechte Intelligenzleistungen geboten. Mangelnde Umstellungsfähigkeit des Denkens. Vorwiegend introvertiert; eingeschränkte Kontaktfähigkeit, mangelndes Selbstbewußtsein, was wesentlich durch die schwere Sprachstörung bedingt ist. Rigor beider Beine. Gangunsicherheit

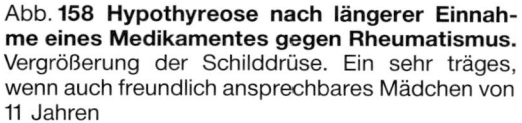

Enzephalitis. Die Enzephalitis verschiedenster Ätiologie, sofern sie sich im Stammhirnbereich abspielt, ist sicher sehr oft von seelisch unfundierten Ausdrucksbewegungen begleitet, ohne daß dies bei der Flüchtigkeit der Erscheinungen recht bewußt wird. Zudem sind im akuten Krankheitsstadium die Kranken so wenig zur Diskussion fähig, daß die Leere oder die Andersartigkeit des seelischen Hintergrundes praktisch nicht nachgewiesen werden kann (S. 165 f).

Eine gewisse Ausnahme macht hier die **Poliomyelitis** mit der *Facies poliomyelitica*. Man findet sie nicht selten im meningealen und zu Beginn des paralytischen Stadiums der epidemischen Kinderlähmung. Das Bild ist sehr schwer zu beschreiben, viel besser im Fotogramm zu vermitteln (Abb. **160**). Die Gesichtshaut ist allgemein kräftig durchblutet, um den Mund aber eher blaß. Meist besteht starkes Schwitzen und hohes Fieber. Die Mimik ist gering, am stärksten noch im Bereich der Stirn. Die Nasolabialfalten sind verstrichen, das Gesicht wirkt daher schlaff. Der Mund ist leicht geöffnet. Die großen Augen wandern langsam von einem Haftpunkt zum anderen. Sie haben infolge verstärkter Tränensekretion einen erhöhten Glanz. Im ganzen vermittelt das Gesicht dem Betrachter den Ausdruck der Apathie, dazu aber auch ei-

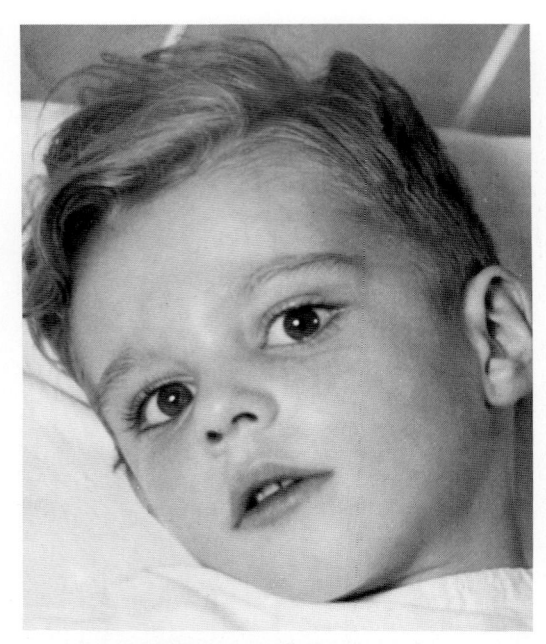

Abb. 160 Gesicht bei Kinderlähmung, Facies poliomyelitica. Eigenartig glatte, schlaff wirkende Gesichtshaut, dabei aber doch in Verbindung mit den interessiert blickenden Augen eine gewisse Spannung, vielleicht auch Ängstlichkeit in diesem Gesicht. Geringe mimische Bewegtheit, apathisches Verhalten. Starkes Schwitzen. 5jähriger Junge

ner gewissen Ängstlichkeit und zuwartenden Spannung.

Fast ist es unnötig zu fragen, ob dieser Gesichtsausdruck, insbesondere der der Ängstlichkeit, ein Äquivalent im seelischen Zustand des Kranken hat, wo doch in vielen Fällen zeitweise Hyperästhesie und Opisthotonushaltung des Körpers mit schmerzhaft positiver Reaktion bei Prüfung der Nackensteife bestehen. Es bleiben aber genug Fälle übrig, wo sich eine solche Begründung nicht ergibt. Man dürfte sonst wohl erwarten, daß schon bei weiterer Annäherung des bisher nur inspizierenden Arztes sich eine Verdeutlichung dieses ängstlichen Gesichtsausdrucks und Zeichen einer Fluchtbemühung einstellen müßten, wie wir es beim Skorbut so charakteristisch erleben. Aber das ist gewöhnlich nicht der Fall. Auch bei der weiteren, vorwiegend palpatorischen Untersuchung verstärkt sich dann ein solcher Verdacht nicht. Ferner erscheinen bei diagnostischen und therapeutischen Eingriffen die Poliomyelitiskranken nicht ängstlicher als andere Meningitiskranke, wenn man nicht – umgekehrt – sogar behaupten will, daß Eingriffe bei ihnen infolge der gewissen Apathie eher erleichtert werden.

Vergegenwärtigt man sich, daß der Pathologe regelmäßig die ersten Läsionen des Zentralnervensystems im Zwischenhirn findet, und dies längst vor Auftreten der motorischen Lähmung, ist die rein somatische Entstehung dieses Ausdrucksphänomens der Facies poliomyelitica auch lokalisatorisch verständlich. Klinischerseits hat man ja schon seit Jahren im Fieber, den profusen Schweißen, der Blutdruckerhöhung, dem häufigen Wasserlassen, der Verstopfungsneigung und Schlaflosigkeit den Hinweis auf eine Irritation oder Läsion hypothalamischer, vegetativer Kerngruppen gesehen (Hertl 1958).

Gegenüber der akuten Enzephalitis liegen bei subakuten Verläufen die Beobachtungs- und Interpretationsbedingungen günstiger. So sei auf die **Leukoenzephalitis (van Bogaert)** eingegangen, die vor allem in den Anfangsphasen durch Ausdrucksphänomene charakterisiert wird, welche in krassem Gegensatz zum praktischen Verhalten der Kinder und Erwachsenen stehen (Abb. **161**). Allerdings ist auch bei dieser Krankheit von einer Situation auf die andere oft schwer zu entscheiden, ob hinter dem Ausdruckswechsel
– die affektive Inkonstanz, immerhin also echter objektbezogener Ausdruck,
– seelisch unfundiert erscheinende Ausdrucksmotorik oder
– durch Täuschungen der Wahrnehmung (Halluzinationen) letztlich doch adäquat gefüllter Ausdruck steht.

Parkinsonismus. Die Bezeichnung *akinetisch-hypertones (-rigides) Syndrom* macht das klinische Bild anschaulich, wie es nach Enzephalitis (Abb. **162**), bei Hirngefäßsklerose, als Begleitsyndrom bei psychiatrischer Pharmakotherapie oder idiopathisch ohne erkennbare Begründung auftreten kann. Es fehlt den Kranken alle Lebhaftigkeit der Motorik, an Mitbewegungen der Gestik und Mimik. Die allgemeine Muskeltonusstörung (Rigor) führt zu weitgehender Bewegungsverarmung, zu statuenhafter Körperhaltung, zu kleinschrittigem, schleifendem Gehen ohne Mitpendeln der Arme. Auffällig ist der Schütteltremor („Pillendrehen" der Finger, „Schüttellähmung"), der in Ruhe am stärksten ist und bei willkürli-

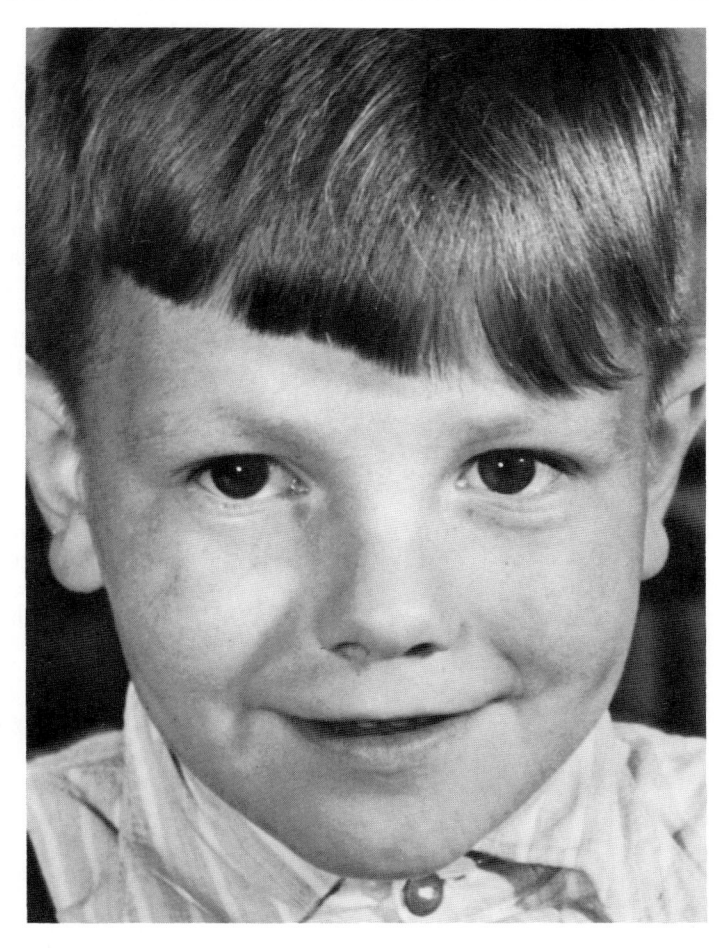

Abb. 161 **Subakute Leukoenzephalitis (van Bogaert).** Ein Lächeln, das auf dem Momentbild unauffällig wirkt und besondere Zuneigung anzeigen könnte, bei weiterer Beobachtung aber schablonenhaft und wie festgefroren wirkt. Es ist das gleiche Lächeln, mit dem der Junge auf Ärzte und Schwestern zukommt, andere Kinder ärgert und quält und seine Mutter bei einem Besuch am 6. Kliniktag läppisch-heiter, aber ungerührt begrüßt. Rascher Wechsel seiner Antriebe und Stimmungen. Sitzt stundenlang still da und stiert in eine Ecke; macht sich in der nächsten Minute mit einem lauten, leeren Lachen über sein Bett her, zerwühlt es und räumt die Decken heraus; bricht in einer weiteren in hemmungsloses Weinen aus und schlägt die Hände vors Gesicht. Verkennt zeitweise Gegenstände und Personen, auch Eltern und Geschwister. Zu einem Spielauto: „Der Hund, tu den Hund weg!" Zu seinem Bettnachbarn: „Der ist ein Soldat, der stiehlt." Verharrt in bizarren Stellungen, z. B. auch minutenlang im Kopfstand. Ist örtlich und zeitlich desorientiert. Verirrte sich wiederholt im Heimatdorf und fand nicht mehr zurück. Weiß zeitweise seinen Namen nicht mehr. Kontakt ist gar nicht oder nur für kurze Zeit herstellbar. Kleine Sätze und Zahlen kann er nachsprechen. Erkennt auch einzelne Spielgegenstände und verwendet die dafür gefundenen Namen perseverierend für andere Gegenstände weiter. Oft reißt unvermittelt, wenn man sich mit ihm beschäftigt, die Beziehung zur Wirklichkeit ab; unter unverständlichen Monologen erlebt der Junge offenbar Trugbilder mit bedrohendem Inhalt, wie der Angstausdruck des Gesichts dann nahelegt. Im ganzen also das Bild einer psychotischen Störung mit schizophrenen Akzenten. 7jähriger Junge

chen Bewegungen wie Handgeben und auch im Schlaf verschwindet. Die Mimik des Obergesichts ist noch etwas bewegt, die Stirn, die Augen, wenn auch der Lidschlag seltener erfolgt. Der untere Gesichtsabschnitt wirkt dagegen wie eingefroren. Seelische Regungen vermögen die Mimik offenbar kaum noch zu beleben. Gamper (1936) spricht anschaulich vom „Zustand leidenschaftloser Ruhe", Foerster (1909) von „maskenartiger Starre". Innere Erregung wird eher an einer Vermehrung des Zitterns und in beschleunigter Atmung erkennbar. Was bewegt, kommt offenbar mit Verzögerung und verlangsamt, und es überdauert tonisch fixiert noch den die Mimik auslösenden Anlaß. Die Sprache läßt meist jede melodische Dynamik vermissen, zuweilen ist sie auch zittrig entstellt (Kirchhof 1960). Die vegetative Störung führt oft zu einem matten, salbenartigen Glanz der Gesichtshaut und zu vermehrtem Speichelfluß (Abb. **163**).

Sichtlich handelt es sich hier um eine komplexe enzephale Beeinträchtigung, die sowohl somatische wie psychische Auswirkungen hat. Der pathologisch-anatomische Ansatz, der dieses Ausdrucksbild bedingt, ist im Zwischenhirn zu suchen. Wieweit intellektuelle Fähigkeiten beeinträchtigt sind, hängt von der Ätiologie ab – nach Enzephalitis eher mehr, bei der Hirnsklerose des alten Menschen eher weniger. Das Ausdrucksbild unterstellt eine größere affektive Verarmung, als sie in Wirklichkeit gegeben ist. Zweifellos „stimmt" der Antriebsmangel, die eigenartige Willensschwäche und die weitgehende Gleichgültigkeit. Andererseits beurteilen viele ihre Lage und die ihrer Angehörigen intellektuell richtig. Sie wis-

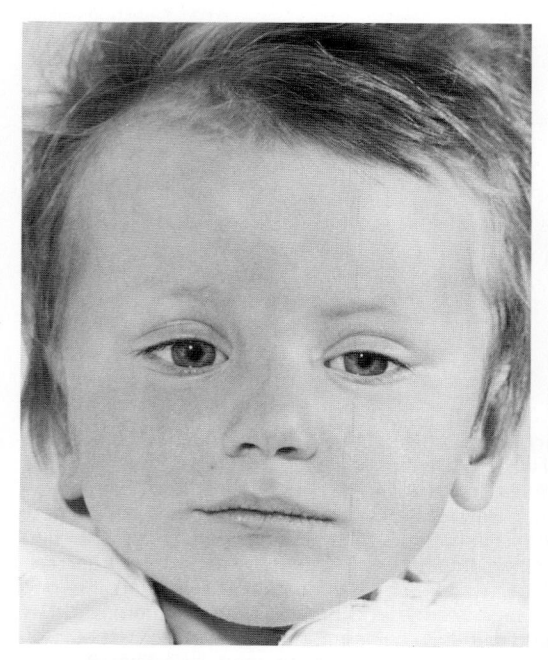

Abb. **162 Akinetisch-hypertones Syndrom nach Enzephalitis,** deren akutes Stadium 4 Wochen zurückliegt. Glattes, wenig bewegtes, gleichgültig wirkendes Gesicht. Die Augen wandern ohne rechte Objekthaftung durch den Raum. Keine affektiven Regungen bei liebevoller Zuwendung der Schwestern oder der Eltern. Bei Untersuchung oder Umbetten allzuleicht gequältes Weinen und heftige Bewegungen des ganzen Körpers, um sich zu entwinden. Keine Sprache. Nahrungsaufnahme möglich. Das EEG spricht für eine Hirnstammläsion. 2jähriges Mädchen

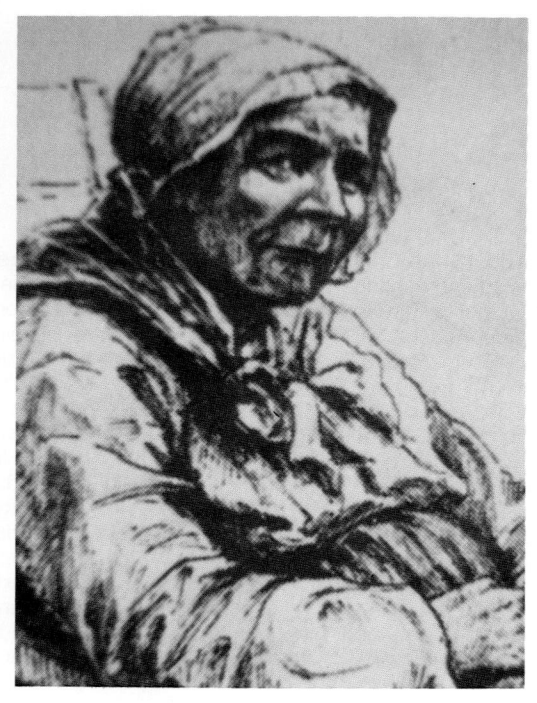

Abb. **163 Parkinsonismus.** Alte Frau aus der Klinik von Jean Martin Charcot (1825–1893) in Paris (aus Richer 1888)

sen, wie sie sich früher gefühlt haben und verwundern sich selbst über ihre Veränderung. Depressionen herrschen vor. Euphorie und Zufriedenheit sind seltener anzutreffen, aber durch vernünftige Überlegungen doch auch zu erzielen. Kinder mit postenzephalitischem Parkinsonismus neigen eher zu einer erethischen, hemmungslosen Triebhaftigkeit, obwohl ihnen dabei die Norm einer richtigen Verhaltensweise wissentlich nicht abhanden gekommen sein muß (Bleuler 1966).

Fehlen mimischer Bewegung (**Amimie**), Mangel (**Hypomimie**) und besondere Erscheinungsbilder der Mimik können dem Zwischenhirn funktionell zugeordnet werden. Schon in einem vorhergehenden Abschnitt haben wir auf das Zwangslachen, ausgelöst bei einer Hirnoperation, hingewiesen (S. 56). „**Pseudoaffektive Reaktionen**" wie *Zwangslachen* und *Zwangsweinen* – ohne äußeren Anlaß oder für den Beobachtenden nachvollziehbaren inneren Bezug – gibt es bei Zwischenhirnerkrankungen verschiedener Ätiologie, in besonders quälender Form manchmal bei der multiplen Sklerose (Schürer 1920, Jaspers 1959).

Ferner sei hier die „**konjugierte Blickwendung**" (Déviation conjugée) erwähnt, die Hirntumorkranke häufig als Zwangsstellung ihrer Augen zeigen. Meist geht der Blick auf die Körperseite, in der der Hirnprozeß lokalisiert ist. „Der Kranke sieht seinen Herd an." Ähnliches hat Ewald als „**Schauanfall**" bei Enzephalitis beschrieben: Zeitweise schaut der bewußtlose Kranke krampfhaft nach einer Seite.

Sowohl als auch: konjugierte Störung des seelischen Inhaltes und des Ausdrucks

Andere Hirnaffektionen führen uns wieder der physiologischen Situation einer *Einheit des seelischen Inhaltes und des Ausdrucks* näher. Wiederum sind die Krankheitsprozesse im Zwischenhirn und an den nervösen Ausdruck-(Affekt-)Arealen zu lokalisieren.

Das Ausdrucksphänomen ist nun aber mit seelischen Inhalten identisch, weil gleichermaßen Ausdrucksrealisator wie Ausdrucksinitiator (Bewußtsein und Unterbewußtsein) in adäquater Weise angesprochen worden sind. Das **Pathologische der Situation** liegt darin, *daß der Ausgangspunkt nicht ein lebensechter Reiz oder ein physiologisch erfaßter Eindruck ist, sondern eine im Zentralorgan sitzende Läsion.* Was erscheint, macht keinen Sinn in der augenblicklichen Lebenssituation und läßt sich nicht von einer vorangehenden Situation oder Verhaltensweise ableiten. Aus diesen zwei Gründen darf man auch hier nicht von einer echten seelischen Fundierung des Ausdrucksphänomens reden, ebensowenig wie eine Halluzination zur Wirklichkeit wird, weil sich seelischer Eindruck und Gesichtsausdruck gleichsinnig verhalten. Aus der Sicht des Beobachters erscheint also vieles im Gesicht, das wie Ausdruck wirkt. Es wirkt in der Situation fremd, was aber eigentlich nur heißt, daß es keine Brücke für mitmenschliche Kommunikation, für ein zuverlässiges Miterfassen des seelischen Inhaltes und für affektives Mitschwingen gibt. Aber auch in diesem Zustand ist das Bewußtsein des Kranken nicht leer. In seiner Verworrenheit und Desorientierung spielen sich gewisse Erlebnisse ab, kommen offenbar Gefühle mit lieblich und gewalttätig beladenem Inhalt auf, geht der Kranke illusionär ausgelösten Beschäftigungen nach, drängt es ihn, das eine oder andere zu tun, er versucht es auch hartnäckig. Er lebt in dieser Situation zwangsbestimmt in einer eigenen Welt, in seiner Realität, einer für den Mitmenschen uneinfühlbar anderen Welt. Und hernach weiß er nichts davon, falls es nur eine Episode wie ein Anfall war.

Ein facettenreiches Bild stellt sich dar. Biologische Mechanismen bewirken **Ausfall- und Reizeffekte an den Strukturen der Ausdrucksinitiatoren und Ausdrucksmotoren** mit dem Effekt davon abhängiger Stimmungs- und Erlebnisinhalte.

Das **Bewußtsein** des Kranken, seine Fähigkeit des aufmerksamen, klaren Denkens, wird mehr oder weniger weitgehend beschränkt. In **Illusionen** werden tatsächlich vorhandene Sinneseindrücke in ihren Inhalten oder in ihrer Bedeutung fehlgedeutet. Sie ziehen einen entsprechenden Affekt mit positiven oder unlustbetonten Inhalten nach: Angst, Abwehr, Personenverkennung, freudige Reaktion.

Durch pathologische Aktivierung der Einbildungskraft, der **Phantasie** werden Engramme von früher erweitert erlebt, in neuer, unbegründeter Aktualität und in irrealen Kombinationen. Was die Phantasie kennzeichnet, ihre Ungebundenheit, Regellosigkeit und ihr Spielcharakter, kann gerade unter bestimmten Krankheitbedingungen zu einem wie enthemmt wirkenden Erlebnisinhalt und Ausdrucksbild am phantasierenden Kranken werden.

Halluzinationen überschütten den Kranken mit Sinnestäuschungen und Trugwahrnehmungen, mit „Empfindungen ohne äußeren Gegenstand" (Esquirol), mit *optischen* Inhalten (Lichterscheinungen, Personen, Tiere, szenische Abläufe), mit *akustischen* (rhythmischen oder ungeordneten Geräuschen, Tönen, Stimmen), mit Halluzinationen des *Geruchs oder Geschmacks* (ekelhafte oder angenehme Empfindungen, Gas- oder Giftempfindung), mit *Tast- und Berührungshalluzinationen* (Berührt- oder Bestrahltwerden, Stiche, Kribbeln, Laufen von kleinen Tieren), mit Halluzinationen des *Gleichgewichtssinnes* (Schweben, Fliegen, Fallen) oder mit *kinästhetischen* Halluzinationen, das heißt mit dem Eindruck, daß sich Gegenstände bewegen oder eigenen Gliedern Bewegungen aufgezwungen werden. In besonderer Weise wird der Kranke beeindruckt, wenn *Stimmen* ihm Ratschläge, Ermahnungen oder Drohungen vermitteln, wenn lautwerdende eigene Gedanken in seinem gespaltenen Ich auftreten und erlebt werden. Das Beunruhigende für den Kranken liegt nicht allein und nicht immer in den Inhalten selbst, sondern schon im Akt des Stimmenhörens. Bei der Besprechung der Schizophrenie wird dies noch deutlicher werden (S. 178).

Schwierig zu bewerten sind für unseren Zusammenhang **Wahnformen** und **Wahnideen**, zumal vieles an ihnen, die Plötzlichkeit ihres Auftretens und auch weite Strecken ihrer Inhalte, von gesunden psychischen Vorgängen schlecht abgrenzbar ist (E. Bleuler 1966). In der subjektiven Gewißheit seiner Wahninhalte und unbeirrbar (Jaspers 1913, Spitzer 1989) lebt der Wahnkranke in einer „anderen Welt", genau gesagt, in einer anderen Erfahrung von Welt. Abnorm ist seine Vorstellung davon, was Dinge und Personen an Bedeutung in Beziehung zu ihm haben. Die *Wahninhalte* sind, nur einige Beispiele, Eifersucht, Größe und Kleinheit, Nichtigkeit, Verfolgtwerden, Besessenheit, Betrogen- oder Bestohlenwerden, zu verarmen, vergiftet zu werden, sich zu versündigen. Was der Kranke sagt, ist richtige Aussage über sein Erleben. Was er sagt, ist zugleich falsche Aussage gegenüber einer realen Welt. So kommt er in Konflikte. Spitzer (1989) hat das Verhältnis dieser „anderen Welt"

mit „unserer Welt" durch zwei Kreise symbolisiert gedacht, die sich teilweise überlagern und damit eine gemeinsame Fläche bekommen. So ist manches am Wahnkranken begrifflich erschließbar, verständlich und auch unserer eigenen Welt zuzuordnen. Aber es ist im Umfang und in der Erlebnisform doch nicht als real annehmbar. Es fehlt ihm damit letztlich an Richtigkeit, weil es der Normalität mangelt. Ein anderer Teil ist vollkommen unzugänglich und unverständlich.

Im **Delir** kommt alles zusammen: erschwerte Auffassung, gestörte Orientierung, Wahneinfälle, Illusionen und Halluzinationen.

Dieses so skizzierte kongruente leib-seelische Verhalten zeigt sich unter vielen **Ursachen**. Über einen längeren Zeitpunkt gedehnt oder wie im Zeitraffer beschleunigt spielen sich ähnliche oder gleiche Erscheinungen ab.
– bei einer *Enzephalitis verschiedener Ätiologie*, unter einem *Hirntumor* oder durch *Schädel-Hirn-Trauma*;
– in einer *endogenen Stoffwechselkrise* (Urämie, Leberzellzerfall, diabetisches Koma oder Insulinschock u. a.);
– bei *endogenen* oder *exogenen Psychosen*;
– im Zustand einer *exogen ausgelösten Vergiftung* (medikamentöse Intoxikation einschließlich Narkose, Drogenabusus, Alkohol, Vergiftung mit Natur- oder Industrieprodukten);
– im *Endstadium hirnatrophischer und degenerativer Prozesse*.

Von Herdsymptomen wie Nervenlähmungen, Blickwendung und eingestreuten Entladungsphänomenen wie bei einem Jackson-Anfall sei jetzt nicht die Rede.

Weil sich das Fremdartige, Uneinfühlbare so dominierend zwischen den Kranken und seine Umwelt schiebt, ist es wichtig, hervorzuheben, daß damit **nur ein Teil der geistigen Seinsqualitäten** dieses kranken Mitmenschen erfahren ist. Vieles besteht daneben noch an weiteren Ausdrucksgegebenheiten, die von Emotionen künden, die uns einfühlbar wären beziehungsweise sind. Wieviel, ist natürlich vom Einzelfall abhängig. Aber kommt dieses Signal (noch) an? Differenzierend prüfend zu ergründen, gerade dafür in hoher Sensibilität offen zu sein, ist nicht nur eine diagnostische Aufgabe. Hier beginnt schon die Therapie. Man kann darauf bauen, daß bei jedem Geisteskranken noch ein *weites Feld normaler Empfindungen gegeben ist, das den normalen Affekt- und Ausdrucksweg hat.*

Alles, was der Kranke von seiner direkten Krankheitswirkung distanziert erleben kann (z. B. bedrohende innere Stimmen) oder was er von seiner Umgebung, den Therapeuten oder von Angehörigen erfährt in seiner Krankheitsabhängigkeit, erfährt an Zuneigung und Verständnis oder Verkennung und Ablehnung, geht ein in dieses Gefühlmoment. Dies drückt er aus. In diesen Einzelheiten ist auch noch zu bedenken, daß grobe Reaktionsweisen, die er zeigt und die noch einmal mehr seine Ausgrenzung aus der „normalen" Welt bedingen, in Wirklichkeit von diesem Unverständnis herrühren können. Die Haltung seiner Umgebung kann den Kranken emotional einerseits zu einer aggressiven Affektlage stimulieren. Sie zwingt ihn andererseits zur schweigenden Verschlossenheit, zum Rückzug. Sie ruft – drittens – auch Verhalten-Ausdruck-Muster hervor, von denen sich der Kranke die günstigste Anpassungswirkung verspricht.

Selbst in solchen Reaktionen zeigt sich der Mensch dann immer wieder auch in seiner *grundgelegten charakterlichen Veranlagung und seelisch-geistigen Struktur,* die ihn bisher individuell prägte. Auch jetzt kann er aus seiner Haut nicht ganz heraus.

Diese Beziehung gilt noch allgemeiner. Sie gilt auch für die von der Krankheitsursache diktierten pathologischen Reaktionen, die wir mit Illusionen, Halluzinationen, Wahn oder Delir angesprochen haben. Auch in diesen Erlebnisinhalten zeigt sich dieser Kranke in seiner basalen geistigen Struktur. Sein Krankheitsbild, wie es erscheint, ist von dieser Individualität gefärbt. Einer Mutter kommt im Fieberdelir die Sorge um die Kinder jammervoll hoch. Ein von Eifersucht geplagter Trinker verstärkt noch einmal mehr sein Mißtrauen gegenüber seiner Frau. Wahninhalte haben häufig einen Zusammenhang mit Problemen, die bewußt oder unbewußt den Kranken schon vor Ausbruch des Wahns beschäftigt haben. Ein mathematisch hochintelligenter Schizophrener kann durch die Akribie seiner Gedanken auffallen. Ein zur Gewalttat Neigender ist als Betrunkener doppelt gefährlich. Ein alles sowieso schwer nehmender Typ sinkt um so schneller und tiefer in eine endogene Depression.

Dies „daneben", neben dem uneinfühlbar Pathologischen, zu sehen ist schon ein wesentliches Stück Therapie. Das Gefühl vieler Geisteskranker, nicht verstanden zu sein, kann etwas abgebaut werden und entspannenden Denkprozessen Eingang geben. Eretische Kranke werden ruhiger. Mutistische öffnen sich. Wo die Krankheit so viel an individueller Substanz zerstört haben kann, gilt es unter den Trümmern nach noch Unversehrtem, jetzt doppelt Wertvollem zu suchen.

Bei der Besprechung der *Psychosen* (S. 147 ff) und bei den Überlegungen zum *„irren Blick"* (S. 219 ff) werden wir diese Gedanken noch erweitern.

Zum Beispiel: Enzephalitis und Hirntumor

Hier, einiges zusammenfassend, hat die alte Medizin den Begriff **Facies cerebralis** geschaffen. Dieser schließt alle mimischen Abweichungen und auch einen krankhaftfremden Gesichtsausdruck so lange aus, als für den Betrachter die Äquivalenzbeziehung seelisches Verhalten und Ausdruck in einem mitmenschlichen Kontakt überzeugend gelebt werden kann. In der Situation, in der die Facies cerebralis diagnostiziert werden muß, ist jeder (vertiefte) Kontakt mit dem Kranken abgeschnitten. In seinem Gesicht drückt sich das unheimliche Walten des zerebralen Prozesses aus: unkoordiniertes Grimassieren mit seiner mimischen Vergröberung oder rasch wechselnde geläufige Ausdrucksbilder, die in der Fragwürdigkeit ihrer seelischen Fundierung voller Rätsel stecken, bis hin zu maskenartiger Starre und absoluter mimischer Leere (Abb. **164, 165**).

Soltmann (1887) hat das Bild einer **Enzephalitis** eindrucksvoll beschrieben: „...gerade das, der feste Verschluß des Mundes, Zähneknirschen, bei rückwärts gebeugtem Kopf, starren Augen, gerunzelten Brauen, verkörpern uns den Ausdruck der Entschiedenheit, Entschlossenheit", des starren Ernstes und des anscheinenden Nachdenkens, der in dieser Situation so fremdartig wirkt und den Helfer so hilflos

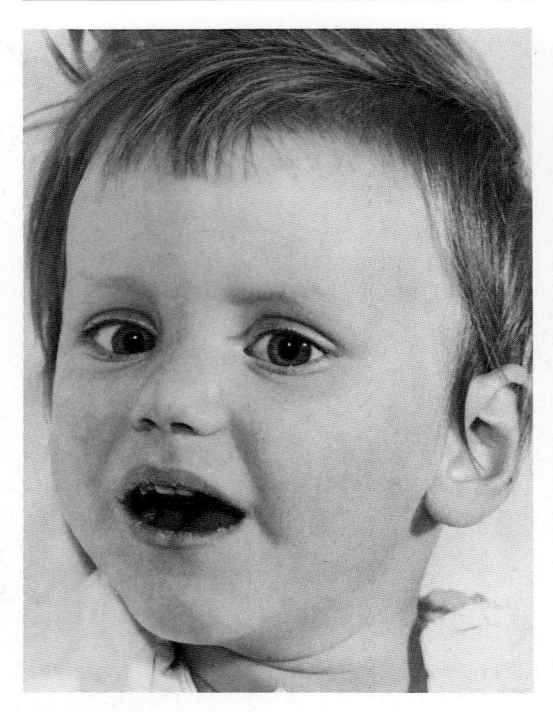

Abb. 164 **Enzephalitis, akutes Stadium.** Weite Lidspalten, gehobene Oberlippe, offener Mund, große Unruhe, Herumwerfen, schrille Schreie: Prägung des Gesichts wie im Angstaffekt, hier aber bei einem zentral schwer geschädigten 2jährigen Mädchen ohne Kontakt zur Umwelt. Keine Sprache, reagiert nur auf Schmerzreize mit groben, streifenden Abwehrbewegungen der Arme

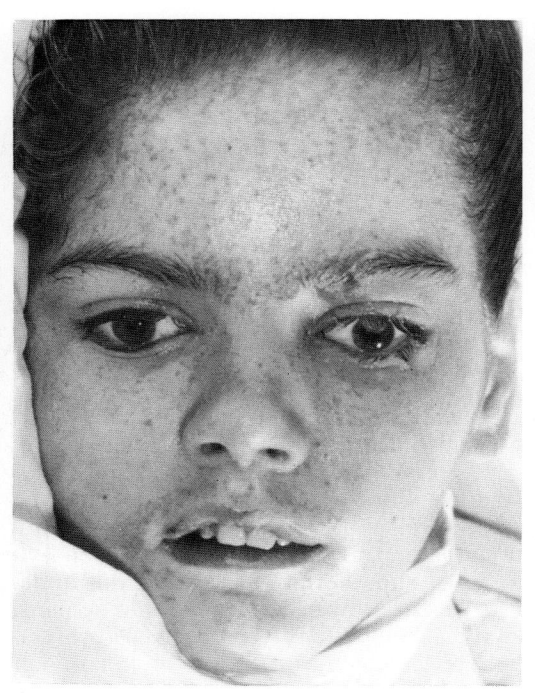

Abb. 165 **Finalstadium einer Encephalomeningitis tuberculosa.** Starre Fazies, Exophthalmus, Koma. 13jähriges Mädchen. Hyperpigmentation, tiefer Haaransatz, offenbar Ausdruck zentraler vegetativer Störungen (Hypothalamus) durch die schon Monate andauernde Krankheit

macht. „Die fleckenweise aufsteigende Röte" oder die hochgradige Blässe, der Salbenglanz der Haut, die grellen Schreie, „die krampfhaft geballten Fäuste tragen nicht wenig zur Vervollkommnung des Bildes bei. Aber es wechseln die Intensität und Dauer; wie ein Schatten zieht es über das Gesicht ..., eine schwüle Ruhe, wie vor einem Gewitter, dann ein Wetterleuchten, jenes böse Zucken um die Mundwinkel als Vorbote des heftigen eklamptischen Anfalles, der sich ... wiederholt oder ... paralytischen Erscheinungen Platz macht. Dann schwindet die Entschiedenheit im Mienen- und Gebärdenspiel, das Bewußtsein schwindet, der Ausdruck wird leer, die Sehachsen divergieren durch Paralyse der Muskeln, das Auge starrt bedeutungslos ins Weite, wie in tiefes Nachdenken versunken".

Beim Hirntumor kommt oftmals ein eigentümlicher Ausdruck zustande, so daß man vom **Tumorgesicht** sprechen kann (Abb. **166**). Die Hirnstammlokalisation und die chronische Hirndrucksteigerung führen zu einem maskenhaft starren Gesichtsausdruck, der sich nur wenig affektbedingt ändert. Der Kranke ist dabei ansprechbar, aber kaum zu Reaktionen fähig. Allerdings ist dies nur eine Zwischenphase im gesetzmäßigen Ablauf des Tumorwachstums. Im Beginn stehen oft nur Kopfschmerzen, Erbrechen und Herdzeichen wie Gangstörungen mit entsprechendem Gesichtsausdruck und Verhalten. Bald ist die Vitalität ernstlich eingeschränkt. Die Kranken werden apathisch, müde, schließlich schläfrig und benommen. Gleichzeitig verlieren die Gesichtszüge mehr und mehr an Tonus, die

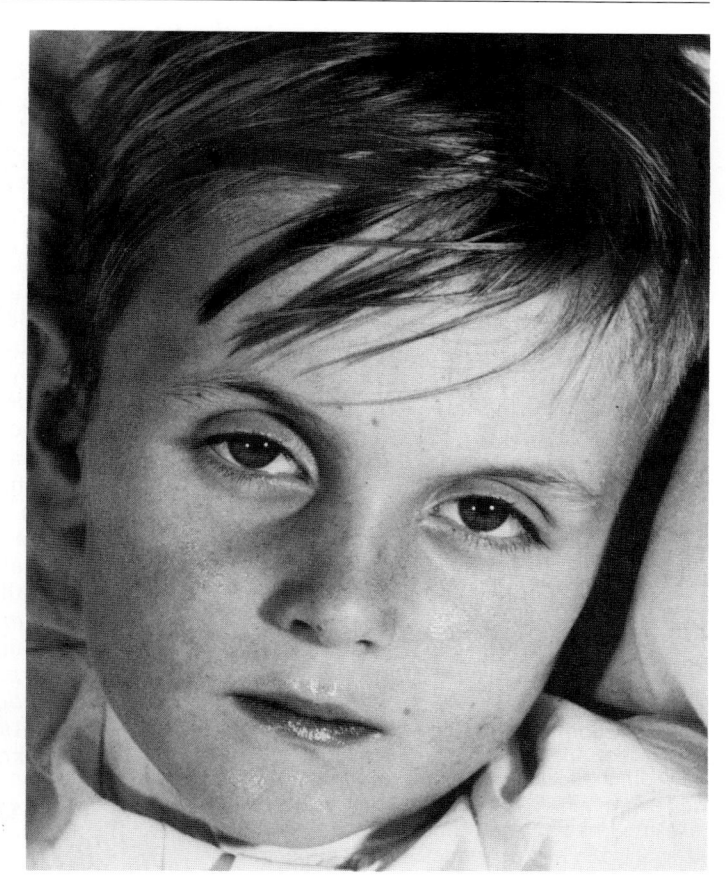

Abb. 166 Medulloblastom im Kleinhirn-Mittelhirn-Bereich. Spannungsarme Gesichtszüge, tiefstehende Augenlider, „Salbengesicht". Hochgradige Apathie und Mattigkeit. Das Kind ist aber bei einiger Bemühung kontaktfähig und zeigt dann ein etwas schwerfälliges, aufstrahlend-dankbares Lächeln. Hydrozephalus der drei ersten Hirnventrikel, Aquädukt abgeknickt, 4. Ventrikel nach oben verlagert. 7jähriger Junge

Augenlider sinken herab, die Sprache wird verlangsamt, verwaschen und kraftlos. Häufiges Gähnen, unregelmäßige Atmung (Seufzen), fokale Krämpfe unterbrechen das monotone Bild. Schließlich sinken die Kranken ins Koma.

Hier kann man das **apallische Syndrom** einfügen. Der Kranke befindet sich als Folge einer ausgedehnten Hirnschädigung (Dissoziation von Großhirn- und Stammhirntätigkeit) im Zustand eines „teilnahmslosen Wachseins". Die Augen sind offen und beweglich. Die vegetativen Hirnfunktionen sind intakt. Es fehlen Sprache, emotionale Äußerung und die Fähigkeit, auf irgendwelche Reize sinnvoll zu reagieren. Man muß davon ausgehen, daß jede Bewußtseinstätigkeit wie Gedächtnis, Erkennen und gezielte Handlungsfähigkeit erloschen ist.

Vigilanzstörungen

Bei der Besprechung des Gesichtsausdrucks beim Hirntumor wurde schon auf die **Skala von Bewußtseinsstörungen** hingewiesen, die nun näher betrachtet werden soll. Die wichtige Aussage über den Bewußtseinsgrad, über den der Kranke verfügt, kommt neben der Sprache aus der Augenregion. Der Blick verrät, wie weit sich der Kranke aktuellen Geschehnissen aufmerksam zuwendet, sie erfaßt und verarbeitet, wie weit die Krankheit mit ihren inneren Auswirkungen ihn berührt.

In der *Apathie*, einem Zustand zwischen Wachen und Schlafen, richtet sich zwar der Blick auf den Beobachter, jedoch in müder Bewegung und ohne Festigkeit und ohne die Entschiedenheit, die überzeugte, daß die Aufmerksamkeit wirklich

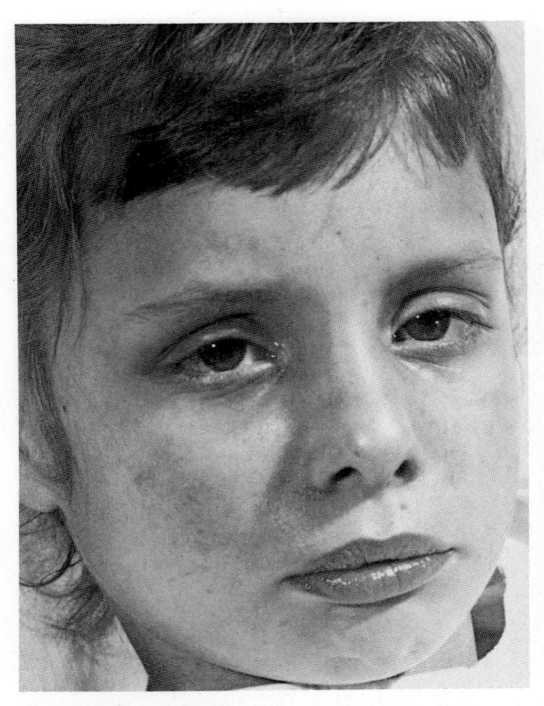

Abb. 167 Somnolenz. Abgeschlagener, aber auch ängstlicher Ausdruck in einem tonusarmen, wenig bewegten Gesicht bei **schwerer Kinderlähmung**. Keine Hirnnervenausfälle, dagegen schwere Ausfälle im spinalen Bereich mit muskulärer Ateminsuffizienz. Noch ausreichende Spontanatmung. Starke Apathie. 9jähriges Mädchen

dem Beobachter oder dem äußeren Gegenstand gehört. Bei der *Somnolenz* (Abb. **167**) sind die Gesichtszüge entspannt. Die Augenlider stehen tief. Der Kranke „döst" und ist immer wieder im Begriff einzuschlafen. Aufgeweckt, richtet er teilnahmslos einen verschleierten, verlorenen Blick, der durch das mangelnde Fixieren der Augen und ein Vorbeisehen zustande kommt, auf sein Gegenüber. Aus dem *Sopor (Stupor)* (Abb. **168**) mit seiner schlafähnlichen Benommenheit ist der Kranke nur durch stärkere Reize (lauter Anruf, Wachrütteln, Schmerzreiz) erweckbar, aber doch nur zu grimassenhaften Verziehungen des Gesichts, krampfhaftem Augenöffnen ohne jeden Blickkontakt und Murmeln unverständlicher Worte zu bewegen. Der Kornealreflex ist erhalten. Dieser Zustand kann mit hochgradiger Unruhe, mit Herumwerfen und schleudernden Bewegungen der Gliedmaßen, mit gellenden Schreien verbunden sein. Im *Koma* ist tiefste Bewußtlosigkeit und Reaktionslosigkeit erreicht. Kornealreflex und andere Reflexe sind erloschen. Oft ändert sich der Atemrhythmus (Cheyne-Stokes-, Kussmaul-, Biot-Typ). Das Gesicht ist starr, glatt, mimisch leer, es mutet mit den geschlossenen oder halb geöffneten Augen wie eine Totenmaske an.

Die Bewußtseinsstörung ist nur ein Symptom, das sich je nach der Krankheit in einen sehr verschiedenen Rahmen einfügt. **Apathie** findet sich bei sehr vielen schweren Erkrankungen; es ist einfach das Zeichen einer Mitgenommenheit, die die Krankheitsbelastung hervorruft. Bei höheren Graden von **Benommenheit bis Bewußtlosigkeit** ist an *Hirnödem* auf dem Boden einer Enzephalitis, eines Schädel-Hirn-Traumas, einer allergischen Reaktion, an *Stoffwechselstörungen* von Leber, Niere, im Elektrolyt- und Säure-Basen-Haushalt, an *exogene Vergiftungen*, an vorangegangene *Krampfanfälle*, an schwere *Herz- und Kreislauf- oder Ateminsuffizienz* und an bakterielle Intoxikationen wie die *Sepsis* zu denken.

Vom **Alkoholrausch** kennt man die Desorientiertheit und mangelnde Selbstkontrolle. Euphorische oder aggressive Erregungsphasen, in denen auch andere bedroht sein können, laufen phasenhaft hintereinander. In schwerer akuter Intoxikation geht die Bewußtseinstrübung bis zum Koma. „Sich-Tottrinken" endet durch Atemlähmung. Ähnliche Bilder können sich bei der Einleitung oder Ausleitung einer **Allgemeinanästhesie** zeigen.

Das **Toxikosebild** bei besonders schwerer Enteritis enthält die Zeichen des Wasserverlustes, der Kreislaufinsuffizienz und der Bewußtseinsstörung (Abb. **169**). Besonders eindrucksvoll ist die Facies typhosa bei schwerem **Abdominaltyphus** (Abb. **170**). Noch in der ersten Krankheitswoche beginnt die charakteristische typhöse Bewußtseinstrübung. Die Kranken sind apathisch bis benommen, wirken teilnahmslos und sehen aus wie träumend. Im Wort „typhos" (griech.) steckt „umnebeln". Das Gesicht wirkt schlaff und müde, der Blick „spricht nicht mit uns, trifft uns nicht,

Vigilanzstörungen 169

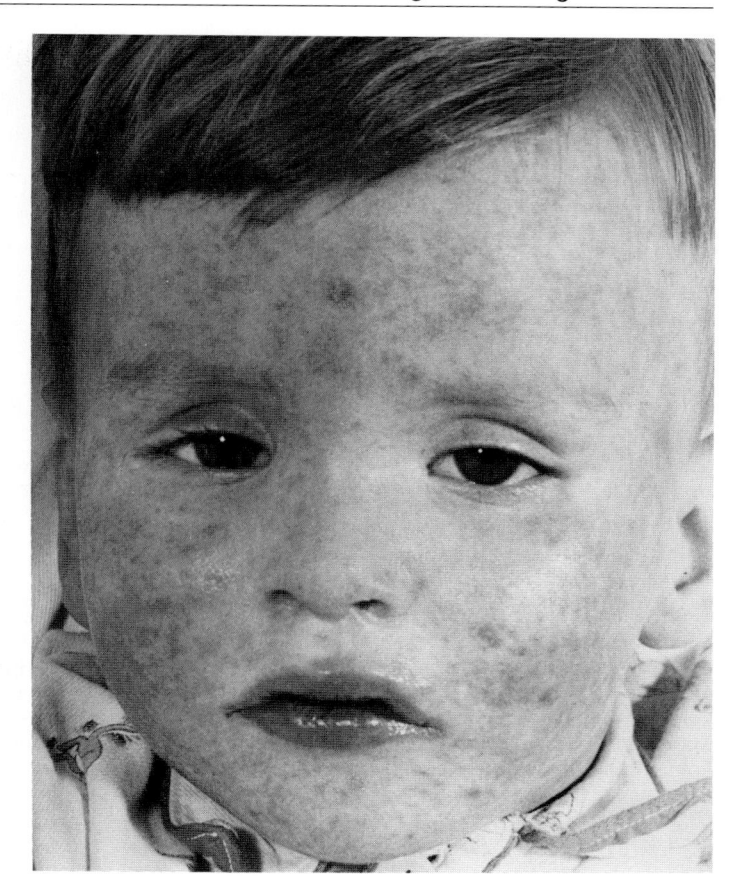

Abb. **168 Toxische Masern.** Abgespannter Gesichtsausdruck. Tiefstehende Oberlider, müde Augen, schlaffe Haut, etwas geöffneter Mund mit herabhängenden Mundwinkeln. Rest des hämorrhagischen Masernexanthems. Schlechter Kreislauf. Kaum Kontakt zum Kind möglich. Schwere Somnolenz. 3jähriger Junge, der vier Stunden später verstarb

es ist, wie wenn er durch einen Nebel hindurchginge" (Baumgärtner 1842). Zum Unterschied finden sich im Gesicht des **Flecktyphus-(Fleckenfieber-)Kranken** zwar ebenfalls Zeichen der Benommenheit, es ist aber auch unruhig bewegt und durch ängstlichen Ausdruck geprägt.

Bei der **Sepsis** oder bei schweren anderen **Infektionen** prägen das Fieber, die Kreislaufinsuffizienz, die zerebrale Alteration und eventuell lokale Veränderungen der Haut das Gesicht. Es ist entweder von der allgemeinen Unruhe ergriffen, es macht in seiner Blässe, Abgezehrtheit, den müde herabgesunkenen Oberlidern, dem flackernden Blick und dem oft grimassenhaft verzogenen Untergesicht einen leidenden gequälten Eindruck, oder es sieht in einer eigenartigen Entspannung wie „verfallen" aus. Man spricht regelrecht vom „septischen Gesicht".

Im **Kreislaufkollaps** oder beim **schweren Herzinfarkt** fallen die Tonuslosigkeit der Gesichtszüge, die hängenden Oberlider, der müde Blick neben der Hautblässe, dem leichten Schwitzen und der Kühle der Akren auf. Die Bewußtseinsstörung kann von der Apathie bis zum Sopor gehen (Abb. **171**).

Ins Bild der verschiedenen **Komaformen**, die durch schwerste Stoffwechselstörungen entstehen, kommt einige organspezifische Färbung. Bei der **Urämie** dauert es verhältnismäßig lang, bis die Kranken im Koma versinken. Dann ist – verbunden mit der großen Kußmaul-Atmung – auch bald das Ende erreicht. Vorher wirken sie tief schläfrig und schwer benommen, sie geben aber noch lange klare Antworten. Erbrechen und urinöser Mundgeruch sind Zeichen der schweren Gastritis (Abb. **172**). Für das **Leberkoma** gehört motorische Unruhe

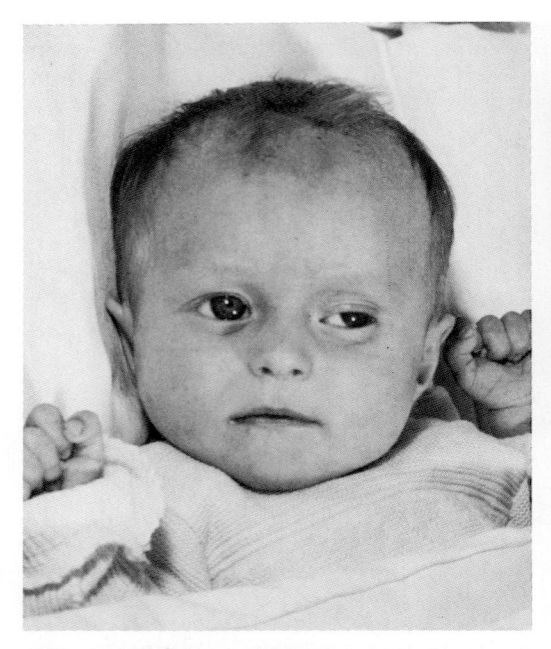

Abb. 169 Toxikose, Säuglingsenteritis mit schwerer Allgemeinstörung. Tiefe Bewußtlosigkeit, fehlende Schmerzreaktion, Kreislaufkollaps. Marmorierte Haut. Strabismus und Lidlähmung als Folge zentraler Koordinationsstörungen. Augen eingesunken. Allgemeiner Hautturgormangel. Fechterstellung der Hände. Zeitweise schreit das Kind schrill auf. 8 Wochen altes Mädchen

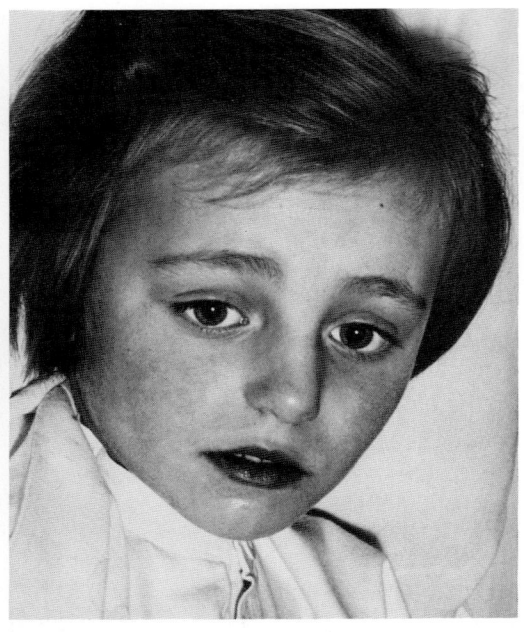

Abb. 170 Typhus, Facies typhosa. „Miene der Betäubung, mit Erstaunen vermischt" (Rach). Somnolenz. Verlangsamte Reaktion. Kein spontanes Kontaktbemühen. Spielunlust. 7jähriges Mädchen mit Vollbild einer typhösen Allgemeinerkrankung

zu den sicheren Vorboten. Das **diabetische Koma** wird durch Azidose mit Erbrechen, Bauchschmerzen, hochroten Wangen und Azetongeruch der Atemluft eingeleitet. In der Müdigkeit erlahmen Interesse und Aufmerksamkeit. Die Mimik wird langsamer, der Blick starr. Auffällig ist die Wasserverarmung der Gewebe: halonierte Augen, weiche Augäpfel, stehende Hautfalten, kleiner, weicher Puls.

Immer wieder macht die Abgrenzung vom **hypoglykämischen Schock** mit Bewußtlosigkeit (Unterzuckerung) Schwierigkeiten. Dieser unterscheidet sich aber vom diabetischen Koma (hoher Blutzuckerspiegel) durch psychotische Initialsymptome wie Angstgefühl, Verwirrtheit, hochgradige Unruhe, Unaufmerksamkeit, Unnahbarkeit und zähe Uneinsichtigkeit; ferner durch Schweißaustritt, Zittern und Krämpfe. In einer Frühphase kann Heißhunger noch zur nötigen Nahrungsaufnahme anspornen.

In Anfallsbildern

Komplexe Handlungen, die in Verwirrtheitszuständen hintereinander herlaufen, können als Einzelereignis, als *Anfall*, besonders eindrucksvoll sein. Dies um so mehr, wenn der Kranke zwischendurch voll ansprechbar ist.

Wie keine andere Epilepsieform spielt die **psychomotorische Epilepsie** auf der gesamten Klaviatur des Gehirninstrumentes. Konstantes Symptom im Anfall ist allein die *Dämmerattacke*, eine Einengung und Herabsetzung des Bewußtseins. Die Bewußtseinstrübung beginnt nicht abrupt wie eine Absence. Mit Ende des Anfalls hellen die Kranken nur langsam wieder auf. Die anderen Erscheinungen, Auren verschiedenen

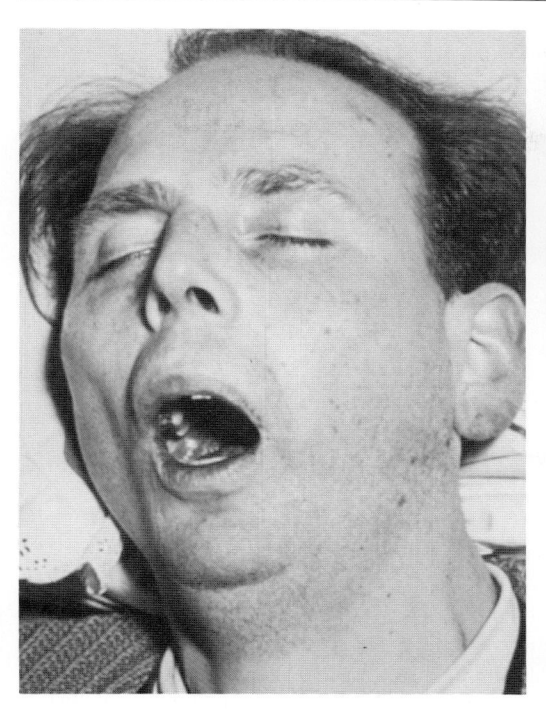

Abb. 171 Schwerste Herzinsuffizienz, dekompensiertes chronisches Cor pulmonale bei ausgedehnter Brustfellverschwartung. Moribunder Kranker in stuporösem Zustand. Geschlossene Augen, aber noch weit geöffneter, Luft schöpfender Mund (aus Schmidt-Voigt 1958)

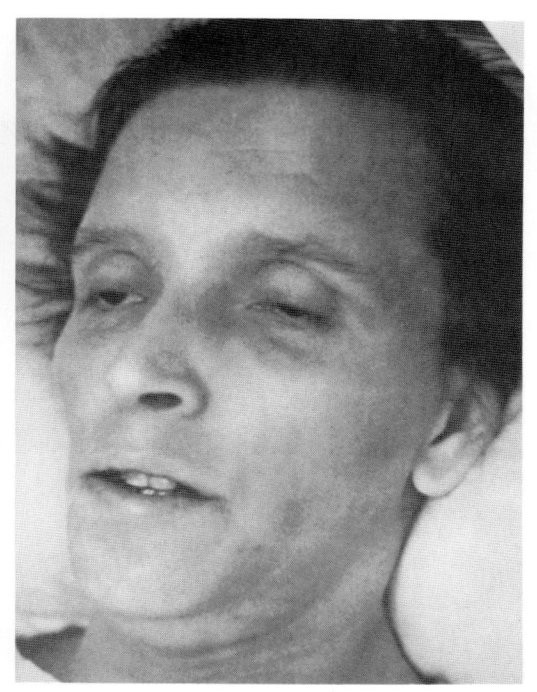

Abb. 172 Urämisches Koma durch doppelseitige chronische Nierenvereiterung. Noch wenige Stunden vor der Aufnahme konnte die Kranke klare Antworten geben, jetzt ist sie in den Zustand schwerster Benommenheit hinübergeglitten (aus Killian 1967)

Inhalts, motorische Abläufe und vegetative Symptome können fehlen. Die *Aura* kann zu Beginn von den Kranken geschildert werden,
– vegetativ als „seltsames Gefühl" im Bauch- oder Herzbereich,
– als ungewöhnliche Sinnesempfindung z. B. des Sehens oder Riechens oder
– als besonderer Bewußtseinsinhalt, als Halluzination oder illusionäre Verkennung von Dingen der Umwelt.

In der *Umdämmerung*, die dann folgt, können orale Automatismen erscheinen, die wir weiter oben als mastikatorische Anfälle zusammengefaßt haben (S. 153), oder andere komplexe Bewegungsbilder. Das Aufregendste sind dann *komplizierte Verhaltens- und Bewegungsmuster*, zu denen die Kranken aufgefordert werden und denen sie folgen: An- und Ausziehen, Weglaufen, Niederschreiben einschießender, unzusammenhängender Gedanken, uneinfühlbare Affektbilder wie Lachen, Weinen, Angst oder Wut, die in der Situationsverkennung auch zur Schädigung anderer Personen führen können (Abb. **173**).

In der **Aura** eines großen Anfalls (Grand mal) haben Epileptiker Gefühlsempfindungen, auf die sie sprachlich oder im Ausdrucksbild hinweisen (Ängstlichkeit, in sich gekehrtes Verhalten), eventuell auch vegetative Symptome wie Blässe und schnelle Atmung.

In ähnlicher Form gibt es im Ablauf der **Tollwutenzephalitis** Situationen, in denen die Kranken, ohne desorientiert zu sein, ihre Umgebung plötzlich angreifen und ihrerseits durch Bißverletzungen die Infektion weitergeben (Vivell u. Luthardt

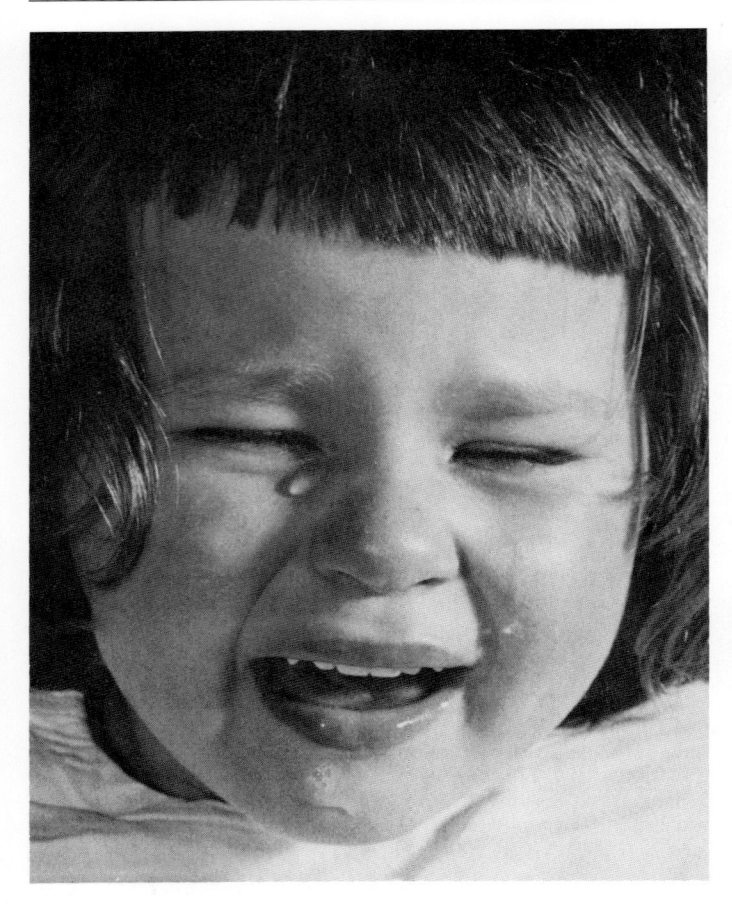

Abb. 173 Psychomotorischer Anfall. Obwohl das Kind den Fotografen gut kennt und sich zunächst in seiner distanzlos-freundlichen Art mit ihm unterhält, fällt es plötzlich in diesen Zustand ausgesprochen bitterlichen Weinens. Der ganze Körper ist von „Weinkrämpfen" geschüttelt. Verstärkter Speichelfluß. Defektheilung einer tuberkulösen Enzephalomeningitis. 3jähriges Mädchen

1984). Das Bild ist fast identisch mit bestimmten Reizeffekten bei W. R. Hess.

Eine **Absence** ist mit Bewußtseinspause gut zu umschreiben (Abb. **174**). Die Schulkinder (vor allem) halten in ihrer Tätigkeit plötzlich für 5–20 Sekunden inne, zeigen starren, nichtfixierenden Blick, schlaffe, „müde" Gesichtszüge und sind für diese Zeit nicht ansprechbar. Hinzu kommen manchmal leichte Zuckungen im Gesicht und im Halsbereich. Die laufende Tätigkeit kann mechanisch fortgeführt werden. Beim Schreiben zeigt sich die Störung dann mitunter in gestörter Schrift („Buchstabensalat") oder im unkorrekten Sinngehalt der Zeilen. Oft werden diese Anfälle wegen ihrer Kürze und Unauffälligkeit übersehen und als Unaufmerksamkeit fehlgedeutet. Serien von Absencen nennt man **Pyknolepsie**.

Bei der **Narkolepsie** handelt es sich offenbar um eine dienzephale Störung der Schlafsteuerung. Mehrmals täglich oder auch nur einige Male im Jahr fallen die Kranken – meist ohne Vorboten – in einen kurzdauernden Schlafzustand von 5–15 Minuten, der sich vom Normalschlaf nicht unterscheidet und durch Wecken unterbrochen werden kann. Pathologisch ist die Situation. Die Kranken wachen erfrischt auf und setzen ihre Tätigkeit fort. In diesem Bild ist man wiederum an die Zwischenhirnreizeffekte bei Katzen (W. R. Hess) erinnert. Der plötzlich einsetzende Schlaffheitszustand (*Tonusverlust*) kann ganz im Vordergrund stehen und ans Bild freudiger Erregung gekoppelt sein. So spricht man vom *Lachschlag*. Auch Kitzeln kann dies offenbar auslösen. Aber auch andere Affekte wie Schreck, Ärger und Wut stehen am Anfang.

Anfallsbilder 173

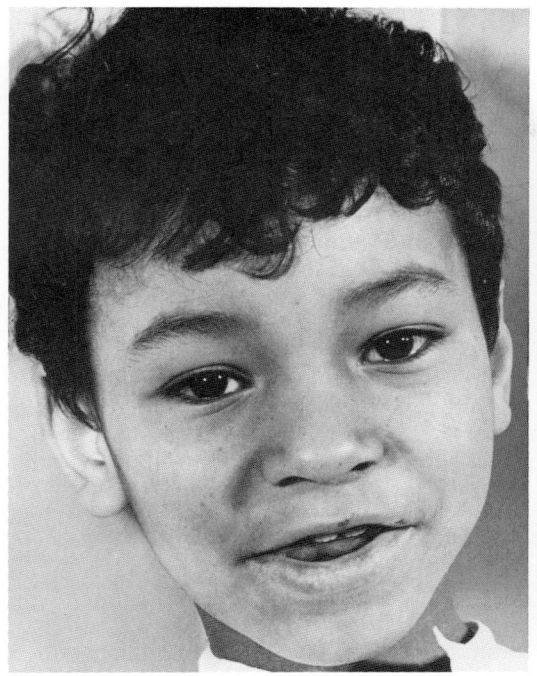

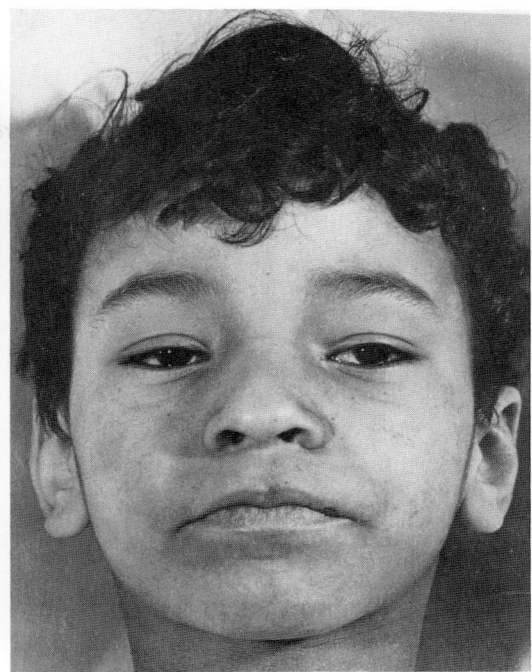

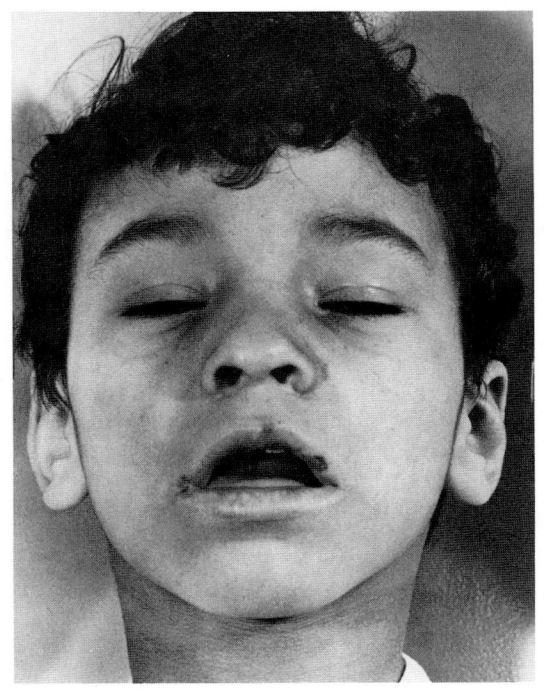

Abb. **174 Absence. a** Klares Bewußtsein, dann plötzlich Bewußtseinsverlust von 10 s Dauer. **b** Schlaffes Gesicht. **c** Leichtes Kippen nach hinten (Retropulsion)

Das **Schlafapnoesyndrom, Pickwikkier-Syndrom** hat große Ähnlichkeit, wenn nicht Identität mit Narkolepsie, mit dem Zusatz, daß diese Kranken extrem fettleibig sind (wie die Romanfigur des Dieners Joe in Charles Dickens' „Die Pickwickier", 1837). Mehrfach am Tag geraten sie in einen Zustand der Somnolenz, sie atmen nur periodisch mit Pausen von 10–15 Sekunden Dauer.

Im Delir

Im Delir kommt es zu jenem bunten Erscheinungsbild, das auf S. 164 skizziert wurde. Das **Fieberdelir** hat inhaltlich viel gemeinsam mit den *Fieberphantastereien*, die man vor allem bei kleinen Kindern, die schnell zu hohem Fieber neigen, beobachten kann.

Alle deliranten Kranken sind bewußtseinsgetrübt, verwirrt, desorientiert hinsichtlich Personen, Ort und Zeit und leicht suggestibel. Sie bieten ein Bild körperlicher Unruhe und geistiger Fahrigkeit. An den Bewegungen der Hände hat Hippokrates (in seinen „Prognosen") anschaulich gemacht, was sich in diesen Kranken tut: Wenn die Hände „in akuten Fiebern, bei Lungenentzündung, Rippenfellentzündung und bei Kopfschmerzen sich vor dem Gesicht herumbewegen, im Leeren etwas zu erhaschen suchen, Flocken von den Kleidern abzupfen. Fäserchen sammeln und Spreu von den Wänden abzureißen versuchen, so ist das alles schlimm und auf den Tod gefährlich". Im Gespräch halten diese Kranken keine kontinuierliche Linie. Überempfindlich werden akustische und optische Eindrücke wahrgenommen. Ängstliche Trauminhalte führen zu schreckhaften Reaktionen. Personenverkennungen können im Gespräch nur mühsam korrigiert werden. Vieles, was durch den Kopf der Kranken geht, ist in Feinheiten uneinfühlbar, wenn auch aus dem Ausdrucksbild meist grob verständlich. Die Halluzinationen, soweit man sie inhaltlich durchschauen kann, werden oft von den Alltagsproblemen geprägt. Sie können sich zu bedrohlich ausgestalteten Inhalten auftürmen. Andererseits bevölkern sie oft viele kleine Figuren oder Tiere, auf die die Kranken irritiert reagieren.

Das **Alkoholdelir** erscheint nach meist langjährigem Alkoholmißbrauch, mitunter akut ausgelöst bei einer Infektionskrankheit oder im Entzug.

In einer „anderen Welt"

Mit dem **Rett-Syndrom** hat die Kinderheilkunde ein Krankheitsbild, in dem man das „Leben in einer anderen Welt", fremd und uneinfühlbar für den Beobachter, erfahren kann (Abb. **175**). Staehelin (1944) hat dieses Syndrom, das Rett 1966 beschrieb, offenbar bei einem dreijährigen Mädchen beobachtet. Am auffälligsten ist ihm das Gesicht: „... der eigentümliche, bald leere, bald verzückte, die Außenwelt nicht oder kaum beachtende Gesichtsausdruck der Patientin, das stundenlang anhaltende Drehen von Gegenständen, das affektlose Lachen oder Weinen, das Starren an die Decke und das Lauschen, welches das Bestehen von optischen Illusionen oder Halluzinationen wahrscheinlich macht." Die Kinder fallen durch Bewegungsstereotypien auf, indem sie einförmig in die Hände schlagen, die Finger ineinanderschlingen oder die Hände kneten. Ihre mangelnde Zuwendung, ihr eigentümlich uninteressierter Gesichtsausdruck – Hypomimie, kein Blickkontakt – lassen an die Kontaktverschlossenheit des autistischen Kindes denken. Von dessen typischen Formen trennen aber gerade diese mimische Armut, der schwere Schwachsinn sowie die Gangstörung und einige weitere neurologische Ausfälle ab. Ursache ist wahrscheinlich eine endogene Stoffwechselstörung (Glaser u. Mitarb. 1987).

Ähnliche Bilder gibt es bei **subakuten Enzephalitisformen** (als Beispiel die Leukoenzephalitis, S. 160).

Am Beginn einer **Sucht** steht, bewußt oder unbewußt, ein starkes, schließlich unbezähmbares Bedürfnis nach Selbstverwandlung (Staehelin 1960), nach Erweiterung des Horizontes unter neu belebenden Eindrücken, nach einer anderen Welt, die die gegebene, so wenig paradiesische ersetzt. Dies um so mehr, wenn gestörte Familien- und Umweltbeziehungen oder ein fades Gefühl eigener geistiger Stagnation die gegebene Welt mit Unlust und Ekel besetzt haben.

In einer „anderen Welt" 175

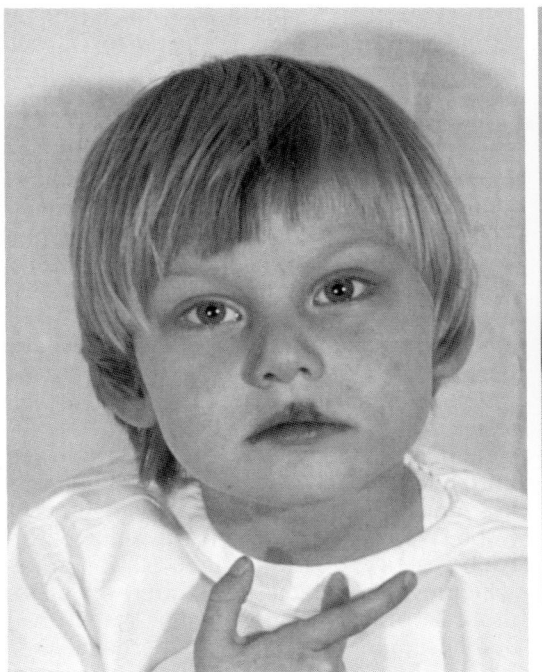

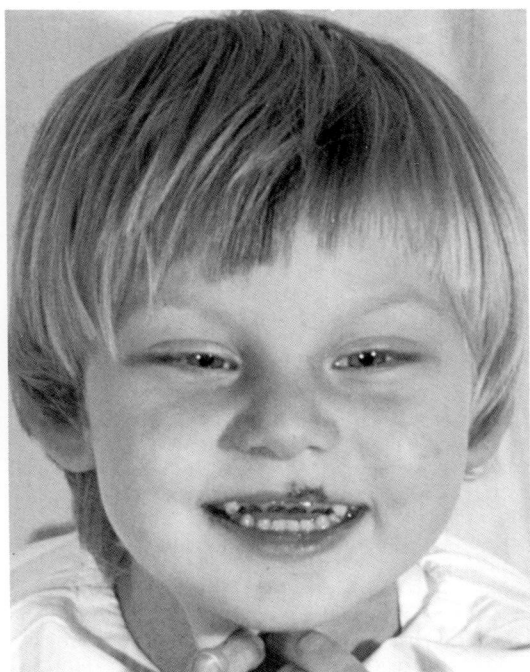

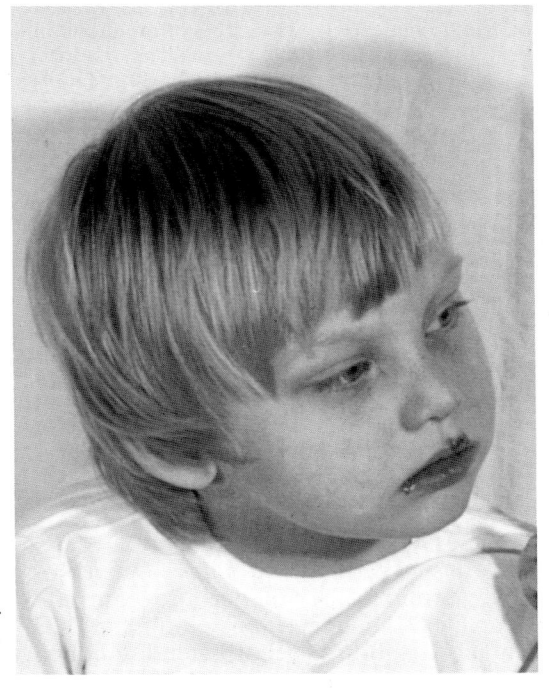

Abb. 175 **Rett-Syndrom.** Hochgradige Kontaktstörung. Eigenartige Bewegungsstereotypien. Schwachsinn. 3½jähriges Mädchen

Viel ist es schon, wenn man die Probleme, die einem im Nacken sitzen, vorübergehend vergessen kann durch *Alkohol* oder wenn *Psychopharmaka* sedativ und entspannend dazu verhelfen, die Dinge leichter zu nehmen.

Mehr an „Freiheit" bringen *Rauschmittel*, die für viele Menschen eine hohe Verführungswirkung haben. Kein Wunder, daß vor allem auch Künstler, vor allem Maler, nicht widerstehen konnten, sie zu erproben. Von Sigmund Freud weiß man, daß er viele Jahre mit Kokain experimentierte.

Cannabis (Haschisch, Marihuana) schenkt eine wohlig-gleichgültige Gelassenheit („high"), Heiterkeit, gesteigerte Kontaktfreudigkeit und erweitert die Phantasie. *Halluzinogene (LSD 25, Meskalin, Psilocybin)* bringen über die Haschischwirkung hinaus die Halluzinationen einer großartigen Welt der Bilder, Musik und Landschaften, in die das Ich hineinfließt, um dies alles zu sehen, zu hören, zu genießen, aber auch schmerzlichst zu erleiden in Gefühlen von Angst, Panik und Entsetzen (Horrortrip). Um dem zu entrinnen, kann es im Rausch zum Suizid kommen. Die reale Welt existiert nicht mehr, zumindest für diesen „Schuß" (Durchgangssyndrom) oder im chronischen Abusus der Süchtigkeit, die eine „Reise ohne Wiederkehr" erstrebt. Aus Probier- und Gelegenheitskonsum wird Sucht, Abhängigkeit, die jedes Mittel hemmungslos einsetzt, um weiterhin an „Stoff" heranzukommen.

In der Tendenz vieler Süchtigen zu „immer mehr" und „alles" werden auch Drogen des *Morphiumtyps, vor allem Heroin, und Kokain* eingesetzt *(Drogenkarriere)*.

Weitere zur Sucht führende Substanzen seien nur mit Stichwort angefügt: *Aufputschmittel* wie Captagon, *„Schlafmittel" und Tranquilizer, Schmerzmittel* wie Valoron, *Inhalationsgifte* („Schnüffler").

Diese abhängigen Menschen leben entweder äußerlich unauffällig im bürgerlichen Rahmen oder in Randgruppen der Gesellschaft, deren Status vom verschwendenden Wohlstand bis zur elendesten Armut reicht.

Was das *Ausdrucksbild unter Drogenwirkung* vermittelt, ist von der Drogenart und ihrer Dosis abhängig, teils einfühlbar, teils einfach das Bild psychotischer Fremdheit. Der mimische Ablauf erscheint in der ersten Zeit normal, erst später unter dem Persönlichkeitsabbau wird eine gewisse Disharmonie ablesbar.

Hört die Drogenwirkung nach einigen Stunden auf, treten die *Abstinenzerscheinungen* – mit Varianten bei den einzelnen Substanzen – mehr oder weniger quälend hervor: ängstliche Erregung, Depression, Schwindel, Herzklopfen, Schwitzen, Tremor, Schlafstörung. *Anhaltende Drogeneinwirkung* führt – wiederum abhängig von der Substanz – zum geistigen Abbau hinsichtlich Auffassung, Gedächtnis, Interessenkreis, zu Unbeständigkeit, Arbeitsunlust und Abnahme der körperlichen Kräfte; nur die Stoffbeschaffung wird energisch weiter betrieben.

Der **manische Mensch** macht im Geistigen das Bild einer unter vollem Dampf stehenden Lokomotive, die im Fahren dahinschlingert, als wären alle Schrauben locker und das Chassis übermäßig gefedert (Abb. **176**). Der Maniker ist in seinem Antrieb gesteigert und in seinen Aktionen beschleunigt, in seinen Aktivitäten oft chaotisch. Er braucht keinen Schlaf. Wie im Äußeren ist er im Inneren: Voll oberflächlicher Ideen, ohne „roten Faden" kommt er „vom Hundertsten ins Tausendste". Alles könnte oder kann er im Gegensatz zu allen anderen. Alles packt er an. Mit hoher geistiger Wendigkeit begegnet er hinterfragenden und warnenden Einwänden. In seiner heiteren, witzigen und mitunter auch mitreißenden Art kann er auch manches erreichen: Liebesbeziehungen, Firmengründungen, Kredite, Freundschaftshilfen. Durch seine Unzuverlässigkeit, Arroganz, Skrupellosigkeit, Zornneigung und mangelhafte Gefühlstiefe stößt er ab. Dieser unverwüstlichen Leichtigkeit und der sprunghaften Bewegtheit entspricht der Gesichtsausdruck. Was er bietet, ist qualitativ einfühlbar, aber quantitativ in keiner Weise nachvollziehbar.

Eine weitgetriebene Ausprägung der Manie ist leicht zu diagnostizieren. *In leichten Fällen* fällt es aber schwer, das schon Krankhafte z. B. am freundlich-heiteren, witzigen Kollegen zu erfassen, sind doch die Übergänge zum noch Normalen fließend. Erst im Nachhinein weiß man dann zu sagen, was damals schon krankhaft war. Eine Therapie ist mangels Einsicht beim Kranken außerordentlich schwierig. Dies macht auch fast unmöglich, ihn vor den Auswirkungen seiner hybriden Pläne und

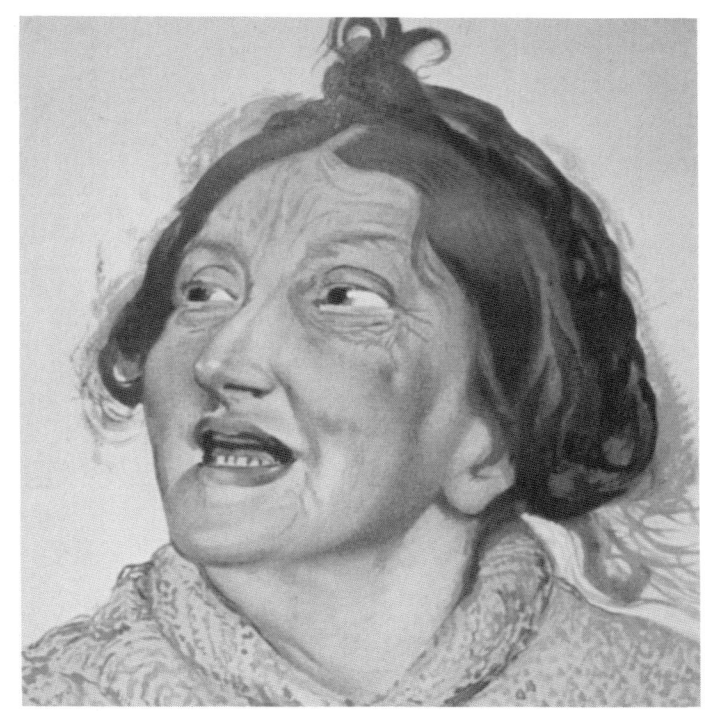

Abb. **176 Manie.** Patientin, „deren Gesicht eine ungestüme Heiterkeit und starke Erregtheit ausdrückt ... Im beginnenden Klimakterium mußte sie wegen eines schweren Erregungsanfalls nach Morningside* gebracht werden ... Nachts steigerte sich die Erregtheit zur Gewalttätigkeit – lachend und schimpfend lief oder tanzte sie auf dem Korridor umher, mit den Fäusten gegen die Türen der Nachbarzellen trommelnd" (aus Bramwell 1891).
* Psychiatrisches Krankenhaus

Entscheidungen zu bewahren, bis er durch den Mißerfolg selbst (und oft auch die Familie) in größte Not kommt. Dann stürzt er in eine möglicherweise lebensgefährliche Depression mit Suizidgefahr.

Das totale Gegenstück dazu ist der **psychotisch schwer depressive Mensch**. Er zeigt eine zwischen ihm und seiner Umgebung unüberbrückbare Differenz hinsichtlich seines von ihm empfundenen, in Mimik und Haltung dargestellten Leidensdrucks und einer objektiv nachvollziehbaren Leidensbegründung.

Die *reaktive Depression*, in der Ursache, Affekt und Ausdruck in Äquivalenzbeziehung stehen, bleibt hier außer Betracht (S. 184ff).

Der depressive Kranke ist von Erlebnissen steuerbar, aber er erlebt einfach alles nur schmerzlich. Häufig kommen Angstgefühle auf, die er auch ins Herz lokalisiert. Der Denk- und Sprechrahmen erscheint eng. Ein Gedankengang wirkt im allgemeinen verlangsamt und mühsam, das Entschlußvermögen höchst gebremst. Es ist ähnlich der körperlichen Bewegungshemmung, die diese Kranken mit ihren Gliedern „schwer wie Blei" bieten. Nur darin, wie sie ihr Unglück schildern, sind sie bewegt und beharrlich. Inhaltlich sind es oft Wahnideen, die realistisch nicht nachvollziehbar sind. Für diese Kranken sind sie aber Wirklichkeit, die sie gegen die „unverständige" Umwelt verbissen verteidigen, um ihre Trauer zu begründen. Der mimische Ausdruck ist entsprechend schmerzlich, verzweifelt, manchmal ängstlich und mit diesen Inhalten nur wenig variabel. Das Gesicht kann sich zum Weinen verziehen, Schluchzen ist hörbar, aber Tränen bleiben aus. Die Haltung ist gebeugt, in sich zusammengekrochen (Abb. **177**).

Bei vielen Depressionen kann man die Diskrepanz zwischen einem verhältnismäßig leeren, kalten Gesichtsausdruck und den dramatischen, ihren Schmerz begründenden Gedankengängen nicht in Einklang bringen. Bei anderen erscheint aber eine offensichtlich erlebte Angst und Verzweiflung in den erschütternd verzerrten Zügen.

In der Gruppe der Affektpsychosen sind extreme Manie und Depression im **ma-**

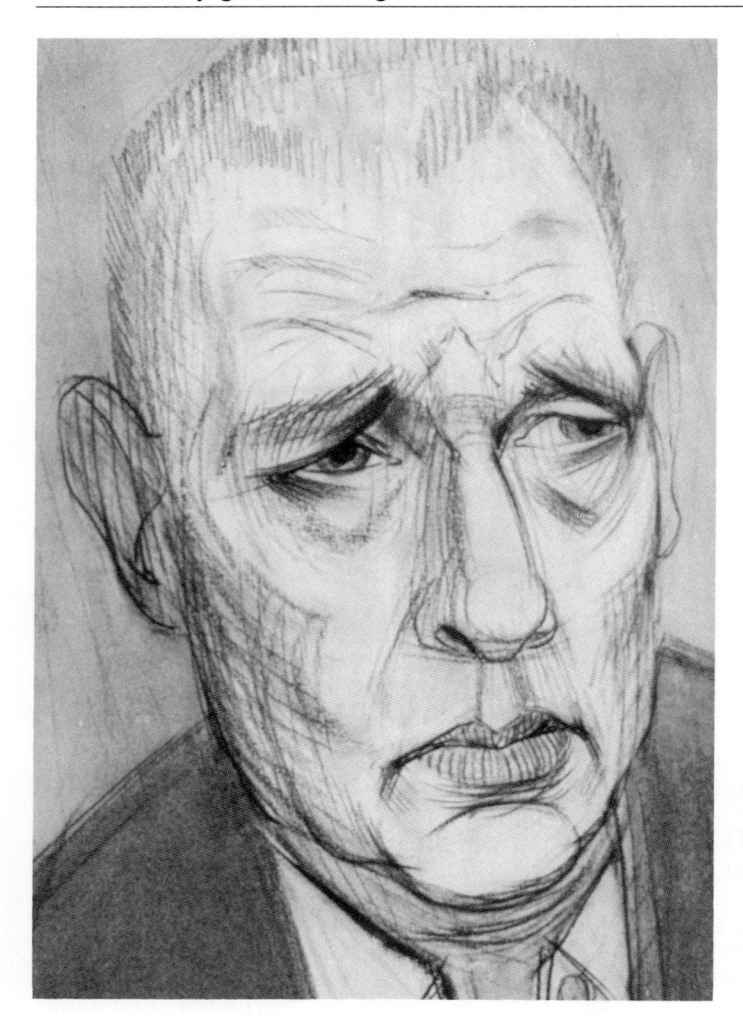

Abb. 177 Endogene Depression. Gealtertes Aussehen, niedergeschlagener, trauriger Gesichtsausdruck, schmerzlicher Blick. „Ich kann nicht mehr, alles ist verloren." Selbstbeschuldigungen, immer wieder die gleichen Gedanken, ohne Möglichkeit, im Gespräch auf andere Inhalte abzulenken (aus einer Thomae-Geigy-Broschüre)

nisch-depressiven Kranksein periodisch gegensätzlich verbunden: Phasen gehobener und depressiver Verstimmung, Ideenflucht und Denkhemmung, Betätigungsdrang und Willenshemmung.

Für das bizarre Krankheitsbild der **Schizophrenie** ein pathognomonisches Ausdrucksmerkmal zu finden, haben sich viele Psychiater in täglicher Anschauung bemüht, ohne Erfolg (Oppenheim 1884, Alber 1902, de Sanctis 1906, Jaspers 1913, Kirchhoff 1922, E. Kretschmer 1931, de Crinis 1942, Kirchhof 1960, Mall 1967, Srivastava u. Mandal 1990). Heiman u. Spoerri (1957) sahen „zerhackte Mimik" und gewisse Links-rechts-Unterschiede. Sie sprechen von mimischer Desintegrierung, analog dem Wesen dieser geistigen Störungen. Raulin (1900) hat dies offenbar in ähnlicher oder identischer Form bei der Melancholie gesehen (Expression dissociée). Von E. Bleuler wird berichtet, er habe die Diagnose Schizophrenie häufig nach einer gesonderten Betrachtung der oberen und unteren Gesichtspartien des Kranken gestellt, wobei er den einen Teil mit seiner Hand abdeckte (Kris 1977, Heimann 1979). Auch in der Bildlegende seines Lehrbuches (1966, S. 363) demonstriert er mit dieser Technik die Uneinheitlichkeit des Ausdrucks in beiden Gesichtsetagen, ohne damit aber aus dem Aspekt das entscheidende Diagnostikum zu machen. Übrigens gibt es diese Technik schon bei Oppenheim (1884). Kirchhoff (1922) kennt diese Differenz auch von der Bulbärparalyse und gelegentlich an Gesunden.

Immer wieder wird natürlich in der Literatur die mimische Starre bei vielen Schizophrenen hervorgehoben. Mall (1967) hat hervorragende Porträts von Geisteskranken publiziert und kommt für die Schizophrenen innerhalb der Mannigfaltigkeit zu folgenden Gruppen:
– bei der *Schizophreniegruppe der Hebephrenien und Katatonien:* sehr verspannte, unfrohe, erstarrt roboterartig seelenlose, in anderen Fällen völlig ratlose, verblasene, infantile leere Gesichtszüge (Abb. **178**);
– bei *paranoiden Schizophrenien:* ein stechender, kalter, mißtrauischer und hintergründiger Blick, ein verpreßter Mund (Abb. **179**);
– bei *allen Formen:* gelegentlich ein verträumter Gesichtsausdruck, „wahrscheinlich unter der Einwirkung von Wahnerlebnissen mit innerer Abwendung von den gegebenen Realitäten" (Abb. **224**, S. 221) oder ekstatischer Ausdruck „unter dem Einfluß optischer Halluzinationen" (Abb. **180**). Diese Reihe der Varianten wäre noch fortzusetzen.

Eingehend hat sich noch einmal Spoerri (1964) den schizophrenen Kranken gewidmet und vor allem auf den *Wechsel zwischen Maskenhaftigkeit und Natürlichkeit* hingewiesen, mit Akzent auf der einen oder anderen Seite im Einzelfall. Maskenhaft nennt er das Undurchdringliche, Leblose, den abrupten Wechsel und die insgesamt gegebene Gleichförmigkeit. Natürlich ist ihm die harmonisch fließende, warm und lebendig wirkende Mimik. Es zeigt sich also nicht wie beim Normalen ein situations-

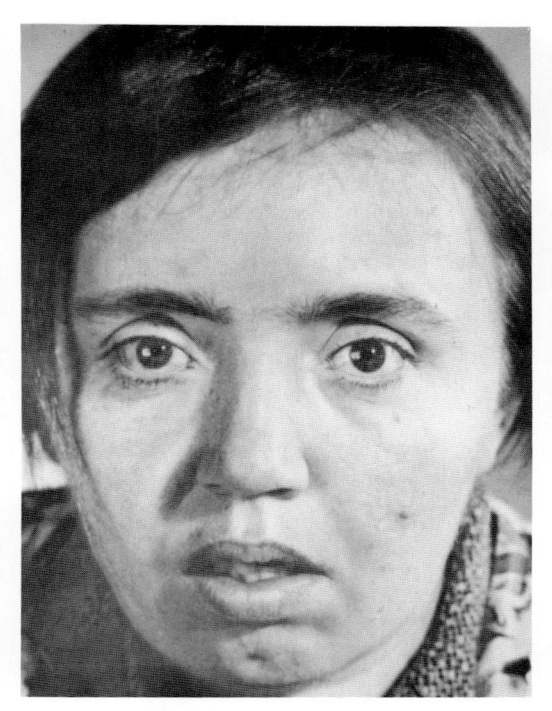

Abb. 178 Schizophrenie mit vorwiegend katatonstuporösem Verlauf. Völliger Tonusverlust der Mimik, stark verlangsamte Ausdrucksbewegungen, sprechträge. Die bewegungsarme, leere Mimik wirkt geradezu erschütternd, stumpf, teilnahmslos. 37jährige Frau (aus Mall 1967)

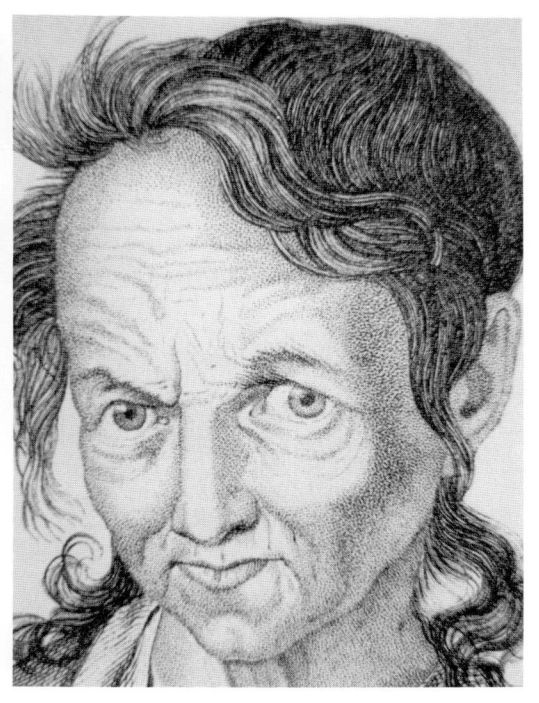

Abb. 179 Dämonomanie (aus Esquirol 1838)

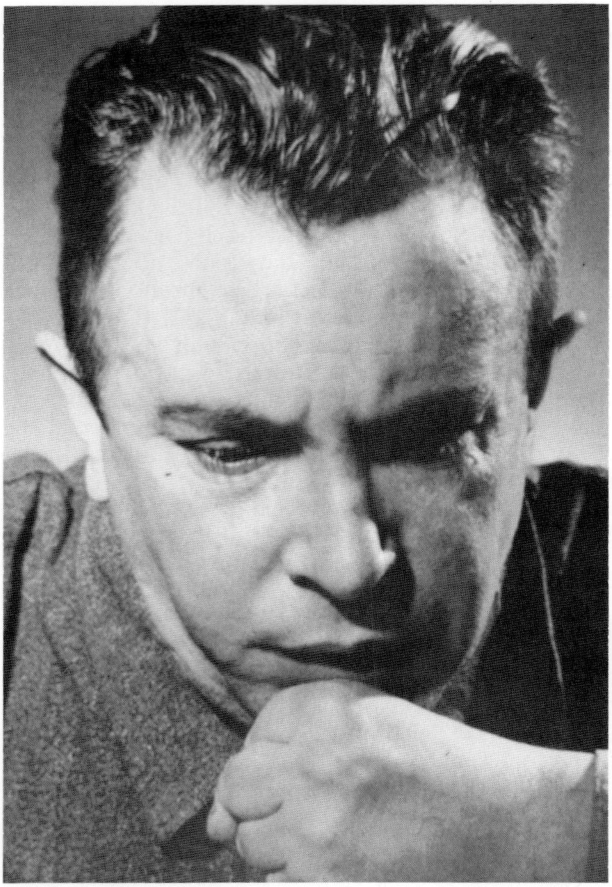

Abb. 180 Paranoid-halluzinatorische Schizophrenie. Typische Grundstellung des Kranken in seiner völligen Antriebsverarmung und stuporösen Erstarrung. Die Mimik ist schlaff, die Augen sind verhängt. Psychomotorische Unruhe. Halluzinationen. 38jähriger Mann (aus Mall 1967)

und erlebnisadäquater Wechsel des Ausdrucksbildes, sondern nur diese blockhafte Variation auf wenige Ausdrucksweisen, die wie in einer polaren Beziehung zueinander stehen. Dieser unergründliche Wechsel ist also etwas Typisches für die Schizophrenie. In diesen Ausdrucksphänomenen scheint sich ihm das Wesen einer typischen schizophrenen Seinsweise auszusprechen:
– das Verbergende und die Undurchdringlichkeit der Maske, die sich als Schranke zwischen dem Kranken und der Umwelt auftut und die der Kranke selber ist;
– diese Maske als etwas Peripheres, hinter der die Möglichkeit zum Natürlichen erhalten sein kann;
– die Verselbständigung und das nahezu mechanische Funktionieren des zur Maske Abgetrennten.

Manche Untersucher meinen sich festlegen zu sollen, im Ausdruck der Schizophrenie spiele der *„Verlust der echten Affekte"* eine nicht unerhebliche Rolle (Hufnagel u. Mitarb. 1991). Bei der Schizophrenie ist es ja sehr schwierig, wenn nicht unmöglich, mit einem Ausdrucksbild eine Emotion zu identifizieren. So spricht E. Bleuler (1966) davon, die Affekte hätten hier ihre Einheit verloren (*affektive Ambivalenz*). Es können Affekte konträr zum Auslösemotiv stehen, z. B. kann Grund zur Freude Trauer und Zorn auslösen (*Parathymie*). Und schließlich entspricht das Erleben nicht dem Ausdrucksbild, wenn jemand z. B. Freude empfindet, aber dabei jammert (*Paramimie*). Andererseits spricht der gleiche Autor davon, daß die Affektivität nur „versteckt" sei, die Krankheit das Affektleben per se nicht angreife, sondern nur funktionell an ihrem Auftreten hindere. Dies könnte mit unseren Definitionen (S. 61 ff) heißen, daß die Affektinitiatoren intakt, die Affektmotoren behindert sind. Aber kann es dann nach den Affekttheorien ein Affekt in vollem Wortsinn sein? Vorausgesetzt, diese Folgerung wäre richtig, wäre man wieder beim „Verlust der echten Affekte" angelangt.

Das Geheimnis des Gesichtsausdrucks bei der Schizophrenie *liegt im Geheimnis der seelischen Vorgänge* bei dieser Krankheit. Die Schwierigkeiten der Ausdrucksdeutung liegen in den Eigenheiten der Krankheit. Die zeitweise auftretenden, wahnhaften seelischen Bewegungen sind für den Kranken so zwingend, daß er sich offenbar introvertiert ihnen zuwenden muß. Dieses Nach-innen-Horchen drückt das Gesicht oft aus in einem atemlosen Hinstarren auf einen Punkt. Vieles am Objekt in seiner Verzerrung und Bedeutung ist ihm rätselhaft oder sogar bedrohlich fremd. Es verunsichert ihn in höchstem Maße. Er kann nicht entrinnen und es prägt ihn, weil es für ihn geltende Wirklichkeit ist. Es macht ihn zumindest zunächst ratlos, wie er alles einzuordnen und zu artikulieren hat. Es belastet sein Verhältnis zur Umwelt. Es entzweit ihn mit Personen, die aktive Positionen in der Wahnwelt haben. Diese für den Kranken reale Welt wird von anderen so nicht akzeptiert. Seine Welt und die eigene Person in ihr daher gegenüber „außen" abzuschotten, kann Versuch einer Bewältigung sein. Sein Gesichtsausdruck wird zu einer undurchlässigen Maske. In anderer Situation kann aber das krankhafte Erlebnis ausdrucksecht nach außen gelangen.

Was die *Inhalte der Wahnideen und die Wahnverarbeitung* betrifft, so sind auch hier Zeitströmungen wirksam. Orelli (1954) und Agresti (1959) fanden unter den Wahnideen gegenüber früher eine Abnahme der Themen Versündigung, Schuld und Religiosität, dagegen eine Zunahme bei den Themen Hypochondrie, Insuffizienz, Verfolgung und bedrängende Beeinflussung.

Der Kranke steht nicht nur in der Irritation eines ihm von außen Aufgezwungenen, des Verzerrten und Bedrohlichen des Wahrgenommenen (*Derealisation*). Er ist sich selbst fremd geworden, während er die Dinge verarbeitet (*Depersonalisation*). Er empfindet, sein Wille habe sich verändert, die Gedankenfreiheit sei behindert, die Empfindungen für alles anders. Sogar der eigene Körper kommt ihm verzerrt und verstümmelt vor. So klagt er, er müsse sein eigenes Ich suchen, er sei nicht mehr er selbst, sei versteinert, besessen, verzaubert, hypnotisiert, zum Automaten geworden, ferngelenkt (E. Bleuler 1966). Vertieft man sich in dieses Dickicht von krankhaften Wahrnehmungs-, Denk- und Empfindungsbedingungen, kann man die Desintegrierung von Innen und Außen bei der Schizophrenie verstehen. Der mitmenschliche Kontaktverlust bleibt aber über weite Strecken unüberwindbar.

Ausdrucksphänomene als Äquivalent seelischer Inhalte und Vorgänge

Die vielfältigen lokalen und nerval ausgelösten Störungen des Ausdrucksgeländes sollen nicht darüber hinwegtäuschen, daß das Gesicht des Kranken in der Regel den im physiologischen Ablauf gesteuerten Ausdruck der aktuellen seelischen Gegebenheiten von Stimmung, Aufmerksamkeit und Empfindung vermittelt. **Drei Gruppen echten Ausdrucks** sind zu unterscheiden:
– Die Krankheit trifft mit ihren Wirkungen auf die Formen und Normen des physiologischen Ausdrucks und inszeniert Ausdruckserscheinungen, die morphologisch und inhaltlich denen entsprechen, *die auch ein gesunder Organismus bietet*. Der Therapeut liest dann von Schmerz, Angst, Not, Besorgnis, von Unzufriedenheit und Gereiztheit, von Freude, Zuwendung und Ablehnung im Gesicht des Kranken.
– Der Krankheitsprozeß und die äußere Situation des Kranken *ändern den Grad der Ausdrucksgeneigtheit*. Enthemmte Darstellung der seelischen Gegebenheiten oder Verschlossenheit sind die Folgen.
– Der Krankheitsprozeß setzt an der somatisch-neuralen Grundlage des Bewußtseins mit seinen Einzelqualitäten an und beengt die Fülle und Differenziertheit seiner Inhalte. Er beschneidet somit die

intellektuelle Entfaltung, die Aufmerksamkeit und die Orientierung, was sich im Ausdrucksgelände unter dem Bilde *des Schwachsinns* kundgibt. Auch hier liegt echter Ausdruck einer seelischen Gegebenheit vor. Der Angriffspunkt befindet sich primär am somatischen Träger des Bewußtseins, woraus sekundär die entsprechende Affekt- und Ausdrucksgestaltung erfolgt – zum Unterschied von jenen im Zwischenhirn ansetzenden Störungen, bei denen die Ausdrucksmotoren von oder gleichzeitig mit den Affektinitiatoren erfaßt werden.

Kranksein – Befinden und Ausdruck

Um zu verstehen, was „mein Befinden" in der Krankheit ausmacht und sich ausdrucksbestimmend betätigt, muß man sich auch die **allgemeinen Auswirkungen einer Erkrankung** klarmachen.

Dies gilt *für den erwachsenen Kranken wie für das Kind*. Für das kranke Kind ist vieles noch einmal anders als für den kranken Erwachsenen, der sich das wirkliche Ausmaß und die Schwere der Erkrankung bis zu einem gewissen Grade klarmachen, das Unabänderliche der Bettruhe und der Krankenhausaufnahme beruhigend erklären und den Sinn der ärztlichen Eingriffe vernünftig akzeptieren kann.

Ein Kind gibt sich Fieber, Mattigkeit und Schmerz viel intensiver und hemmungsloser hin und erleidet dies alles. Ist die Erkrankung nicht allzu schwer, muß es sich doch in seinem natürlichen Bewegungsdrang, seiner Spiellust und Ungebundenheit stark eingeschränkt fühlen, den gewohnten Umgang mit Spielkameraden vermissen und die Monotonie der Bettruhe verstimmt empfinden. Aber auch dem Erwachsenen wird viel Geduld abverlangt, die nun dominierende Lebenssituation, die Ruhigstellung und dabei eventuell die Eintönigkeit zu ertragen („die Zimmerdecke kommt herunter"), sich beengenden Anweisungen zu fügen. Schmerz und Atemnot werden allemal verbissen oder klagend erlitten, Fieber mehr stoisch ertragen.

Ein Kind merkt aber oft *an einer anderen Einstellung*, die man ihm nun allgemein, vor allem von seiten der Mutter, entgegenbringt, daß die Krankheit auch **Vorteile** bringen kann. Ein Erwachsener kommt wohl seltener in dieses Gefühl, wenn ihm nun aus seiner Familie, falls er sie hat, eine besondere Besorgnis entgegenströmt. In einem erweiterten Sinne kann Krankheit auch zu einer erwünschten Entschuldigung werden, um Verpflichtungen zu entgehen und eine Begründung für eigenes Versagen zu haben. Abhängige setzen damit jene ins Unrecht, die sich zu wenig um sie gekümmert haben sollen. Ein vermeintlicher Gewinn aus der Krankheit geht bis ins *„Münchhausen-Syndrom"*: Herumziehende „Kranke" narren Ärzte und Krankenhäuser mit unzutreffenden Beschwerden.

Im **Arzt** mit seinen Attributen der Diagnostik und Therapie kommt eine zwiespältig erlebte Person auf den Kranken zu, die zunächst in der akuten Not ersehnt und begrüßt, in der Abgeschlagenheit der Krankheit auch ängstlich und ablehnend angesehen wird, dies vor allem von Kindern dann, wenn unkluge Eltern dem Arzt (und dem Krankenhaus) in ihrer Erziehung eine Schreckgespensterolle zugewiesen haben. Eine grundsätzlich positive Einstellung zum Arzt, etwa zum verläßlichen Helfer in der Krankheit, wie sie der Erwachsene haben kann, existiert im Kindesalter nicht. Sie wird durch den einzelnen Arzt jeweils erst geprägt und ist abhängig von der Art, wie dieser dem Kind gegenübertritt. Natürlich zeigt das ältere Kind wie auch der Erwachsene eine viel detailliertere Einstellung, insbesondere ein gestuftes Maß an Angst und Ängstlichkeit gegenüber Racheninspektion, Blutabnahme, diagnostischer Technik, Injektionen, Bestrahlungen und Operationen.

Schließlich ist Befinden in einer Krankheit und Einstellung zur Krankheit von der **Diagnose** und der ihr eingeschlossenen **Prognose** abhängig. Auf S. 140 sind wir schon kurz darauf eingegangen, wir wollen dies noch vertiefen. Plügge (1956) hat besonders einfühlsam jene Befindensänderungen in einem Kranken beschrieben, die sich bei anhaltend gleichem Befund aus der Gewichtigkeit der vom Arzt nun mitgeteilten Diagnose auf einmal ergeben. Ein Mann geht nur auf Wunsch seiner Frau mit „Erschöpfungsgefühl" zum Arzt. Dann entwickelt sich im Wissen und in der Auseinandersetzung mit der infausten Diagnose *Myelom* an ihm, in Haltung, Art der Bewegungen und Gesten, in der Müdigkeit und Trauer seines Blicks und aus der Beschaffenheit der Haut, das Bild eines Schwerkranken – „*Verwandlung der Leiblichkeit*" unter dieser Last. Oder: Ein anderer Kranker, ein vielbeschäftigter Geschäftsmann, der als „gesunder Mensch" lebt und keinen Grund hat, sonderlich auf das Funktionieren seines Körpers zu achten. Forsch und selbstsicher kommt er mit „rheumatischen Schulterbeschwerden", die ihm lediglich lästig sind. Die wahre Diagnose *Angina pectoris* macht ihn zutiefst unsicher, bringt ein Gefühl der Unheimlichkeit, da er nun seinen Schmerz anders empfindet und erkennt, daß er „aus seinem Inneren", von „seinem Herzen", von „zentral" kommt.

Die einzelnen **Organe** Herz, Leber, Gehirn, Arm, Bein usw. haben in diesem Zusammenhang **eigene Wertigkeiten**, die in die Stimmungsänderungen, ins Ausmaß von Betroffenheit, Angst oder innerer Spannung einfließen (Siebeck 1949). Wie sehr aus bestimmten Krankheitswirkungen sich auch der **Umweltbezug** ändern muß, macht Plügge (1962) an einem Patienten nach Herzinfarkt klar. Sein neues Wahrnehmungsfeld ist vordergründig eine „Welt aus Steigungen und Stufen". Kein Wunder, daß das Interesse solcher Kranker an vielen anderen Dingen sich ändert, in der Regel verengt.

Nicht zuletzt greift die **Krankenhausaufnahme** tief ins Leben jeder Altersstufe ein. Nicht nur, daß damit den gegebenen Beschwerden offenbar ein besonderer Bewertungsgrad zukommt. Ein Kind wird von seinen vertrauten Angehörigen getrennt, die es auch als Säugling im Augenblick vermißt. Das größere ist bei abruptem Kontaktabbruch verzweifelt und tief enttäuscht, daß dies alles mit Wissen, ja auf ausgesprochenen Wunsch der Eltern und dazu in einer Situation erhöhten Schutzverlangens und großer Liebesbedürftigkeit geschehen kann. Alte Kranke sind vielleicht glücklich, nun endlich gut versorgt zu sein. Kranke aller Altersgruppen fühlen sich in ein fremdes Milieu mit vielen unangenehmen Eigenschaften verpflanzt, die sich in einer **Intensivabteilung** kumulieren können. Hier erleiden die Kranken ein Maximum: krisenhafte Lebensbedrohung mit Ängsten und Schmerzen, Einsamkeit und weitgehende Absonderung von den Angehörigen, wie gerade auf dieser Station üblich; Ausgeliefertsein an Überwachungsgeräte mit ihrem eigenen kalten Takt, vorherrschende Sachlichkeit im therapeutischen Kampf ums Überleben. Einfühlend sie zu verstehen und ihnen helfend entgegenzukommen, ist die Forderung, die leider oft zu wenig erfüllt werden kann oder erfüllt wird. Der Preis, den man an die moderne Medizin für Gesundheit und Leben zahlt, ist hoch. Böcher (1987) hat zur Illustration zwei Bilder nebeneinander gestellt: einerseits die Biedermeieridylle eines Sterbezimmers mit pflegenden und weinenden Frauen; andererseits den heutigen Schwerkranken an Infusionen, Sauerstoffschläuchen und Überwachungsgeräten, in moderner Nüchternheit und Einsamkeit.

In „mein Befinden" eines Kranken strömt also Somatisches und Psychisches zu einer Einheit zusammen: der Krankheitsprozeß im Somatischen, die direkten psychischen Krankheitsauswirkungen, Umwelteinflüsse aus dem therapeutisch-medizinischen Bereich, Umweltreaktionen auf meine Erkrankung aus Familie und Arbeitsbereich, meine eigene Stellungnahme zur neuen Lebenssituation.

Das Befinden erfragt man vom Kranken, Verhalten sieht man. Engelhardt (1969) hat dies beim Atemnotsyndrom anschaulich gemacht, indem er folgendermaßen trennt:
– *psychisches Verhalten*: psychomotorische Unruhe, Erregtheit;
– *somatisches Verhalten*: Hyperventilation, Tachykardie;
– *Befinden*: Engegefühl, Luftnot, Angst.

Das charakteristische *Ausdrucksbild* der Atemnot ist sowohl am psychischen wie am somatischen Verhalten abzulesen.

Verlust der Unbekümmertheit und Fröhlichkeit bis Depression

Ein gesunder Mensch kann zufrieden in den Tag hineinleben, seine Pflichten erfüllen, sich seines Lebens freuen, „mit sich und der

Welt im Einklang". Die Krankheit stellt sich dem entgegen.

Unbekümmertheit und Fröhlichkeit gehören so sehr zum unbeschwerten Menschen, daß ihr Verlust sogleich bemerkt wird und dieser Zeitpunkt bei einer schleichend fortschreitenden Krankheit dann für den Krankheitsbeginn einen guten Hinweis liefert. Dieses **Ernstwerden** reicht von einer Unlust zu spielen oder etwas zu unternehmen, von einem Insichgekehrtsein bis zur Ausdrucksmonotonie mit depressiver Stimmungslage und Interessenverarmung, von leichter Ermüdbarkeit und allgemeiner Schlaffheit bis hin zur Apathie (Abb. **181** bis **183**).

Es ist eine recht brauchbare *Faustregel*, daß das psychisch bedingte Ernstwerden (außerhalb von Psychosen und neuropathischem Mutismus) nicht lange anhält, während das somatisch bedingte nur begrenzte Zeit zwischendurch zu verscheuchen ist (Mayr 1858).

Eine Erkrankung führt zum Verlust der Unbeschwertheit des Kindes oder des Erwachsenen, sobald sie die körperliche Leistungsfähigkeit einschränkt und ein Krankheitsgefühl erzeugt, oder auch, wenn in diesem Zusammenhang eine seelische Kränkung durch Sorgen, die man sich um einen Befund machen muß, entsteht. Das mimische Geschehen ist vermindert und verarmt, beschränkt in seiner Modulationsneigung, in schweren Fällen weitgehend auf einen traurig-entsagenden, depressiven Ausdruck eingeengt. Die hängenden Oberlider verkleinern die Augen. Der Mund ist schmal und oft konkav nach unten gebogen.

Kindern bringt allein schon die *Krankenhausaufnahme*, die sie von der familiären Nestwärme trennt, Verlustgefühl und

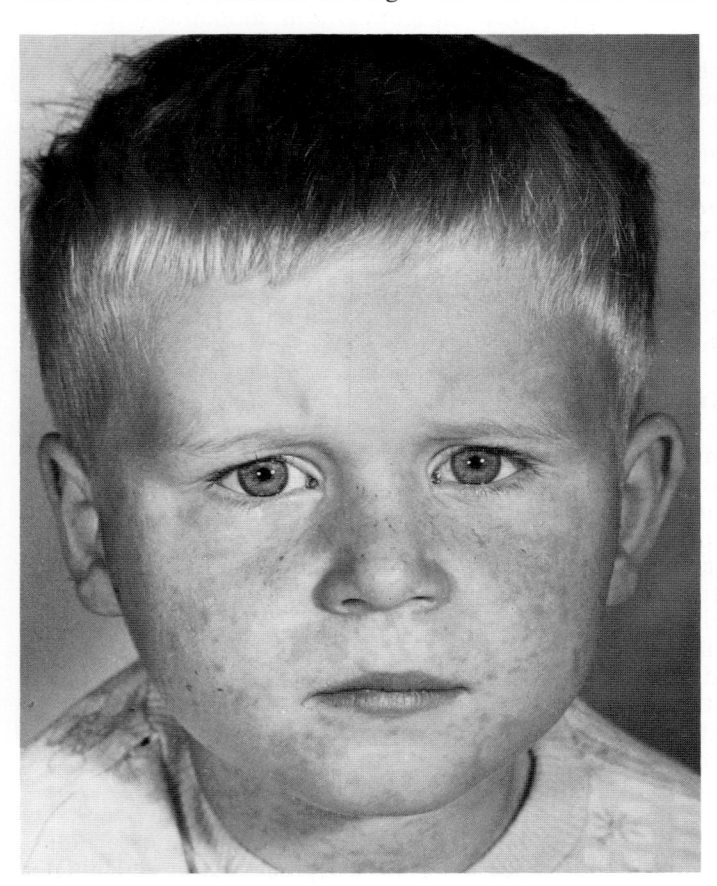

Abb. **181 Ernst gewordener Junge, erkrankt an Masern.** 4 Jahre alt

ängstliche Verstimmung. Ganz besonders irritiert, entwurzelt, wirken sie, wenn eine akute Schädigung (Verkehrsunfall, hochfieberhafter Infekt, Vergiftung, körperliche Mißhandlung, akuter sexueller Mißbrauch) eine stürmische Krankenhauseinweisung ohne vorbereitendes Gespräch, womöglich nachts und mit Blaulicht, notwendig macht. Kleine Kinder zeigen – so sie noch bei Kräften sind – ihre lautstarke Abwehr. Andere schließen sich verängstigt ab oder wirken passiv ergeben mit sehr beschränktem unmittelbarem Gefühlsausdruck, obwohl man nebenher erkennen kann, wie sehr sie in sichernder Aufmerksamkeit alles beobachten. Man kann dies besonders deutlich an Kindern sehen, die nach einer Mißhandlung ins Krankenhaus eingewiesen wurden (Abb. **184**).

Wenn sich die anfänglichen Bedenken zerstreut haben, auch Schwester und Arzt als akzeptabel erlebt sind, schließlich auch die Krankheitsauswirkungen zurückgehen, kann sich wieder Fröhlichkeit, zumindest ein Lächeln einstellen. Zuwendige Therapeuten und die Eltern nehmen dies erleichtert auf. Der Kinderarzt Goeppert schätzte dieses erste Lächeln der Genesung so hoch ein, daß er es als aufgehende Sonne auf der Krankenkurve zeichnen ließ (Loeschke 1951) (Abb. **185**).

Eines der häufigsten Symptome einer Erkrankung ist die **Appetitlosigkeit**. Der sehr bezeichnende Gesichtsausdruck kommt zustande, wenn man den in ihrer Abgeschlagenheit vermehrt reizbaren Kranken das Essen aufzwingen will: krause Stirn, zusammengekniffene Augen, gerader oder nach unten konkaver Mund mit unwillig vorgeschobener Unterlippe und hochgezogener Oberlippe.

Hohes Fieber, Erbrechen, Durchfälle und bestimmte Stoffwechselstörungen führen zu Wasserverlust bis zur Exsikkose. Der Trinktrieb wird ausgeprägter. Im **Durst** erscheint das bleiche Gesicht unruhig und gequält. Der Mund ist halb offen. Lippen und wie suchend vorgestreckte Zunge sind trocken. Die Kiefer vollführen leere Kaubewegungen. Die Nasolabialfalten treten scharf hervor. Die Nase wird spitz. Die großen Augen haben einen matten Glanz. Bietet man zu trinken an, will der im Bewußtsein

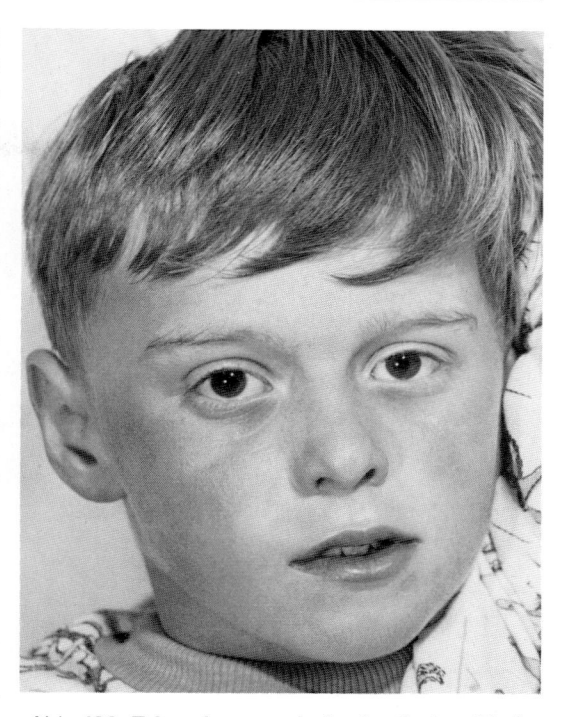

Abb. **182 Erbrechen und Azetonämie.** Starke Rötung der Haut, vor allem im Bereich der Wangen. Wenig bewegter Gesichtsausdruck. Apathische Starre. Fixierender, aber doch nicht „fester" Blick. Der Junge ist orientiert, aber nicht interessiert, kontaktfähig, aber ohne Neigung zur Kontaktaufnahme. 8 Jahre alt, im Beginn einer tuberkulösen Meningitis

klare Kranke in hastigen Zügen nehmen und sinkt dann, wenigstens für kurze Zeit, zufrieden und durch Anstrengung ermüdet zurück.

Die **Verdrießlichkeit** ist eine Reaktionsform, die immer auf einer erhöhten Reizbarkeit, oft auf der geschilderten Einschränkung der vitalen Kraft und vitalen Kompensationsfähigkeit für störende Einflüsse aufbaut. Die Ursachen sind sehr verschieden: unangenehme Forderungen der Umgebung, denen man nicht ausweichen kann (unerwünschte Untersuchungen), Hunger und Durst, Juckreiz, unzulängliche Pflegeleistungen, bei Säuglingen feuchte Windeln. Das Gesicht erscheint nun mit der faltenreichen Stirn, den enggestellten Lidspalten, den angehobenen Nasenflügeln und der gerafften Oberlippe, der langgestreckten

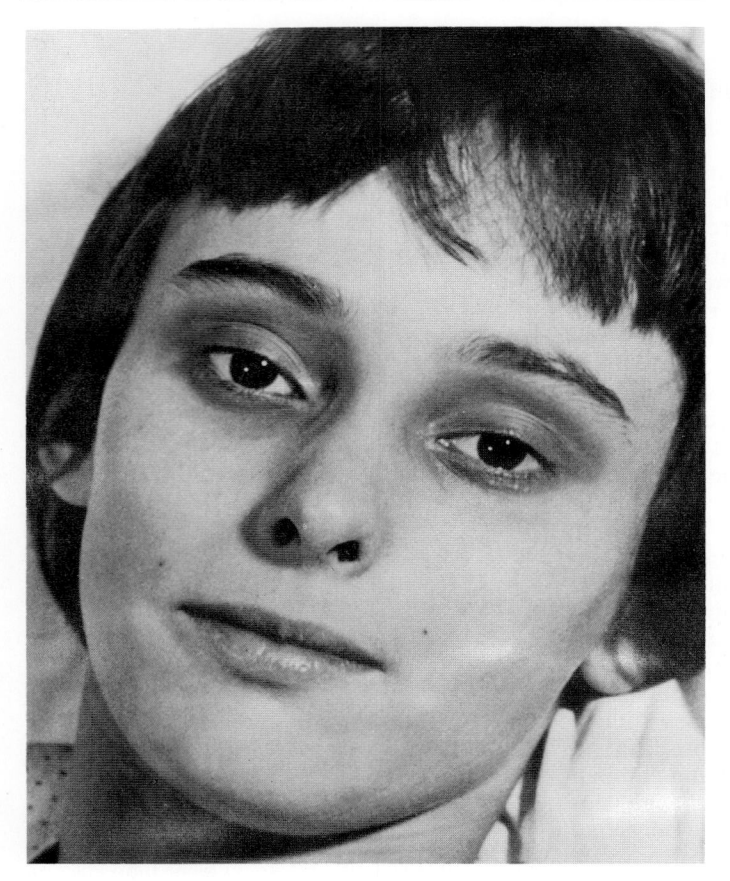

Abb. 183 Krankheitsgefühl aus Traurigkeit und Hinfälligkeit. Appetitlosigkeit, Gewichtsabnahme und gelegentliches Fieber als objektive Krankheitszeichen. Anorexia nervosa?

Nasolabialfurche und den hängenden Mundwinkeln vollends deprimiert, verärgert, unwillig und mürrisch (Abb. **186–189**).

Akute Ereignisse, Verlust nahestehender Personen und geistiger Werte wie der Freiheit und der Heimat, Verstümmelungen aus Unfällen, der Eintritt einer schweren Lähmung (Abb. **190**), die **Aufklärung über eine bösartige Erkrankung**, *treffen schockhaft auf einen unvorbereiteten Menschen*. Was jetzt geschieht, hat Bowlby (1972) für das plötzlich vereinsamte Kind beschrieben und E. Kübler-Ross (1974) an todkranken Erwachsenen erfahren. Erschütterung, Hilflosigkeit, etwas Unfaßbares fassen zu müssen, sind die ersten Reaktionen. Der Kranke nimmt erstarrt entgegen oder in panikartiger Bewegtheit. In einer zweiten Phase lehnt er sich gegen diese hoffnungslose Diagnose und Situation auf, die gerade ihn getroffen hat. Fragen, wie dies geschehen konnte, Vorwürfe gegen andere, Selbstkritik, Schuldvorwürfe wegen Behandlungsfehler oder Zeitverlust in der Diagnosefindung kennzeichnen die sogenannte Suchphase. Manches, was da vorgebracht wird, kann vom Arzt schnell entkräftigt werden. Vorwürfe pflegen sich aber lange zu halten und einzufressen. Auch die Frage nach der Sicherheit der fatalen Diagnose kann wiederholt und auch an andere Ärzte gestellt werden in der Hoffnung, von anderen eine Erklärung mit positiveren Zukunftsaussichten zu hören. Nach einer weiteren Phase der apathischen und depressiven Erduldung formiert sich Schritt um Schritt eine angepaßte Haltung. Dies bedeutet entweder, Hilfen tatkräftig zu suchen und anzunehmen oder sich vollends dem unabänderlichen Schicksal resignie-

Abb. 184 Körperliche Mißhandlung.
Ein 3jähriger Junge, dem noch der seelische Schock nach schwerer Mißhandlung im Gesicht steht, zwei Stunden nach der Klinikaufnahme. Zahlreiche Hautblutungen im Gesicht, auch am übrigen Körper. Das Kind liegt verschlossen, mißtrauisch, scheu und meist ohne freien Blick im Bett. Als Antwort auf Fragen nur kleinlaut „ja", der übrige Wortschatz ist verschüttet. Bei Berühren, passiven Bewegungen der Gliedmaßen und Umlagerungen im Bett weint es ablehnend und wegen der Schmerzen los. Der Junge wurde vom Pflegevater, der als jähzornig geschildert wird, wegen Einnässens und Einkotens mit dem Kochlöffel geschlagen. Offenbar auch starke Verwahrlosung des Kindes, da in der Klinik nach zwei Wochen tagsüber Sauberkeit zu erzielen ist und nach vier Wochen nur noch alle zwei Wochen einmal nächtlich Einnässen geschieht. Gerinnungssystem intakt.

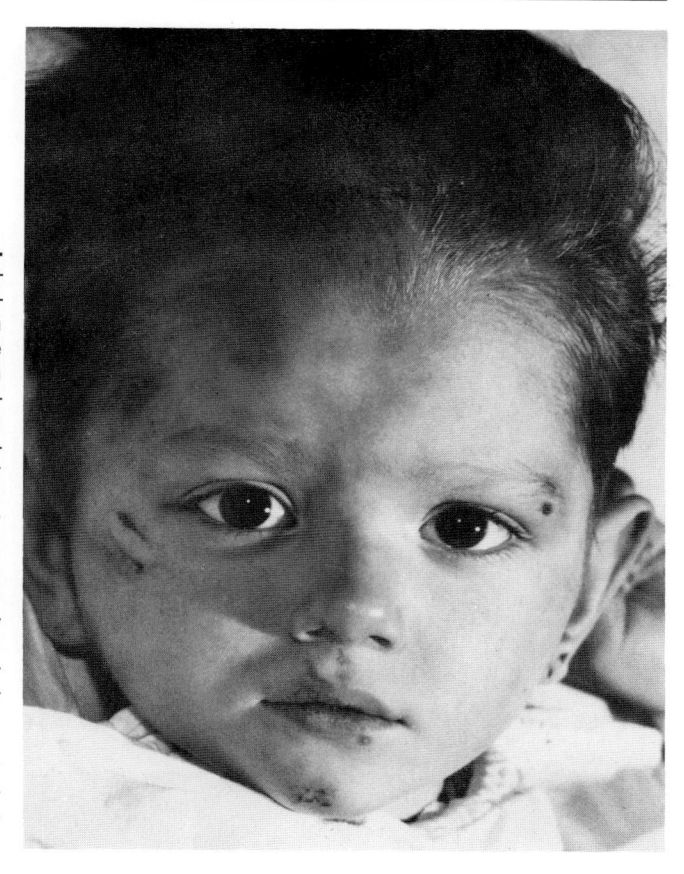

rend zu ergeben, sich fallen und treiben zu lassen. In dieser Apathie kreisen alle Gedanken um das Leiden. Dürers Kupferstich der „*Melancholia*" (1514) stellt es dar: der schwermütig sinnende Genius inmitten des ungenutzten Werkzeuges der Wissenschaften. Ein solcher beschwerlicher Weg geht über Tage, Wochen und Monate.

Einem anhaltend Deprimierten ist es aufgezwungen, sich aus seiner bisherigen Welt und seinem bisherigen Leben zurückzuziehen. Man sieht es an den AIDS-Kranken, wie aus Erschütterung Depression, in der Hoffnungslosigkeit schließlich demütige Ergebenheit ins Schicksal wird. Plügge (1956) beschrieb, wie Schwerkranke ihre Geborgenheit im Leben verlieren, wie blühende Menschen in dieser Depression und mit der Wirkung eines konsumierenden Prozesses (Malignom, chronische unheilbare Infektion, Altersabbau) vergehen. „Der Kranke verläßt allmählich, im Vollzug kaum bemerkbar, seinen Körper nach *innen*; er zieht sich zurück ... Der Leib ist diesem Kranken zutiefst uninteressant geworden, weil die Welt nichts mehr für ihn bedeutet. Natürlich kann der Körper ihn noch plagen, ja er ist ihm fast immer eine Last. Und zwar in dem Sinne, wie eine Hülle, die zu verlassen ich mich anschicke, eine Last, ein Ärgernis, eine Qual werden kann. Wenn der Blick für diese Vorgänge geschärft ist, sieht man, daß der Leib eines Todkranken wie ein abgetragener schäbiger Anzug an ihm herunterhängt. Nun erst können wir die morphologischen und funktionellen Einzelheiten an diesem todkranken Körper im richtigen Rahmen sehen. Das Fehlen des Glanzes der Haut entspricht der allmählichen Verwandlung des lebendigen

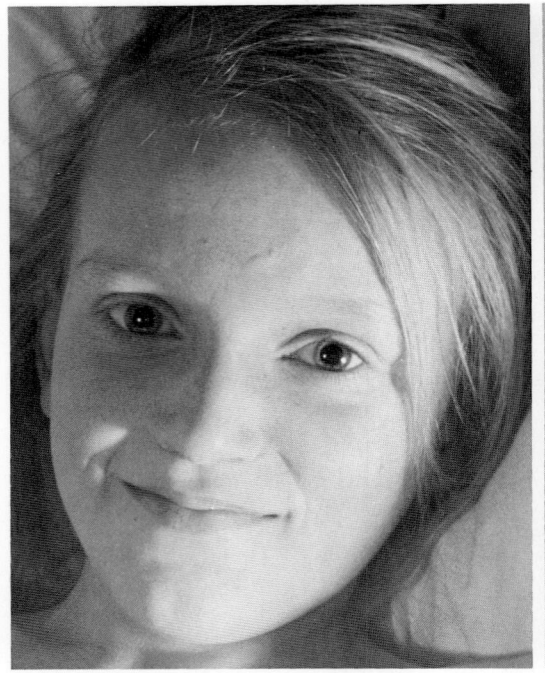

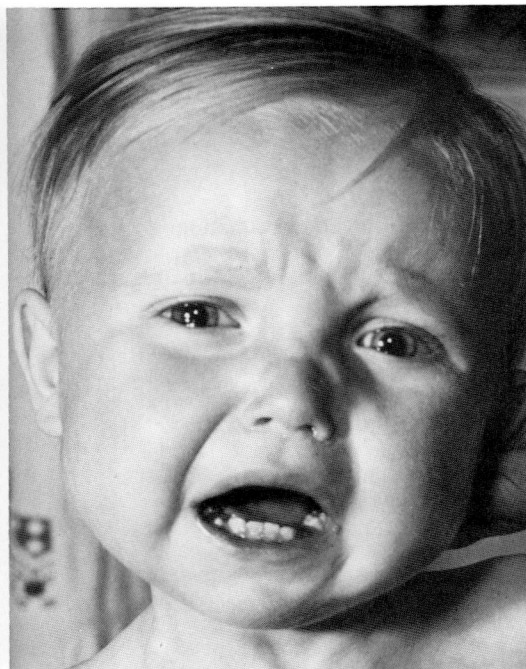

188 Ausdrucksphänomene als Äquivalent seelischer Inhalte

Abb. **185**

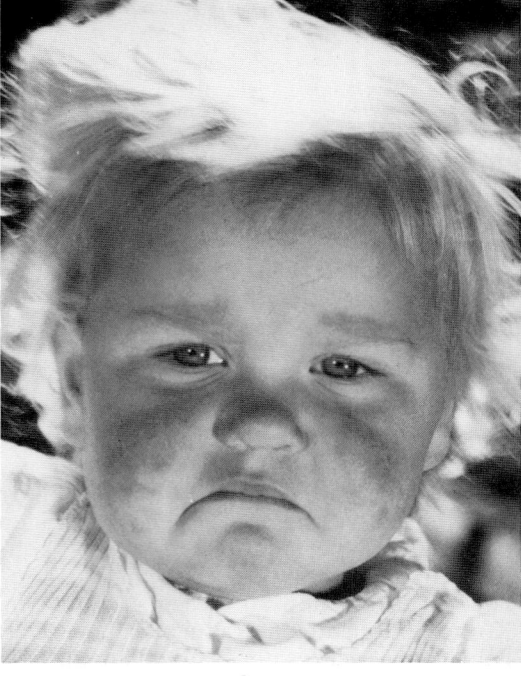

Abb. **186**

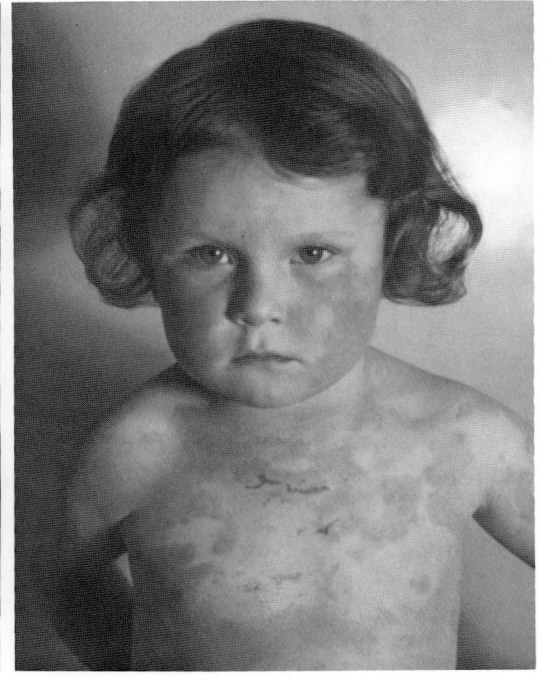

Abb. **187**

Abb. **188**

Verlust der Fröhlichkeit bis Depression 189

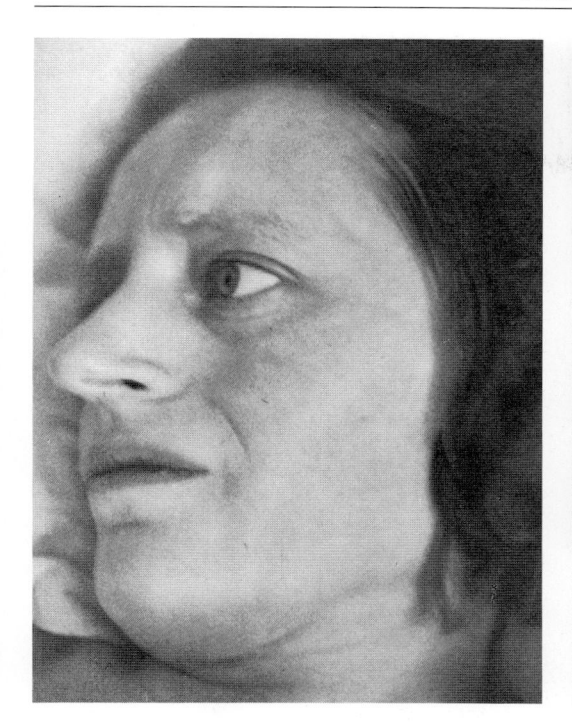

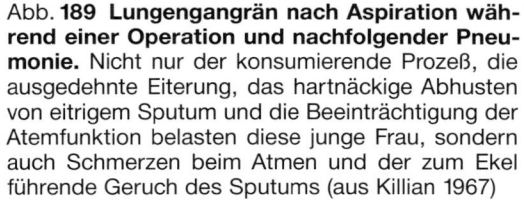

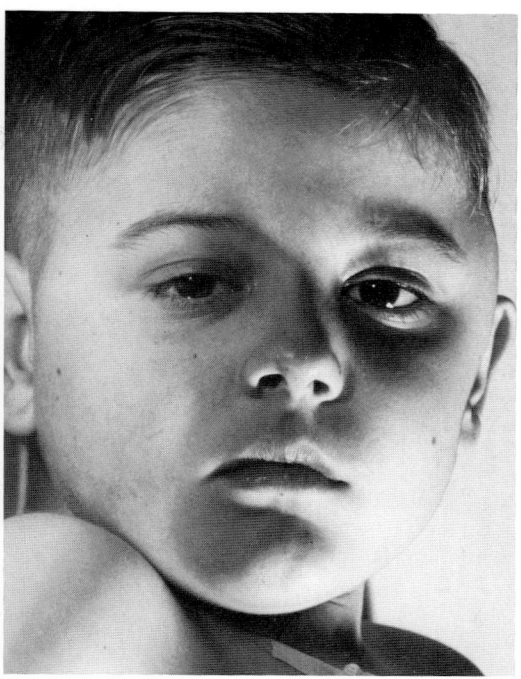

Abb. 189 Lungengangrän nach Aspiration während einer Operation und nachfolgender Pneumonie. Nicht nur der konsumierende Prozeß, die ausgedehnte Eiterung, das hartnäckige Abhusten von eitrigem Sputum und die Beeinträchtigung der Atemfunktion belasten diese junge Frau, sondern auch Schmerzen beim Atmen und der zum Ekel führende Geruch des Sputums (aus Killian 1967)

Abb. 190 Akute Querschnittlähmung bei akuter myeloischer Leukämie. Erstarrte ernste Fazies eines erschütterten, hilflos ausgelieferten und in dieser Haltung geduldigen 7jährigen Kindes. Drei Stunden vor der fotografischen Aufnahme führten Chlorome innerhalb des Wirbelkanals zu einem Querschnittsyndrom mit Lähmung aller Muskeln im Körperbereich unterhalb der Schulterblätter. Periostale Metastasen in der Schläfenbeingegend

◁
Abb. 185 Facies dolorosa letalis. Diese Bezeichnung scheint einen Widerspruch zu enthalten. Die Physiognomiker unter den alten Ärzten nannten jedes Gesicht mit dem Stempel schwerer Krankheit Facies dolorosa. Facies letalis: Man findet gerade bei Herzkranken sehr zufriedene Menschen, die glücklich sind, daß sie sich (bei Bettruhe) so wohl befinden. Das 11jährige Mädchen erkrankte vor 2½ Jahren an einer Endocarditis rheumatica, Defektheilung unter dem Bilde einer Mitralstenose und -insuffizienz. Sehr wechselndes Allgemeinbefinden. Kurzatmigkeit bei körperlicher Belastung. Wohlbefinden und ausgesprochene Zufriedenheit bei Bettruhe

Abb. 186 Mukoviszidose, zystische Pankreasfibrose. Stilles, weitgehend spiellustiges, bei kleinen Störungen mißmutiges und weinerlich reagierendes Kind. Dystrophie des Rumpfes und der Extremitäten bei noch gut ernährtem Kopf. Aufgetriebener Bauch. 2 Jahre alt.

Abb. 187 Kongenitaler Herzfehler, Trilogie nach Fallot. Blaulivide Verfärbung der mit Vasektasien versehenen Wangen und Lippen. Der einförmige Gesichtsausdruck mit tiefstehenden Augenlidern und hängenden Mundwinkeln kennzeichnet das Abgeschlagene, Müde und Freudlose dieser kindlichen Existenz. Leicht verstimmbar, dann weinerlich. Ruhedyspnoe, die beim Schreien und bei der Anstrengung zunimmt. 16 Monate altes Mädchen. Kind sitzt und steht, läuft aber noch nicht

Abb. 188 Juckreiz. Urtikarielles allergisches Exanthem mit Kratzeffekten. Ernst gebannter Gesichtsausdruck. Die rechte Hand ist zum Kratzen nach hinten verschwunden. Will man das Kratzen verhindern, reagiert das 3jährige Mädchen ärgerlich

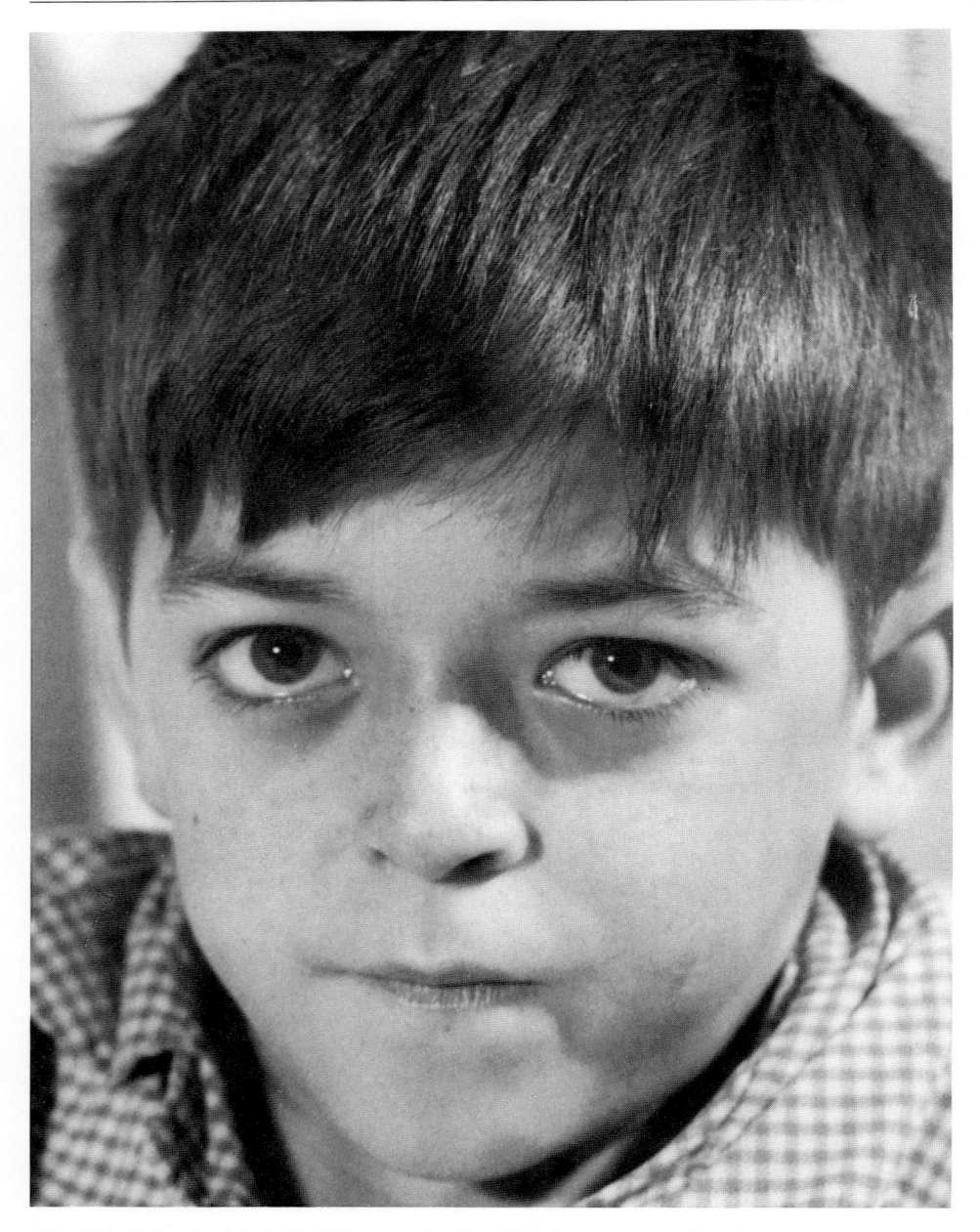

Ausdrucksphänomene als Äquivalent seelischer Inhalte

Abb. **191 Chronische myeloische Leukämie.** 10jähriger Junge. **a** Ernstes mimisch wenig bewegtes Gesicht. Introvertiertes Verhalten mit geringer Kontaktneigung und sehr zurückhaltendem Affektausdruck. Lange Monate erschwerter Diagnostik und belastender Therapie bei dennoch fortschreitender Krankheit liegen hinter ihm. Noch ist der Junge aber von der Krankheit nicht ganz beherrscht und beschäftigt sich spielend und lesend. **b** Ein Jahr später. Der belastende Krankheitsprozeß hat zu Abmagerung geführt. Im Gesicht hat sich die Hoffnungslosigkeit seiner Lage, trotz fortgesetzter und streckenweise etwas erfolgreicher Therapie, niedergeschlagen. Seine frühere Festigkeit ist Unsicherheit und Fahrigkeit gewichen. Er spricht wenig und bemüht sich auch nicht um ein Gespräch. Ein Spiel hält ihn nicht lange gefangen

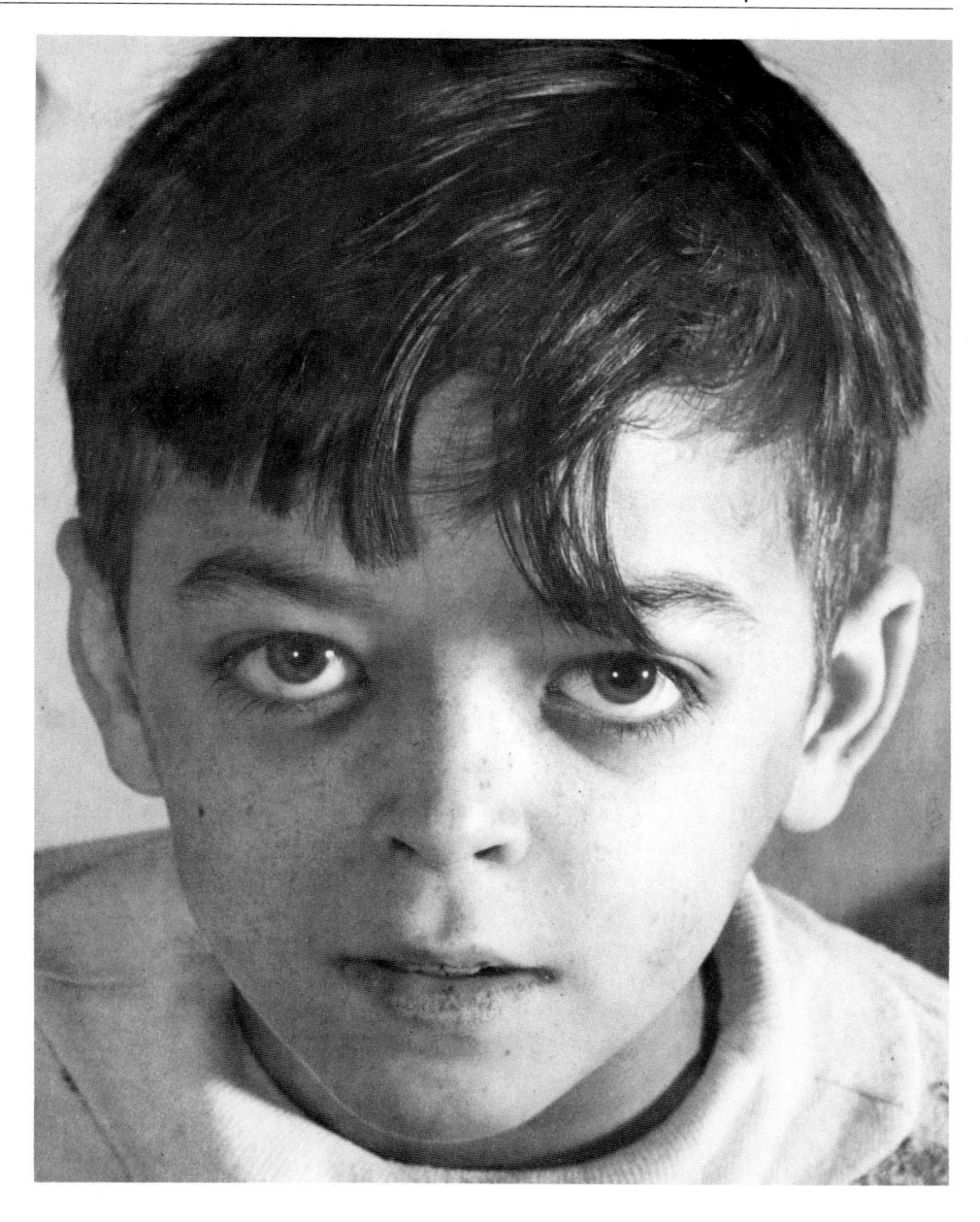

Leibes zur Hülle. Das Spannungslose der Muskulatur ist ein Zeichen dafür, daß hier der Mensch zunehmend Abstand nimmt, sich bewegend nach außen zu wenden. Der Verlust der Haltung zeugt davon, daß die Welt den Kranken immer weniger erreicht und beansprucht, immer weniger Haltung fordert und nötig macht. Das Verhaltene im Blick, das ein gewisses Unbeteiligtsein, eine Distanz bemerken läßt, ist verständlich nur im Rahmen des Neutralisierungsprozesses, der sich zwischen dem Kranken und seiner Welt abspielt" (Abb. **191, 192**).

Depression kann in ein Gewand gekleidet sein, das die richtige Diagnose zunächst verhindert (**larvierte Depression**). Andere Beschwerden, die leichter artikulierbar sind, vom Patienten als überzeugender angesehen oder von Angehörigen als markanter herausgestellt werden, leiten zunächst in die vertiefte Organdiagnostik. Beim Kind können Lernhemmung, Unsicherheit, manchmal auch Aggressionen, Geschwisterkonflikte, Stehlen und Verschwenden (um sich bei Freunden gut zu stellen) Auswirkungen einer Depression sein; diese geht auf Vernachlässigung, Verwaisung, Überforderung, auf die Heimsituation oder z. B. auf körperliche Mißgestalt zurück. Bei Erwachsenen wird eher von Energielosigkeit, Schlafstörungen, Nervosität gesprochen, bis man mit der Frage (Kielholz u. Mitarb. 1981) „Können Sie sich noch freuen?" auf den wahren Grund kommt: Partnerprobleme, finanzielle Schwierigkeiten, Berufskonflikte, soziale Konflikte im Altersheim u. a. (Abb. **193, 194**).

Schmerz

Der Schmerz ist „nicht nur die wichtigste Beschwerde, sondern auch das lehrreichste diagnostische Zeichen" (MacKenzie 1911). Ein Mensch, der unter Schmerzen leidet, hat einen anderen Körper und ist ein anderer Mensch. Im Schmerz kann er sich nicht als Handelnder, nur als Leidender empfinden. Für Sinneseindrücke sagen wir: *Ich sehe, ich* fühle usw. In der Schmerzwahrnehmung sagen wir: *Es* schmerzt mich im Bauch, im Bein usw. Ein Fremdes ist in uns angesprochen und beschrieben, mehr noch, das gefallene Organ, das Herz, der Magen als entfremdet empfunden. Meine Hand, mein Kopf tut *mir* weh. Was mir als Teil meines Ich gehörte, quält mich und bringt mich um die Macht über mich selbst. Das Erlebnisbild entwickelt sich gleichermaßen aus körperlichen wie aus seelischen Ursachen. Die Sprache faßt diese Gestalt des schweren Schmerzes überzeugend, wenn sie sagt, daß jemand „vor Schmerz vergeht", „innerlich zerrissen ist" oder „außer sich gerät vor Schmerz".

Das *Schmerzerlebnis* besteht aus zwei Elementen, aus einer Wahrnehmung und einer individuellen Reaktion darauf. Die *Schmerzempfindlichkeit* ist beim einzelnen Menschen sehr verschieden und nicht nur abhängig von der Schmerzursache, der Läsion, sondern auch von äußeren Umständen. Angst steigert den Schmerz. Strömendes Blut alarmiert. In der Einsamkeit der Nacht wird der Schmerz quälender empfunden. In Erregungszuständen wird die Schmerzempfindlichkeit nicht selten gedämpft. So kommt es, daß Kämpfende und Zornige bei Schlägereien auch schwere Verletzungen nicht empfinden, daß Menschen in Ekstase Wunden nicht spüren. Mit welcher Rücksichtslosigkeit in der Wahl der Mittel machen manchmal angstgequälte Geisteskranke ihrem Leben ein Ende. Bei einem Unfall pflegen Leichtverletzte ihre Schmerzen heftiger zu äußern und lauter zu schreien als Schwerverletzte. Der vegetative Schock dämpft bei diesen die Schmerzempfindung, so daß sie in ihrem Schmerz womöglich nur stöhnen oder überhaupt nur still leiden. Gesteigert leidet das sensible Kind und der hilflose, innerlich verunsicherte Erwachsene.

Der **Schmerzausdruck** wechselt mit dem Alter. Der Säugling und das Kleinkind schreien ihren Schmerz heraus („*Schreiweinen*"). Sie halten die Augen krampfhaft geschlossen, werfen quere und senkrechte Stirnfalten auf und stoßen durch den viereckig breit geöffneten Mund mit hochgezogener Oberlippe und der vorgeschobenen Unterlippe kurze, scharfe oder klägliche Laute aus (Abb. **195**). Bei älteren Kindern und beim Erwachsenen, und je älter um so mehr, erfährt dieser Ausdruck mannigfachen Wandel. Aus der stürmischen und

Schmerz 193

Abb. 192 **Ausgedehntes Magenkarzinom, weiterwachsend, inoperabel.** Hochgradige Kachexie. Killian (1967) schreibt dazu: „Man beachte, wie sehr sich ihre Willensstärke, ihre innere Haltung und Strenge im Bereich der Stirn und dem Gebiet des zusammengepreßten strichförmigen Mundes ausdrückt. Ihr Antlitz ist von Unduldsamkeit und Härte gegen andere und sich selber geprägt."

Abb. 193 **Erschöpfungsdepression.** Der Kranke, 40 Jahre alt, Bankangestellter, verheiratet, wirkt ausgesprochen traurig und apathisch. Schlaflosigkeit, Schwindel, Ohnmachtsgefühl, Gewichtsverlust. Im wenig bewegten Gesicht starrer und leerer Ausdruck. Bei der Befragung kommt nach langem Zögern als Antwort, er glaube, er sei den Anforderungen im Geschäft nicht mehr gewachsen, die Aufgaben seien über seine Kräfte gegangen, ein schwerer Fehler sei ihm unterlaufen. Von da an habe er sich nicht mehr zu helfen gewußt, dieses Verschulden verfolge ihn Tag und Nacht (aus einer Thomae-Geigy-Broschüre)

Abb. 194 **Reaktive Depression.** Störungen der Verdauung: Übelkeit, Erbrechen, Obstipation. Ferner Schlaflosigkeit und zeitweilig Angstzustände. Von ihrem Mann verlassen ohne triftigen Grund. Tod des einzigen Kindes. Entfernung der Gallenblase und des Wurmfortsatzes. „Alles ist sinnlos, ich bin zum Unglück verdammt!" (aus einer Thomae-Geigy-Broschüre)

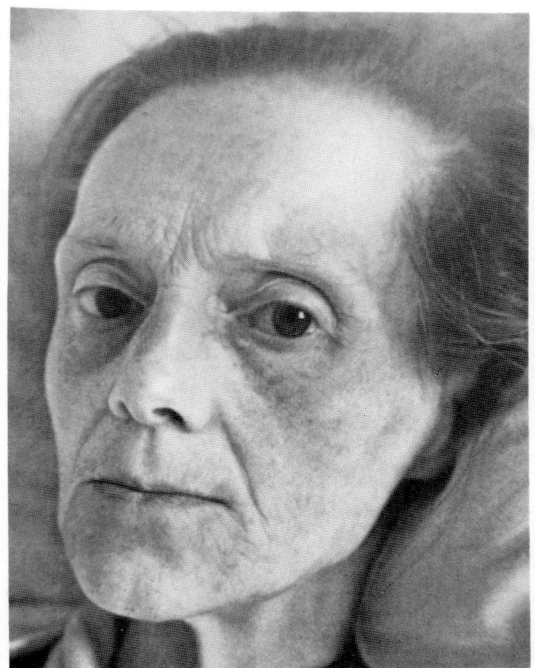

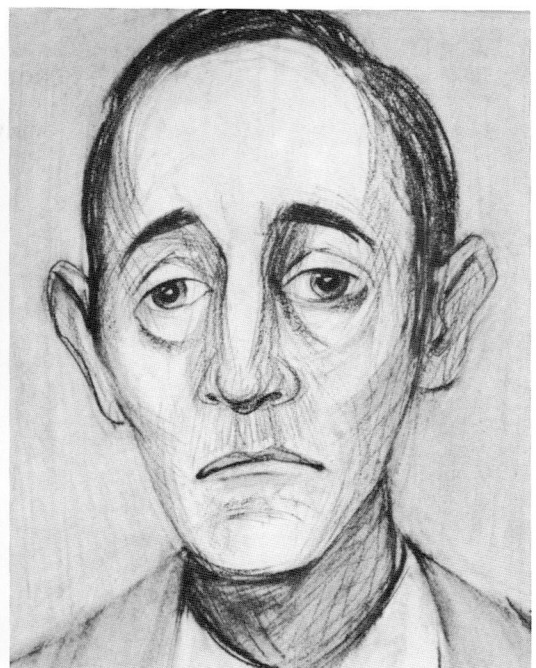

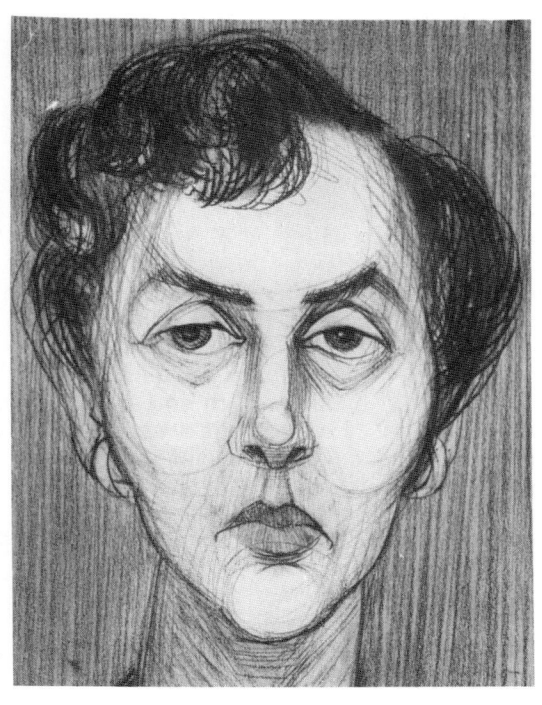

Abb. 193

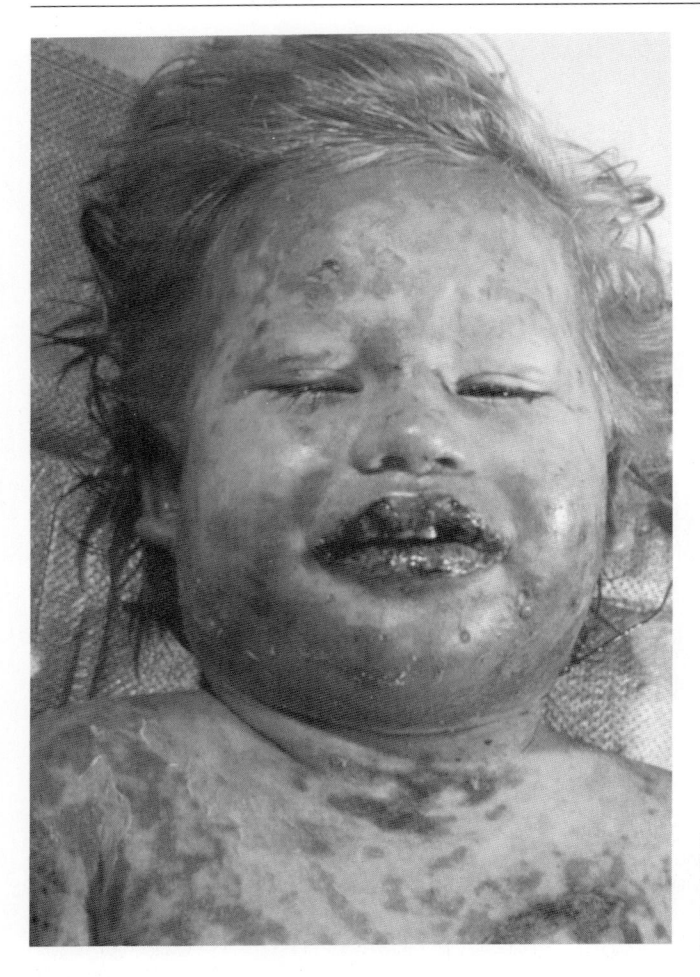

Abb. 195 Der herausgeschrieene Schmerz bei einem 11 Monate alten Mädchen mit toxischer Epidermolyse (Lyell-Syndrom). Am ganzen Körper löst sich die Haut in Fetzen ab

schonungslosen Hingabe an diese Empfindung wird ein *feingestufter Ausdruck*, zu dem sich der drängende Schmerz mit der instinktiven Bemühung mischt, diesen durch entsprechende körperliche Haltung in Grenzen zu bringen und zu vermindern. So bekommt der Schmerz auch eine etwas abweichende Zeichnung für verschiedene Körperregionen und verschiedene Ursachen, was für die Aspektdiagnose große Bedeutung hat. Nun zeigen sich starr blickende, anscheinend nicht fixierende, glänzende und tränenerfüllte Augen, der „festgehaltene Blick" (Baumgärtner), unter zusammengezogenen, schräg gestellten Augenbrauen und steile Falten über der Nasenwurzel (Abb. **196–198**).

Der Kopfschmerz führt darüber hinaus meist zu einem schmalen, festgeschlossenen Mund. Kleinere Kinder und sehr temperamentvoll reagierende Erwachsene werfen den Kopf oder den ganzen Körper unruhig hin und her, fahren mit den Händen nach der schmerzenden Stelle und reißen an den Haaren. Andere halten den Kopf eher still, die Halswirbelsäule steif (Abb. **199**). Die *Trigeminusneuralgie* kann zur völligen Zerrüttung des Kranken führen. Er ist am Ende seiner Kraft, dem Schmerz ganz ausgeliefert. Schmerz ist hier nicht mehr Zeichen eines kranken Organs, sondern Krankheit an sich, Schmerzkrankheit.

Der **Schluckschmerz** ist durch schmale, zusammengepreßte Lippen und Falten

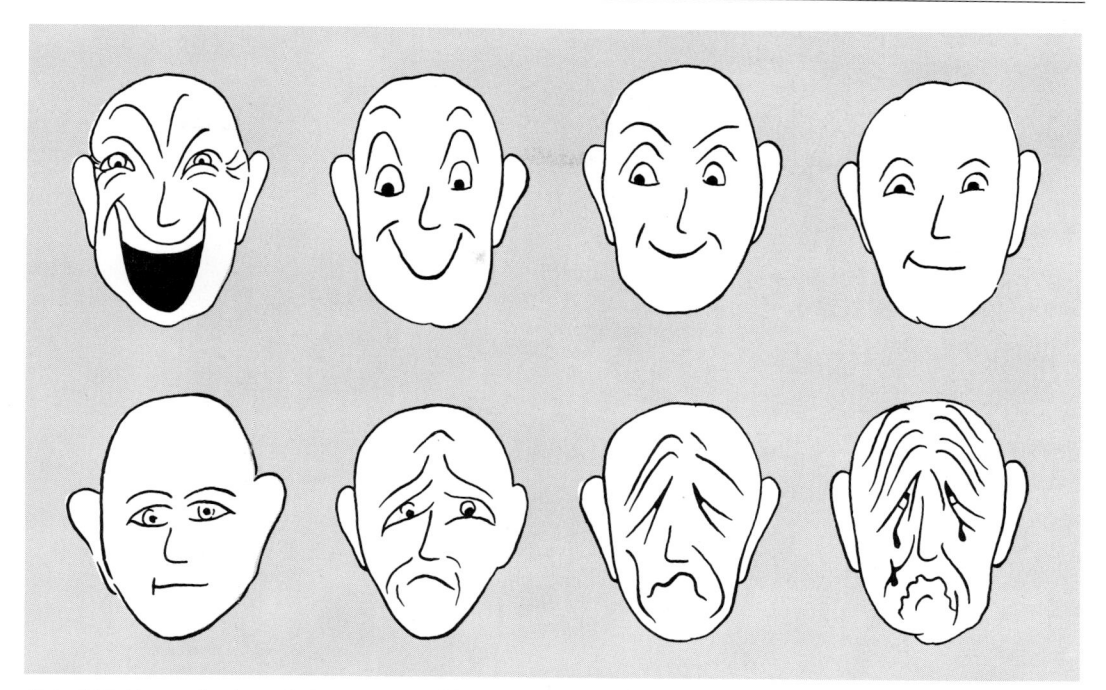

Abb. 196 Versuch einer Schmerzquantifizierung anhand von acht unterschiedlichen Gesichtsausdrücken (aus Lehmann 1990)

um den Mundwinkel, schmale Nasenlöcher, durch einseitiges Verziehen der Mundwinkel und Vorstrecken des Kinns charakterisiert. **Ohrenschmerzen** unterbrechen mitunter das Kauen. Kleine Kinder greifen oft an die erkrankte Seite.

Der Schmerz der **Angina pectoris** kann unter seelischem Streß und bei besonderer körperlicher Anstrengung auftreten oder Zeichen eines Herzinfarktes sein. Der Kranke fühlt Druck und Schmerz in der Herzgegend, Schmerz von sehr verschiedenem Ausmaß. Dieser strahlt meist in den linken Arm oder in den Hals, seltener in den rechten Arm oder in den Oberbauch. Bei einem großen Anfall ist mächtigster Schmerz mit Todesangst, mit dem Gefühl unter einer vernichtenden Gewalt zu stehen, verbunden. Entsprechend dramatisch ist der Gesichtsausdruck mit dem angsterfüllten Blick und dem schmerzhaft geöffneten Mund. Die Kranken verhalten in ihrer Tätigkeit und drücken oft, etwas nach vorn gebeugt, eine Hand zur Faust verkrampft an die Brust. Bei kleineren Anfällen beherrscht das Gefühl der Brustenge, ein Umklammerungs- und Abschnürungsgefühl, ein Brennen, Bohren oder Wundsein hinter dem Brustbein den Kranken. Das Gesicht hat eher depressiv verhaltene Züge und ist gefärbt von einer ängstlichen Erwartungshaltung, die Beschwerden könnten wieder jenes bedrohlich-schmerzhafte Ausmaß erhalten, wie es vielen Kranken erinnerlich ist. Hat die Ischämie zum Herzinfarkt geführt, verharren die Kranken eher krampfhaft-aufrechtsitzend im Bett, oder es treten – bei mittlerweile schwerer Herzinsuffizienz – die Zeichen der Atemnot und der damit verbundenen Unruhe sowie die körperliche Schwäche in den Vordergrund. Blässe, kühle Akren und Schweißausbruch sind Zeichen des vegetativen Schocks.

Beim **pleuritischen Schmerz** liegen die Kranken ruhig im Bett oder sitzen auch auf, weil es offenbar unter Aufstützen leichter gelingt, die Atemexkursionen vorsichtig zu steuern, oder sie liegen auf der kranken Seite, um diese ruhigzustellen. Der stechende Schmerz beim Husten fährt wie ein

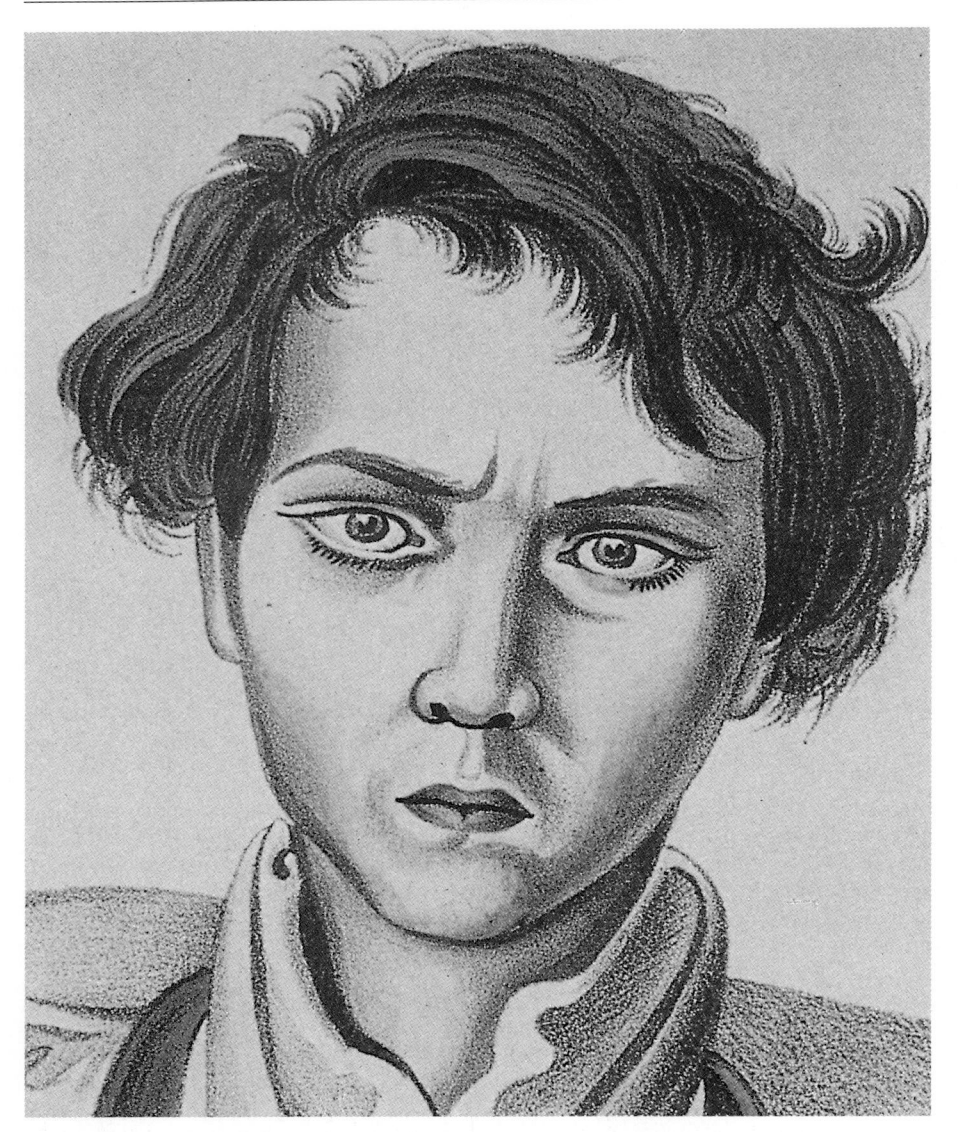

Abb. 197 Osteomyelitis, Knochenfraß (Baumgärtner 1842). „Wo fehlt es dem Knaben mit dem blassen, eingefallenen Gesicht und mit dem stieren, schmerzvollen Auge? Die Blässe des Gesichtes hat ... den Grad erreicht, wie wenn kein Blut mehr durch die Adern flösse, und die hervorstehenden Jochbogen und die tief liegenden Augen machen es wahrscheinlich, daß die Krankheit mit einer Verzehrung von Stoffen verknüpft ist. Wir denken an Lungenschwindsucht; doch es fehlt die umschriebene Röte auf den Wangen ... Der schmerzhafte Ausdruck im Blick macht es uns wahrscheinlich, daß der Sitz des Leidens sich an einem anderen Ort befinden müsse ... Wir denken an ein Unterleibsleiden, an Darmgeschwüre, Würmer usw.; der gänzliche Mangel der ein Unterleibsleiden begleitenden Züge im mittleren Teil des Gesichtes macht uns auch in dieser Annahme wankend. Im Gehirn? Was könnte es sein, was diese große Abmagerung bei diesem jungen Subjekt herbeiführen könnte und ohne alle Zufälle von Lähmung oder Krampf? Hiernach wird es wahrscheinlich, daß das Leiden außerhalb der drei Höhlen des Körpers seinen Sitz habe; welches könnte aber das chronische Leiden der Gliedmaßen ... sein, das den Körper verzehrt und dem Blick etwas Schmerzhaftes, ja ich möchte sagen, den Ausdruck des bohrenden Schmerzes mitteilt?" Im weiteren Text erfährt man, daß an Mittelfußknochen eine andauernde Eiterung besteht

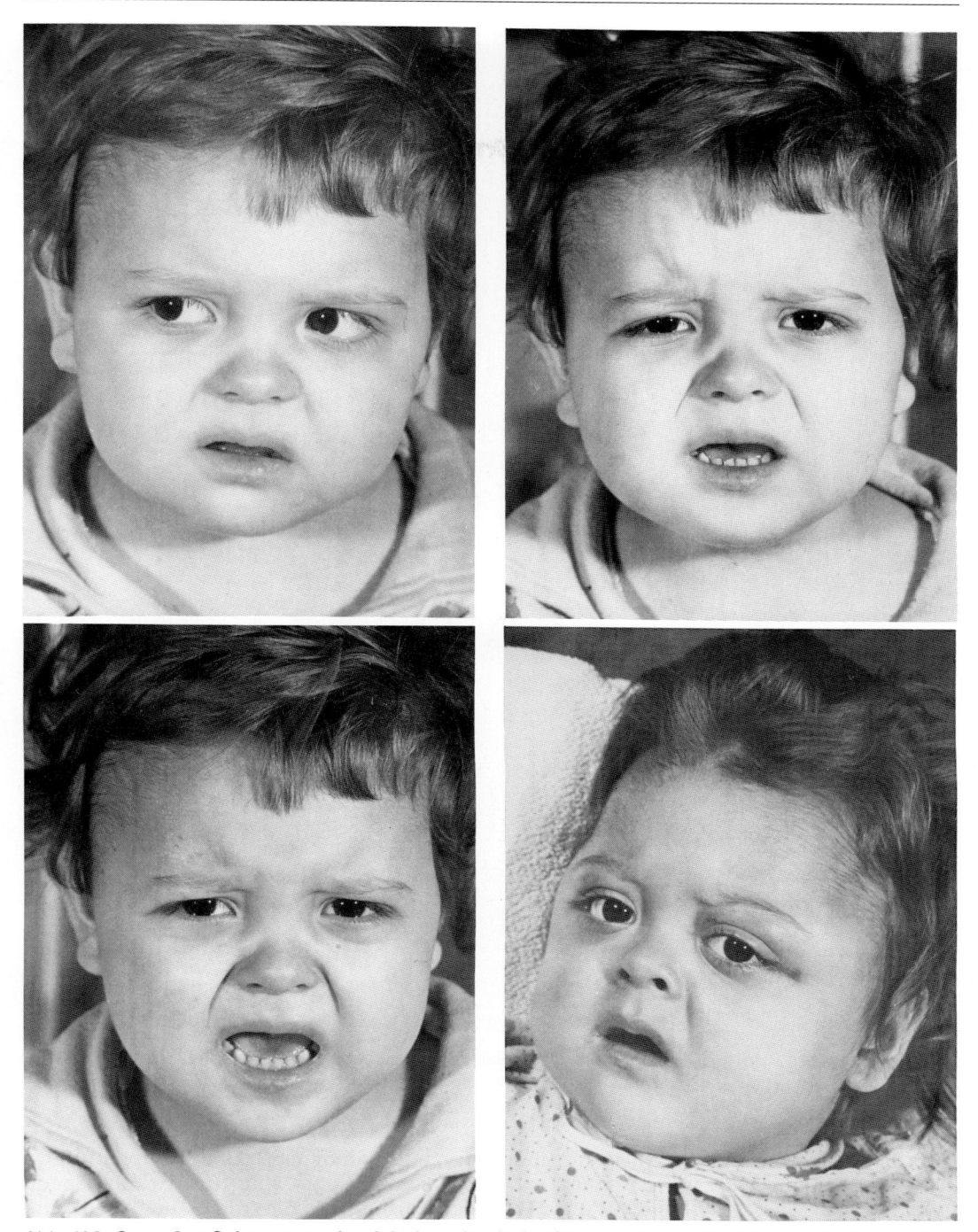

Abb. **198 Gestufter Schmerzausdruck bei wechselnder Schmerzintensität** 2jähriges Mädchen mit einem bösartigen Tumor, einem Neuroblastom. Zunächst – auf der Suche nach der Ursache dieser schweren Schmerzen – bestanden Schwierigkeiten der Lokalisation (**a–c**). Schließlich tat sich das Neuroblastom auch noch durch Schädelmetastasen kund. Überlagerung durch Hyperkortisonismus (**d**)

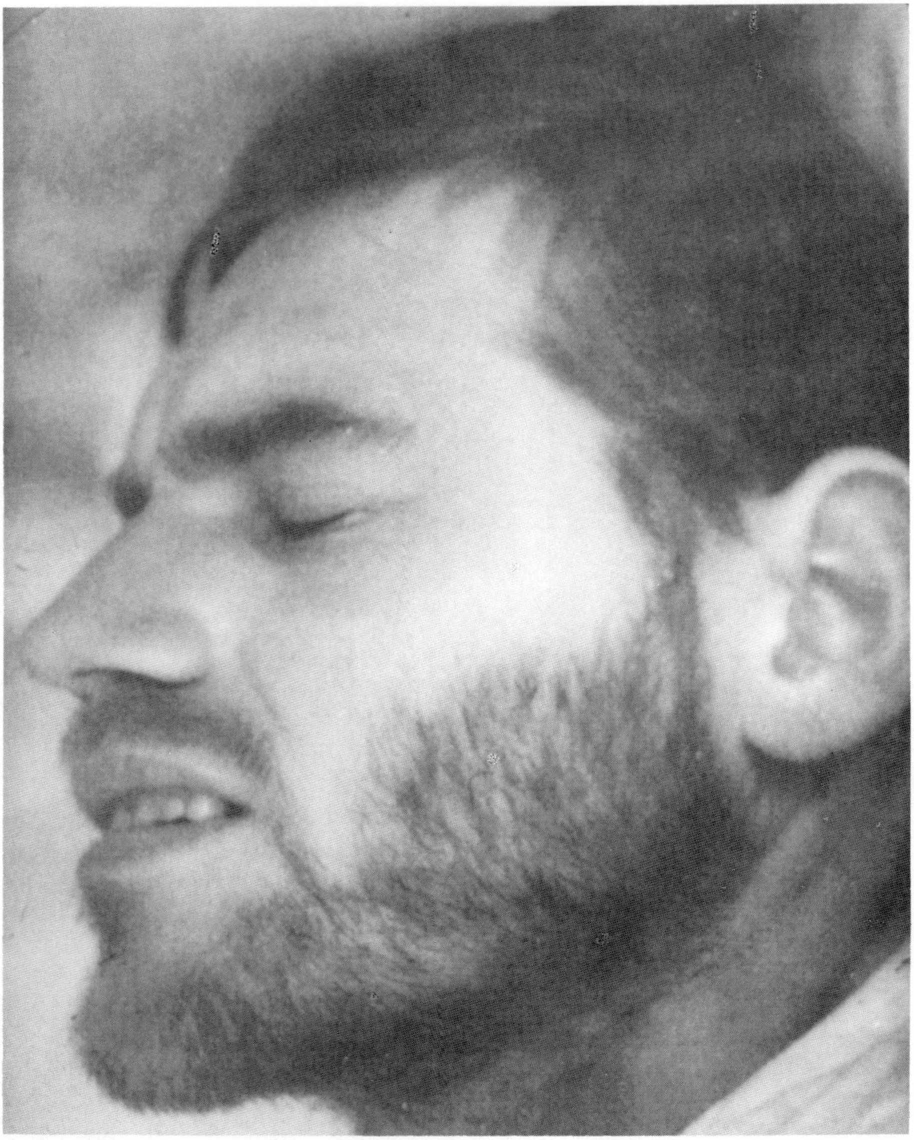

Abb. 199 Schwere Kopfschmerzen. Meningeale Reizung bei Schädelbasisbruch durch Unfall. Schwere Benommenheit durch die begleitende Commotio (aus Killian 1967)

Blitz ins Gesicht, macht das Auge starr und klein, die Mimik verzerrt, gespannt und starr, bis er wieder abklingt (Abb. **218**, S. 215).

Bauchschmerzen haben stechenden, greifenden (kolikartigen) oder drückenden Charakter und sind hauptsächlich ausgelöst durch Entzündungen oder Obstipation, Appendizitis, Gastroenteritis, Erkrankungen der Harn- und Gallenwege, durch Einklemmung von Hernien und andere Ileusbedingungen (Invagination, Volvulus). Plötzlich beginnen die Koliken. Den Kranken erfaßt große Unruhe, er jammert, wirft sich herum und ist nicht zu beruhigen. Beim peritonealen Schmerz (Bauchfellentzündung, paralytischer Ileus) dagegen suchen die Kranken, Kinder wie Erwachsene, möglichst ruhige Körperlage einzuhalten, weil sie damit offenbar die Schmerzhaftigkeit etwas reduzieren können. Das schmerzlich verzogene Gesicht bekommt bei der Annäherung des Arztes einen ängstlichen Ausdruck, weil durch die Untersuchung weitere Schmerzen zu befürchten sind. Die Atmung ist beschleunigt, aber oberflächlich und daher kann sichtbar, oft auch irregulär (Serie kurzer Atemzüge, gefolgt von Stocken der Atmung) und stöhnend. Unter weiterer Verschlechterung kann dieser Ausdruck ins Bild der *Facies hippocratica (abdominalis)* gleiten (Abb. **200, 201**).

Wehen sind schmerzhafte, rhythmische Kontraktionen der Gebärmuttermuskulatur, die rasch einsetzen, ihren Höhepunkt erreichen und langsam wieder abklingen. Gelegentliche leichte Wehen werden schon während der Gravidität erlebt. Bei den Geburtswehen werden die Eröffnungswehen schmerzhafter als die Austreibungswehen empfunden. Dies drückt sich im Gesicht der oft sehr mitgenommenen Frauen aus. In der Eröffnung fühlen sie sich mehr dem als heftig empfundenen Schmerz passiv und hilflos ausgeliefert, und mit bewußten Entspannungsversuchen möchten und sollen sie ihn unterlaufen. In der Austreibung kann die Mutter mit den Wehen pressen und damit das pathische Schmerzerlebnis teilweise übertönen.

Facies hippocratica

Hippokrates beschrieb in der *Prognosen-Sammlung* ein krankes Gesicht, das sich seine Schüler ganz besonders einprägen sollten. Es ist in seinen Schriften zugleich die Stelle, mit der er am entschiedensten auf die Bedeutung des Gesichtsausdrucks für die ärztliche Diagnostik hinweist. Man müsse in akuten Krankheiten das Gesicht des Kranken daraufhin beobachten, „ob es dem der Gesunden ähnlich ist, vor allem aber, ob es sich selbst gleich geblieben ist" gegenüber den gesunden Tagen. Wäre dem so, stünde es noch gut. Schlimm wäre es, wenn es alle Ähnlichkeit verloren hätte. Und „das sieht folgendermaßen aus: Die Nase ist spitz, die Augen sind hohl, die Schläfen eingefallen, die Ohren kalt und

Abb. **200 Schwere Bauchschmerzen durch multiple Leberabszesse nach eitriger Appendizitis.** Killian (1967) schreibt dazu: „Die Gesichtszüge des Kranken verharrten in dem hier wiedergegebenen charakteristischen Zustandsbild tagaus, tagein. Sie veränderten ihre wesentlichen Merkmale weder während des kurzen Gespräches, noch während der Klage und sind geradezu pathognomonisch für abdominelle Erkrankungen des Oberbauchgebietes ... Laokoon-Antlitz."

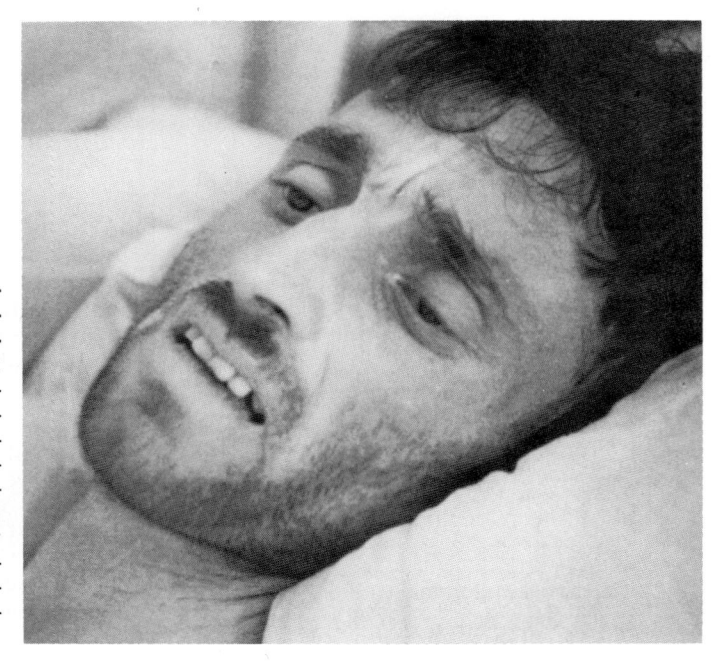

zusammengeschrumpft, die Ohrläppchen zurückgebogen, die Gesichtshaut hart, gespannt und schrumpelig und die Farbe des ganzen Gesichts blaß oder zyanotisch".

In der medizinischen Tradition ist diese Gesichtsbeschreibung zum Merkmal des schwerstbedrohten, im Grunde für den präfinalen Menschen geworden. Die **Facies hippocratica** ist das Bild größter Herz- und Kreislaufschwäche, der ausgetrockneten Gewebe, das Gesicht mit den sinkenden Augenlidern über matten Augen, mit dem kalten Schweiß auf der Stirn, mit dem Eindruck der apathischen Hingabe an die übermächtige Krankheit, das Gesicht, aus dem aber auch noch etwas an angstgefärbten Ausdrucksinhalten herauszulesen ist. Es ist das Bild hoffnungslosen Ausgeliefertseins des Menschen am Kreuz der Krankheit, eines in seiner Not längst überanstrengten Menschen. Ein medizinisches Wunder müßte geschehen, käme dieser Kranke wieder ins Leben zurück. „Bei einem hippokratischen Gesicht ist so gut wie keine Hilfe zu erwarten, sondern außer dem Gebrauch ... analeptischer Mittel muß der übrige Ausgang Gott und der Natur überlassen werden" (Hoffmann 1797).

In einer gewissen Abwandlung erscheint dieses Gesichts- und Zustandsbild *bei schweren Baucherkrankungen*, und es ist dann ein Zeichen der massiven Bauchfellreizung und allerhöchster Lebensbedrohung.

In der **Facies abdominalis**, wie man dann in Abwandlung die Facies hippocratica nennt, mischt sich der schwere, meist unverändert anhaltende abdominale Schmerz mit einem peritonealen Schockzustand, der durch Darmverschluß, Durchblutungsstörungen und Infektionen ausgelöst ist, mit den Folgen der Kreislaufinsuffizienz und eventuell des Wasserverlustes. Die Kranken zeigen tiefliegende, matte Augen, schmerzlichen, dabei auch ängstlichen Blick, schlaffe, eingesunkene Wangen, spitze Nase, blasse, matt glänzende Haut, trockene Lippen. Psychisch verbindet sich damit einerseits Apathie gegenüber der Umwelt, andererseits gespannte Aufmerksamkeit auf die auslösenden abdominalen Abläufe. Einschießende Koliken führen zeitweise zu einem erregten und gequälten Gesichtsausdruck (Abb. **201**).

Angst

Für medizinische wie auch ausdruckspsychologische Überlegungen sind Feinheiten über **Angst und Furcht** von großer Bedeutung, um die Kranken therapeutisch gut zu führen und auch, um prophylaktisch sensibel in mancher Hinsicht zu sein. Angst ist ein *unlustbetonter seelischer Zustand*. Durch innere oder äußere Vorgänge fühlt man sich bedroht. Bei **ängstlicher Verstimmung** herrscht dieses belastende Gefühl über längere Zeit.

Angst wird ausgelöst durch *unmittelbar wirkliche Gefahr*, aber auch durch *vorgestellte mögliche oder auch unmögliche Gefährdungen*. **Pathologisches Ausmaß** hat Angst, wenn sie der Auslösungsursache und der Situation nicht adäquat ist. Manche Menschen leiden zwanghaft und übersteigert immer wieder unter dem gleichen Auslöser: **Phobien** in geschlossenen Räumen,

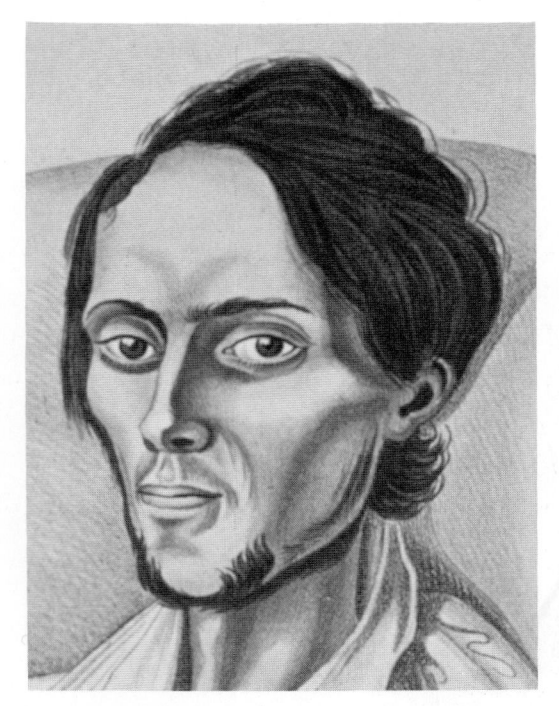

Abb. **201 Facies abdominalis.** Prall gespannter Leib, Bauchwassersucht. Schwere Abmagerung, Blässe (Baumgärtner 1842)

auf Plätzen, in der Dunkelheit, vor Tieren (Hunden, Spinnen usw.), Angst vor Erröten, Angst vor der Angst u. a.

Ausdruck der Angst sind weit aufgerissene, in ihrer Bewegung „festgehaltene" Augen, abgespreizte Nasenflügel, halbgeöffneter Mund, starre Züge, quergefurchte Stirn, gespannte Haltung, Zittern, als vegetative Symptome Blässe, eventuell Einnässen (Abb. **202–205**). Er hat im einzelnen viele **Ursachen**:
- *Vitalangst*, die von Veränderungen im eigenen Körper ausgeht: Dyspnoe mit Atemnot, bei schweren Organkrankheiten, insbesondere malignen Prozessen, oder vor verstümmelnden Operationen, Todesangst ante finem;
- *Realangst*, die auf die Umwelt bezogen definiert wird: Dunkelängste, Verlustängste, Angst vor Gewalttätigkeit, vor ärztlichen Eingriffen oder vor körperlichen Schmerzen, die bei Frakturen oder Lokalentzündungen ausgelöst werden könnten;
- *Gewissensangst* als Folge von Unehrlichkeit, Untreue, Selbstvorwürfen, z. B. aus negativ beurteilten Verhaltensweisen auf sexuellem Gebiet;
- *Existentialangst*, die sich nach schweren Enttäuschungen, aus Minderwertgefühl oder bei Fehlen einer sozialen Anbindung einstellen kann.

Herzangst, schwerster Schmerz und das Gefühl, unter einer vernichtenden Gewalt zu stehen, wird bei der koronaren Herzkrankheit, bei Myokardinfarkt, krisenhaft bei schwerer Endomyokarditis und bei manchen Fällen von Myoperikarditis (z. B. uraemica) beobachtet. Die häufige *Atemnot*, die Angst zu ersticken, erlebt der Patient bei Erkrankungen der Luftwege, der Lunge und des Herzens. Hier mischt sich Angst mit der Dyspnoe; wir wollen dies gesondert besprechen (S. 203ff). Angstzustände unter

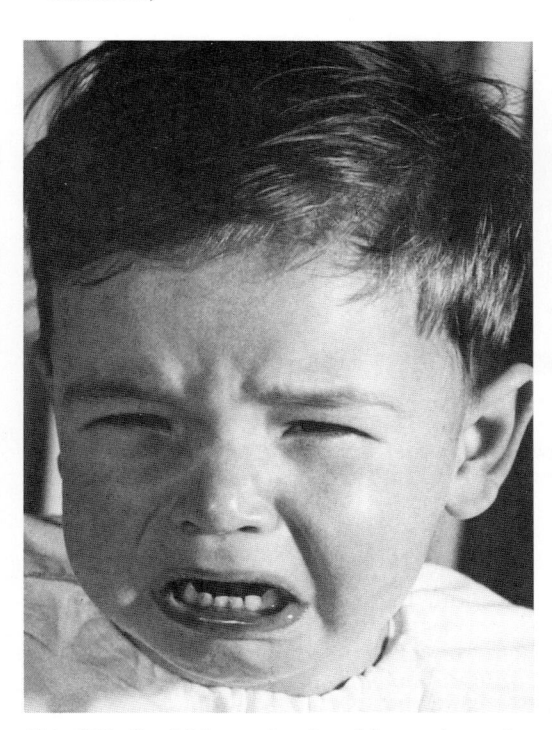

Abb. **202 Gesichtsausdruck echter und aus der Sicht des Kindes wohlbegründeter Angst vor dem Fotografieren**

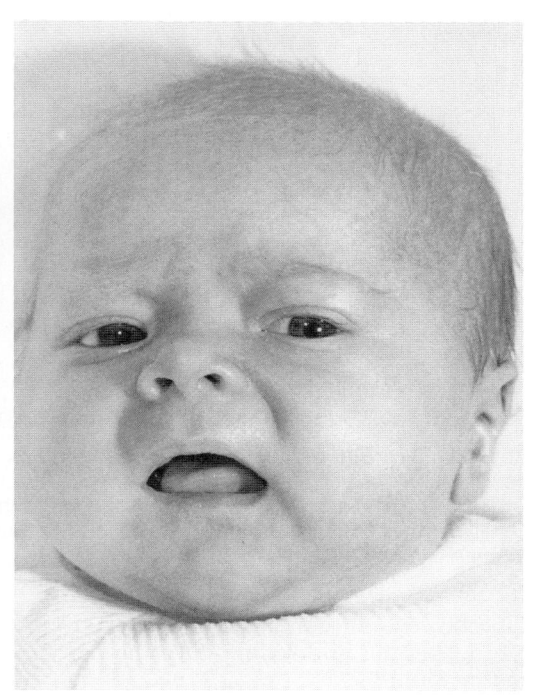

Abb. **203 Ängstlicher Gesichtsausdruck.** Sorge vor schmerzhafter Berührung und Bewegung bei einem 7 Wochen alten Mädchen mit **angeborener Lues.** Auffällige Bewegungsarmut der Arme, Parrot-Scheinlähmung infolge der Schmerzen durch die ausgedehnte Knochenentzündung

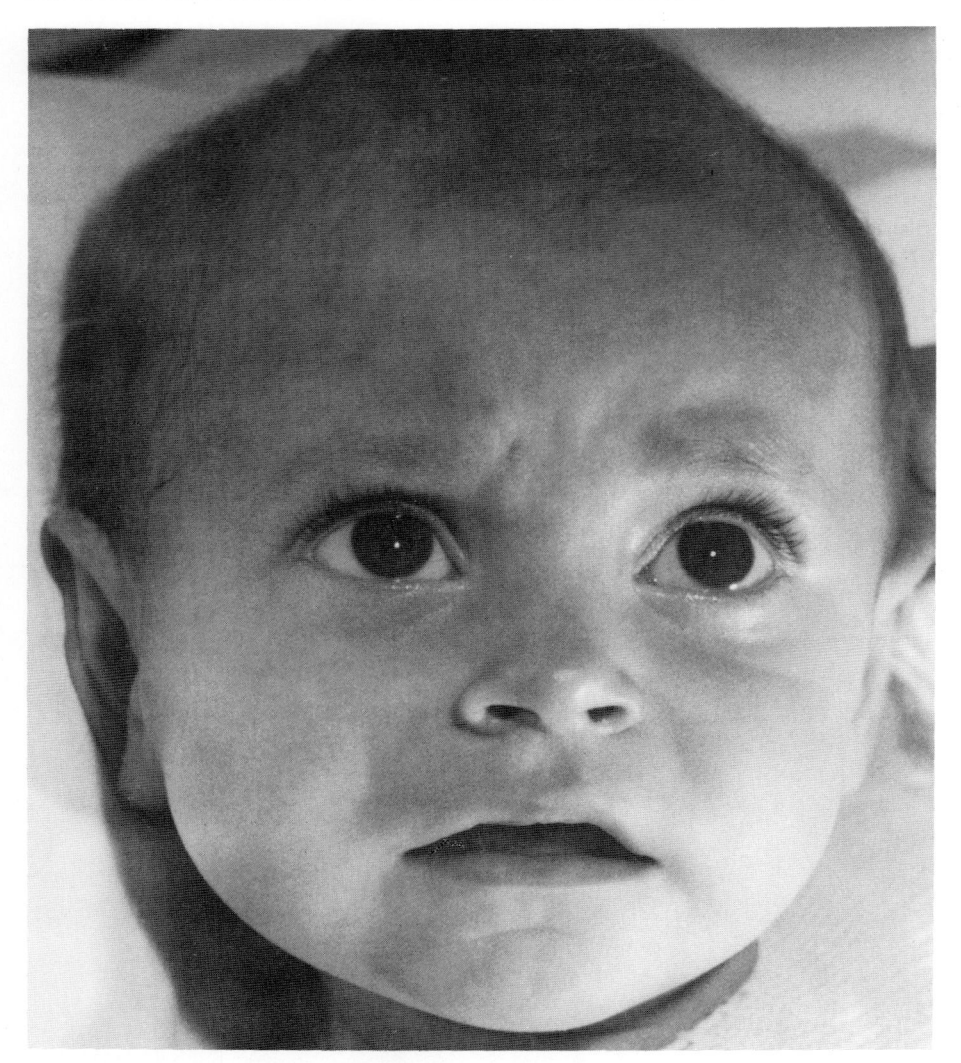

Abb. 204 Skorbut, Möller-Barlow-Krankheit, Folge von Vitamin-C-Mangel. Blutungen ins Unterhautgewebe und speziell unter die Knochenhaut. Gesicht der Angst bei der hochgradigen Berührungsempfindlichkeit und der Erfahrung, daß Bewegungen schwere Schmerzen auslösen. Eingewiesen wegen dieser Hyperästhesie unter Meningitisverdacht. Skorbut manifest geworden durch einen grippalen Infekt. 9 Monate altes Mädchen.

Überbewertung der auslösenden Faktoren gibt es bei der endokrinen Störung der *Basedow-Krankheit*.

Weitere Begründungen für das Ausdrucksbild der Angst gehören nach unserem Einteilungsprinzip in andere Abschnitte: Phasenhaft kann das Gesicht Angst anzeigen während einer *Enzephalitis* (Abb. **164**), vor allem auch bei *Tollwut* („stille Wut" ohne Beißlust und Aggressivität, dafür mehr Angstzustände und depressive Verstimmung bei weitgehend erhaltenem Bewußtsein), im Rahmen einer *Schizophrenie*, *medikamentös* in der präoperativen Sedierung oder im Abklingen einer Ketanestnarkose, schließlich unter *Drogenwirkung*, z. B. unter Halluzinogenen (Horrortrip). Anfallartig erscheint Angst bei *psy-*

chomotischer Epilepsie* oder im *Pavor nocturnus*. Pavor nocturnus, angstvolles Aufschrecken aus dem Schlaf, trifft sensible Kleinkinder, wobei auch eine ängstliche Lebensgrundhaltung der Eltern einiges beigetragen haben kann. Im ersten Teil der Nacht wachen die Kinder schreiend auf, stehen schweißgebadet mit angsterfülltem Gesicht im Bett und sind kaum zu beruhigen. Offenbar haben sie einen schrecklichen Traum gehabt.

Angst – die quälende Sorge *in* einer Gefahr – ist von der *Furcht* – der Sorge *vor* einer klar definierbaren Gefahr – im Ausdrucksbild nicht zu trennen.

Auch der Ausdruck einer **maskierten Angst** sollte nicht übersehen werden. Diese *Angstäquivalente* können im näheren Gespräch mit dem Kranken richtig eingeordnet werden: innere Spannung, Schwindelgefühl, Leere im Kopf, Konzentrationsschwäche, schnelle Ermüdbarkeit, Stottern und gepreßte Sprache („Angst nimmt die Stimme"). Alles hat sein eigenes Ausdrucksbild, Angst kann als Ursache dahinterstehen.

Atemnot

Atemnot ist eine *spezielle Form der Angst*, die Angst zu ersticken. Die Atemnot ist die erste existentiale Not eines Menschen. Bis zur tödlichen Bedrohung erfaßt sie ihn **gleich nach der Geburt**. Er entgeht ihr nur mit dem ersten Atemzug und der Aufnahme einer regelmäßigen Atemtätigkeit (Abb. **206a**). Auf dieses erste Luftholen folgt bei vielen Kindern das erste Schreien als Ausdruck des Unbehagens, mit dem sich das Neugeborene Luft macht (Abb. **206b**).

Dieser „*erste Schrei*" hat nicht nur Geburtshelfer und Kinderärzte, sondern auch Philosophen und Dichter beschäftigt. Peiper (1961) hebt hervor, daß das Neugeborene noch nicht beim ersten extrauterinen Atemzug, sondern erst etwas später schreit. Leboyer (1974), der sich mit anderen französischen Geburtshelfern für eine „sanfte Geburt" einsetzt, warnt nicht nur vor der Blendwirkung des ungewohnten Lichtes und dem Erschrecken durch laute Geräusche, sondern behauptet auch, die einströmende Luft habe starke Schmerzwirkung. Lind (1976) konnte dies bei genauer Beobachtung von 130 Neugeborenen nicht bestätigen. Natürlich läßt auch er keinen Zweifel

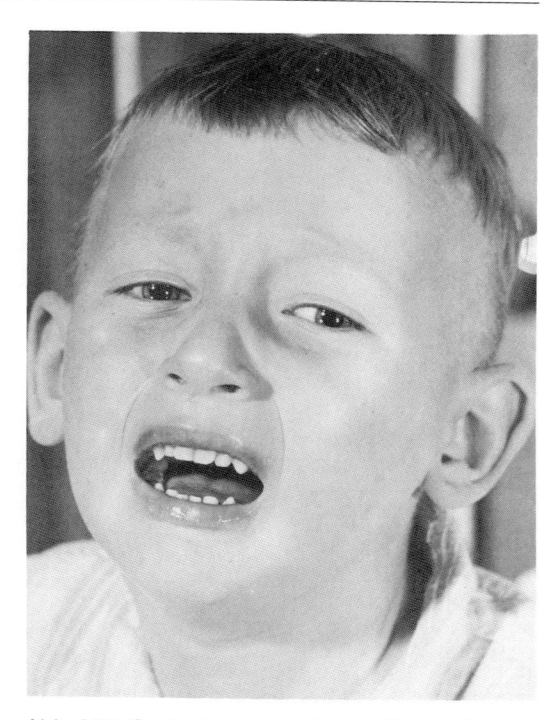

Abb. 205 Gesichtsausdruck übersteigerter Angst ohne ausreichende aktuelle Begründung. 4jähriger Junge. Auch noch nach mehrtägigem Klinikaufenthalt zeigt er beim Herannahen des Arztes auffälliges, überängstliches Verhalten, selbst wenn ihm nur die freundliche Visite gilt und keinerlei schmerzhafte Eingriffe oder eine nähere Untersuchung zu erwarten sind. Er heult laut los, wehrt mit flehenden Gebärden ab und ist durch keine guten Worte zu beruhigen. Die Eltern bemerken dieses Verhalten seit einem Jahr, als dem Jungen die Mandeln entfernt wurden. Ebensolange bestehen auch Gesichtszuckungen bei Erregung (Tic), wobei der Junge die Augen blitzartig schließt und den Mund verzieht. Die Ticbewegungen werden in der Klinik nicht beobachtet. Sicher spielt für diese quantitativ ungewöhnliche Reaktion eine funktionelle Minderwertigkeit des Gehirns eine große Rolle. Erst vor einem halben Jahr Sprachbeginn, seit einigen Wochen erst nachts sauber

aufkommen, daß das Neugeborene ein Mensch mit empfindlichem Gemüt und hoher Erlebnisfähigkeit ist; man müsse es mit größter Behutsamkeit behandeln. Interessant ist, daß die Annahme von Leboyer Tradition hat. Von Friedrich von Logau (1604–1655) stammt ein Gedicht: „Sobald ein neues Kind / die erste Luft empfindt, / da hebt es an zu weinen. / Die Sonne muß ihm

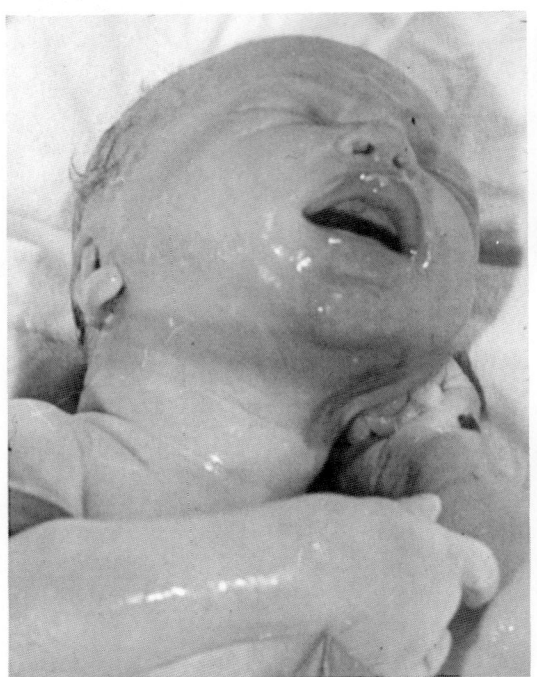

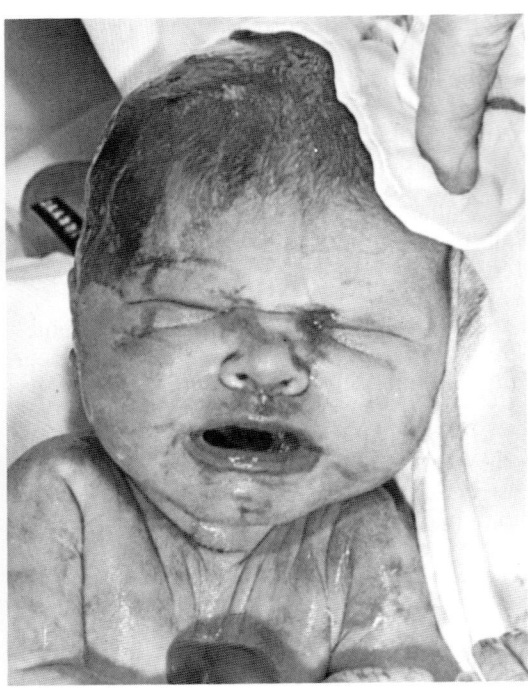

Abb. 206 „Der erste Atemzug" (a) und „der erste Schrei" (b)

scheinen / den viermal zehnten Tag, / bis daß es lachen mag. / O Welt, in deinen Sachen / ist Weinen mehr denn Lachen." Beklagenswert ist der Weg in die Welt – und ganz bestimmt während des Dreißigjährigen Krieges, den Logau erlebte. Im Eintritt sogleich Not und Klagen, und bis zum ersten Lachen dauert es reichlich lang. Diese Zeit von 40 Tagen ist übrigens auch keine willkürliche Angabe. Sie geht auf Aristoteles zurück und meint das, was wir heute Antwortlächeln des jungen Säuglings nennen (S. 48).

Die Atemnot bleibt weiterhin durchs Leben die Gefahr, die der Mensch am meisten fürchtet. Der gewaltsame Tod durch Erwürgen oder Erdrosseln gilt als die brutalste, die Hinrichtung eines Verbrechers durch den Strang aus dem gleichen Gefühlsgrund als die entehrendste Todesart, die nach einem Verbrechen die weitestgehende Sühne bieten soll. Anderen Gefahren kann man ins Auge sehen, sie vielleicht sogar beherrschen und überwinden. Schmerzen sind viel eher zu erdulden, mit Haltung zu ertragen. Der Atemnot ist der Mensch ausgeliefert, sie reißt ihn mit. Jedes Menschen Haltung zerbricht, wenn sie ein gewisses Maß überschritten hat.

Man spricht von *Atemnot, Lufthunger* und meint damit die letzte Steigerung der Ateminsuffizienz. Die Atemnot umfaßt nicht nur die sichtbaren Zeichen einer beschleunigten oder verlangsamten, angestrengten oder mechanisch behinderten Atmung, sondern auch noch ein subjektives Gefühl einer Atemnot, das heißt eines Zwangs zur Atmung, das mitgefühlerregend in Gesicht und Haltung zum Ausdruck kommt.

Der medizinische Begriff **Dyspnoe** (*dyspnoia*, griech., *pneo* – ich atme; *dys* – erschwert, gestört) hat nicht in jedem Fall diesen dramatischen Akzent. Er umgreift mehr und berücksichtigt auch das Mittelfeld gestörter Atmung, das in den meisten Fällen von Ateminsuffizienz den Arzt beschäftigt. Und doch ist auch mit dieser Umschreibung die Grenze des Feldes noch zu eng gezogen, das eine Ausdrucksstudie bearbeiten will. Die größte Gruppe atemgestörter Patienten bleibt übrig. Es ist die auf den ersten Blick unauffälligste. Bei ihr wird das Ausmaß der Ateminsuffizienz gerade eben noch nicht in groben objektiven Zeichen erkennbar und das Empfinden des Kranken noch nicht vom Zwang zur Atmung belastet. Die Ateminsuffizienz wird also *unter* der körperlichen und *bewußten* psychischen Schwelle kompensiert. Nur bei besonderer körperlicher oder emotionaler Belastung tritt das Bild und das Gefühl der Ateminsuffizienz in mehr oder weniger deutlicher Ausprägung zutage. Aber selbst diese gering gestörte Atmung drückt sich bis in alle Feinheiten des körperlichen und gleichermaßen auch des seelischen Lebens aus. Hier wird wieder die Leib-Seele-Einheit des Menschen besonders deutlich: Die Pflöcke körperlicher Leistungsfähigkeit sind zurückgesetzt. Wiederholte, zwangsweise oder auch probeweise verlangte Leistungsbeweise werden mit erheblicher Atemschwäche erkauft. Folglich markiert sich eine Leistungsgrenze, die nicht nur bewußt respektiert, sondern auch, noch schwerer wiegend, als Grenzmarke ins Unterbewußtsein eingefügt wird. Haltung, Verhalten und Antrieb des Kranken werden anders. Seine geistige Bewegtheit und Frische sind beschränkt, seine Tatkraft und die Expansionsneigung seines Verhaltens gedämpft. Seine Stellungnahmen werden vorsichtiger, zu leicht indifferent und ängstlich. Resignation und umweltbezogene Apathie stellen sich ein.

Faßt man die **Empfindungen** zusammen, die den Menschen bei *steigender Dyspnoe* bewegen, kommt man (mit Staehelin) zu folgender Einteilung: Man empfindet zunächst Druck und Beklemmung auf der Brust wie bei enger Kleidung, was zu stärkerer Atemanstrengung herausfordert. In stärkerer Ausprägung wird ein Zwang bewußt, tiefer und schneller atmen zu müssen. Die vermehrte Brustwandspannung, die man durch seine Atemexkursionen überwinden muß, kann schmerzhaft empfunden werden. Das sehr bedrängende Zwangsatmen geschieht unter den widerstreitenden Empfindungen, Atmen zu müssen aus Not, aber nicht recht atmen zu können durch den lastenden Druck. Jede Exspiration löst ein schmerzlich empfundenes, krampfartiges, drängendes Bedürfnis einer neuen Inspiration aus. Dabei quält besonders das Gefühl, nicht richtig durchatmen zu können.

Das Bild des Lufthungers kommt am eindruckvollsten bei **schwerer körperlicher Anstrengung** zustande. Das Gesicht ist gespannt und gerötet. Es zeigt aufgerissene Augen, hochgezogene Augenbrauen, quere Stirnfalten, geblähte Nasenlöcher, halb geöffneten Mund. Bei mageren Personen wird die strähnige Anspannung der Halsmuskulatur sichtbar. Die Thoraxwand wird in der Ein- und Ausatmung unter den etwas angehobenen, erstarrten Schultern kräftig bewegt. Der Luftstrom ist auf Distanz hörbar. Besonders forcierte Atmung wird durch Keuchen vernehmbar. Das gleiche Bild sieht man in **großer seelischer Erregung**, im maßlosen Zorn, abgeschwächt mitunter bei großer Angst und in Panik, im schweren, unterdrückten Schmerz und im hohen Fieber. Klingt die Dyspnoe am Ende einer schweren Belastung ab, mischt sich in zunehmendem Maße der Ausdruck der Ermüdung hinzu. In charakteristischer Weise ist dies bei einem Kurzstreckenläufer zu beobachten. Haltung, Arme und Schultern werden zunehmend entspannter, die Augen kleiner, die Gesichtszüge weicher und schlaffer.

Wann das Bild der Dyspnoe erscheint, ist *vom individuellen Kräftezustand und von der Intensität der Belastung* abhängig. Mangelndes Körpertraining, Rekonvaleszenzstadien, Fettleibigkeit, Aufenthalt in großen Höhen und Schwangerschaft der letzten Monate, schließlich die geringere Leistungsfähigkeit des höheren Lebensalters bringen einen Organismus schneller in die Dyspnoe hinein.

Der Ausdruck der Atemnot wird von den verschiedensten **Krankheitsursachen** geprägt (Tab. **4**). So ergibt sich ein recht unterschiedliches Bild, das differentialdiagnostisch aufschlußreich ist. Erst in der Endphase der fortschreitenden Insuffizienz münden die verschiedenen Erscheinungen in ein Bild zusammen.

Je akuter und vollständiger die **Verlegung der Atemwege** (Krupp-Syndrom, Diphtherie, Fremdkörper u. a.) erfolgt, um so erregender tritt die Erstickungsangst zu-

Tabelle 4 **Störungen der Atmung**. Auswahl der Ursachen
Stenosen im Atemweg Obstruktion der Nasenhöhle, Glottisödem, Fremdkörper, Krupp-Syndrom, schwere Struma, Retropharyngealabszeß; obstruktive Bronchitis, Asthma bronchiale, Bronchiolitis, Bronchotetanie, mediastinale Tumoren
Einschränkung der atmenden Oberfläche Pneumonie, schwere Pleuritis, Emphysem, Pneumothorax, ausgedehnte Atelektasen, Silikose, schwere Tuberkulose; akute schwere Anämie
Erschwerte Zwerchfellatmung Aszites, Meteorismus, große Organtumoren, Zwerchfellhernie
Kardiale Bedingungen Herzinsuffizienz, Cor pulmonale, Endomyokarditis
Irritation des Atemzentrums, Lähmung der Atemmuskulatur Enzephalitis, Hirntumor, Hirnblutung; Intoxikationen wie Botulismus; Poliomyelitis, Polyradikulitis
Azidotische Stoffwechsellage Diabetes mellitus, Azetonämie, Urämie

tage (Abb. 207, 208). Mit weit aufgerissenen, stier blickenden Augen, weiten Nasenlöchern, aufgerissenem Mund, mit gerötetem und in Schweiß gebadetem Gesicht ringt der Kranke unter heftigstem Einsatz aller Muskeln der Atmung um Luft. Keinen Augenblick bleibt er in Ruhe, will ins Bett und aus dem Bett, klammert sich an eine Person, von der die durchdringend und flehend blickenden Augen Hilfe erwarten, greift an die Brust, als wolle er das Hindernis bezeichnen, und reißt an den Kleidern. Dazu gehören pfeifende Atemgeräusche (Stenosegeräusche), bei Erkrankung des Kehlkopfs heisere und tonlose Stimme und bellender Husten. Erst verhältnismäßig spät färben sich Lippen und Haut zyanotisch, schon Zeichen des nahenden Komas.

Unterschiedlich zur geschilderten Form der Ateminsuffizienz werden die Lippen bei der **obstruktiven (spastischen) Bronchitis** (Abb. 209), bei **Asthma bronchiale** (Abb. 210), bei **schwerem Emphysem** (Abb. 211), **schwerer Pleuritis und Pneumonie** (Abb. 212) schon frühzeitig zyanotisch. Größere Kinder und Erwachsene setzen sich auf oder stützen sich (Orthopnoe), um der Hilfsmuskulatur der Atmung eine stabilere Haftung ihrer Muskelursprünge zu geben. Einziehungen an der Halsvorderseite (Jugulum) sind häufig. Das Gesicht ist tiefernst, der Blick krampfhaft auf einen Punkt gerichtet. Nase und Mund sind weit geöffnet, die Nasenflügel arbeiten mit. Alle verfügbare Energie und Konzentration richten sich auf das Stillen des Lufthungers. Feiner Schweiß steht auf der Stirn. Die Halsvenen treten prall gefüllt hervor.

Kranke mit **leichter Ateminsuffizienz** zeigen nur Beschleunigung und Abflachung der Atmung, eingeschränktes Interesse an der Umwelt und eventuell Lippenzyanose. Säuglinge trinken hastig und ermüden schnell. Zu schwerer Insuffizienz kommt es vorübergehend durch Husten, Würgen, Lachen, Weinen, Stuhlentleerung und andere Anstrengungen (Abb. 213).

Bei **kardialer Insuffizienz** mit Lungenstauung schiebt sich die allgemeine Kraftlosigkeit ausdrucksbestimmend in den Vordergrund. Die ängstliche Gebärde bleibt aber noch erhalten. Im Gegensatz zur Unruhe der Kranken mit Luftwegsverengung ist das Gesicht starr und unbeweglich; die Kranken liegen am liebsten halb aufgerichtet im Bett. Mit zunehmender Dekompensation verstärkt sich die Schlaffheit der Muskeln, die Augenlider stehen tief, die Augen werden müde und stumpf, so daß ein hilfloser, widerstandsloser Ausdruck passiven Duldens entsteht (Abb. 214). Ein dramatisches Bild der Lebensbedrohung zeigt sich in einem **Adam-Stokes-Anfall** (Abb. 215).

Wichtig ist, auf das *Symptom der Zyanose (Blausucht)* besonders einzugehen, das sich bisher bei allen Zuständen schwerer Ateminsuffizienz zeigte und dabei als ein Gradmesser der chemischen Blutveränderungen fast auch ein objektiver Gradmesser der Dyspnoe war. Dies kann aber bei bestimmten Herzfehlern nicht gelten. Bei einem pathologischen Blutdurchstrom durchs Herz, der sogleich von der rechten Kammer in die linke unter Ausschluß des Lungenweges geht, zeigt das kranke Kind schon in Ruhe deutliche bis erhebliche Zyanose, ohne dabei wesentliche Atemnot haben zu müssen. Ein solches Ausmaß an Zyanose wäre bei extrakardialen Ursachen

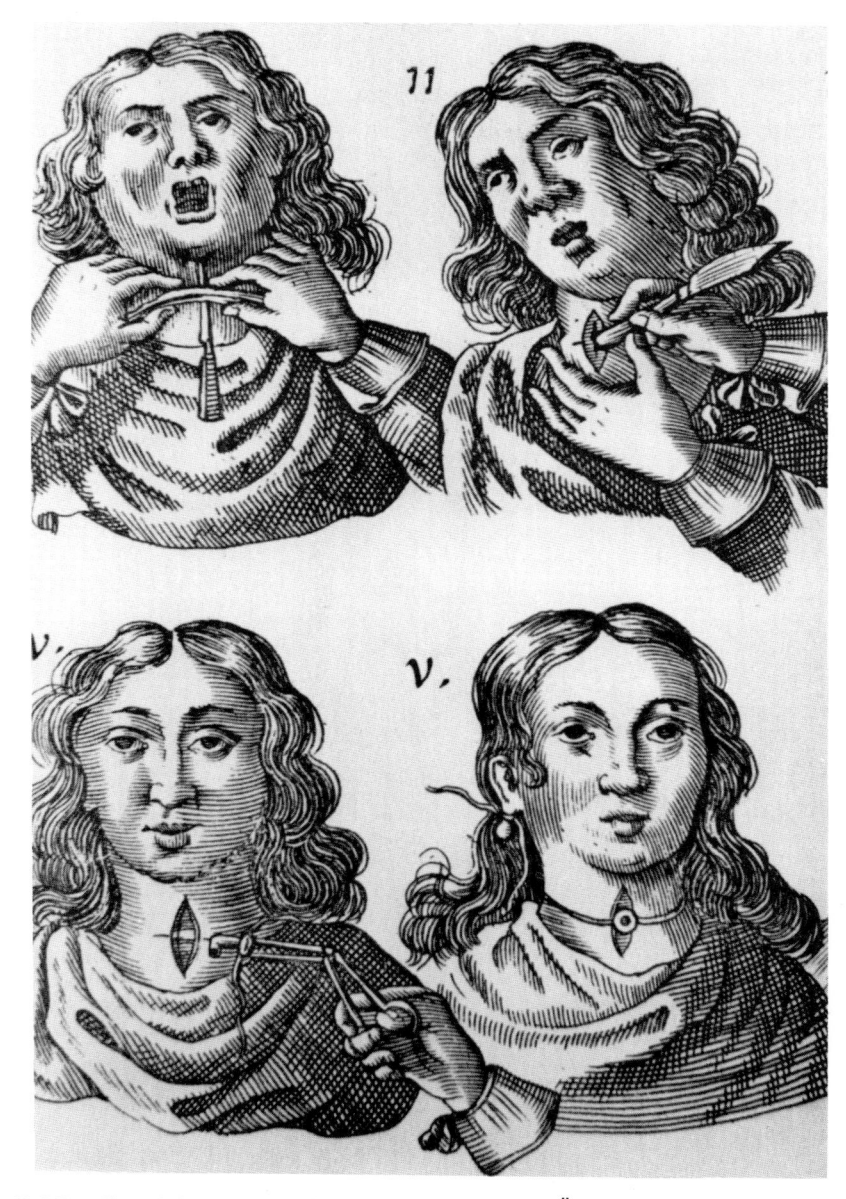

Abb. 207 **Stenose im Kehlkopfbereich, rettende Tracheotomie.** Mit der Öffnung der Luftröhre entspannt sich der vorher notvolle Gesichtsausdruck (aus Scultetus 1666)

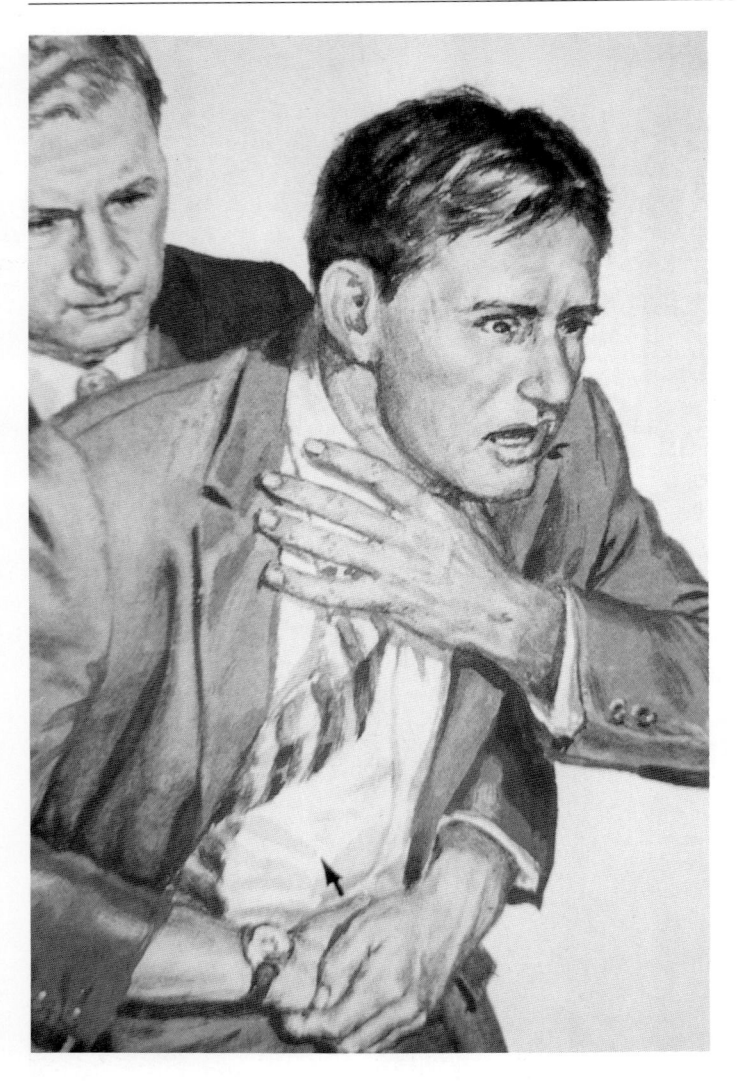

Abb. 208 Lebensbedrohende Atemnot durch Verschlucken beim Essen. Der Helfer versucht, durch den sogenannten Heimlich-Griff zu retten (aus Heimlich u. Uhley 1979)

höchstens unmittelbar ante finem zu sehen. Diese mögliche Diskrepanz zwischen dem Ausmaß einer Zyanose und dem Gefühl einer Atemnot ist also von großer praktischer Bedeutung.

Bei der **durch abdominelle Prozesse erschwerten Atmung** zeigen sich höherfrequente, flache Atembewegungen, die entweder durch den Zwerchfellhochstand oder durch heftige Schmerzen ihre Begrenzung erfahren (Abb. 216, S. 213).

Fast immer zeigt die muskuläre Ateminsuffizienz bei der **Kinderlähmung (Poliomyelitis)** (Abb. 217, S. 214) ein deutlich anderes Gepräge als die pulmonal, kardial oder laryngeal bedingte Atemnot, und zwar deshalb, weil weitere Muskellähmungen die Kinder oder Erwachsenen hindern, sich durch Lagewechsel, Aufsetzen oder Aufstützen die Not zu erleichtern. So ist es ein viel stillerer und oft viel schneller entschiedener Kampf. In schwersten Fällen (ohne Fazialislähmung) bewegt sich nur das Gesicht mit dem schnappenden Mund und dem auf und ab bewegten Mundboden („Froschmaulatmung"). Andere Bewegungsmöglichkeiten sind den Kranken nicht mehr gegeben. Während sich die Zyanose

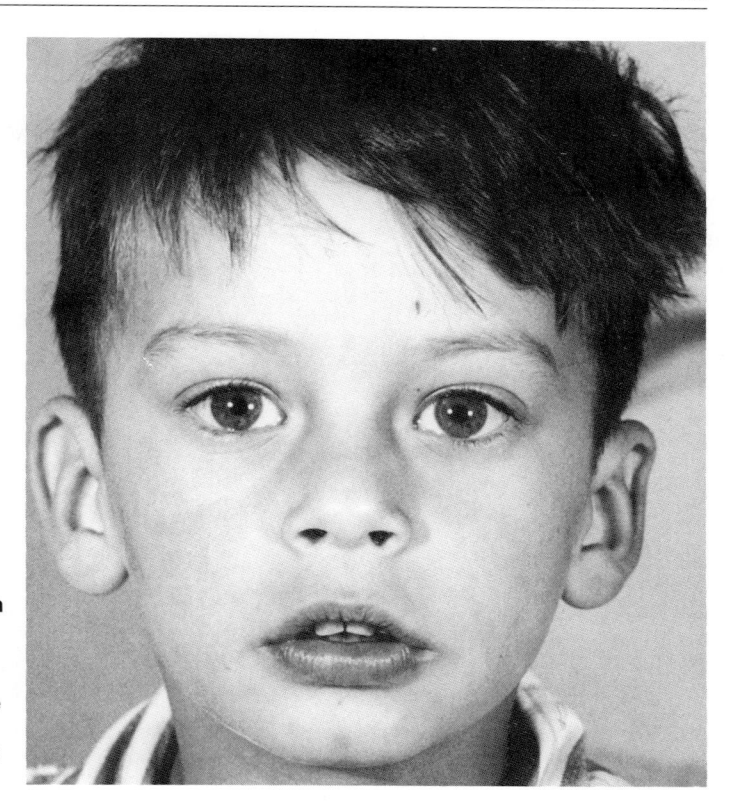

Abb. 209 Ateminsuffizienz durch obstruktive, spastische Bronchitis. Gestraffte Fazies mit halb geöffnetem Mund, Nasenflügelatmung, aufgerissene, ferngerichtete Augen. Atemhilfsmuskeln werden benutzt; Orthopnoe, Einziehungen am Jugulum. 5jähriger Junge

verstärkt, die angstvoll aufgerissenen Augen sich immer mehr schließen, der Mund sich atonisch öffnet, sinkt der Kranke ins Koma. Das bebende Atmen der Nasenflügel ist die letzte sichtbare Bemühung. Kommt aber rechtzeitige Hilfe, gelingt die künstliche Beatmung, ist am Gesicht die Besserung in eindrucksvollster Weise ablesbar. Der in der Atemnot gespannte Gesichtsausdruck löst sich, der Blick wird weicher, das Interesse an der Umgebung wächst mit zunehmender Adaptation ans Gerät. Auch während der Dauerbeatmung läßt sich der respiratorische Effekt sehr gut am Gesicht und am Verhalten des Kranken kontrollieren.

Eine effektiv recht ähnliche muskuläre Atemschwäche kann beim schweren **Botulismus** (Nahrungsmittelvergiftung) entstehen. Die weitgehende Mitschädigung auch anderer Muskelgruppen bringt aber den Kranken tragischerweise noch das Schicksal, über die innere Not, die sie meist bei ungestörtem Bewußtsein erleben müssen, kaum etwas mitteilen können. Die Sprache versagt aus der allgemeinen Muskelschwäche heraus, mehr noch durch den Ausfall der stimm- und sprachbildenden Einzelmuskeln. Das Gesicht ist als Ausdrucksträger entwertet, da auch seine Muskeln den Nervenimpulsen nicht mehr gehorchen. Die Wangen sind schlaff, der Unterkiefer hängt, die Lider stehen tief, die Augen treten ungeordnet in Schielstellung. Erst das objektive Zeichen der Zyanose kann auf die Ateminsuffizienz hinweisen.

Beim Botulismus erlebt man also eine *pseudoexpressive Falschaussage* zur Atemnot des Kranken. Das gleiche gilt für die Situation beim Tetanus. Da wir diese Krankheitsbilder in unserer ausdruckspsychologischen Einteilung schon früher gebracht haben (Botulismus S. 93, Wundstarrkrampf S. 147), erfolgt die Nennung und Beschreibung hier unter klinischem Gesichtspunkt, um in Kontrastbildern zu zeigen, unter welchem Kleid sich Atemnot verbergen kann.

Unter gegensätzlichen atemmechanischen Bedingungen – im Vergleich zu Polio-

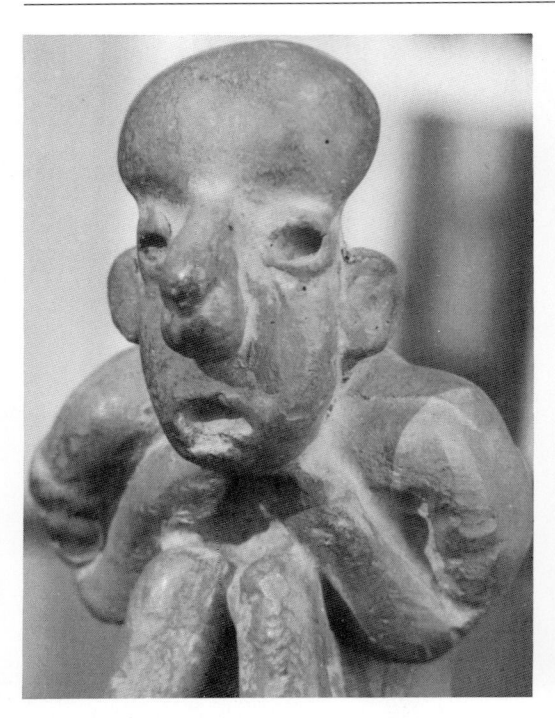

Abb. 210 Asthmatiker. Notvolles Gesicht mit großen Augen und offenem Mund. In Hockstellung aufgestützt zur Verbesserung der Atmung. Mexikanische Plastik, etwa 400–800 n. Chr. Nayarit, Westmexiko

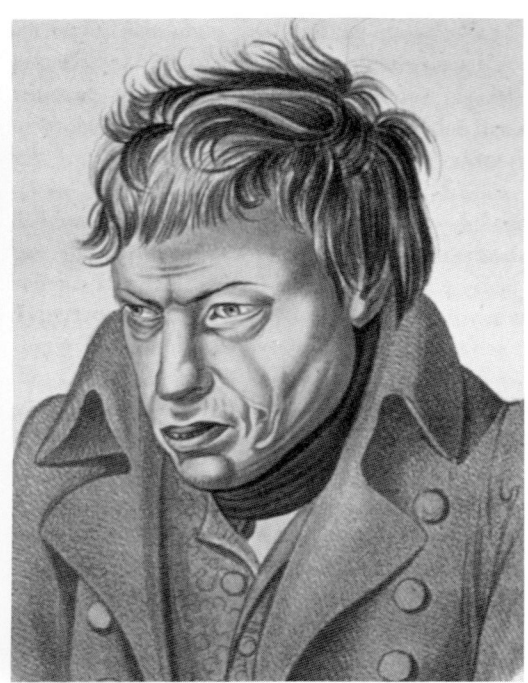

Abb. 211 Schweres Lungenemphysem. „Wer erkennt nicht auf den ersten Blick in dem vor uns stehenden Greis den Engbrüstigen! Schon die Haltung und der Bau des Körpers lassen uns kaum einen Zweifel übrig. Der Kopf ist nach vorwärts gesenkt und steckt tief zwischen beiden Schultern. Die Achseln sind in die Höhe gezogen und nach vorwärts stehend, die Arme hält der Kranke oft gegen einen festen Körper gestemmt, um freier atmen zu können ... In dem Gesicht selbst ist aber auch das Leiden tief ausgeprägt. Im Blick liegt tiefe Schwermut, beinahe Verzweiflung, wozu auch eine begründete Ursache vorhanden ist, indem der Kranke alle Nächte außer Bett zubringen muß, um nur den Atem zu erhalten" (Baumgärtner 1842)

myelitis und Botulismus – muß der **Wundstarrkrampf (Tetanus)** zur Ateminsuffizienz führen. Je intensiver die Körpermuskulatur in den maximalen Kontraktionszustand verfällt, um so schwieriger wird die Sauerstoffversorgung des Körpers. Insbesondere auf dem Höhepunkt der klonischen Tetanusstöße kommt es zur Zyanose und zu akuter Lebensbedrohung. Daher ist beim schweren Tetanus die Anwendung von kurareähnlichen Medikamenten die Ultima ratio, die aber dann die künstliche Dauerbeatmung einschließt. Auch hier, wie beim Botulismus, kann der Kranke sein Leiden in der Atemnot nicht ausdrücken. Indem auch die mimische Muskulatur intensiv gespannt und zu einer irreführenden Maske geworden ist, ist ihm und dem Arzt das Medium für ein Ausdrucksverständnis verlorengegangen.

Eine myogene Ateminsuffizienz kann noch durch andere Mechanismen entstehen, so durch eine Erstarrung des Brustkorbes wie bei der **Bechterew-Krankheit**, so daß die an sich gesunden Muskeln fast keine Bewegungs- und Arbeitsmöglichkeiten mehr haben. In der charakteristischen Haltung dieser Kranken, vornübergeneigt, ist ihr Gesicht einem Beobachter nicht gut zugänglich. Wortkarg leiden sie in ihrer zunehmend schweren Dyspnoe mit einem gespannten, konzentrierten, ernsten Gesicht und in einer beschleunigten flachen Atemweise, wobei eigentlich nur noch das Zwerchfell benutzt werden kann.

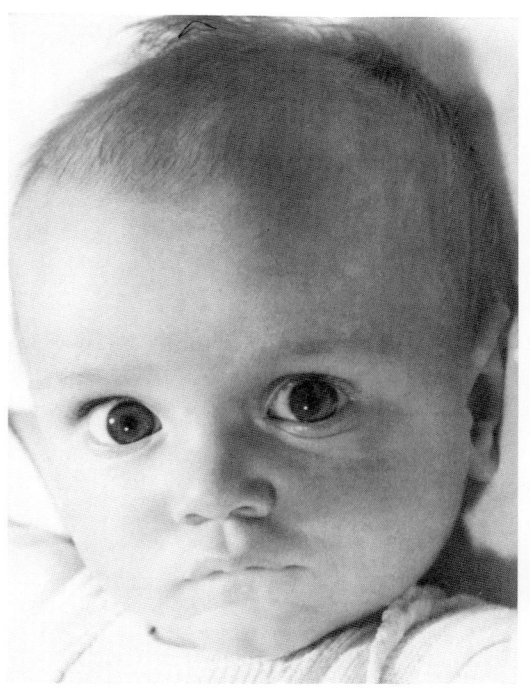

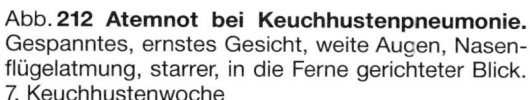

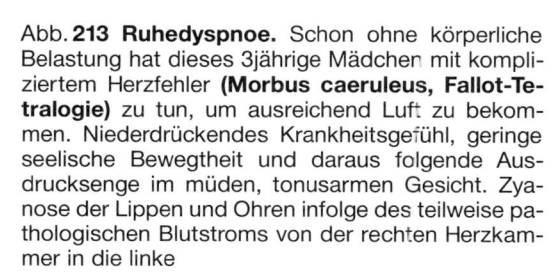

Abb. 212 Atemnot bei Keuchhustenpneumonie.
Gespanntes, ernstes Gesicht, weite Augen, Nasenflügelatmung, starrer, in die Ferne gerichteter Blick. 7. Keuchhustenwoche

Abb. 213 Ruhedyspnoe. Schon ohne körperliche Belastung hat dieses 3jährige Mädchen mit kompliziertem Herzfehler **(Morbus caeruleus, Fallot-Tetralogie)** zu tun, um ausreichend Luft zu bekommen. Niederdrückendes Krankheitsgefühl, geringe seelische Bewegtheit und daraus folgende Ausdrucksenge im müden, tonusarmen Gesicht. Zyanose der Lippen und Ohren infolge des teilweise pathologischen Blutstroms von der rechten Herzkammer in die linke

Abb. 214 Schwere Herzmuskelschwäche, Myodegeneratio cordis. „Der Kranke vermag nur in aufrechter Stellung zu verweilen ... und sitzt, das Haupt vorwärtsgebeugt. Die Haut ist äußerst schlaff und bildet kleine Säckchen, von seröser Flüssigkeit erfüllt. Mehrere große Venen, besonders an der Stirn, sind stark gefüllt ... Der Kranke fühlt den Tod ..., ein matter Blick und stumme Hingebung" (Baumgärtner 1842)

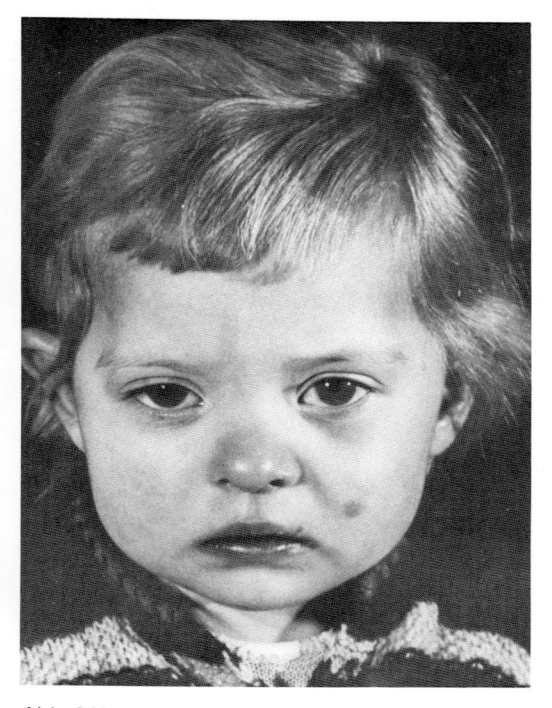

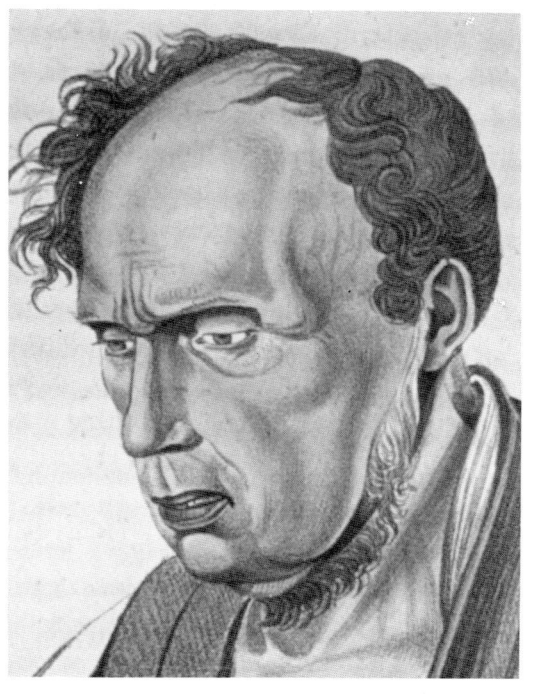

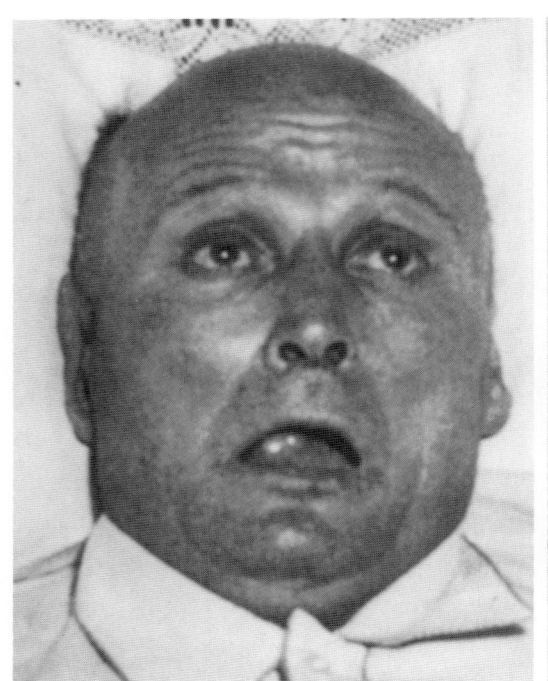

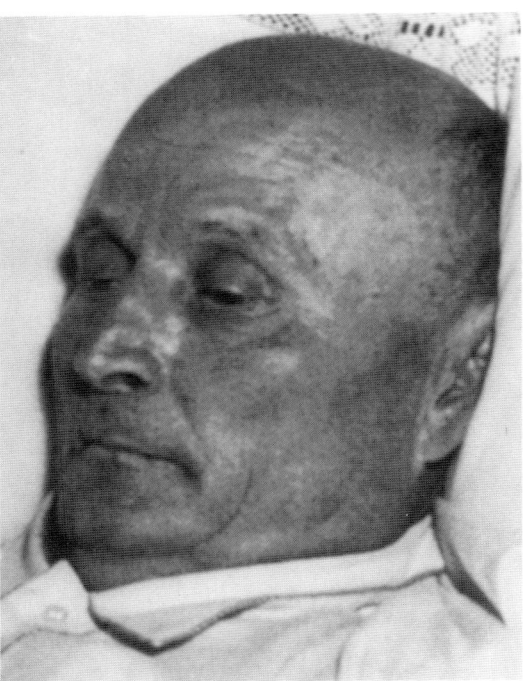

Abb. 215 Atemnot im Adams-Stokes-Anfall. a Plötzlicher Herzstillstand bedingt Kreislaufstillstand, damit akuten Sauerstoffmangel im Gehirn. Dieses Empfinden führt unter dem Bilde des plötzlichen Erschreckens und der Atemnot zu einigen heftigen Atemzügen, während der Kranke bewußtlos wird. Dies kann den Tod bedeuten. Im günstigen Falle kehrt nach 1–2 Minuten das Bewußtsein zurück, weil das Herz wieder reguläre Schlagfolge aufgenommen hat. 68jähriger Mann, der seit einigen Wochen immer wieder solche Anfälle bekommt. Ursache: Herzkranzadersklerose mit Störungen am Reizbildungssystem des Herzens. **b** Nach einer solchen Situation der Todesnähe ist der Kranke wieder froh, erleichtert und gelöst, wie sein Gesichtsausdruck zeigt (aus Schmidt-Voigt 1958)

Schließlich kann durch Schmerzhemmung bei **Wirbel- und Rippenfrakturen** eine Dyspnoe zustande kommen. Die Kranken stehen im Zwange, atmen zu müssen, fürchten aber den heftigen Frakturschmerz, und so zeigt das Gesicht mit den notvoll geöffneten Augen auch den Ausdruck einer sprungbereiten Gespanntheit, so daß bei Schmerzeintritt der begonnene Atemzug sofort abgebrochen werden könnte. Das Bild hat große Ähnlichkeit mit dem Gesichtsausdruck bei **trockener Rippenfellentzündung** (Abb. **218**).

Der **Keuchhusten** (Abb. 219) führt bei Säugling und Kleinkind anfallsweise zu einer nicht selten schweren Ateminsuffizienz, die die Kinder nicht nur akut bedroht und quält, sondern auch während der Wochen des Krankseins durch die gestörte Nachtruhe, die allgemeine Schwächung, den Muskelkater an den Bauchmuskeln und die Appetitarmut belasten kann. Die größeren Kinder wirken nach innen gekehrt und spielunlustig, schlecht belastbar, griesgrämig und mißgestimmt und sehen vor allem nach dem Anfall müde und geplagt aus. Das Gesicht ist oft durch ein leichtes Stauungsödem, vor allem an den Augenlidern, gedunsen, mit mückenstichgroßen Blutungen besetzt, mitunter auch durch einige größere Blutungen an den Bindehäuten der Augen verändert. Das Gesichtsbild ist dann sehr charakteristisch (*Facies pertussica*). Ein kitzelnder oder brennender Reiz im Kehlkopf löst den Anfall aus. Unter Vorstrecken der Zunge erfolgt eine erste Serie von kurzen, heftigen Hustenstößen, ohne Luftholen zwischendurch, bis die Reserveluft verbraucht ist. Das liegende Kind nimmt den Kopf ruckartig vom Kissen hoch, das sitzende streckt ihn vor. Gesichtshaut und Bindehäute werden rot und röter, schließlich zyanotisch. Die Augen tränen. Schweiß tritt auf die Stirn. Vom Husten gestoßen ringt das Kind verzweifelt nach Luft. Kurz löst sich der Stimmritzenkrampf, juchzend wird Luft eingezogen. Von neuem schüttelt der Stakkatohusten das Kind. Zwei bei drei Attacken folgen innerhalb einer halben Minute. Endlich wird ein zäher Schleim herausgewürgt, nicht selten folgt Erbrechen. Mit seinen feuchtglänzenden Augen, müden Gesichtszügen und der zusammengesunkenen Haltung macht das Kind einen mitgenommenen Eindruck.

Änderungen der Ausdrucksgeneigtheit

Der *Ausdrucksgehalt* eines Gesichts ist abhängig von der *Fülle der seelischen Inhalte und Vorgänge*, vom *Ausdrucksvermögen* der Gesichtsstrukturen und von der *Ausdrucksgeneigtheit* des einzelnen (Abb. 58, S. 64). Der Grad der Ausdrucksgeneigtheit ist ein Maß, wieweit Ausdrucksimpulse das Ausdrucksgelände erreichen. Die Krankheit und die äußere Situation des Kranken vermögen einerseits die Ausdrucksgeneigtheit *einzuschränken* und somit zur Verschlossenheit mit den Abarten Schüchternheit, Trotz und Mutismus zu führen oder sie andererseits zu *erweitern*, was bis zur Hemmungslosigkeit des Ausdrucks und zu hysteroiden Demonstrationen der Beschwerden gehen kann.

Psychisch bedingtes Ernstwerden und **Verschlossenheit** der Kranken pflegen nicht lange anzuhalten, es sei denn, es läge eine psychopathische Konstitution vor. In einer besonderen Lage ist das schüchterne Kind oder der gehemmte Erwachsene, die bei einem Kontakt mit fremden Personen ihr schon beschränktes Selbstvertrauen vollends verlieren, in Verwirrung geraten, sonst gesicherter Fähigkeiten verlustig gehen, sprachlich Verunglücktes bieten und vegetative Reizerscheinungen wie Erröten, Erblassen und Schweißausbruch zeigen. Sie wagen nicht, den Blick voll zum Gegenüber zu richten.

Zweifellos ist ein gewisser Grad von Zurückhaltung unbekannten Personen ge-

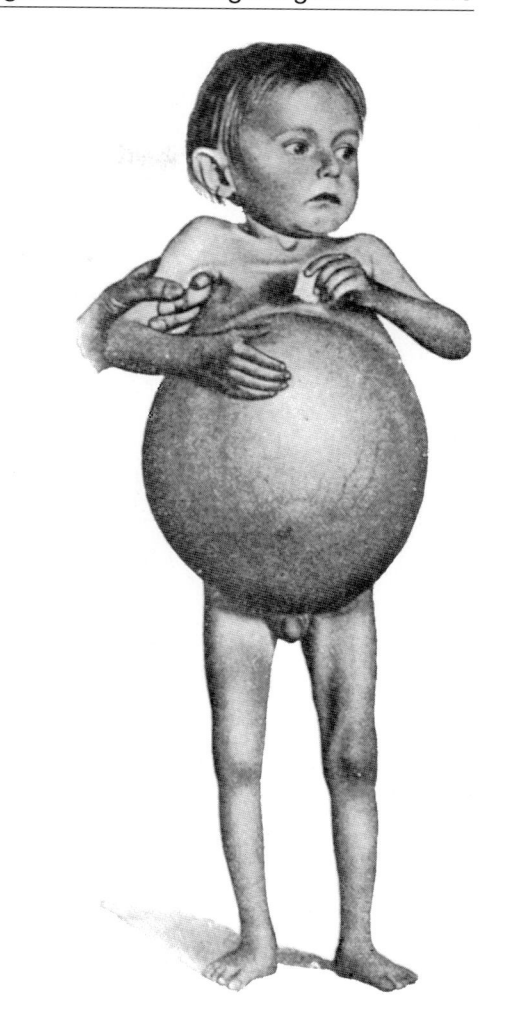

Abb. **216 Atemnot durch Zwerchfellhochstand,** der durch eine exzessive Dickdarmerweiterung, Hirschsprung-Krankheit, bedingt ist (aus Hecker u. Trumpp 1905)

genüber normal und vernünftiger als ein hemmungsloses Daraufzugehen. Üblicherweise löst sich diese Hemmung nun bei einigem Entgegenkommen der fremden Person über ein zunächst halbes, verschämtes Lächeln in Wohlgefallen auf, so daß sich eine freimütige Begegnung nach und nach herausbilden kann. Knüpft sich aber an die Verschlossenheit oder Schüchternheit ein hohes Maß von Furchtsamkeit, flüchtet sich insbesondere ein Kind nicht selten wei-

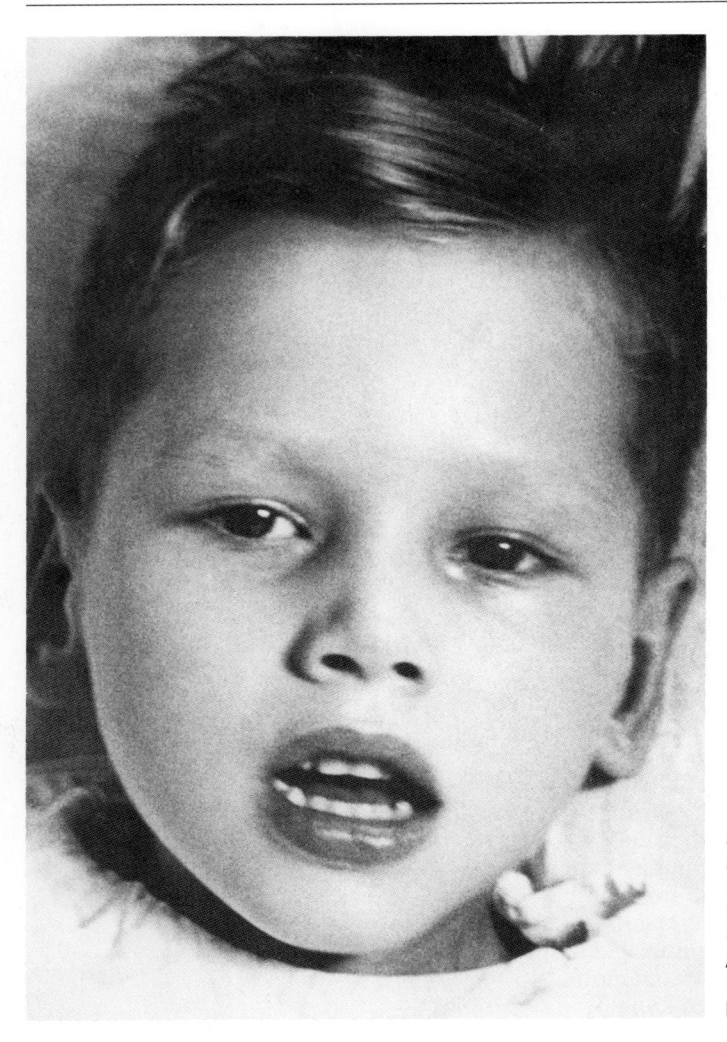

Abb. 217 Schwere Ateminsuffizienz durch Lähmung bei Poliomyelitis. Lufthunger: in die Ferne gerichteter Blick, weite Nasenlöcher, geöffneter Mund, ängstlicher Ausdruck der Augen. Weitere Lähmungen an Armen und Beinen. Bewußtsein klar. 5jähriger Junge

nend, schutzsuchend ins Bild der Hilflosigkeit.

Schließlich ist noch der **Mutismus** (*mutus*, lat., stumm) zu nennen. Schweigend verschließen sich manche Kranke jedem Annäherungsversuch, manchmal jedermann, manchmal nur bestimmten Personen gegenüber. Schon diese Objektgebundenheit ist von großer differentialdiagnostischer Bedeutung. Die Ursachen sind mannigfach (organisch, psychogen) und oft schwer eruierbar. *Psychogenes Schweigen* ist Zeichen noch fehlenden Vertrauens, einer Vertrauensverweigerung, Wirkung eines Vertrauensbruchs, einer Entfremdung. Die einen ziehen sich damit leidend hinter den Panzer des Schweigens zurück, die anderen demonstrieren damit aggressiv ihre Ablehnung und Verachtung. Hinter diesem Schweigen steht oft ein scharf spähendes Auge. Nur teilweise einfühlbar wird Mutismus bei *endogen Depressiven* oder bei *Schizophrenen* unter dem Einfluß von Halluzinationen.

Nicht ganz, aber weitgehend paßt das Bild des **Autismus** in diesen Zusammenhang. Kennzeichnend ist ein extremes Abgekapseltsein gegenüber der mitmenschlichen Umwelt und eine affektive Verarmung im Empfinden und im Ausdruck. Setzen

Änderungen der Ausdrucksgeneigtheit 215

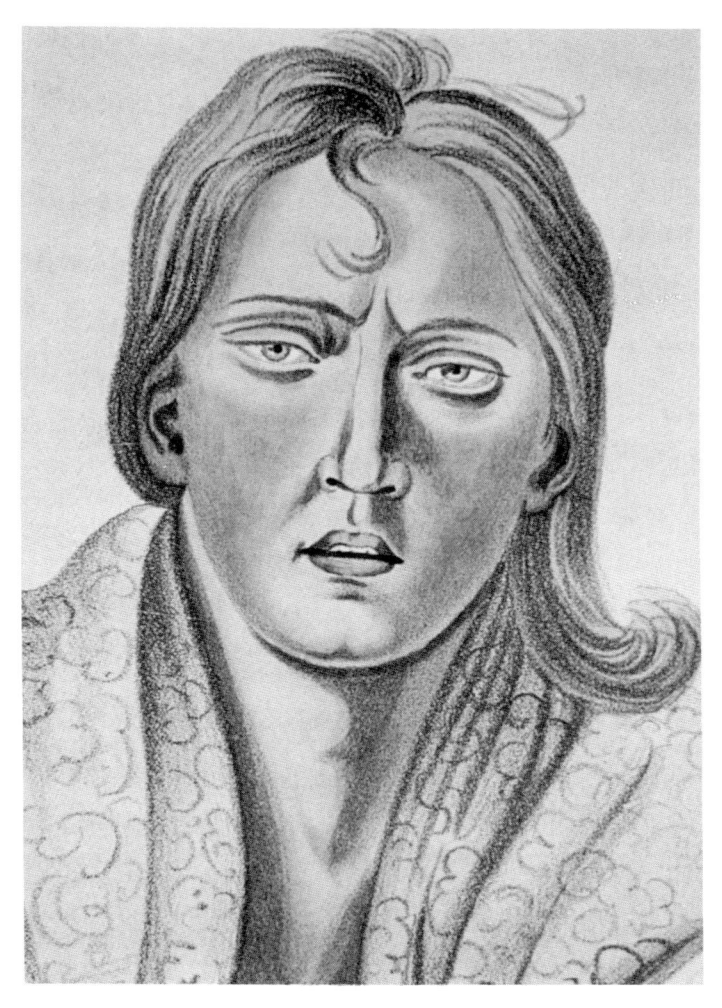

Abb. 218 Brustfellentzündung (aus Baumgärtner 1842). „Angst und Verwirrung spricht aus diesem Bild. Die Sehachsen der beiden Augen sind geradeaus gerichtet, wodurch der Blick etwas Stieres erhält; dessen ungeachtet sinken aber, ähnlich wie im Nervenfieber, die oberen Augenlider etwas weit über die Augen herab, so daß sie einen Teil der Regenbogenhaut und selbst den Rand der Pupillen bedecken. Die Annäherung der Augenbrauen gegeneinander und die beiden hierdurch gebildeten starken Vertikalfalten zeigen Spannung in einem Teil der Gesichtsmuskeln an und deuten auf Angst und Schmerz. Der weit geöffnete Mund, eine gewisse Spannung der Nasenflügel, das Sichtbarsein des Kehlkopfes ..., das Hinaufziehen der Achseln und die gespannte Haltung des Oberkörpers zeigen auf einen hohen Grad von Atembeschwerden hin. Die Farbe der Wangen ist eine leichte fieberhafte Röte ... Die Kranke ist in einer Lage gezeichnet, in welcher sie sich gerade, um leichter atmen zu können, aufgerichtet hatte, was aber nicht ohne Beihilfe der Wärterin geschehen konnte." Es ist ein sehr typisches und eindrucksvolles Bild einer sogenannten trockenen Brustfellentzündung. Man sieht die erschwerte Atmung, das gespannte Gesicht in Atemnot und bewußter Konzentration auf das Stillen des Lufthungers, aber noch ein weiteres: Der Atemzug löst häufig auch einen einschießenden heftigen Schmerz aus, und dies führt bei einzelnen tieferen Atemzügen zum plötzlichen Einhalten im Atemzug mit Schmerzausdruck im Gesicht. Auf der einen Seite steht die Kranke im Zwange zu atmen, auf der anderen Seite erwartet sie ständig den Eintritt des Schmerzes; alle diese Gefühle drücken sich in diesem Gesicht aus

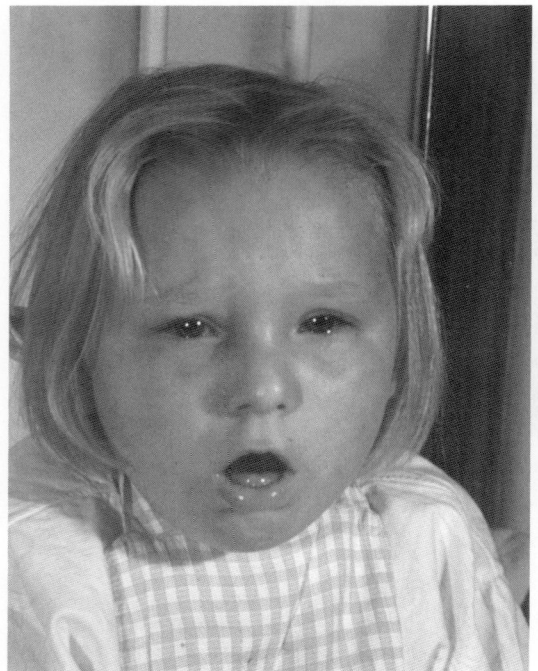

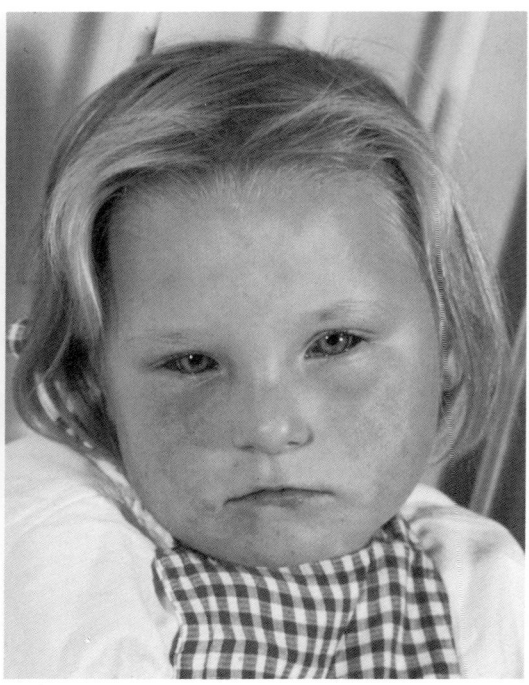

Abb. 219 Keuchhusten. a Keuchhustenanfall auf dem Höhepunkt. Zyanose. **b** Nach der Anstrengung das entspannte Gesicht eines sehr mitgenommenen Kindes. Als Nebenbefund erhebliche Bindehautblutungen, die durch den Gefäßüberdruck im Anfall entstanden sind. 4jähriges Mädchen

diese Auffälligkeiten schon in den ersten Lebensjahren ein (nach Kanner), sind sie mit Entwicklungsverzögerung verknüpft. Später erscheinend (Asperger-Syndrom) können die Kinder, Jugendlichen und Erwachsenen neben den geschilderten Symptomen des gestörten sozialen Umganges eine eigenartige Mischung intellektueller Höchstleistungen, einer Originalität auf einzelnen Gebieten und der Unfähigkeit, einfachste Dinge des Lebens zu bewältigen, zeigen. Dieses Krankheitsbild könnte auch unter den konjugierten Affekt- und Ausdruckstörungen des vorigen Kapitels Platz finden.

Enthemmtheit bedeutet im gegebenen Zusammenhang einen hohen Grad von Ausdrucksgeneigtheit, ein weitgehendes Fehlen von Hemmungen, so daß sich die Ausdrucksimpulse fast unbeschränkt im Gesicht auswirken können. Man kann auch von Hemmungslosigkeit des Ausdrucks sprechen. Üblicherweise ist aber Hemmungslosigkeit im Zusammenhang mit den seelischen Inhalten und Vorgängen zu sehen und z. B. nach den moralischen Normen (Begriff des Stehlens, des Lügens u. a.) und charakterlichen Anlagen des Kranken zu fragen.

Das *Kind* hat an und für sich mehr als der Erwachsene einen hohen Grad von Ausdrucksgeneigtheit, der sich in der Situation der Krankheit noch so weit verstärken kann, daß für die Person des Vertrauens tatsächlich alle Gefühle und Willensregungen an der Oberfläche erscheinen.

Bei nicht wenigen Menschen verbindet sich aber beides: einerseits rascher Wechsel und drängende Fülle seelischer Inhalte, oft zwangsläufig verbunden mit großer Oberflächlichkeit der geistigen Bemühungen und der Gefühle, andererseits ein hemmungsloses Ausdrucksgewähren. Ein gewisses Ausmaß davon ist natürlich normal und im Begriff des individuellen Temperaments unterzubringen. Man findet dieses Bild aber besonders ausgeprägt bei der *Chorea minor*, der *Hyperthyreose*, bei man-

Änderungen der Ausdrucksgeneigtheit 217

chen *subchronischen Enzephalitiden*, am häufigsten bei *postenzephalitischen Defektzuständen* (Abb. 220), immer bei *Manischen*, auch bei manchen Ausprägungsformen der *Schizophrenie*. *Hochgradig Schwachsinnige* machen nicht selten durch hohe Kontaktneigung und Freundlichkeit auf sich aufmerksam, eine Zuwendung, die sie jedermann gegenüber ohne Selektion haben. Dies kommt dann oft so überraschend und überwältigend, daß es den sogenannt Normalen in seiner Herzlichkeit manchmal geradezu beschämt, hält er doch eher Zurückhaltung und Kühle – ebenfalls gegenüber jedermann – für ein brauchbares Kommunikationsinstrument (Abb. 221).

Der Begriff der **hysteroiden Reaktion** führt noch ein Stück weiter. Die kleinste seelische Regung drängt vergröbert und wie aufgepumpt zum Ausdruck (Abb. 222). Grenzen der Ausdrucksgeneigtheit bestehen dann nur insofern, als sie den Gewinn aus der Krankheit sichern sollen. Für das Erkennen solcher Tendenzen ist die Beobachtung der Körperhaltung, der Gestik, des Gesichtsausdrucks (Augen!), der Anordnung der Haare und der Kleidung von großer Bedeutung. Ausdrucksablauf und Ausdrucksinhalt zeigen größte Unterschiede, ob sich der Kranke beobachtet weiß oder nicht. Das Ausmaß kann dramatisch sein, vor allem wenn Unlust, Ärger, Enttäuschung und Zorn ausgedrückt werden sollen.

Aus der Fülle des Geläufigen sei nur der **respiratorische Affektkrampf** der kleinen Kinder dargestellt. Wunschversagen, Schreck, Schmerzerfahrung oder Strafe bringen sie in Zorn und Trotz. Sie schreien ihren Affekt heftig heraus. Am Ende einer solchen Exspirationsphase bricht das Schreien ab. Im Atemstillstand wird das bis-

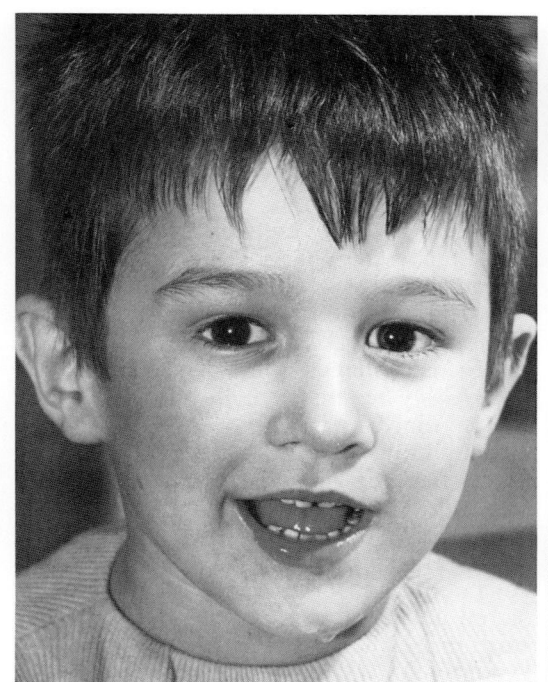

Abb. 220 Hemmungsloses Verhalten, postenzephalitischer Zustand. 5jähriger Junge. Offenes Gesicht mit größter Ausdrucksgeneigtheit, hemmungsloses, distanzloses Verhalten mit clownhaftwitzigem Einschlag, Debilität. Salbengesicht, verstärkter Speichelfluß

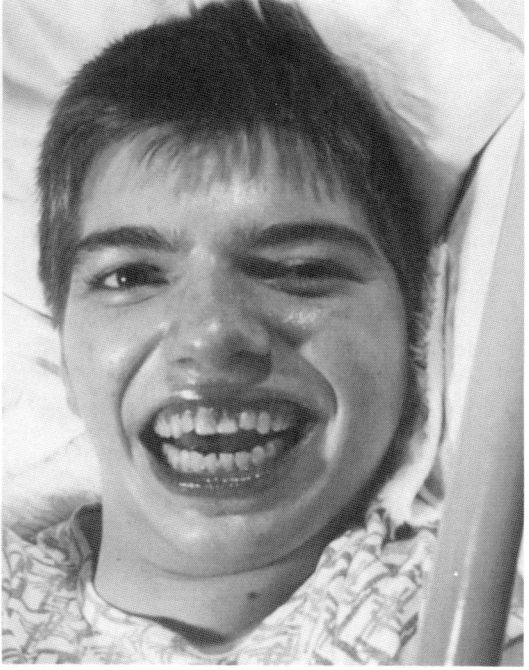

Abb. 221 Entgegenströmende Freundlichkeit bei einem jungen Mann mit Mikrozephalie und hochgradigem Schwachsinn

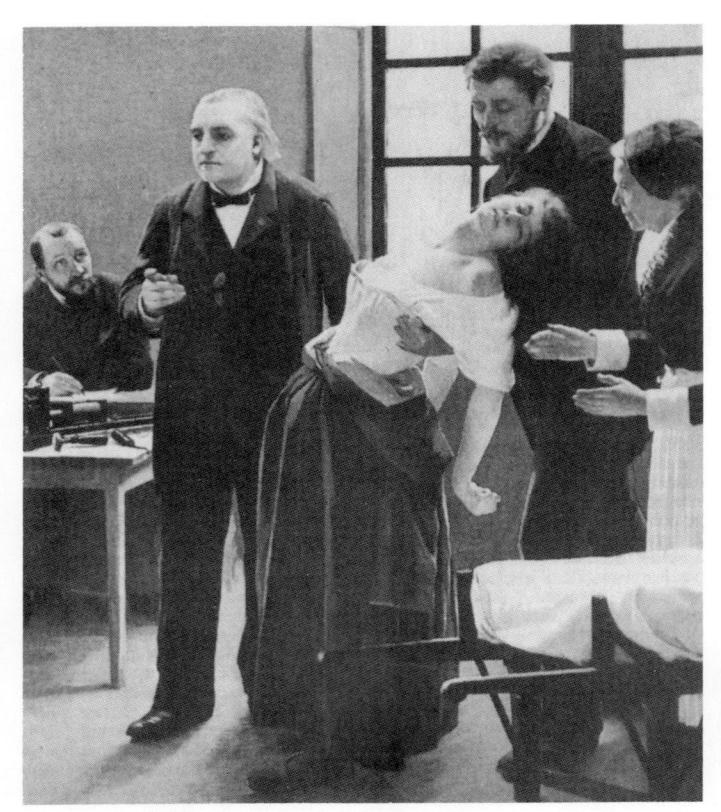

Abb. 222 Übersteigerte Leidensdemonstration, ein Fall von Hysterie, der hier zum Bild der Hyperventilationstetanie geführt hat. Charcot demonstriert eine kranke Frau in der Salpêtrière zu Paris (1887). Ölbild von A. Boruillet

her intensiv rote Gesicht blau und starr. Die darüber oft sehr erschrockenen Eltern spüren, wie das Bewußtsein weggeht. Inzwischen ist das Kind auf den Boden gefallen, mit schlaffen Gliedern; einige Zuckungen werden gelegentlich beobachtet. Bald setzt die Atmung spontan wieder ein, normale Hautfarbe und Bewußtsein kehren zurück. Anschließend sind die Kinder etwas erschöpft, der auslösende Affektanlaß ist vergessen.

Schwachsinn

Ein Gesicht des Schwachsinns gibt es nicht, keine Zeichen, die untrüglich den Intelligenzmangel verraten. Allerdings lassen viele Krankheitszeichen den Verdacht auf Schwachsinn aufkommen. Sie sind aber so unsicher, daß sie nur mit anderen Zeichen und mit prüfenden Verfahren zusammen für die Diagnose genommen werden können. Die nähere Unterscheidung des Schwachsinngrades, ob **Debilität** (unterdurchschnittliche Begabung, Untauglichkeit für erlernten Beruf), **Imbezillität** (Unfähigkeit, selbständig zu leben) oder **Idiotie** (völlige Bildungsunfähigkeit und Hilflosigkeit) vorliegen, ist vollends unmöglich. *Der Aspekt liefert also bestenfalls Hinweiszeichen*, von denen einige genannt seien: eigenartige Kopfhaltung, hochgradige allgemeine Bewegungsarmut, glattes, mimisch leeres Gesicht mit geöffnetem Mund und träumerisch in die Ferne gerichtetem Blick („nicht treffender Blick", Baumgärtner) oder andererseits auffällige Turbulenz, wildes Grimmassieren und Schreien, was aus der Situation nur unzureichend verständlich ist, abartige Affektivität, Gangstörungen, Hirnnervenausfälle oder -reizzustände (Tic, Krämpfe, Nystagmus) – alles Erscheinungen, die mit Schwachsinn nur das eine gemeinsam haben, daß sie sehr oft mit ihm aufgrund der zerebralen Läsion verknüpft sind (Abb. 223). Erst prüfende Verfahren, die über Sprache, Aufmerksamkeit, Orientierung, Gedächtnis, kombinatorisches Denken und über praktische Fähigkeiten aussagen, gehen der Frage auf den Grund.

Der Aspekt allein trügt. Kranke mit *Facies adenoidea, doppelseitiger Fazialislähmung und Myopathie* werden allzu leicht hinsichtlich ihres Intelligenzstandes falsch beurteilt. *Chronische Krankheiten* (schwere Herzinsuffizienz, hochgradiges Emphysem oder Stoffwechselstörungen z. B. mit urämischem Präkoma), die mit beschränkter Aufmerksamkeit, Interessenverarmung und affektiver Indolenz einhergehen, können als zerebrale Störung mit Intelligenzmangel fehlgedeutet werden. Wirklich *Schwachsinnige*, die zusätzlich durch Hypomimie nur geringe seelische Bewegtheit signalisieren oder – im Gegenteil – durch übersteigerte Mimik und sprachliche Ausdrucksschwierigkeiten (wie bei der hyperkinetischen Form der Zerebralparese, S. 153) auffallen, werden über das objektive Maß hinaus für schwachsinnig gehalten. Schließlich ist noch auf den Effekt mangelnder Kontaktwilligkeit (*Mutismus, Autismus, endogene Depression, Schizophrenie*) hinzuweisen.

Der irre Blick

Provokativ nehmen wir das Wort vom „irren Blick" auf und stellen es in das *Kapitel der „normalen" Affekt- und Ausdruckserscheinungen*, obwohl wir wissen, daß hinter dem Gesichtsausdruck des Geisteskranken viel uneinfühlbar Psychotisches steht. Wir wollen im Zusammenhang vordergründig für diese Kranken danach suchen, was

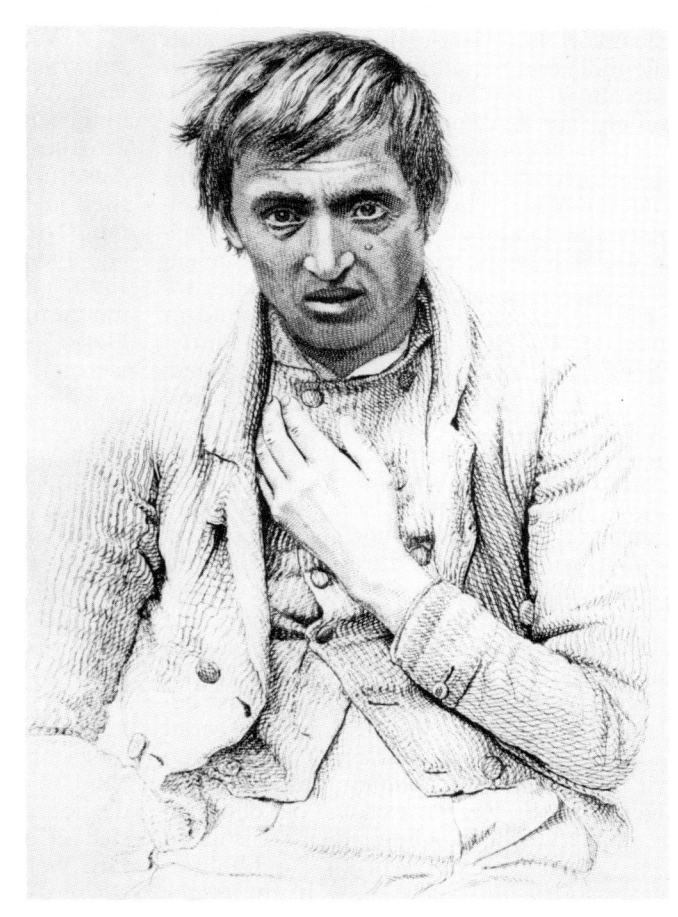

Abb. 223 Schwachsinn. Mit „apathischem Blödsinn" bezeichnete Leidesdorf (1865) das Bild dieses 31 Jahre alten Kranken, dessen „Gesichtszüge völlige Gedankenlosigkeit bekunden"

trotzdem in ihrem Ausdrucksbild noch normal ist und damit als Ausdruck uns zugänglicher seelischer Inhalte geblieben ist. Zusätzlich sei aber auf die Abschnitte über die Psychosen und Durchgangssyndrome verwiesen (S. 174 ff).

Im „irren Blick" scheint sich das Erscheinungsbild des geistig Kranken zu verdichten. Mit ihm glaubt man, benennen zu können, was so schwer zu beschreiben ist. An ihm hält man fest, obwohl jeder aufgeschlossene Mitmensch nach einiger Beobachtung und jeder Insider bei näherer Erfahrung mit Geisteskranken weiß, daß es „das" Ausdrucksphänomen der Geisteskrankheit nicht gibt, kein statisches oder dynamisches Gesichtsmerkmal von untrüglicher Beweiskraft. Es gibt nur eine ganze Reihe von Eigentümlichkeiten im Verhalten und im Ausdrucksbild, die man öfter und verstärkt bei Geisteskranken sieht. Ein solches Wort vom „irren Blick" kann dies alles allenfalls dann charakterisieren, wenn man unbedingt diese **Fülle differentester Einzelheiten** „auf den Punkt bringen" will.

Baumgärtner (1842) hat es auch hier sprachlich anschaulich gemacht wie kein anderer. Wie „schwer ist es in dem einzelnen Falle und im allgemeinen, die Merkmale wirklich zu bezeichnen, die die Seelenstörung charakterisieren! Der Blick des Kranken ist von hoher Wichtigkeit und in manchen Fällen für sich allein schon hinreichend, das Dasein der Krankheit kundzugeben. Der Blick eines solchen Menschen dringt beinahe nie auf diese Weise forschend und prüfend durch unser Auge in unser Inneres, wie wir dieses beim verständigen Menschen finden, sondern fällt meistens nur auf unsere Oberfläche und geht sodann wieder in sich zurück. Ist auch im einzelnen Moment der Blick auf eine bestimmtere Weise forschend, so verliert sich dieses sogleich wieder und man sieht, daß die Gedanken wiederum von dem äußeren Gegenstand sich zurückwenden. Selbst bei dem von der Welt Ergriffenen fallen wohl die zürnenden Blicke auf uns, doch werden wir nicht wohl wahrnehmen, daß ein derartiger Kranker, wie wir es sonst bei dem zürnenden Menschen sehen, mit den Blicken den Gegenstand der Wut zu durchbohren und zu vernichten sucht, ... es bleibt immer etwas Stieres und in sich Zurückgesunkenes darin. Bei vielen Kranken sind die Augen mehr feststehend und der Blick stiert gerade hinaus, ohne einen äußeren Gegenstand zu treffen ... Bei anderen sind diese auf einen bestimmten Punkt festgeheftet, ohne daß aber an dieser Stelle ein Gegenstand sich befindet, der dem zugleich ausgedrückten Gemütsaffekt irgend entspricht ... Bei vielen sind die Augen in steter, oft rollender Bewegung und der Blick ist sehr unstet. Die meisten Kranken ertragen unseren Blick nicht, sondern schlagen die Augen nieder und wenden sie hinweg. Zuweilen erhalten auch die Augen einen eigenen gläsernen Glanz, wobei sie zugleich mehr oder weniger stier sind. Diese Glasaugen zeigen den Anfang eines größeren Anfalles und begleiten ihn. Endlich ist der Blick oft ganz erloschen und die Augen, nichtssagend, schauen geradeaus" (Abb. **224–227**).

Versuchen wir zu gliedern, *was das Ausdrucksbild der Kranken bestimmen kann*. Die **ihnen eigene, uns „andere" Welt**, in die sie eingesponnen sind, kommt mit ihren Illusionen und wahnhaften Inhalten in Ausdruck und Handlung, in Wort und eventuell in Text und Zeichnungen zur Erscheinung. Aber die Kranken sind in ihren geistigen Fähigkeiten sehr oft noch so viel gesund, daß sie es nicht dabei belassen, immerzu über den Inhalt ihrer Depression zu klagen, mit fliegenden Ideen manisch zu werben, von ihrer ihnen realen Wahnwelt zu künden, und wenn sie dabei noch soviel Widerstand herausfordern. Denn sie merken schnell, daß ihre Welt nur ihnen ganz gehört und anderen zum großen Teil offenbar weder verständlich noch akzeptabel ist. Sie sehen, wie man sie aus dem offenen Leben ausgrenzt, verschämt ins Hinterzimmer abschiebt, sich vor anderen Menschen für ihr Anderssein entschuldigt. Sie spüren, wie Esquirol (1838) schreibt, daß man sie nicht mehr wie bei den Griechen mit Blumen bedeckt, sondern für vom Teufel besessen hält. So reagieren sie in der typischen menschlichen Palette: mit endlosen Versuchen der Interpretation, mit zorniger und despotischer Aggression oder – sie passen sich an, ziehen sich zurück, schließen sich in ihre Welt ein. Dann wird das Gesicht zur starren Wand und Maske. Der Dialog ver-

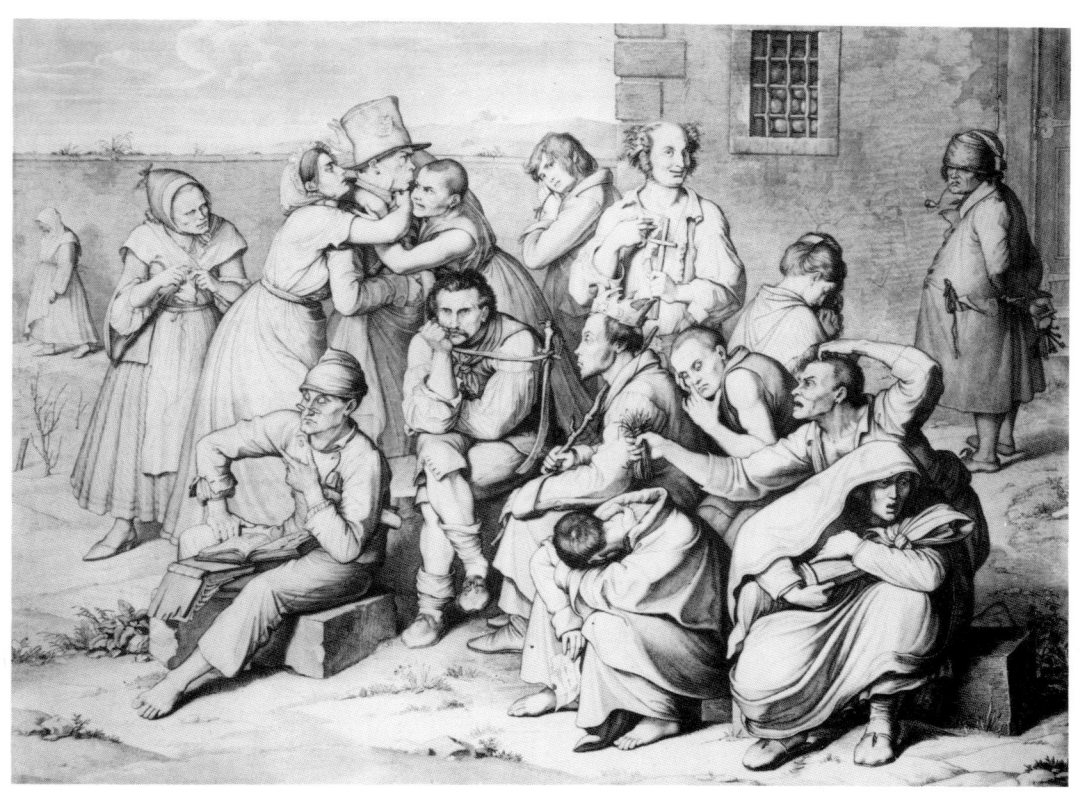

Abb. 224 „Narrenhaus". Zeichnung von Wilhelm von Kaulbach (1805–1874). Jeder Kranke ist in einem anderen, in seinem geistigen Bereich fixiert

siegt. Das Signalisieren wird weitgehend eingestellt. Es bleibt dann *alles offen, was hinter dieser Wand stehen kann*: tiefe Depression, bedrängende Stimmen, allerhöchste Angst, religiöser oder anderer ideologischer Fanatismus? Sante de Sanctis (1906) bringt zwei weitere Beispiele und knüpft daran seine Fragen: Wenn ein Geisteskranker mit geschlossenen Augen und gerunzelter Stirn dasitzt, schützt er sich gegen starke Lichtreize oder hat er Gesichtshalluzinationen oder seelischen Schmerz? Ein Geisteskranker friert; gehört dies zu einem bedrängenden psychotischen Angstzustand?

Das Herunterlassen der Jalousien muß nicht jedermann gegenüber erfolgen. In psychiatrischen Krankenhäusern kann man sehen, wie *elektiv* dies geschehen kann an Kontaktflächen mit anderen Kranken, mit Pflegepersonal, Arzt oder Angehörigen. So wird manches am Verhaltensbild eines Geisteskranken also reaktiv anders, wird Schutzmechanismus nach Enttäuschung und schmerzlicher Erfahrung, aus Mißtrauen und Klugheit nun Vorsicht und Anpassung.

Der *emotionale Pendelschlag* wird mehr oder weniger weit *zurückgenommen*. Die Affektivität wird flacher. Zum Teil entsteht das Bild, das man *versteckte Affektivität* genannt hat. Am stärksten müssen sich Kranke mit paranoiden Wahnideen zurücknehmen, weil für sie der Verständnis- und Akzeptanzwiderstand der Umgebung am größten ist. Aber selbst die einfachen Umgangsemotionen wie Lachen werden zurückgenommen, ein Phänomen, das sogar auf Gesunde überspringt, die mit dem Kranken interagieren (Ellgring 1989, Hufnagel u. Mitarb. 1991).

Häufig läßt sich beobachten, daß wahnhaft sehr emotionalisierte Kranke

222 Ausdrucksphänomene als Äquivalent seelischer Inhalte

Abb. **225a**

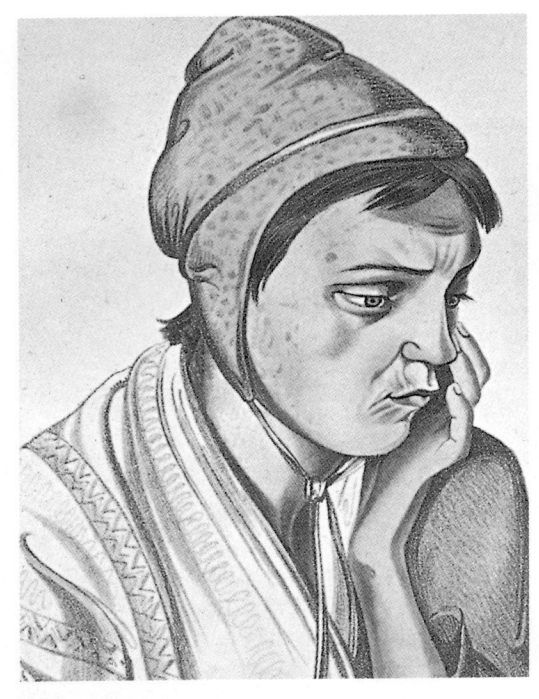

Abb. **225b**

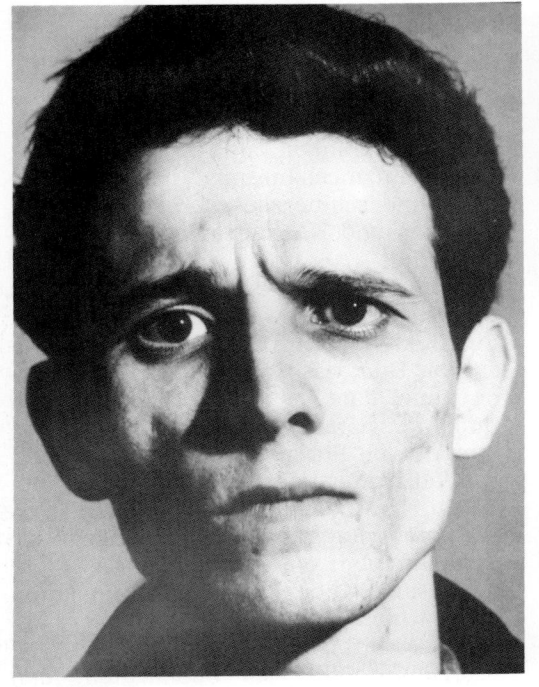

Abb. **226**

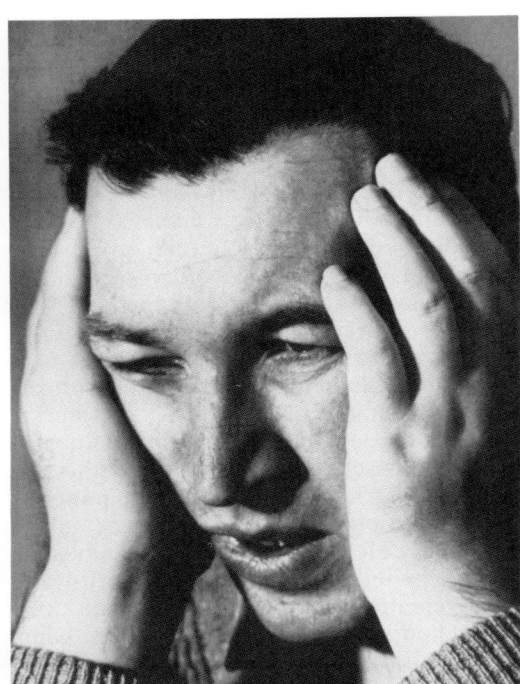

Abb. **227**

nach stationärer Aufnahme ruhiger werden, was Angehörigen oft unverständlich erscheint, aber doch auch als Zeichen einer echten Besserung angesehen wird. Aber man bedenke, unter welcher Belastung nicht nur die gesunden Angehörigen, sondern auch der Kranke zu Hause stehen kann. Wie sehr man auf dessen Störung „im Guten und im Bösen" fortgesetzt und intensiv Einfluß nehmen wollte, um ihm (und sich) zu helfen. Man kann sich dann vorstellen, warum die Anstaltseinweisung Beruhigung und Entspannung für den Kranken bedeuten kann: Nun läßt man ihn sein, wie er ist, man läßt ihn in Ruhe.

Man sieht hier die *geschichtliche Parallele*. Als Philippe Pinel (1745–1826) vor 200 Jahren die Ketten der Geisteskranken löste, begann eine neue Zeit (Abb. **228**). Er, Esquirol und viele andere Psychiater in ihrer Nachfolge bauten die Isolierung der Kranken ab, führten sie an die freie Luft, schufen kleine Gemeinschaften Zusammenpassender, schafften Drehapparate und Zwangsstühle wie den Englischen Sarg ab, schränkten den Zwangsjackengebrauch ein, ließen von Untertauchen und Aderlässen ab. Sie nahmen sich in höherem menschlichen Verständnis persönlicher der Kranken an. So wurden diese allgemein ruhiger und einfacheren Therapien zugänglicher.

Dieses Schutzgehäuse der psychiatrischen Anstalt, das den unheilbar Kranken

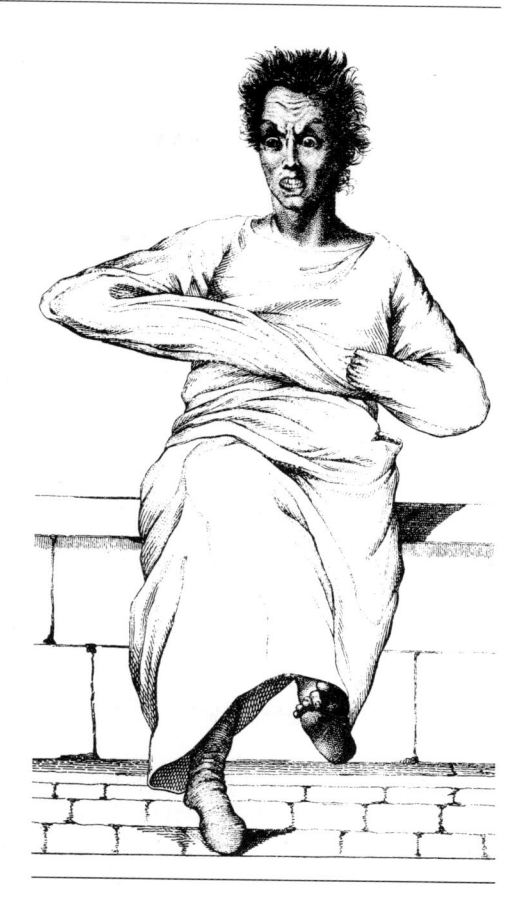

Abb. **228 Manie** (aus Esquirol 1838)

◁
Abb. **225 Der Blick des geistig Kranken.** Beispiele aus der „Krankenphysiognomik" von Baumgärtner (1842). **a** Der melancholische, müde, nach innen gerichtete Blick einer schwermütigen Frau. **b** Fast stechender, stierer Blick, der fest zu fixieren scheint, aber doch keinen vollen und konsequenten Kontakt zum Gegenüber aufnimmt. Schwermütige Frau, deren düsteres Hinbrüten durch Wutanfälle unterbrochen wird

Abb. **226 Schizophrenie, Hebephrenie.** Zunächst aggressiv, verschroben und undiszipliniert. Mehr und mehr treten ängstliche Verfolgungsvorstellungen, Sinnestäuschungen, Denkzerfahrenheit und Erregungsphasen in Erscheinung. 28jähriger Mann (aus Mall 1967)

Abb. **227 Schizophrenie.** Früher sehr intelligenter Chemiestudent. Beginn mit Gedankenabreißen, faselig verworrenem Gedankenablauf und affektiver Verödung. Jetzt sind der im Bild festgehaltene Ausdruck der Ratlosigkeit, das müde Stützen des Kopfes mit beiden Händen, die verhangenen Augen für den Kranken charakteristisch. 47jähriger Mann (aus Mall 1967)

auch ihr Eigenleben weitgehend läßt, ist nicht zu unterschätzen und als Prinzip heute wieder aktuell. Heute, wo sich die psychiatrischen Krankenhäuser, in Italien beginnend, „aus humanitären Gründen" geöffnet haben und die Kranken soweit nur irgend möglich in ihre *Familien* entließen. Man weiß, daß viele Familien mit ihrem Kranken nicht zurechtkommen und die Kranken unter diesen liebevoll und vernünftig gemeinten Ratschlägen und Formungsbemühungen wiederum in Bedrängnis geraten. Schon Esquirol (1838) hat eindringlich mahnend auf diese aus der Familie kommenden Schwierigkeiten hingewiesen. Ähnlich bedeutsam sollten auch die Bedenken von Foucault (1968) und anderen genommen werden, daß man heute gegen die Welt der Geisteskranken *nicht einfach das Rüstzeug der normalen Psychologie*, sondern wirklich auf sie eingehend das Rüstzeug einer auf die Entfremdung abgestimmten Psychologie einsetzen sollte.

Ein wichtiger Faktor der Umstimmung des Kranken sind **Medikamente**, die heute in reichlichem Maße und hochwirksam angewendet werden.

Schließlich ist noch zu bedenken, wie die Kranken **auf die ärztliche Diagnose** ihrer psychischen Erkrankung reagieren. Faust u. Hole (1983) haben dabei die lehrreiche Gegenüberstellung gebracht, einerseits, was Gesunde glauben, wie psychisch Kranke reagieren, andererseits, was die Kranken ausdrücken. Die Gesunden meinen: Traurig und verzweifelt seien zwei Drittel (60%). Jeder vierte fürchtet, der Kranke werde sich eine solche Zumutung verbitten oder gar aggressiv reagieren (28%). Genau so viele meinen, viele Kranke würden ruhiger, weil sie nun wüßten, was mit ihnen los ist (27%). Der Kranke nähme es einfach hin und füge sich, wagt nur jeder zehnte zu denken (9%). Die Realität bei Kranken sieht anders aus. Jeder dritte reagierte traurig und verzweifelt. Ebensoviele wurden ruhiger, weil ihnen die Klarheit dieser Beurteilung endlich Frieden bescherte. Jeder fünfte (20%) hat sich nach seinen Angaben ohne weiteres der ärztlichen Feststellung untergeordnet. Nicht einmal jeder zehnte war nach eigenem Geständnis empört oder reagierte gereizt bis aggressiv (8%). Die absoluten Zahlen sagen aber aus, daß jeder vierte Kranke die Beantwortung der Frage verweigerte. Bemerkenswert ist die Häufigkeit stiller Resignation, mit der Kranke die Diagnose aufnahmen. Andererseits läßt die Tatsache, daß so viele Gesunde mit aufregenden Szenen rechnen, erkennen, wie kompliziert man sich den Umgang mit Geisteskranken vorstellt, und ferner, wie schwer man sich selbst wohl mit der Akzeptierung eines psychischen Leidens täte.

Literatur

Ahrens, R.: Beitrag zu Entwicklung des Physiognomie- und Mimikerkennens. Z. exp. angew. Psychol. 2 (1954) 412–454, 599–633

Alber, A.: Atlas der Geisteskrankheiten im Anschluß an Sommer's Diagnostik der Geisteskrankheiten. Urban & Schwarzenberg, Berlin 1902

Alibert, J.-L.: Description des maladies de la peau. Barrois, Paris 1806

Aristoteles: Physiognomonika. – Die Aristotelische Physiognomik. Kampmann, Heidelberg 1929

Arnheim, R.: Experimentell-psychologische Untersuchungen zum Ausdrucksproblem. Psychol. Forsch. 11 (1928) 2–132

Asperger, H.: Heilpädagogik. Springer, Wien 1956; 3. Aufl. 1961

Assal, G.: Gestörtes Erkennen von Gesichtern bei zerebralen Hemisphärenschäden. Image Roche Nr. 47 (1972) 2–7

Bachmann, R.: Von der Anatomie zur Morphologie – Phänomenologie der Hand. Mater. med. Nordmark 18 (1966) 385–404

Baumgärtner, K.H.: Kranken-Physiognomik. Rieger, Stuttgart 1839; 2. Aufl. 1842

Beer, U.: Was Farben uns verraten. Kreuz, Stuttgart 1992

Bell, Ch.: Essay on the Anatomy of Expression. Murray, London 1806

Benninghoff, A.: Lehrbuch der Anatomie des Menschen, Bd. I, 4. Aufl. Urban & Schwarzenberg, München 1949

Bergmann-Grunwald, E.: Ein Fall von sogenanntem Hemispasmus der Unterlippe. Z. Kinderheilk. 11 (1914) 472

Blechschmidt, E.: Das Antlitz des menschlichen Embryo. Waage 4 (1965) 138–151

Bleuler, E.: Lehrbuch der Psychiatrie, 10. Aufl. Springer, Berlin 1966

Bodamer, J.: Die Prosop-Agnosie. Arch. Psychiat. Nervenkr. 6 (1948) 118–179

Böcher, W.: Der Mensch im Fortschritt der Medizin. Springer, Berlin 1987

Bormann-Kischkel, C.: Erkennen autistische Kinder Personen und Emotionen? Roderer & Welz, Regensburg, 1990

Bowlby, I.: Mutterliebe und kindliche Entwicklung. Reinhardt, München 1972

Bramwell, B.: Atlas of Clinical Medicine, vol. I–III. University Press, Edinburgh 1891–1896

Brunswik, E., L. Reiter: Eindruckscharaktere schematisierter Gesichter. Z. Psychol. 142 (1938) 67–134

Bühler, Ch.: Psychologie im Leben unserer Zeit. Droemer, München 1962

Bühler, K.: Ausdruckstheorie. Fischer, Jena 1933

Bühler, K.: Das Gestaltprinzip im Leben des Menschen und der Tiere. Huber, Bern 1960

Burdach, K.F.: Über die Aufgabe der Morphologie. Bey Eröffnung der Königl. anatom. Anstalt in Königsberg geschrieben und mit Nachrichten über diese Anstalt begleitet. Leipzig 1817: zit. nach Bachmann 1966

Burrows, A., I. Schumacher: Doktor Diamonds Bildnisse von Geisteskranken. Syndikat, Frankfurt/M. 1979

Buser, R.: Ausdruckspsychologie. Reinhardt, München 1973

Buttkus, R.: Physiognomik. Reinhardt, München 1956

Buytendijk, F.J.J.: Allgemeine Theorie der menschlichen Haltung und Bewegung als Verbindung und Gegenüberstellung von physiologischer und psychologischer Betrachtungsweise. Springer, Berlin 1956

Cannon, W.B. 1928, 1929: zit. nach Helm 1955

Carus, C.G.: Grundzüge einer neuen und wissenschaftlich begründeten Cranioscopie (Schädellehre). Balz, Stuttgart 1841

de Crinis, M.: Der menschliche Gesichtsausdruck und seine diagnostische Bedeutung. Thieme, Leipzig 1942

de Crinis, M.: Der Affekt und seine körperlichen Grundlagen. Thieme, Leipzig 1944

Critchley 1949: zit. nach Arsal 1972

Curschmann, H., W. Schüffner: Klinische Abbildungen. Springer, Berlin 1894

Darwin, Ch.: Der Ausdruck der Gemütsbewegungen bei dem Menschen und den Thieren. Schweizerbart, Stuttgart 1872

Duchenne (de Boulogne), G.B.: Mécanisme de la physionomie humaine, ou analyse électrophysiologique de l'expression des passions, applicable à la pratique des arts plastiques. Avec un atlas. Renouard, Paris 1862. – Physiologie der Bewegungen nach electrischen Versuchen und klinischen Beobachtungen mit Anwendungen auf das Studium der Lähmungen und Entstellungen. Fischer, Berlin 1885

v. Eggeling, H.: Physiognomie und Schädel. Sammlung anatomischer und physiologischer Vorträge und Aufsätze, Heft 17/2. Fischer, Jena 1911

Eibl-Eibesfeldt, I.: Der vorprogrammierte Mensch. Molden, München 1973

Eimer, M.: Die Erklärung visueller Fähigkeiten. Forsch. Univ. Bielefeld H. 2 (1990) 15–19

Eistel, A.: Der Eindruck der mimischen Erscheinungen in seiner Bedingtheit vom physiognomischen Umfeld. Psychol. Rdsch. 4 (1953) 236–261

Eixelberger, M.: Zur Bedeutung der Darbietungsregeln beim Erkennen emotionaler Gesichtsausdrücke. Diss., Graz 1985

Ellgring, H.: Nonverbal Communication in Depression. University Press, Cambridge 1989
Engelhardt, K.: Befindensstörungen bei inneren Erkrankungen. Med. Klin. 64 (1969) 695–700
Esquirol, J.E.D.: Von den Geisteskrankheiten. Huber, Bern 1968
Evers, K.G., W. Fröhlich: Genetische Aspekte des „schiefen Schreigesichtes". Wiss. Ausstellung, 78. Tagung Dtsch. Ges. Kinderheilk., Heidelberg 1982
Faust, V., G. Hole: Die Reaktion des psychisch Kranken auf die ärztliche Diagnose. Fortschr. Med. 101 (1983) 1965–1969
Feer, E.: Diagnostik der Kinderkrankheiten. Physiognomie und Mimik, 5. Aufl. Springer, Wien 1947 (S. 13–20)
Fervers, C.: Der Ausdruck des Kranken. Einführung in die pathologische Physiognomik. Lehmann, München 1935
v. Feuchtersleben, E.: Zur Diätetik der Seele, 45. Aufl. Reclam, Leipzig 1879
Fick, R.: Gesichtsausdruck und Muskelspiel. Jb. Charakteriol. 5 (1928) 83–100
Foerster, O.: zit. nach de Crinis 1944; Schellong 1952
Foucault, M.: Psychologie und Geisteskrankheit. Suhrkamp, Frankfurt 1968
Frijda, N.H.: Mimik und Pantomimik. In Kirchhoff, R.: Handbuch der Psychologie, Bd. V. Hogrefe, Göttingen 1965
v. Froriep, A.: Eröffnungsansprache auf der 26. Versammlung der Anatomischen Gesellschaft in München 1912. Anat. Anz., Erg.-H. 41 (1912) 2–6
Gall, F.J., J.K. Spurzheim: Anatomie et physiologie du système nerveux en général et de cerveau en particulière avec des observations sur la possibilité de reconnaître plusieurs dispositions intellectuelles et morales de l'homme et des animaux pas la configuration de leur têtes, tome I–IV. Schoell, Paris 1810–1819
Galton, F.: Composite portraits, made by combining those of many different persons into a single resultant figure. J. Anthropol. Inst. Gr. Brit. Ireland 8 (1879) 132–142
Gerassimow, M. M.: Ich suchte Gesichter. Bertelsmann, Gütersloh 1968
Glaser, D., H. Marx, I. H. Pawlowitzki: Rett-Syndrom – kasuistischer Beitrag. Klin. Pädiat. 199 (1987) 307–308
Gloning, I., K. Gloning, K. Jellinger, R. Quatember: A case of „prosopagnosie" with necropsy findings. Neuropsychologia 8 (1970) 199–204
Goren, C.C.,M. Sarty, P.Y.K. Wu: Visual following and pattern discrimination of face-like stimuli by newborn infants. Pediatrics 56 (1975) 544–549
Gratiolet, L.P.: De la physionomie et des mouvements d'expression. Paris 1865
Groß, R.: Zur Gewinnung von Erkenntnissen in der Medizin. Dtsch. Ärztebl. 76 (1979) 2571–2578
Grusser, O.J., N. Kirchhoff, A. Naumann: Brain mechanisms for recognition of faces, facial expression and gestures: neurophysiological and electroencephalographic studies in normals, brain-lesioned patients and schizophrenics. Res. Publ. Ass. nerv. ment. Dis. 67 (1990) 165–193
Haeser, H.: Lehrbuch der Geschichte der Medizin und der Volkskrankheiten. Mauke, Jena 1845

Hallervorden, E.: Eine neue Methode experimenteller Physiognomik. Psych. neurol. Wschr. 4 (1902) 309–311
Hartmann, N.: Möglichkeit und Wirklichkeit. Berlin 1938
Hassler, R., T. Riechert: Wirkungen bei Reizungen und Koagulationen in den Stammganglien bei stereotaktischen Hirnoperationen. Nervenarzt 32 (1961) 97
Haushalter, P., G. Etienne, L. Spillmann, Chr. Thiry: Cliniques médicales iconographiques. Naud, Paris 1902
Hecaen, H., R. Angelergues: Agnosia for faces (prosopagnosia). Arch. Neurol. 7 (1962) 24–32
Hecker, R., J. Trumpp: Atlas und Grundriß der Kinderheilkunde. Lehmann, München 1905
Hede, H.: Dein schönes Gesicht. Goldmann, München 1952
Heimann, H.: Das Gesicht als Ausdrucksfeld der Seele. In:Schuchardt, K., N. Schwenzer: Fortschritte der Kiefer- und Gesichtschirurgie, Bd. XXIV: Plastische Chirurgie im Mund-, Kiefer- und Gesichtsbereich. Thieme, Stuttgart 1979 (S. 1–8)
Heimann, H., Th. Spoerri: Das Ausdruckssyndrom der mimischen Desintegrierung bei chronisch Schizophrenen. Schweiz. med. Wschr. 87 (1957a) 1126–1128
Heimann, H., Th. Spoerri: Zur Ausdrucksphänomenologie. Psychiat. Neurol. 134 (1957b) 203–214
Heimlich, H.J., u. M.H. Uhley: The Heimlich Maneuver. Clin. Symp. 31 (1979) Nr. 3
Hellpach, W.: Deutsche Physiognomik. Grundlegung einer Naturgeschichte der Nationalgesichter. de Gruyter, Berlin 1942
Helm, J.: Neurophysiologische Fragen des Ausdrucksgeschehens. Z. Psychol. 158 (1955) 233–255
Hertl, M.: Die Beziehung der anatomischen Befunde zur Klinik und Therapie der Poliomyelitis. Med. Klin. 53 (1958) 1085–1092
Hertl, M.: Das Gesicht des kranken Kindes. 1. Internationaler Kongreß für medizinische Photographie, Düsseldorf 1960. Panorama (Sandoz), Dezember 1960, 7
Hertl, M.: Poliomyelitis: Das Gesicht des kranken Kindes. Ther. Ber. (Bayer) 33 (1961) 115–122
Hertl, M.: Problem wissenschaftlicher Photographie: Das Gesicht des kranken Kindes. In Orbach, H.: I. Internationaler Kongreß für medizinische Photographie und Kinematographie, Düsseldorf 1960. Thieme, Stuttgart 1962a (S. 174–178)
Hertl, M.: Das Gesicht des kranken Kindes. Urban & Schwarzenberg, München 1962b
Hertl, M.: Anatomische und physiologische Grundlagen des Gesichtsausdruckes. Hippokrates 34 (1963) 165–173
Hertl, M.: Full face or profile – indications and uses in medicine. Med. biol. Illustr. 14 (1964) 82–88
Hertl, M.: Allgemeine Pathologie des Ausdrucks unter besonderer Berücksichtigung des Gesichtsausdrucks. In Kirchhoff, R.:Handbuch der Psychologie, Bd. V.: Ausdruckspsychologie. Hogrefe, Göttingen 1965a (S. 309–347); 2. Aufl. 1972
Hertl, M.: Die Wirkung der Brille – ein Kapitel Ausdruckspsychologie. Mater. med. Nordmark 1. Sonderheft 1965b

Hertl, M.: Gesichtsausdruck als diagnostisches Hilfsmittel. In Opitz, H., F. Schmid: Handbuch der Kinderheilkunde, Bd. II. Springer, Berlin 1965c (S. 57–62)
Hertl, M.: Die Bedeutung des physiognomischen Umfeldes für das Zustandekommen des mimischen Ausdrucks. Mschr. Kinderheilk. 113 (1965d) 210–211
Hertl, M.: Die Bedeutung des physiognomischen Umfeldes für den mimischen Ausdruck beim Gesunden und Kranken. Med. Klin. 60 (1965e) 1052–1060
Hertl, M.: Gesichtsausdruck und Krankheit beim Kind. Das Nest (Nestle) 1965f, H 3, 3–5; H. 4, 3–4
Hertl, M.: Differentialdiagnose aus dem kindlichen Antlitz. Aesthet. Med. 15 (1966) 336–356
Hertl, M.: Otto Soltmann. Über das Mienen- und Gebärdenspiel kranker Kinder. Hoechst, Frankfurt 1976; Kinderarzt 9 (1978) 789–797, 943–948
Hertl, M.: Das Gesicht des Kranken. Kühlen, Mönchengladbach 1980
Hertl, M.: Pädiatrische Differentialdiagnose, 2. Aufl. Thieme, Stuttgart 1986
Hertl, M.: Medizinische Ausdruckskunde: Kranke Kinder und Jugendliche in einer Krankenphysiognomik von 1842. Nestlé, München 1990
Hertl, M., R. Hertl: Laokoon. Ausdruck des Schmerzes durch 2 Jahrtausende. Thiemig, München 1968
Herzka, H.S.: Das Gesicht des Säuglings. Ausdruck und Reifung. Schwabe, Basel 1965
Hess, W.R.: Die funktionelle Organisation des vegetativen Nervensystems. Schwabe, Basel 1948
Hess, W.R.: Die physiologischen Grundlagen der Psychosomatik. Dtsch. med. Wschr. 86 (1961) 3–7
Hess, W.R.: Psychologie in biologischer Sicht. Thieme, Stuttgart 1962; 2. Aufl. 1968
Hochstetter, F.: Über die Entwicklung der Formverhältnisse des menschlichen Antlitzes. Österr. Akademie der Wissenschaften, Mathemat.-naturwiss. Klasse, Denkschriften, Bd. 109, 5. Abhandlung. Springer, Wien 1953
Hoffmann, G.: Die Kunst, aus dem Gesicht Krankheiten zu erkennen und zu heilen. Frankfurt 1797; 3. Aufl. Haug, Ulm 1958
Holländer, E.: Die Karikatur und Satire in der Medizin, 2. Aufl. Enke, Stuttgart 1921
v. Holst, E.: Die Auslösung von Stimmungen bei Wirbeltieren durch „punktförmige" elektrische Erregung des Stammhirns. Naturwissenschaften 44 (1957) 549
Höping, J.A.J.: Chiromantia harmonica, das ist Übereinstimmung der Linien in denen Händen mit der Physiognomia oder Linien an der Stirn, 3. Aufl. Birkner, Jena 1681
Hückstedt, B.: Experimentelle Untersuchungen zum „Kindchenschema". Zschr. exp. angew. Psychol. 12 (1965) 421–450
Hufeland, C.W.: Makrobiotik oder die Kunst, das menschliche Leben zu verlängern. Lechner, Wien 1796; 5. Aufl. 1832
Hufnagel, H., E. Steiner-Krause, R. Krause: Mimisches Verhalten und Erleben bei schizophrenen Patienten und bei Gesunden. Z. klin. Psychol. 20 (1991) 356–370
Hünecke, P., K. Bosse: Entstellungsgefühl – eine Variante in der Verarbeitung des äußeren Erscheinungsbildes. In Bosse, K.A., V. Gieler: Seelische Faktoren bei Hautkrankheiten. Huber, Bern 1987 (S. 37–48)

Huter, C.: Illustriertes Handbuch der Menschenkenntnis. Kupfer, Schwaig 1911; 5. Aufl. 1952
Ibrahim, J.: Organische Krankheiten des Nervensystems. In v. Pfaundler, M., A. Schloßmann: Handbuch der Kinderheilkunde, 4. Aufl., Bd. IV. Vogel, Leipzig 1931
Jadelot, J.F.N.: Lehre von der Natur des menschlichen Körpers. Schmid, Jena 1783
James, W.: What is an emotion? Mind 9 (1884) 188–205
James, W.: Principles of Psychology. New York 1890
Jaspers, K.: Allgemeine Psychopathologie, 7. Aufl. Springer, Berlin 1959
Jores, A.: Hochschulmedizin und praktische Medizin. Vortrag 4. Internationaler Kongreß für Allgemeinmedizin. Salzburg 20. 9. 1962
Kaila, E.: Die Reaktionen des Säuglings auf das menschliche Gesicht. Ann. Univ. aboensis, Ser. B, Band XVII (1932): zit. nach K. Bühler 1960
Kant, I.: Anthropologie in pragmatischer Hinsicht abgefaßt. Königsberg 1798
Kant, I.: Von der Macht des Gemüts, durch den bloßen Vorsatz seiner krankhaften Gefühle Meister zu sein. Reclam, Leipzig 1824
Kantorowicz, A.: Handwörterbuch der gesamten Zahnheilkunde. Barth-Meusser, Berlin 1929–1931
Kapff, D.: Ausdrucksbewegungen bei Gesunden und bei Geisteskranken. Menschenkenner (1908) 8–11: zit. nach Kirchhof 1909
Katz, D.: Studien zur experimentellen Psychologie. Durchschnittsbild und Typologie. Schwabe, Basel 1953 (S. 11–37)
Kielholz, P., W. Pöldinger, C. Adams: Die larvierte Depression. Deutscher Ärzteverlag, Köln 1981
Kiener, F.: Physiognomik leibestektonischer Teilbezirke. In Kirchhoff, R.: Handbuch der Psychologie, Bd. V. Hogrefe, Göttingen 1965
Killian, H.: Facies dolorosa. Das schmerzensreiche Antlitz. Thieme, Leipzig, 1934; 3. Aufl. Dustri, München-Deisenhofen 1967
Kirchhof, J.K.J.: Das menschliche Antlitz im Spiegel organisch-nervöser Prozesse. Hogrefe, Göttingen 1960
Kirchhoff, R.: Allgemeine Ausdruckslehre. Hogrefe, Göttingen 1957
Kirchhoff, R.: persönliche Mitteilung 1963
Kirchhoff, R.: Zur Geschichte des Ausdrucksbegriffs. In Kirchhoff, R.: Handbuch der Psychologie, Bd. V: Ausdruckspsychologie. Hogrefe, Göttingen 1965; 2. Aufl. 1972
Kirchhoff, R.: Ausdruckspsychologie. Handbuch der Psychologie, Bd. V. Hogrefe, Göttingen 1965; 2. Aufl. 1972
Kirchhoff, Th.: Der Gesichtsausdruck und seine Bahnen beim Gesunden und Kranken, besonders beim Geisteskranken. Springer, Berlin 1922
Klages, L.: Grundlegung einer Wissenschaft vom Ausdruck. Barth, Leipzig 1913, 6. Aufl. 1942
Kloos, G.: Die Konstitutionslehre von C.G. Carus mit besonderer Berücksichtigung seiner Physiognomik. Karger, Basel 1951
Konrad, G.: persönliche Mitteilung 1991
Kosenow, W.: Das sog. „schiefe Schreigesicht" im Säuglings- und Kindesalter. Antwort auf Leserbriefe. Päd. Prax. 21 (1979) 545–547
Kosenow, W., u. E. Staude: Das sog. „schiefe Schreigesicht" im Säuglings- und Kleinkindesalter. Pädiat. Prax. 20 (1978) 565–576

Krehl, L.: Krankheitsform und Persönlichkeit. Thieme, Leipzig 1929
Kreitler, H., S. Kreitler: Psychologie der Kunst. Kohlhammer, Stuttgart 1980
Kremanek, M.: Der Eindruckswert der Augengegend auf schematisierten Darstellungen. Diss., Wien 1950
Kretschmer, E.: Körperbau und Charakter, 23./24. Aufl. Springer, Berlin 1961
Kretschmer, W.: Intuition als seelische Dimension (S. 35–38). In Zilch, J.: Das Intuitive im ärztlichen und wissenschaftlichen Bereich. Dtsch. Apoth. 28/29 (1976) H. 8–12, 1–3
Krieg, Th., O. Braun-Falco, M. Meurer, R. Hein, B. v. Gizycki-Nienhaus: Die systematische Sklerodermie. Dtsch. Ärztebl. 89 (1992) 132–136
Kris, E.: Die ästhetische Illusion. Phänome der Kunst in der Sicht der Psychoanalyse. Suhrkamp, Frankfurt 1977
Krüger, J.G.: Naturlehre. Hemmerde, Halle im Magdeburgischen 1740; 2. Aufl. 1748
Krukenberg, H.: Der Gesichtsausdurck des Menschen, 2. Aufl. Enke, Stuttgart 1920
Kubik, St.: Das menschliche Gesicht, seine Anatomie, physiognomische Deutung und moderne Darstellungsweise. Med. Welt 1965, 71–78, 126–135
Kübler-Ross, E.: Interviews mit Sterbenden. Mohn, Gütersloh 1974
Kühnel, E.: Über den Eindruckswert schematisierter Gesichter. Diss., Wien 1954
Küster, W., R. v. Kries, G. Goerz: Lineare zirkumskripte Sklerodermie unter dem Bilde einer Hemiatrophia faciei. Pädiat. Prax. 36 (1987/88) 131–136
Lange, C.G.: The Emotions. Baltimore 1885; Über Gemütsbewegungen. Leipzig 1887
Lange, C.: Die Gemütsbewegungen, ihr Wesen und ihr Einfluß auf körperliche, besonders auf krankhafte Lebenserscheinungen, 2. Aufl. Kabitzsch, Würzburg 1910
Lange, F.: Die Sprache des menschlichen Antlitzes. Lehmann, München 1952
Lavater, J.C.: Von der Physiognomik. Weidmann, Leipzig 1772
Lavater, J.C.: Physiognomische Fragmente zur Beförderung der Menschenkenntnis und Menschenliebe, Bd. I–IV. Weidmann, Leipzig 1775–1778; Faksimile-Neudruck Orell Füssli, Zürich, 1968
Leboyer, F.: Geburt ohne Gewalt. Kösel, München, 1981
Lehmann, A.: Die Hauptgesetze des menschlichen Gefühlslebens. Reisland, Leipzig 1914
Lehmann, K.A.: Der postoperative Schmerz. Springer, Berlin 1990
Leiber, B.: Mit Bildern reden und rechnen. Das Gesicht als Merkmalkombination wird meßbar. Pais 3 (1984) 1–4
Leiber, B.: Elementare Diagnostik durch Sehen, Erkennen und Wiedererkennen. Pais 6 (1987a) 245–248, 286–290, 310–315
Leiber, B.: Körpersprache: „Sprache", die man sieht. Pais 6 (1987b) 301–302
Leiber, B., G. Olbrich: Die klinischen Syndrome, 6. Aufl. Urban & Schwarzenberg, München 1981
Leidesdorf, M.: Lehrbuch der psychischen Krankheiten, 2. Aufl. Enke, Erlangen 1865
Leonhard, K.: Der menschliche Ausdruck. Barth, Leipzig, 1968

Lersch, Ph.: Gesicht und Seele. Reinhardt, München 1932; 4. Aufl. 1955
Lichtenberg, G.C.: Über Physiognomik wider die Physiognomen zur Beförderung der Menschenliebe und Menschenkenntnis. In Gesammelte Werke. Holle, Baden-Baden o.J.
Lind, J.: Die ersten Stunden des neugeborenen Kindes. Mschr. Kinderheilk. 124 (1976) 565
Lipps, Th.: Psychologische Untersuchungen I. Das Wissen von fremden Ichen. Leipzig 1907
Loeschke, A.: Allgemeine Krankheitslehre. In Joppich, G.: Kinderpflegelehrbuch für Säuglings- und Kinderschwestern. Enke, Stuttgart 1951 (S. 177)
Löpelmann, M., Th. Wohlrath: Menschliche Mimik. Holle, Berlin 1941
Lorenz, K.: Die angeborenen Formen möglicher Erfahrung. Z. Tierpsychol. 5 (1943) 235–409
Lorenz, K.: Gestaltwahrnehmung als Quelle wissenschaftlicher Erkenntnis. Z. exp. angew. Psychol. 6 (1959) 118–165
MacKenzie, J.: Krankheitszeichen und ihre Auslegung. Kabitzsch, Würzburg 1911
Mall, G.: Das Gesicht des seelisch Kranken. Schnetztor, Konstanz 1967
v. Matt, P.: ... fertig ist das Angesicht. Zur Literaturgeschichte des menschlichen Gesichts. Suhrkamp, Frankfurt 1989
Matthes, A.: Epilepsie, 4. Aufl., Stuttgart: Thieme 1984
Mayr, F.: Über die Untersuchung und Semiotik des kranken Kindes. Jb. Kinderheilk. 1 (1858) 1–20, 102–118; 2 (1859) 24–36, 174–190
Menzel, K.: Über die Scheu Gesunder von dem Kranken. Kinderarzt 22 (1991) 1995–2001
Mietzel, G.: Möglichkeiten und Grenzen in der Anwendung nicht-messender Verfahren in der Persönlichkeitsdiagnostik. Prax. Kinderpsychol. Kinderpsychiat. 13 (1964) 116–123
Mikeleitis, E.: Augen. Westermanns Mh. 164 (1938) 21–28
Miller, M., J. G. Hall: Familial asymmetric crying facies. Amer. J. Dis. Child. 133 (1979) 743–746
Millian 1932: zit. nach Assal 1972
Morison, A.: The physiognomy of mental diseases. London 1838; 2. Aufl. übersetzt: Physiognomik der Geisteskrankheiten. Schäfer, Leipzig 1853
Müller, E.: Zur Objektivierung des Symptoms „Personenverkennung". Z. klin. Psychol. 2 (1973) 126–144
Müller, J.: Zur vergleichenden Physiologie des Gesichtssinnes des Menschen und der Thiere nebst einem Versuch über die Bewegungen der Augen und über den menschlichen Blick. Cnobloch, Leipzig 1826
Naunym, B.: Die Entwicklung der Inneren Medizin mit Hygiene und Bakteriologie im 19. Jahrhundert. Verh. Ges. Dtsch. Naturforsch. Ärzte. 72. Versammlg. Aachen. 16.–22. Sept. 1900. Vogel, Leipzig 1901 (S. 59)
Neuhauß, R.: Über Schillers Schädel und Totenmaske. Z. Ethnol. 44 (1912) 668–676
Nilsson, L.: Ein Kind entsteht. Bertelsmann, Gütersloh 1967
Oehme, C.: Etwas vom Ausdruck. Dtsch. med. Wschr. 75 (1950) 1500–1505
Oppenheim, H.: Lehrbuch der Nervenkrankheiten. Karger, Berlin 1894

v. Orelli, A.: Der Wandel des Inhaltes der depressiven Ideen bei der reinen Melancholie. Schweiz. Arch. Neurol. Psychiat. 73 (1954) 217–287

Papadatos, C., D. Alexiou, D. Nicolopoulos, H. Mikropoulos, E. Hadzigeorgiou: Congenital hypoplasia of depressor anguli oris muscle. Arch. Dis. Childh. 49 (1974) 927–931

Paracelsus, Th.: Werke, Bd. I. Schwabe, Basel 1965

Pauleikhoff, B.: Die zwei Arten von Personenverkennung. Fortschr. Neurol. Psychiat. 3 (1954) 129–138

Peiper, A.: Das Nervensystem. In Brock, J.: Biologische Daten für den Kinderarzt, 2. Aufl. Springer, Berlin 1954

Peiper, A.: Die Eigenart der kindlichen Hirntätigkeit, 3. Aufl. Edition Leipzig, Leipzig 1963

Perlmann, W.: Arch. Dis. Childh. 48 (1973) 627: zit. nach Evers u. Fröhlich 1982

v. Pfaundler, M.: Semiotik der Kinderkrankheiten. Krankhafter Gesichtsausdruck und besondere Veränderungen am Gesichte. In v. Pfaundler, M., A. Schloßmann: Handbuch der Kinderheilkunde, Bd. I/ 1. Vogel, Leipzig 1906 (S. 29–41)

Piderit, Th.: Mimik und Physiognomik. Braunschweig 1858; 2. Aufl. Meyer, Detmold 1886

Planck, M.: Sinn und Grenzen der exakten Naturwissenschaften. Naturwissenschaften 30 (1942) 125–133

Plügge, H.: Der Allgemeinzustand des Schwerkranken. In Vogel, R.: Viktor v. Weizsäcker. Vandenhoeck & Ruprecht, Göttingen 1956 (S. 86–95)

Plügge, H.: Wohlbefinden und Mißbefinden. Beiträge zu einer medizinischen Anthropologie. Niemeyer, Tübingen 1962

Pollnow, H.: Historisch-kritische Beiträge zur Physiognomik. Jb. Charakterol. 5 (1928) 157–206

Pruszkowski, K.: Fotosynteza. Parkett u. Der Alltag, Zürich 1989

Rach, E.: Zur Kenntnis der Miene des kranken Kindes. Wien. klin. Wschr. 45 (1932) 1215–1219

Rauber/Kopsch: Anatomie des Menschen, Bd. I: Bewegungsapparat. Thieme, Stuttgart 1987

Raulin, J.-M.: Le rire et les exhilarants. Étude anatomique, psycho-physiologique et pathologique. Baillière, Paris 1900

Richer, P.: Nouv. Iconographie 1888: zit. nach Vogt 1969

Richter, H.: Zur Theorie und Phänomenologie der Ausdruckserscheinungen. Z. Psychol. 159 (1956) 280–306

Risak, E.: Der klinische Blick. Springer, Wien 1936

Rohracher, H.: Kleine Charakterkunde, 13. Aufl. Urban & Schwarzenberg, München 1975

Rudert, J.: zit. nach R. Kirchhoff 1957

Rutz, O.: Vom Ausdruck des Menschen. Kampmann, Celle 1925

Sanctis, Sante de: Die Mimik des Denkens. Marhold, Halle 1906

Saunders, R.: Physiognomie, London 1671: zit. nach K. Seligmann 1910

Schellong, F.: Psychische Funktionen und Hypophysen-Zwischenhirn-System. Regensburger Jb. ärztl. Fortbild. 2 (1952) 342–351

Schiller, F.: Versuch über den Zusammenhang der thierischen Natur des Menschen mit seiner geistigen. Cotta, Stuttgart 1780

Schipperges, H.: Welt des Auges. Herder, Freiburg 1978

Schlegel, K.F.: Der Körperbehinderte in Mythologie und Kunst. Thieme, Stuttgart 1983

Schmidt-Voigt, J.: Das Gesicht des Herzkranken. Editio Cantor, Aulendorf 1958

Schmidt-Voigt, J.: Diagnostische Leitbilder bei koronarer Herzkrankheit. Springer, Berlin 1980

Schoen, R.: Der Gesichtsausdruck des Kranken. In Löffler, W., W. Hadorn: Vom Symptom zur Diagnose. Karger, Basel 1969 (S. 11–28)

Schürer, J.: Über den Gesichtsausdruck bei inneren Krankheiten. Med. Klin. 16 (1920) 541–546

Scultetus, J.: Wunderarzneyisches Zeughaus. J. Gerlins seel. Wittib, Frankfurt, Ulm 1666

Seemann, W.F.: Über Sterbeangst bei vegetativen Störungen. In Vogel, R.: Viktor v. Weizsäcker. Freundesgabe zum 70. Geburtstag. Vandenhoeck & Ruprecht, Göttingen 1956 (S. 280–291)

Seidler, E.: ... diese Gattung Nervenmartirer ... Waage 1 (1959) 209–214

Seiller-Tarbuk, L.: Die Eindruckswirkung der Gesichts- und Hauptbehaarung. Diss., Wien 1951

Seligmann, K.: Das Weltreich der Magie. Deutsche Verlagsanstalt, Stuttgart 1958

Seligmann, S.: Der böse Blick und Verwandtes, 2 Bände. Barsdorf, Berlin 1910

Serre, M.: Traité sur l'art de restaurer les difformités de la face. Castel, Montpellier 1842

Sheldon, W.H., S.S. Stevens, W.B. Tucker: The Varieties of Human Physique. An Introduction to Constitutional Psychology. Harper, New York 1940

Siebeck, R.: Über Beurteilung und Behandlung von Kranken. Springer, Berlin 1928

Siebeck, R.: Medizin in Bewegung. Thieme, Stuttgart 1949

Simon, C., M. Jänner: Farbatlas der Pädiatrie, 2. Aufl. Schattauer, Stuttgart 1990

Soelderling, B.: The first smile. Acta paediat. 48 Suppl. 117 (1959) 78

Solé, A.: Technik der kinderärztlichen Differentialdiagnostik. Schwabe, Basel 1948

Soltmann, O.: Über das Mienen- und Gebärdenspiel kranker Kinder. Jb. Kinderheilk., N. F. 26 (1887) 206–221; neu hrsg. von M. Hertl: Hoechst, Frankfurt 1976

Spitz, R.A., K.M. Wolff: The smiling response; a contribution to the ontogenesis of social relations. Genet. Psychol. Monogr. 34 (1946) 57

Spitz, R.A.: Die Entstehung der ersten Objektbeziehungen. Klett, Stuttgart 1957

Spitzer, M.: Was ist Wahn? Springer, Berlin 1989

Spoerri, Th.: Klinik und Ausdrucksphänomenologie. Akt. Frag. Psychiat. Neurol. 1 (1964) 185–196

Spoerri, Th., H. Heimann: Ausdruckssyndrome Schizophrener. Nervenarzt 28 (1957) 364

Srivastava, R., M.K. Mandal: Proximal spacing to facial affect expressions in schizophrenia. Comprehens. Psychiat. 31 (1990) 119–124

Staehelin, J.E.: Katatoniforme (diencephalotische?) Psychose eines dreijährigen Kindes. Schweiz. med. Wschr. 74 (1944) 447–450

Staehelin, J.E.: Nichtalkoholische Süchte. Psychiatrie der Gegenwart, Bd II/C. Springer, Berlin 1960

Stahl, G.E.: Über den mannigfaltigen Einfluß von Gemütsbewegungen auf den menschlichen Körper. 1695. Sudhoff, Leipzig 1961

Strehle, H.: Mienen, Gesten und Gebärden. Analyse des Gebarens, 2. Aufl. Reinhardt, München 1954

Stróbl, St.: Eine Untersuchung über die Brille als Ausdrucksfaktor. Z. Psychol. 159 (1956) 101–129

Stutte, H.: Thersites-Komplex bei Jugendlichen. Dtsch. Ärztebl. 68 (1971) 71–72

Sulzer, J.G.: Allgemeine Theorie der schönen Künste, 2 Bde. Weidmann, Leipzig 1771–1774; 2. Aufl. 4 Bde., 1792–1794

Tellenbach, H.: Die Wirklichkeit, das Komische und der Humor. Heidelberger Jb. 24 (1980) 71–79

Thiele, W.: Vegetatives Nervensystem und Affektivität. Münchn. med. Wschr. 104 (1962) 825–828

Tinbergen, N.: Instinktlehre. Parey, Berlin 1952

Tischendorf, F.W.: Der diagnostische Blick, 5. Aufl. Schattauer, Stuttgart 1992

Variot, J., J. Bonniot: Clin. infant. 7 (1909) 1; 8 (1909) 113; zit. nach Kosenow 1979

Virchow, H.: Gesichtsmuskeln und Gesichtsausdruck. Arch. Anat. Physiol., Anat. Abt. (1908) 371–436

Vivell, O., Th. Luthardt: Tollwut. Keller, W., A. Wiskott, K. Betke, W. Künzer: Lehrbuch der Kinderheilkunde, 5. Aufl. Thieme, Stuttgart 1984 (S. 18–42)

Vogel, A.: Lehrbuch der Kinderkrankheiten, 9. Aufl. Enke, Stuttgart 1887

Vogt, H.: Das Bild des Kranken. Lehmann, München 1969

Wallbott, H.G.: Recognition of emotion from facial expression via imitation? Brit. J. soc. Psychol. 30 (1991) 207–219

Warrington, E.K.: An experimental investigation of facial recognition in patients with unilateral cerebral lesions. Cortex 3 (1967) 317–326

v. Weizsäcker, V.: Der Kranke und der Arzt. Kreatur 1 (1926) 69

v. Weizsäcker, V.: Arzt und Kranker. Koehler & Amelang, Leipzig 1941

Welcker, H.: Schillers Schädel und Totenmaske nebst Mitteilungen über Schädel und Totenmaske Kants. Braunschweig 1883

Welcker, H.: Der Schädel Rafaels und die Rafaelporträts. Arch. Anthropol. 15 (1884) 417–440

Welcker, H.: Zur Kritik des Schiller-Schädels. Arch. Anthropol. 17 (1888) 19–60

Wiedemann, H.R., J. Kunze, H. Dibbern: Atlas der klinischen Syndrome, 3. Aufl., Schattauer, Stuttgart 1989

Winkler, M.: Der Ausdruckswert der Mundgegend auf Grund schematisierter Darstellungen. Diss., Wien 1951

Wolff, W.: Das rechte und das linke Gesicht. Ciba Z. 6 (1953) 2044–2047

Wüllenweber, G.: Ärztliches Denken am Krankenbett, 2. Aufl. Thieme, Stuttgart 1947

Wundt, W.: Grundzüge der physiologischen Psychologie, 6. Aufl., Bd. I u. III. Engelmann, Leipzig 1908 u. 1911 (S. 341–354 bzw. 260–271)

Namen- und Sachregister

□ vor der Seitenzahl (z. B. □122) weist darauf hin, daß an diesem Ort eine Abbildung zum Krankheitsbild steht.
In *kursiver Schrift* sind Literaturstellen angezeigt.

A

Abartungen, konstitutionelle 105 ff
Abdominaltyphus 168, □170
Abduzenslähmung □112
Abmagerung als Leitsymptom 122 ff, □122 ff
Absence 156, 172, □173
Achondroplasie 108, 118, □110
Adam, S. de *51*
Adam-Stokes-Anfall 206, □212
Adipositas 100, 124 ff
Affektausbruch 71
Affekte 68
– Ambivalenz 180
– Fehlhandlungen (Freud) 71
– Verlust der echten 180 f
Affektfärbung 69
Affektgestalt 71
Affektinitiatoren 70 f, 73
Affektivität, versteckte 180, 221
Affektkonserven 62, 70, 74
Affektkrampf 156, 217
– respiratorischer 156
Affektmotoren 71, 74, 156
Affektpsychologie 178
Affektrealisatoren 71, 74, 156
Affekttheorien 12, 66 ff
– periphere 68 f
– theoretische Grundlagen 70
– zentrale 69
Ahrens, R. *51, 53, 225*
AIDS 187
Akne □98, □139
Akromegalie 118
Akrozephalosyndaktylie 117, □119 f
Aktinomykose, Lunge □40
Alber, A. *13, 87, 178, 225*
Albinismus 45
Alexander der Große 75
Alibert, J.-L. *87, 225*
Alkohol 164, 168, 174
– Delir 174
– Rausch 168
Alter, Konfikte 192
Altersmarasmus □13

Ambivalenz, affektive 181
Amimie 163
Anämie, chronische hämalytische 119, □121
Anfälle, Absence 155, 172, □173
– Ausdruckseffekte 56
– Herzanfälle 206, □212
– Jackson-Typ 132, □133, 155
– dienzephale 115
– limbische 56, 115, □172
– mastikatorische 153
– psychomotorische 56, 170, □172, 202
– zerebrale 155 f, □155, 170 ff, □172
Angelergues, R. *81*
Angina pectoris 183, 195
Angiomatose, enzephalokutane □115, 127
Angst 35, 157, 200 ff, □201 ff
– Äquivalente 203
– Ausdrucksbild 157, □157, 201
– maskierte 203
– Ursachen 201
– vegetative Erscheinungen 35
Aniridie 45
Anorexia nervosa □186
Antlitzkunde 7
Apathie □147, 160, □160, 167 f, □167 ff
Apert-Syndrom 117 f, □119 f
Appendizitis 185, □199
Aristoteles *8, 43, 67, 225*
Arnheim, R. *25, 225*
Arzt-Patient-Verhältnis 5 ff, 90 f
Arztqualitäten 85 ff
Asperger, H. *15, 90, 225*
– Syndrom 216
Assal, G. *81, 225*
Asthma bronchiale 206, □209 f
Asymmetric crying facies 133 ff, □134, □136 f, □138
Ateminsuffizienz 203 ff, □204 ff
Atemnot 183, 201 f, 203 ff, □204 ff, 208, □213

– Baucherkrankungen 208, □213
– organabhängige Prägung 205 ff
– Ursachen 206
Atemzug, erster 203, □204
Athetose 58, 132, 151, □154
– Bewegungsform 58
– double 151, □154
Atrophie, Muskeln 100, 122 ff
Augapfel, Ausdruck 43
Auge, Abweichungen 106, □106, 108, □108
– Altersbogen 43
– anatomische Besonderheiten 102, □104 f
– Arcus senilis 43
– Ausdruck 29 ff, □29 ff, 41 ff, □44
– Farbänderungen 102
– gebrochenes 44
– Muskellähmungen □112, 127 f
– Schielen 59, 102, 108, 111 f, □112 f
– von Sterbenden 44
Augenbereich, Formvarianten □29 ff, 31, 32
Augenbrauen, Abweichungen 107, □107
Augenfeuer 43
Augenlider, Besonderheiten 102, □104
Aura 156, 171
Ausbreitungsreaktion 54
Ausdruck 16 f
– Affekttheorien 66 ff
– echter 181 ff
– Einschränkungen 96
– gesunder, normaler 16
– gemischter Gefühle 25, □26
– Komplexe 36 ff
– konjugierte Störung 163 ff
– in Krankheit 16
– Norm 92
– Pathologie 55
– pseudoexpressiv 93, 141 ff
– reale Äquivalente 181 ff
– Säugling 65

– seelisch unfundierte Erscheinungen 93, 141 ff
– vegetatives System 33 f
– Wahrheit 27
– willentliche Beeinflussung 62
– Wirklichkeit 27
Ausdrucksbahnen 59 ff, ▫73, 74
– Ausdrucksmotoren 59 f
– extrapyramidale Motorik 59 f
– motorische 59 ff
– reflektorische Motorik 59
– sensible 60
– Störungen 58
– vegetative Motorik 60
– Willkürmotorik 59 f
Ausdrucksbild, Rückwirkung 72
– seelisch unfundiert 61
Ausdruck-Sendeeffekt 143
Ausdruckserfassen, Arzt 85, 88, ▫89
– intuitive Bereitschaft 85, 88
Ausdruckserkennen 72 f, 75 ff
– Intuition 75 ff
Ausdrucksforschung, Hirnkrankheiten 55 f
– Hirnoperationen 56
– medizinische 55 ff
– Methoden 55 f
– Zwischenhirnexperimente 55 f
Ausdrucksfülle 63 ff, ▫64
– Depression 177 ff
– Manie 176 f
Ausdrucksgehalt 64 f, ▫64
Ausdrucksgelände 58 f, 73, ▫73
– quantitative Beziehungen zum Seelischen 64 ff, ▫64
Ausdrucksgeneigtheit 61, 64, ▫64, 181, 213 ff
– Änderungen 213 ff
– Depression 177 ff
– Enthemmtheit 216 ff
– Hysterie 217, ▫218
– Manie 176 f
Ausdrucksgrad 64, ▫64
Ausdrucksinitiatoren 61 f, 70 f, 73, ▫73
Ausdruckskunde, medizinische, Geschichte 8
Ausdrucksmotoren 59 f, 61, ▫73, 74, 156
Ausdrucksorganisation 15, 55 ff, 73 f, ▫73
– Verknüpfungen 62 f, ▫63 f, ▫73
Ausdrucksphänomene, pseudoexpressive 61, 142 ff
– seelisch unfundierte 61

Ausdruckspsychologie, medizinische 27
Ausdrucksvermögen 64, ▫64, 213
Autismus 214, 219
Automatismen, mimische 153
Azetonämie ▫185

B

Bachmann, R. 76, *225*
Bart 31 f, ▫32 f
Basedow-Krankheit 157, ▫157
– Angstbild 202
Bauchschmerz 198 f, ▫199
Baumgärtner, K. H. 2, 7, 11, 43, 46, 87, 92, 118 f, 121, 123 f, 125, 158, 196, 210 f, 215, 218, 220, 222, *225*
Bechterew-Krankheit 210
Beer, U. 77, *225*
Befinden, Krankheit, Abhängigkeiten 182 ff
– Arzt 189
– Depression 184 ff, ▫184 ff
– Diagnose 139 f, 182 f, 186, 224
– Krankenhaus 183, 185
– Medikamente 224
– Organabhängigkeit 183
– Prognose 182 f
– Umwelt 183
– Zuwendung 183
Bell, Ch. 11 f, 23, 128, 130, *225*
Bell-Phänomen 129, ▫129, 144
Benninghoff, A. 21, 24, *225*
Bergengruen, P. 99
Bergmann-Grunwald, E. 134, *225*
Beurteilung, objektive, Erschwernisse 90
Bewegungsbilder, athetoid 150 ff, ▫154
– choreatiform 150 ff, ▫152
Bewegungsführung, gesteigerte 150 ff, ▫152, ▫154
Bewegungsstörung, athetotische 151, ▫154
– choreatische 150, ▫152
– Choreoathetose 153, ▫154
Bewußtseinsstörungen 167 ff, ▫168 ff
Biedert, Ph. 124
Bildstatistik 75, ▫76 f
Blässe 100
Blechschmidt, E. 47 f, *225*
Bleiintoxikation ▫13
Bleuler, E. 163, 178, 180, *225*
Blick 43 ff

– Arten 45 f
– ärztlicher 6, 85
– böser 45
– Erblindung 150
– irrer 165, 219 ff, ▫221
– klinischer 85
– nicht treffender 218
Blickdiagnose, konstitutionelle Abartung 116 ff
Blickwendung, konjugierte 163
Blutgefäßanomalien 100
Blutungen 100
Böcher, W. 84, 183, *225*
Bodamer, J. 81, *225*
Boehme, J. 1
Bonniot, J. 134
Bormann-Kischkel, C. 73
Bosse, K. 138, *227*
Botulismus 93, ▫94, 146
– Atemnot 209
Bowlby, I. 186
Bramwell, B. 13, 87, 157, 177
Brille 31 f, ▫32, ▫34, 42
Brillenformen 34
Bronchitis, obstruktive, spastische 206, ▫209
Brunswik, E. 27, 30, *225*
Bühler, Ch. 73, *225*
Bühler, K. 11 f, 40, 67, *225*
Burdach, K. F. 76, *225*
Burrows, A. 13, 87, *225*
Busch, W. 25, 27, 86
Buser, R. 13, *225*
Buttkus, R. 67, *225*
Buytendijk, F. J. J. 11, 24, *225*

C

Camus, A. 40
Cannabis 176
Cannon, W. B. 69, *225*
Carus, C. G. 5, 11, 36, 81, 84, *225*
Charcot, J. M. 162, 218
Cherubinismussyndrom 118, ▫120
Chiromantie 8, ▫9
Chirurgie, kosmetische 140 ff, ▫140, ▫142
Cholera 124, ▫125
Chondrodysplasie 108, ▫110, 118
Chondrodystrophie 108, ▫110, 118
Chorea 132, 150, ▫152, 216
Choreatische Bewegungsform 58, 150 f, ▫152
Cicero 83, 90
Computer 88

Namen- und Sachregister

Cor pulmonale □171
Coué, E. 72
Crinis, M. de 12 f, 69, 178, *225*
Crouzon-Syndrom 116, □117
Curschmann, H., 87, *225*
Curschmann-Steinert-Syndrom 145
Cushing-Syndrom 125 f, □126

D

Dämmerattacke 170
Darwin, C. 11, 43, 72, *225*
Debilität 218
Degeneration, hepatozelluläre 61, 158, □159
Delir 164 f, 174
Depersonalisation 181
Depression 139 f, 177 ff, □178, 183 ff, 192, 214, 219
– endogene 177 ff, □178
– larvierte 192
– Mutismus 214
– reaktive 177, 184 ff, □184 ff, □193
Derealisation 181
Dermatitis, atopische □96
Dermatomyositis 143, 146, □146
Descartes, R. 67
Desintegrierung, mimische 19
Déviation conjugée 163
Diagnose aus Ausdrucksbild 7
Diphtherie 205
Down-Syndrom □89, 105, 108 f, □108, □116
Drogen 176
– Abstinenzerscheinungen 176
– Abusus 164
– Angst 202
– Ausdruckseffekt 57
– Karriere 176
Duchenne, G. B. 11 f, 24, *225*
Dürer, A. 111, 187
Durst 185
Dysarthrie 151
Dyskranie 101
Dysmorphien 105, 107, □116
Dysmorphophobie 139
Dysostosis craniofacialis 116, □117
– mandibulofacialis 117, □117
Dyspnoe 204 f
Dystonie, vegetative 68
Dystorsionstetanie 146, □148
Dystrophia adiposogenitalis 124
– musculorum progressiva 143
Dystrophie 100, 122, □122 f

E

Eckermann, J. P. 42
Eggeling, H. v. 17, *225*
Eibl-Eibesfeld I. 39, 52, *225*
Eindruck 16, 72 f
Eistel, A. 30, *225*
Eixelberger, M. 138, *225*
Eklampsie 155
Ellgring, H. 221, *225*
Emphysem 206, □210
Encephalomeningitis tuberculosa □166
Engelhardt, K. 183, *225*
Enophthalmus 102
Enteritis, Toxikose □170
– toxische 124, □124
Enthemmtheit 216
Enzephalitis 153, 157, 160, 164 f, □166, 168, 171, 174, 202, 217
– Angstbild □166, 202
– Enthemmtheit 217, □217
– Leukoenzephalitis 160
– pseudoexpressive Erscheinungen 159, 162, □162
Epidermolyse, toxische □194
Epikanthus 107, □109
Epilepsie 56, 155 f, □155, 171 ff, 203
– Absence 172, □173
– Angstbild 202
– limbische 56
– psychomotorische 56, 156, 170, □172
Erblindung 150
Erethismus 216, □217
Erlebnisgesicht 40
Ernstwerden 184 ff, □184 ff
Erregung, Ausdruck 205
Erscheinungen, pseudoexpressive 142 ff
– seelisch unfundierte 142 ff
Esquirol, J. E. D. 179, 220, 223 f, *225*
Evers, K. G. 135, *226*
Exophthalmus 23, 102, 157, □157
Expression dissociée 178

F

Facies adenoidea 148 f, □150
– abdominalis 199 f, □220
– asiatica 119, □121
– athetotica 153, □154
– atrophica 122
– choreatica 151, □152
– cerebralis 165, □166
– dolorosa □189
– hippocratica 8, 124, 199 f
– leontina 119, □121
– pertussica 212, □216
– poliomyelitica 159 f, □160
– tetanica 147, □149
– typhosa □170
Fallot-Tetralogie □221
Fallot-Trilogie □188 f
Faust, V. 224, *226*
Fazialisgebiet, Kontraktur 130, □132
Fazialislähmung 60, 106, □106, □112, □115, 118, 128 ff, □128 ff, 143
– Ausdruckswirkung 130
– Kontraktur 129, □132
– peripherer Typ 128 f, 131
– rheumatische □129
– Ursachen 131
– zentraler Typ 128 f, 131
Fazialisspasmus 130, □132
Feer, E. 2, 15, 87, *226*
Fehlbeurteilung 90
Fehlhandlung (Freud) 71
Fervers, C. 13, *226*
Fetus, Gesicht 47 f, □48
Feuchtersleben, E. v. 72, *226*
Fick, R. 25, *226*
Fieberdelir 174
Fleckfieber 169
Flecktyphus 169
Foerster, O. 162, *226*
Fotosynthese 75, □76 f
Foucault, M. 224, *226*
Franceschetti-Syndrom 117, □117
Fremdeln 51
Fremdkörperinhalation 205, □207 f
Freude, vegetative Erscheinungen 35
Friedrich v. Hohenstaufen 54
Frijda, N. H. 13, *226*
Fröhlich, W. 135, *226*
Fröhlichkeit, Verlust 183 ff, □184 ff
Froriep, A. v. 18, *226*
Froschmaulatmung 208
Furcht 200 ff

G

Gall, F. J. 10, 36, 67, *226*
Gallenfieber □11
Galton, F. 75, *226*
Ganzheit 76
Ganzheitsphänomen 32
Gargoylismus 118, □120

Namen- und Sachregister

Gefühlstheorie, periphere 68 f
Geisteskranker, Ausdruck 219 ff, 224
Gelbsucht 100
Gerassimow, M. M. 18, *226*
Gesicht, Alter 17 f
– Anatomie 16 ff
– Asymmetrie 18 ff, □20, 126 ff, □127
– Erlebnisgesicht 40
– Jugend 17 f
– Krankheitswirkung 65 f, □66
– Proportionen 17, 19
– Rekonstruktion 17 ff, □19
– sensible Nerven 58
– vegetative Innervation 58
Gesichterkennen 48 ff, 80 ff
– Säugling 48 ff, □53
– Störungen 80 ff
Gesichtsnervenlähmung s. Fazialislähmung
Gesichtsödem 59, □94, □98
Gesichtsschema 27 ff
Gesichtsschwitzen, gustatorisches 115 f
Gesichtsspalte 101, □103, 140
Gestalt 76
Gestaltqualitäten 76 f, 78
Gestaltwahrnehmung, intuitive 82, 84, 87, □85, □87
– Kaniszafigur 84, □84
Glaser, D. 174, *226*
Gloning, I. 81, *226*
Gloning, K. 81, *226*
Glykogenose 125
Goethe, J. W. v. 18, 36, 38 f, 42 ff, 85 f, 113 f
Goren, C. C. 48, *226*
Graefe-Zeichen 157
Grand mal 155 f, □155
– Aura 171
Gratiolet, L. P. 11, *226*
Groß, R. 88, *226*
Grusser, O. J. 81, *226*

H

Haarausfall 101, 107, □107 f
Haare, Varianten 32 f, □33
Haarfarbe, auffällige 101
Hall, J. G. 135, *226*
Hallervorden, E. 19, 57, *226*
Halluzinationen 164
Halluzinogene 176, 202
Haloeffekt 90, 97
Hämangiom 100, □115
Handlinienkunde 8, □9
Hängelippe, einseitige 134
HAODM-Syndrom 135
Hartmann, N. 79, *226*
Haschisch 176
Hassler, R. 56, *226*
Haushalter, P. 87, *226*
Haut, vegetative Reizerscheinungen 115 f
Hautturgor 101
Hautveränderungen □14, □66, □97 ff, 100 ff, □107, □115, □121, □139, □146, □169, □184 f, □187, □194, □216
– Ausdruckswirkung, objektive 97 ff
– subjektive 97 ff, 13 ff
– erschreckende Wirkung 113, □115
Hebbel, F. 38
Hebephrenie 179
Hecaen, H. 81
Hecker, R. 213, *226*
Hede, H. 18, *226*
Heimann, H. 19, 42, 178, *226*
Heimlich, H. J. 208, *226*
Heinroth, J. C. A. 86
Hellpach, W. 7, 11, 36, 40, *226*
Hemiatrophie 127
Hemihypertrophie 127
Hemihypoplasie 126, □127
Hemispasme congénitale de la lèvre inférieure 134
Herder, J. G. 113 f
Heroin 176
Hertl, M. 13 f, 15, 30 f, 59, 61, 87, 134, 160, *226 f*
Hertl, R. 47, *227*
Herzka, H. S. 11, *227*
Hess, W. R. 61, 67, 156, 158, 172, 174, *227*
Herzangst 201
Herzasthma □211
Herzfehler, angeborener 188 f, □188 f, □211
Herzinfarkt 169, 195
Herzinsuffizienz 168, □171
Herzkrankheit, Atemnot 206, □211 f
Hild, R. 151
Hippokrates 8, 174, 199
Hirnatrophie 164
Hirnödem 168
Hirntumor 164 f, □167
Hochstetter, F. 47, *227*
Hoffmann, G. 124, *227*
Hole, G. 224, *226*
Holländer, E. 113, *227*
Holst, E. v. 56, *227*
Höping, J. A. J. 9, *227*
Horner-Komplex 127
Horrortrip 176, 202

Hückstedt, B. 38 f, *227*
Hufeland, C. W. 1, 72, *227*
Hufnagel, R. 180, *227*
Hünecke, P. 138, *227*
Hunger 185
Hutchinson-Gilford-Syndrom 118
Huter, C. 37, *227*
Hydrozephalus □13, □110
Hyperhidrosis 101
Hyperkalzämiesyndrom, kardiovaskuläres 117, □118
Hyperkeratosen 100
Hyperkinesie 127 ff, 135, □138, 150 ff, □152, □154
Hyperkortisonismus 125 f, □126, 143, □197
Hyperkortizismus 125 f
Hypertension □14, 115
Hyperthyreose 157, □157, 216
– Angstbild 202
Hypertonie, Gefäßsystem □14, 115
– mimische Muskulatur 146 ff, □148 f
Hyperventilationstetanie 146, □218
Hypomimie 163, 174
Hypoparathyreoidismus □108
Hypoplasia musculorum generalisata (Krabbe) □144, 145
– Depressor anguli oris, angeboren 135
Hypoplasie, einseitig □127
Hypothyreose 126, □126, 157, □158 f
Hysterie 217, □218

I

Ibrahim, J. 133, *227*
Ichverlust 181
Idiotie □15, 218
Iffland, A. W. 72
Ileusschmerz 198 f
Illusionen 163
Imbezillität 218
Individualität des Kranken 6
Inhalationsgifte, Sucht 176
Insulinkoma 153
Integrationsprinzip, typenschaffendes 75
Intelligenzknoten 107, □107
Intuition beim Arzt 85 ff
– Methode 82 ff
Irisdiagnostik 8
Irresein, manisch-depressives 177 f, □177

Namen- und Sachregister

J

Jackson-Anfall 132, □133, 156
Jadelot, J. F. N. 8, 40, *227*
James, W. 12, 68, 81, *227*
Jänner, M. 87, *229*
Jaspers, K. 67, 163 f, 178, *227*
Jores, A. 6, *227*
Juckreiz 185, □188 f
Juvenal 1, 92

K

Kachexie 193
Kaila, E. 48, *227*
Kant, I. 1, 38, 40, 45, 72, 92, *227*
Kantorowicz, A. 149, *227*
Karpff, D. 72, *227*
Katatonie 179
Katz, D. 75, *227*
Kaulbach, W. v. 221
Kayser-Fleischer-Kornealring 158
Kernikterus □154
Keuchhusten 212, □216
- Pneumonie □211
Kieferanomalien 101
Kielholz, P. 192, *227*
Kiener, F. 13, *227*
Killian, H. 7, 13, 40, 87, 171, 189, 193, 199, *227*
Kindchenschema 38 f, □38 f, 49, 108, □111
Kinderlähmung, epidemische, s. Poliomyelitis
- zerebrale 146
Kinn, Formvarianten □29, 37 f
Kirchhof, J.K.J. 15, 53, 59, 131 f, 143, 151, 162, 178, *227*
Kirchhoff, R. 11, 13, 58, 61, 143, *227*
Kirchhoff, Th. 13, 179, *227*
Klages, L. 11, 32, *227*
Kloos, G. 13, 36, 84, *227*
Knochentumoren 101
Kokain 176
Kolikschmerz 198 f
Kollaps 169
Kollektivbild 75, □76 f
Kollwitz, K. 39
Koma 168 ff, □171
- diabetisches 170
- Formen 169 f
Konrad, G. 49
Kontaktverlust 174 ff, 181
Kopfhaltung, Abweichungen 115
Kopfschmerz 194, □197 f
Kosenow, W. 133 ff, *227*

Kosmetik, Wirkungen 32
Krähenfüße 23, 40
Kraniopagus □51
Kranioskopie 10
Krankenhaus, psychiatrisches 223 f
Krankenphysiognomik 11
Krankheitsausdruck 182 ff
Krankheitszeichen, Gesicht, autochthone 59, 92 f
- gesteuerte 59, 92 f
- pseudoexpressive 143 ff
- Werkzeugstörungen 59
Kranksein, manisch-depressives □177, 178
Krehl, L. v. 1, 2, 5, *227*
Kreitler, H. 84, *227*
Kreitler, S. 84, *227*
Kremenak, M. 32, *227*
Kretschmer, E. 36, 76, 86, 178, *227*
Kretschmer, W. 88, *227*
Krieg, Th. 150, *228*
Kris, E. 178, *228*
Krokodilstränensyndrom 116
Krüger, J. G. 67, *228*
Krukenberg, H. 11, 72, *228*
Krupp-Syndrom 205
Kubik, St. 18, *228*
Kübler-Ross, E. 186, *228*
Kühnel, E. 32 f, *228*
Kummer, vegetative Erscheinungen 35

L

Lächeln, Antwortlächeln 49, 58, 204
- erstes 48, 155
- gefrorenes □155
- Kontaktlächeln 49, 50
- reflektorisches 48
- Säugling 48 ff, 51
- Schutzlächeln 49, □52
Lachschlag 172
Lagophthalmus 129
Laokoon 46, □47
Laokoon-Braue 24
Lange, C. G. 12, 67 f, 69, *228*
Lange, F. 11, 24, 36, 38, *228*
Laurence-Moon-Biedl-Bardet-Syndrom 125
Lavater, J. C. 1, 7 f, 10, 36, 67, 72, 77, 79, *228*
Leboyer, F. 203, *228*
Leberabszesse □199
Leberkoma 169
Leere, mimische 65, 142
Lehmann, A. 69, 195, *228*

Lehmann, K. A. 195, *228*
Lehrbücher zur Eindrucksschulung 87
Leiber, B. 75, 84 f, 87 f, 116, *228*
Leiblichkeit, Verwandlung 183, 186 ff, □190 f
Leidesdorff, M. 219, *228*
Leonhard, K. 11, *228*
Lepra □99
Lersch, Ph. 11, 26, 36, 65, *228*
Lessing, G. E. 47, 72
Leukämie □14, □189, □190 f
Leukoenzephalitis 157, 160, □161
Leukotomie, frontale 57
Lichtenberg, G. C. 7, 10, 36, 39, *228*
Lidschlag, seltener 157
Lidspaltenverlauf, Abweichungen 107, □108, 117
Lind, J. 203, *228*
Links-rechts-Differenz 105
Lipidgranulomatose □104
Lippen, Abweichungen 101 f, □103 f, 106, □106
Lippenspalte 101, □103 f
Lipps, Th. 73, *228*
Locke, J. 78
Loeschke, A. 185, *228*
Logau, F. v. 203 f
Löpelmann, M. 11, *228*
Lorenz, K. 38 f, 61, 82 f, 113, *228*
LSD 19, 25, 176
Lues connata □201
Lufthunger 204 f
Lungenentzündung 206, □211
Lungengangrän □189
Luthardt, Th. 171, *230*
Lyell-Syndrom □184
Lymphknotenschwellung 100

M

MacKenzie, J. 192, *228*
Magenkarzinom 193
Mai, F. A. 72
Mall, G. 13, 15, 178 ff, 223, *228*
Mandal, M. K. 178
Manie 176 f, □177, 217, □223
Marihuana 176
Masern □66, □169, □184
- toxische □169
Maskengesicht 142, 179 ff, 220 f
- Psychose 179 ff, 220 f
- Schizophrenie 179 ff
Massenzunahme als Leitsymptom 124 ff

Matt, P. v. 73, 114, *228*
Matthes, A. 133, *228*
Mauriac-Syndrom 125
Mayr, F. 184, *228*
Medulloblastom □167
Medusenhaupt 45, □46
Melkersson-Rosenthal-Syndrom 118
Menschenkenntnis, physiognomische Zeichen 36 ff, □37
Menzel, K. 113, *228*
Meskalin 176
Mettrie, J. O. de la 5
Mienenspiel, Bewegtheit 65
Mikeleitis E. 43, *228*
Mikrophthalmus □105
Mikrozephalie □104
Mikulicz-Syndrom 122, □122
Miller, M. 135, *228*
Mimik 7, 24 ff, 41 ff, 65
– Altersunterschiede 17, 65
– Automatismen 153
– Desintegrierung 178
– Fehlen 163
– Leere 165, □166
– Links-rechts-Unterschiede 178
– Mangel 163
– medizinische 7
– perverse 153
– physiognomisches Umfeld 25 ff, 27 ff
– Schizophrenie 19, 178 ff, □179, 219 ff, □222 f
– starre 60, 146, □148, 162, 165, □166
– zerhackte 178
Mißhandlung □187
Moderson-Becker, P. 112
Moebius-Zeichen 157
Möller-Barlow-Krankheit □202
Mona-Lisa-Effekt 75, □77
Mongolismussyndrom (Trisomie 21) □89, 105, 108 f, □108, □116
Moniz, E. 57
Morbus Wilson 157
Morison, A. 87, *228*
Morphium 176
Mukoviszidose 188 f
Müller, E. 81, *228*
Müller, J. 43, *228*
Münchhausen-Syndrom 182
Mund, Besonderheiten 101 f
– Größe □30, 32
– Varianten □30, 46
– Verziehung 133 ff
Muskelatrophie, progessive spinale 146, □147
– Werdnig-Hoffmann 146, □147
Muskelhypoplasie, kongenitale □144, 145
Muskeln, mimische 21 ff, □22
Mutismus 214, 219
– Depression 214
– Schizophrenie 214
Myasthenia dolorosa 146
– gravis pseudoparalytica 145, □145
Myodegeneratio cordis □211
Myopathien 143 ff, □144 ff
Myotonia congenita (Thomsen) 145
Myotonie, dystrophische 145
Myxödem 126, □126, 157, □158 f

N

Narben 100
Narkolepsie 156, 172
Narkose 164
Nase, Abweichungen 101, □103, 106
– Organdefekt □141
– Plastik 140, □141 f
– Varianten 38
Nasenatmung, behinderte 59
Naunym, B. 7, *228*
Neugeborenes, Ausdruck 47, □50
– erster Atemzug 203, □204
– – Schrei 203, □204
Neuhauß, R. 18, *228*
Neuroblastom □105, 113, □114, □197
Neurofibromatose □98
Nietzsche, F. 86
Nilsson, L. 48, *228*
Normalgesicht 27, □29
Nystagmus 102

O

Ödem □94, □98, 100, 143
Oehme, C. 2, *228*
Ohren, abstehende 116, □116
Ohrenschmerzen 195
Oppenheim, H. 87, 178 f, *228*
Orelli, A. v. 181, *228*
Osteomyelitis □50, □196
Ovid 1

P

Pankreasfibrose 188 f
Panmyelopathie □98
Pantomimik 26
Papadatos, C. 135, *228*
Paracelsus, Th. 89, *228*
Paramimie 180
Paranoia 179, □180
Parathymie 180
Parkinsonismus 157, 160, 162, □162
Pauleikhoff, B. 81, *228*
Pavor nocturnus 203
Peiper, A. 13, 43, 47, 54, 203, *229*
Perkeo 118
Perlmann, W. 134, *229*
Personenverkennung 81, 174
Pfaundler, M. v. 13, *229*
Pfaundler-Hurler-Krankheit 118, □120
Phantasien 164, 174
Phobien 200
Phrenologie 10, 67
Physiognomie 26 ff, 36 ff
– Altersunterschiede 17, 65
– Aufbauvarianten 27 ff, □28 ff
– konstitutionelle Merkmale 36 ff, 58
– de Voltaire 123
Physiognomieerkennen 80 ff
– Störungen 80 ff
Physiognomik 7 f
– ärztliche 7, 10
– Krankenphysiognomik 11
– medizinische 7, 10
Pickwickier-Syndrom 156, 174
Piderit, Th. 2, 11, *229*
Pigmentfleck, Wirkung 140
Pigmentstörungen 100
Pinel, Ph. 223
Planck, M. 83, *229*
Pleuraschmerz 195, □215
Pleuritis 206, 212, □215
Plügge, H. 182, 187, *229*
Pneumonie 206
Pockennarben 113
Poliomyelitis 159 f, 130, □160, □168
– Atemnot 208, □214
Pollnow, H. 12, *229*
Progerie 118
Prosopometamorphopsie 81
Prosopagnosie 81
Prosopomantie 8, □9, 41
Pruszkowski, K. 75, *229*
Pseudodebilität 149
Psilocybin 176
Psycholabilität 68
Psychopharmaka, Ausdruckseffekte 57
– Dystorsionstetanie 146, □148

Namen- und Sachregister

Psychosen 164, 174 ff, 219 ff
Pupillenstarre 45
Pyknolepsie 172

Q

Quasimodo-Komplex 139
Querschnittlähmung □189

R

Rach, E. 170, *229*
Rachenmandelhyperplasie 148 f, □150
Rachitis 108, □110
Rafael 17, □18
Raulin, J.-M. 11, 38, 178, *229*
Rauschmittel 176
Reaktion, pseudoaffektive 163
Recklinghausen-Krankheit □98
Reiter, L. 27, 30, *225*
Rektumkarzinom □13
Rembrandt van Rijn 111
Rett-Syndrom 174, □175
Ribera, J. de 113 f
Richer, P. 162, *229*
Richter, H. 13, *229*
Riechert, T. 56, *226*
Rigor 160
Rippenfellentzündung 206, 212, □215
Rippenfellschmerz 198, □215
Rippenfraktur, Atemschwierigkeiten 212
Risak, E. 13, 88, *229*
Risus sardonicus 148, □149
Robin-Syndrom 117
Rohracher, H. 11, 30, 32, *229*
Rouault, G. 112
Rudert, J. 135, *229*
Runge, Ph. O. 40, □41
Rutz, O. 11, *229*

S

Säugling, Ausdruck 47 ff, □50
– Gesichterkennen 49, 51, □53
Salbengesicht 158, □167, □217
Salle, E. de 8, 40
Sanctis, Sante de 153, 178, 221, *229*
Schädelbruch □198
Schädelform, Abweichungen 101
Schädel-Hirn-Trauma 164, 168, □198
Schauanfall 163
Schauspieler 72
– Krankheiten 72

Schellong, F. 56, 158, *229*
Schiefhals 21, 115
Schiefmund, aktiver 133 ff, □134, 136 f, □138
Schielen 59, 102, 108, 111 f, □112 f
Schilddrüse, Überfunktion 157
– Unterfunktion 157
Schippenmund 23, 135, □136
Schiller, F. 1, 10, 18 f, 36, 40, 83, *229*
Schipperges, H. 43, *229*
Schizophrenie 19, 164 f, 178 ff, □179, □222 f
– Angstbild 202
– Enthemmtheit 217
– Zeichnungen 42
Schlafmittelabusus 176
Schlafzuckung 153
Schlafapnoesyndrom 174
Schlegel, K. F. 113, *229*
Schlucklähmung □147
Schluckschmerz 194
Schlüsselreize, Füttern 48, □52
– Kindchenschema 38 f, □38 f, 49, 108, □111
– Lächeln 48
Schlüter, A. 149
Schmerz 24, □25, 46 ff, 192 ff
– Ausdruck 192 ff, □195 ff
– Quantifizierung □195
Schmerzempfindlichkeit 192
Schmerzerlebnis 192
Schmerzmittelabusus 176
Schmidt-Voigt, J. 7, 13 f, 87, 171, *229*
Schnüffler 176
Schnute 23, 135, □136 f
Schoen, R. 15, *229*
Schönheitspflaster 107, □107
Schreck, vegetative Erscheinungen 35
Schrecken, Gesicht des gefrorenen □157
Schrei, erster 203, □204
Schreigesicht, schiefes 132 ff, □134, □136 f
Schreimund, aktiver 133 ff, □134, □136 f, □138
– schiefer 133 ff, □134, □136 f, □138
Schüffner, W. 87, *225*
Schumacher, I. 13, 87
Schürer, J. 2, 163, *229*
Schütteltähmung 160
Schütteltremor 160, 162
Schwachsinn □15, 182, 217 f, □217, □219, □221
– Enthemmtheit 217, □217

Schweigen, psychogenes 214
Schweißneigung 101
Scultetus, J. 207, *229*
Seele, Sitze 66 f
Seemann, W. F. 35, *229*
Sehen, physiognomisches 76 ff
Seidler, E. 72, *229*
Seiller-Tarbuk, L. 32, *229*
Seligmann, K. 45, *229*
Semiotik 5
Sepsis □50, 168 f
Serre, M. 103, □140 f, 142, *229*
Serumkrankheit □94
Shakespeare, W. 72
Sheldon, W. H. 36, *229*
Siebeck, R. 2, 86, 183, *229*
Simon, C. 87, *229*
Sinn, physiognomischer 81 f
– bei Tieren 82, □82
Sklerodermie 149, □152
Sklerose, multiple 163
Skorbut □202
Skrofulose 119, □121
Solé, A. 15, *229*
Soltmann, O. 41, 148, 165, *229*
Sommersprossen 139
Somnolenz 168, □168 ff
Sopor 168 f, □168 ff
Spasmus cynicus 148, □149
Speicheldrüsenerkrankungen 100
Sphinxgesicht 146
Spitz, R. A. 48, *229*
Spitzer, M. 164, *229*
Spoerri, Th. 19, 42, 178 f, *226, 229*
Sprachstörungen 162
Sprechschwierigkeiten, Hyperkinesie 153
Spuren, mimische 26, 39 f, 75
Spurzheim, J. K. 67, *226*
Srivastava, R. 178, *229*
Staehelin, J. E. 174, *229*
Stahl, G. E. 92, *229*
Starre, mimische 60, 146, □148, 162, 165, □166
Staude, H. 133, 135, *227*
Stäupchen 155
Stellwag-Zeichen 157
Stimmenhören 164 f, 181, 220
Stirn, Formvarianten □29, 46, □47, 108, □109
Stirnhöcker 107, □107
Stirnlinienkunde 8, □9
Stoffwechselstörungen 164, 169, □170 f, □185
Störung, konjugierte 163 ff
Strabismus 59, 102, 108, 111 f, □112 f

Strehle, H. 11, *229*
Ströbl, St. 31, *229*
Ströder, J. 149
Stupor 168, □168 ff
Sturge-Weber-Krankheit 100, □115, 127
Stutte, H. 139, *229*
Sucht 174, 176
– Substanzen 176
Sulzer, J. G. 72, *229*
Summenbild 75, □76 f, 87
Sympathie 89 f
Symptomenkomplex, okulopupillärer 127
Syndrom, akinetisch-hypertones 160
– apallisches 167
– nephrotisches □98
– psychovegetatives 68
– rigides 160
System, limbisches 62 f, □63, 74
– retikuläres 63, □63, 74

T

Tellenbach, H. 79, *229*
Tetanie 146, □148, □218
Tetanus 59, 147 f, □149
– Atemnot 210
Therapeut-Patient-Verhältnis 5 ff, 90
Thersites-Komplex 139
Thiele, W. 2, 68, *230*
Thukydides 81
Tic 132, 153
Tierphysiognomik 8
Tinbergen, N. 39, 82, *230*
Tischendorf, F. W. 87, *230*
Tollwut 171, 202
Tonusverlust, akuter 172
Toxikose 124, 168, □170
Tränensekretion, Abweichungen 102
Tranquilizer, Abusus 176
– Dystorsionstetanie 146, □148
Trigeminusneuralgie 194

Tripelporträt 18
Trismus 147, □149
Trisomie 21 s. Mongolismussyndrom
Trumpp, J. 213, *226*
Tumorgesicht 166, □167
Turgorverlust 123 f, □124 f
Turner-Syndrom □112
Typhus 168, □170
Typusbild 75, 87

U

Uhley, M. H. 208, *226*
Umdämmerung 171
Ungeborenes, Gesicht 48, □48 f
Urämie 168 ff, □171

V

Variot, J. 134, *230*
Vegetatives System, Ausdruck 33 f
Veitstanz 151, □152
Verbrennungsnarben □97
Verdrießlichkeit 185, □188
Vergiftung, endogen 164
– exogen 164
Verhalten s. Befinden
Verschlossenheit 213
Verschlucken □208
Verstimmung, ängstliche 200
Vigilanzstörungen 167 ff
Virchow, H. 11, *230*
Vivell, O. 171, *230*
Vogel, A. 123, *230*
Vollmondgesicht 125

W

Wahn 164 f
– Inhalte 164 f
– – Zeitströmungen 181
Wahrheit, wissenschaftliche 27
Wallbott, H. G. 73, *230*
Warrington, E. K. 81, *230*
Wasserverlust 123 f, □124 f

Wehen 199
Weinen, gustatorisches 116
Weizsäcker, V. v. 2, 91, *230*
Welcker, H. 17 ff, *230*
Werkzeugstörungen 59, 93, 96 ff, 135 ff, 143 ff, 153 ff
– objektive Wirkung 97
– pseudoexpressive 143 ff
– subjektive Wirkungen 97 ff
– symmetrische 153 ff
– Therapiefolgerungen 135 ff
Wiedemann, H. R. 87, *230*
Williams-Beuren-Syndrom 117, □118
Wilson-Krankheit 61, 157 f, □159
Winkler, M. 32, *230*
Wirbelfraktur, Atemschwierigkeiten 212
Wirklichkeit 78 f
Wohlrath, Th. 11
Wolff, W. 19, *230*
Wüllenweber, G. 13, *230*
Wundstarrkrampf 59, 147, □149
– Atemnot 210
Wundt, W. 69, 72, *230*

Z

Zähne, Abweichungen 102
Zeichenlehre 5
Zentralblick 45
Zerebralparese 146
– Schwachsinn 219
Zoster □98
Zuckungen, myoklonische 153
Zwangslachen 163
Zwangsweinen 163
Zwergwuchs 108, □111
Zwischenhirn, Funktion 156
Zwischenhirnprozesse, pseudoexpressive Erscheinungen 156 ff
– seelisch Unfundiertes 156 ff
Zwischenhirntumoren, Ausdruckseffekte 56
Zyanose 206